国家卫生和计划生育委员会"十三五"规划教材

全国高等学校教材

供研究生护理学专业用

社区护理理论与实践

第2版

主　编　何国平　赵秋利

副主编　王　健　刘喜文

编　者（按姓氏笔画排序）

王　健（中国医科大学护理学院）

王卫红（湖南师范大学医学院）

王爱红（南京中医药大学护理学院）

史宝欣（天津医科大学护理学院）

冯　辉（中南大学湘雅护理学院）（兼秘书）

刘　宇（北京中医药大学护理学院）

刘喜文（第四军医大学护理学院）

李　芸（四川大学华西护理学院）

李新辉（石河子大学医学院）

杨　丽（哈尔滨医科大学护理学院）（兼秘书）

何国平（中南大学湘雅护理学院）

张金梅（山西医科大学汾阳学院）

陈雪萍（杭州师范大学钱江学院护理分院）

赵秋利（哈尔滨医科大学护理学院）

人民卫生出版社

图书在版编目（CIP）数据

社区护理理论与实践 / 何国平, 赵秋利主编. —2 版. —北京：人民卫生出版社，2018

ISBN 978-7-117-25985-9

Ⅰ.①社… Ⅱ.①何…②赵… Ⅲ.①社区－护理学－高等学校－教材 Ⅳ.①R473.2

中国版本图书馆 CIP 数据核字（2018）第 020648 号

人卫智网　www.ipmph.com	医学教育、学术、考试、健康，购书智慧智能综合服务平台	
人卫官网　www.pmph.com	人卫官方资讯发布平台	

社区护理理论与实践
第 2 版

主　　编：何国平　赵秋利
出版发行：人民卫生出版社（中继线 010-59780011）
地　　址：北京市朝阳区潘家园南里 19 号
邮　　编：100021
E - mail：pmph @ pmph.com
购书热线：010-59787592　010-59787584　010-65264830
印　　刷：北京人卫印刷厂
经　　销：新华书店
开　　本：850×1168　1/16　印张：28
字　　数：771 千字
版　　次：2012 年 7 月第 1 版　　2018 年 3 月第 2 版
　　　　　2018 年 3 月第 2 版第 1 次印刷（总第 2 次印刷）
标准书号：ISBN 978-7-117-25985-9/R · 25986
定　　价：84.00 元

打击盗版举报电话：010-59787491　E-mail：WQ @ pmph.com
（凡属印装质量问题请与本社市场营销中心联系退换）

第三轮修订说明

我国护理学专业研究生教育自20世纪90年代初开展以来,近年来得到了迅速发展,目前全国已有近百所学校开设护理学专业研究生教育,初步形成了由护理学博士、学术学位和专业学位硕士构成的研究生教育体系。为适应我国医疗卫生事业发展对高级护理人才的需求,在对全国护理学专业研究生教育教学情况与需求进行充分调研的基础上,在国家卫生和计划生育委员会领导下,经第三届全国高等学校护理学类专业教材评审委员会的审议和规划,人民卫生出版社于2016年1月进行了全国高等学校护理学类专业教材评审委员会的换届工作,同时启动全国高等学校研究生护理学专业第三轮规划教材的修订工作。

本轮教材修订得到全国高等学校从事护理学研究生教育教师的积极响应和大力支持,在结合调研结果和我国护理学高等教育的特点及发展趋势的基础上,第四届全国高等学校护理学类专业教材建设指导委员会确定第三轮研究生教材修订的指导思想为:**遵循科学性、前沿性、开放性、研究性、实践性、精约性**的教材编写要求,符合研究生培养目标和教学特点,具有护理学学科和专业特色。

本轮教材的编写原则为:

1. **紧扣护理学专业研究生的培养目标** 教材从内容的选择、深度和广度的规划、到编写方式的设计等应服务于护理学专业研究生层次人才培养目标的要求。

2. **凸显护理学科的科学性和人文性** 教材应反映具有护理学科特色的知识体系,注重科学思维和人文精神的融合,同时要反映国内外护理学及相关学科的学术研究成果和最新动态,把学生带到学科的发展前沿。

3. **体现研究生的教学和学习特点** 研究生的教学方法和内容具有研究性、拓展性的特点,学生的学习过程具有自主性、探索性的特点。因此研究生教材的内容和呈现方式不仅应具有科学性,而且应具备创新性、专业性、前沿性和引导性。

　　本套教材采取新型编写模式,借助扫描二维码形式,帮助教材使用者在移动终端共享与教材配套的优质数字资源,实现纸媒教材与富媒体资源的融合。

　　全套教材共 11 种,于 2018 年 7 月前由人民卫生出版社出版,供各院校研究生护理学专业使用。

人民卫生出版社

2017 年 12 月

获取图书网络增值服务的步骤说明

❶ ▪ 扫描封底圆形图标中的二维码,登录图书增值服务激活平台。

❷ ▪ 刮开并输入激活码,激活增值服务。

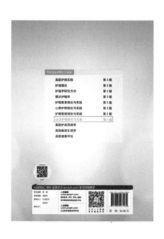

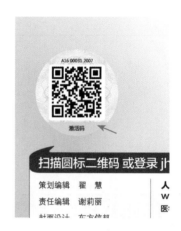

❸ ▪ 下载"人卫图书增值"客户端。

❹ ▪ 使用客户端"扫码"功能,扫描图书中二维码即可快速查看网络增值服务内容。

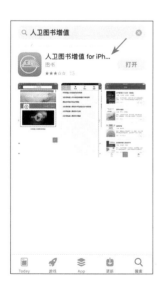

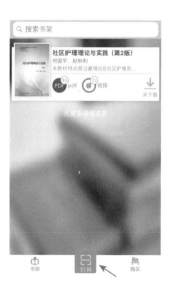

国家卫生和计划生育委员会"十三五"规划教材
全国高等学校研究生护理学专业规划教材

第三轮研究生护理学专业教材目录

序号	教材	版次	主审	主编	副主编
1	高级护理实践	第3版		黄金月 夏海鸥	李惠玲 赵丽萍
2	护理理论	第2版	姜安丽	袁长蓉 蒋晓莲	刘明 颜君
3	护理学研究方法	第2版		李峥 刘宇	李巍 刘可
4	循证护理学	第2版		胡雁 郝玉芳	李晓玲 袁浩斌
5	护理教育理论与实践	第2版	夏海鸥	孙宏玉 范秀珍	沈翠珍 万丽红
6	心理护理理论与实践	第2版		刘晓虹 李小妹	王维利 赵海平
7	护理管理理论与实践	第2版		姜小鹰 李继平	谌永毅 江智霞
8	社区护理理论与实践	第2版		何国平 赵秋利	王健 刘喜文
9	高级护理药理学	第1版		李小妹 陈立	李湘萍 郭紫芬
10	高级病理生理学	第1版	吴立玲	赵岳 杨惠玲	徐月清 王娅兰
11	高级健康评估	第1版		孙玉梅 章雅青	尹志勤 陈垦

教材建设指导委员会名单

顾　　　问：	周　军	中日友好医院
	李秀华	中华护理学会
	么　莉	国家卫生计生委医院管理研究所护理中心
	姜小鹰	福建医科大学护理学院
	吴欣娟	北京协和医院
	郑修霞	北京大学护理学院
	黄金月	香港理工大学护理学院
	李秋洁	哈尔滨医科大学护理学院
	娄凤兰	山东大学护理学院
	王惠珍	南方医科大学护理学院
	何国平	中南大学护理学院
主 任 委 员：	尤黎明	中山大学护理学院
	姜安丽	第二军医大学护理学院
副主任委员：	安力彬	大连大学护理学院
（按姓氏拼音排序）	崔　焱	南京医科大学护理学院
	段志光	山西医科大学
	胡　雁	复旦大学护理学院
	李继平	四川大学华西护理学院
	李小寒	中国医科大学护理学院
	李小妹	西安交通大学护理学院

研究生教材评审委员会名单

指导主委：	姜安丽	第二军医大学护理学院
主任委员：	胡雁	复旦大学护理学院
	刘华平	北京协和医学院护理学院
副主任委员：	李小寒	中国医科大学护理学院
	赵岳	天津医科大学护理学院
	尚少梅	北京大学护理学院
委员：	曹梅娟	杭州师范大学护理学院
（按姓氏拼音排序）	陈立	吉林大学护理学院
	单伟颖	承德医学院护理学院
	甘秀妮	重庆医科大学附属第二医院
	韩世范	山西医科大学第一医院
	胡秀英	四川大学华西护理学院
	李津	西安交通大学护理学院
	李丽萍	上海中医药大学护理学院
	刘明	澳门理工学院
	刘化侠	泰山医学院护理学院
	毛靖	华中科技大学同济医学院护理学院
	莫新少	广西医科大学护理学院
	沈翠珍	浙江中医药大学护理学院
	王爱红	南京中医药大学护理学院

王红红　　中南大学湘雅护理学院

王维利　　安徽医科大学护理学院

肖惠敏　　福建医科大学护理学院

徐莎莎　　第四军医大学护理学院

袁长蓉　　第二军医大学护理学院

张俊娥　　中山大学护理学院

张立力　　南方医科大学护理学院

赵秋利　　哈尔滨医科大学护理学院

朱京慈　　第三军医大学护理学院

朱小平　　武汉大学中南医院

秘　　书　邢唯杰　　复旦大学护理学院

于明明　　北京协和医学院护理学院

数字教材评审委员会名单

指 导 主 委： 段志光　　山西医科大学

主 任 委 员： 孙宏玉　　北京大学护理学院

　　　　　　 章雅青　　上海交通大学护理学院

副 主 任 委 员： 仰曙芬　　哈尔滨医科大学护理学院

　　　　　　 熊云新　　广西广播电视大学

　　　　　　 曹枫林　　山东大学护理学院

委　　　　员： 柏亚妹　　南京中医药大学护理学院

（按姓氏拼音排序）　陈　嘉　　中南大学湘雅护理学院

　　　　　　 陈　燕　　湖南中医药大学护理学院

　　　　　　 陈晓莉　　武汉大学 HOPE 护理学院

　　　　　　 郭爱敏　　北京协和医学院护理学院

　　　　　　 洪芳芳　　桂林医学院护理学院

　　　　　　 鞠　梅　　西南医科大学护理学院

　　　　　　 蓝宇涛　　广东药科大学护理学院

　　　　　　 李　峰　　吉林大学护理学院

　　　　　　 李　强　　齐齐哈尔医学院护理学院

　　　　　　 李彩福　　延边大学护理学院

　　　　　　 李春卉　　吉林医药学院

　　　　　　 李芳芳　　第二军医大学护理学院

　　　　　　 李文涛　　大连大学护理学院

　　　　　　　李小萍　　四川大学护理学院

　　　　　　　孟庆慧　　潍坊医学院护理学院

　　　　　　　商临萍　　山西医科大学护理学院

　　　　　　　史铁英　　大连医科大学附属第一医院

　　　　　　　万丽红　　中山大学护理学院

　　　　　　　王桂云　　山东协和学院护理学院

　　　　　　　谢　晖　　蚌埠医学院护理学系

　　　　　　　许　勤　　南京医科大学护理学院

　　　　　　　颜巧元　　华中科技大学护理学院

　　　　　　　张　艳　　郑州大学护理学院

　　　　　　　周　洁　　上海中医药大学护理学院

　　　　　　　庄嘉元　　福建医科大学护理学院

秘　　　书　　杨　萍　　北京大学护理学院

　　　　　　　范宇莹　　哈尔滨医科大学护理学院

　　　　　　　吴觉敏　　上海交通大学护理学院

网络增值服务编者名单

主　编　赵秋利　何国平

副主编　王　健　冯　辉

编　者（按姓氏笔画排序）

王　健（中国医科大学护理学院）

王卫红（湖南师范大学医学院）

王爱红（南京中医药大学护理学院）

史宝欣（天津医科大学护理学院）

冯　辉（中南大学湘雅护理学院）

刘　宇（北京中医药大学护理学院）

刘喜文（第四军医大学护理学院）

李　芸（四川大学华西护理学院）

李新辉（石河子大学医学院）

杨　丽（哈尔滨医科大学护理学院）（兼秘书）

何国平（中南大学湘雅护理学院）

张金梅（山西医科大学汾阳学院）

陈雪萍（杭州师范大学钱江学院护理分院）

赵秋利（哈尔滨医科大学护理学院）

主编简介

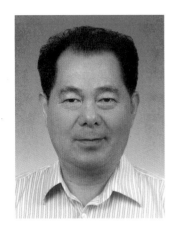

何国平，中南大学湘雅护理学院教授，中国首批护理学博士生、博士后导师。国家科技部科技成果评审专家，教育部国家学位办评审专家，教育部科技成果评审专家，教育部高等学校护理学类专业教学指导委员会专家顾问。中国高等护理教育研究会副理事长，中国职教医护专业委员会主任委员，湖南健康管理协会副理事长，湖南健康管理老年颐养专业委员会主任委员。

主编全国高等教育研究生护理学专业十二五、十三五规划教材《社区护理理论与实践》等二十余本教材。担任《中华护理教育》杂志第三届副主编及《中华现代护理杂志》《护理学报》《护理学杂志》《护理研究》《当代护士》等专业期刊审稿专家及编委。

承担国内外科研项目 20 余项，在国内外发表的论文中，有 30 篇被 SCI 期刊收录，100 余篇被 CSCD 期刊收录。已培养研究生近 100 人，其中博士生已毕业 27 人，硕士生已毕业 60 余人。

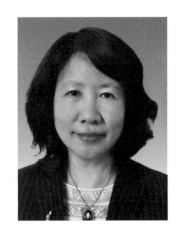

赵秋利，哈尔滨医科大学护理学院教授，护理学硕士，硕士生导师。1982 年毕业于哈尔滨市卫生学校，获大专学历；1999 年毕业于日本国札幌医科大学保健医疗学部，获护理学学士学位，同年取得日本国社区护士资格证。2001 年毕业于日本兵库县立护理大学，获护理学硕士学位。现任哈尔滨医科大学护理学院副院长。社会兼职有世界中医药协会联合会护理专业委员会理事、中国医疗保健国际交流促进会医疗环保专业委员会常务委员、黑龙江省护理学会临床护理教育专业委员会主任委员、社区护理专业委员会名誉主任委员、中华护理学会第二十六届理事会科研委员会女科技工作者专家库成员等。

专业方向为社区护理和护理教育，目前教授"社区护理学"、"护理教育学"和"护理研究"等研究生和本科生课程。研究方向为社区慢性病病人的管理与护理、相关量表的开发、社区护理人才培养、护理学课程设置、教育方法、教学评价等。主持过的代表性项目有脑卒中院前延迟社区预防方面的国家自然科学基金面上项目以及研究生和本科生教育方面的省级教育课题。近年来，主持国家级课题 1 项、省级课题 5 项、厅级及校级课题多项；主编规划教材《社区护理学》（第 2 版，本科生用）、参编规划教材《护理研究方法》（第 1 版，研究生用）、参编本科生和成人教育教材多部；出版专著《护理测评工具的开发与应用》和《降脂始于三餐——膳食生活方式指导图谱》、主译专著《护理技术——临床读本》；获得省级和厅级成果奖 10 多项，在 SCI 登录期刊发表论文 3 篇、国家核心期刊发表论文 80 余篇。2003 年聘为护理研究生导师以来，培养研究生 40 余名。

副主编简介

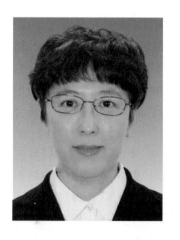

王健,中国医科大学护理学院副教授,护理学硕士。1989年毕业于中国协和医科大学护理系,获学士学位;1996年获泰国清迈大学护理学硕士学位。1989年7月至今,在中国医科大学护理学院从事护理教育工作,现任中国医科大学护理学院社区护理教研室副主任。

目前主讲课程有:《社区护理学》《老年护理学》《健康教育学》等。主要研究方向为护理教育环境和社区护理实践,参与教育研究课题和社区护理课题10余项;在国内外核心期刊发表论文多篇,其中国外SCI论文2篇。副主编教材2部:"十二五"护理学研究生规划教材《社区护理理论与实践》,面向21世纪课程教材《临床护理学:生殖》。参编教材5部,包括护理本科双语教材《妇产科护理学》、"十一五"国家级规划教材《社区护理学》等。

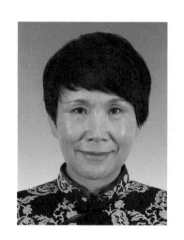

刘喜文,第四军医大学教授,硕士生导师。从事战创伤救护、急危重症救护研究。现任西安市急救护理专业委员会主任委员。主编、副主编教材9部。以第一完成人先后获得各类研究课题11项,获军队科技进步三等奖4项(第一完成人2项),陕西省教学成果二等奖1项(第一完成人),学校优秀教学成果二等奖1项(第二完成人)。获军队育才奖银奖。第一作者或通讯作者发表论文50余篇,其中SCI收录4篇,获实用新型专利2项。

前　言

本教材是一部面向研究生教育的教材,也是社区护理教师、社区卫生服务工作者使用的高层次参考书。其特点是注重理论在社区护理各个领域的应用,并加入了目前社区护理的热点问题,介绍了社区卫生服务和社区护理的相关政策以及现状和发展趋势;考虑到知识在实践中的应用,各章设置了社区护理实践模块,引导学生策划社区护理项目并实施,以期探索理论教学与研究型实践教学相结合的知识体系。在第1版发行和使用过程中受到好评。

第2版《社区护理理论与实践》在保持前一版教材的主要框架和基本结构基础上,更加注重当前社区护理学中先进的专业思想、基础理论及专业知识和技能。注重知识的使用价值和可操作性,侧重社区护理方法和技巧等内容的编写。增加了如何提供家庭健康护理的方法和内容以及社区中医护理章节,同时更新了社区护理现状与发展的内容。

根据全国高等教育社区护理专业的学科要求及本课程在教学中的特殊地位与功能,本教材在内容的选择及安排上在六个方面统一设置各章的内容,即基础知识、相关理论、相关政策、社区预防保健、热点问题及实践应用模块。全书共11章:第一章绪论主要介绍社区卫生服务和社区护理的基本知识、发展史、现状等,其中,还加入了社区护理研究、管理以及医疗保险等内容;第二章社区健康护理主要介绍社区健康促进和居民健康档案建立;第三章重点介绍家庭健康护理的知识和技术,其中将家庭治疗术运用于家庭健康护理是本章的特色;第四章和第五章介绍了社区妇女、儿童和老年人等社区重点人群的保健和护理;第六章至第八章分别介绍了社区慢性病病人、残疾人、精神障碍病人的护理/康复;第九章介绍了社区突发公共卫生事件的预防和护理;第十章介绍了农村社区卫生服务与护理,以全新的概念定位农村社区卫生服务中社区护士的功能和作用,为我国今后开展农村社区护理奠定基础;第十一章介绍了具有中国特色的中医护理在社区中的发展和应用。实践指导部分为社区护理5个专题实践,从实践的角度出发,以提高学生独立科研的能力。

　　本教材的编者均承担《社区护理理论与实践》的课程教学,具有丰富教学经验与实践经历,全体编者以科学、严谨的态度和极大的热忱编写本教材,在此向各位编者和所有支持帮助本书编写的人士表示诚挚的感谢!

　　由于时间及能力有限,书中难免有疏漏、不妥之处,敬请广大护理同仁和读者批评指正。

何国平　赵秋利

2017 年 12 月

目　录

第一章 绪 论

社区情景

　　一个3岁的儿童由母亲带到社区卫生服务中心进行免疫接种。社区护士在评估该儿童时，发现她全身布满了红色的疹子。孩子的母亲告诉护士，3天前孩子总是哭，不停地用手去抓，皮肤被抓伤多处，她给孩子用了可的松软膏，但身上的疹子更加严重了。

　　社区护士关注到患儿的家庭照护和导致疹子的可能原因，立即给患儿采取了相应的护理措施，并对其母亲进行了护理指导。同时，该护士还注意到了下列问题：患儿家中是否还有其他成员也发生了类似情况？孩子是否去了托儿所？社区是否近来有其他孩子也出现了类似情况？如果有，那么最近几个月出现的其他病例与这个病例是否相似？引起疹子的可能病原体是什么？

　　该案例从患儿个人及其家庭护理的角度，社区护士能得出什么可能的结论？从社区的角度，案例中是否存在有公共卫生问题需要社区护士予以解决？

　　带着这些问题，我们来学习本章的绪论。

　　随着社会经济的不断发展，人们对生活质量的追求也越来越高。同时，工业化、城市化及人口老龄化速度的加快，与生态环境及人类生活方式相关的健康问题日益严重，发展社区卫生服务已成为新时期全球卫生体制改革的必然趋势。为适应公众的健康需求，我国的卫生服务体系正在发生深刻的变革，其重点是发展社区卫生服务，提高服务的有效性，保障居民的基本卫生服务需求，降低医疗费用。社区护理是社区卫生服务的重要组成部分，它综合运用护理学与公共卫生学的理论与技术，用以维护和促进社区内个人、家庭和群体的健康。社区护士运用社区内可利用的资源，发挥护理功能，满足社区内个人、家庭及群体的健康需求，已成为了实现我国初级卫生保健的重要力量。

阅读笔记

第一节　社区护理与社区卫生服务概述

一、社区护理概述

(一) 社区护理的定义

社区护理(community nursing)是由护理学和公共卫生学理论综合而成,用以促进和维护人群的健康。它的主要职责是将人群和其生存的环境视作一个整体,使用健康促进、健康维护、健康教育、管理、协调和连续性照顾,直接对社区内个体、家庭、群体和环境进行护理,使全民达到健康。

社区护理与公共卫生、职业卫生、社会公益服务、社会医学等有共同特征,即都是从社区出发,以保护和促进社区人群健康为基本目的。美国公共卫生学会(American Public Health Association, APHA)将社区护理定义为:社区护理是将公共卫生及护理学理论相结合,用以促进和维护社区人群健康的一门综合性学科。

社区护理包含 3 方面的内容,即促进健康、保护健康、预防疾病及残障。促进健康的活动包括指导社区居民养成良好的生活习惯,如合理膳食、坚持长期规律运动、戒烟限酒、缓解和减轻压力等;保护健康即保护社区居民免受有害物质(如不洁饮食、饮水)的侵袭,防止社区环境中的有害因素(空气污染、噪声污染、居家装修的污染)造成危害,并禁止在公共场所吸烟等;预防疾病及残障主要是为了防止疾病及伤害的发生及减少并发症,如对传染病的管制,对社区糖尿病病人的知识教育,对人们进行交通等方面的安全教育,对各种多发病、地方病的普查等。

我国将社区护理定义为:社区护理是综合应用护理学与公共卫生学的理论与技术,以社区为基础,以人群为对象,以服务为中心,将医疗、预防、保健、康复、健康教育、计划生育等融于护理学中,并以促进和维护人群健康为最终目的,提供连续性、动态和综合的护理服务。

(二) 社区护理的特点

1. 以健康为中心　社区护理的主要目标是促进和维护人群的健康,预防性服务与基本医疗护理性服务在社区护理工作中同等重要。

2. 以社区人群为对象　社区护理的基本对象是社区全体人群,包括健康人群和患病人群,当然也包括人群所赖以生存的环境。社区护士要收集和分析人群的健康状况,掌握群体的生活行为方式、文化程度、工作和生活环境等,以便解决人群中的主要健康问题。

3. 社区护士的高度自主性　在社区护理过程中,社区护士往往独自深入家庭进行各种护理,故要求社区护士应具备较强的独立工作能力和高度的自主性。

4. 多部门的密切合作性　社区护理的内容及对象决定社区护士在工作中不仅仅要与卫生保健人员密切配合,还要与社区居民及社区的行政、企业、教育、部队等各种机构的相关人员密切合作。

5. 服务内容的综合性　由于社区护理的对象非常广泛,护理工作中所遇到的问题和人群的健康需求具有很大差异,而且影响人群健康的因素又多种多样,这就要求社区护士采用综合性的护理方法,包括促进健康、维护健康、预防疾病,提供连续性的护理、卫生管理等。

(三) 我国社区护理的组织形式

我国社区护理尚处在发展阶段,未形成成熟的组织形式。在城市,大部分的社区护理服务在社区卫生服务中心以及所属卫生服务站进行,在农村则依托乡(镇)卫生院以及村卫生室开展。社区护理服务的组织形式主要有:

1. 依托于医院的基层卫生服务机构　该机构依托医院而存在,主要服务对象是辖区内的社区人群,社区护士对出院的病人进行家庭访视,对社区人群提供健康教育、康复指导和护理

阅读笔记

服务,逐步形成了"医院-社区护理-家庭护理"为一体的连续护理服务系统。

2. 独立的基层卫生服务机构　该机构独立存在,不依托于任何医院,根据基层卫生服务机构的工作内容和职责要求为辖区居民提供服务,是目前我国开展社区护理服务的主体。另外,社区内某些特殊人群的预防保健部门,如学校的保健、老年日间照护中心的保健、企业职工的保健等,这些部门的保健护理往往也依托于基层卫生服务机构。

（四）我国社区护理的工作范畴

随着社区护理的发展,其工作范畴也在不断地发生着变化。现阶段,我国社区护理的工作范畴主要包括以下几个方面:

1. 社区预防保健服务　向社区各类人群提供不同年龄阶段的预防保健服务,其重点人群为妇女、儿童、老年人。具体的服务内容包括:①覆盖全生命周期的社区人群健康风险筛查与管理;②不同发育期儿童、青少年的生长发育监测、疾病预防;③免疫接种;④孕期保健:如产前课程、松弛训练、角色适应等;⑤产褥期保健:如产后康复锻炼、母乳喂养指导、新生儿护理指导等;⑥计划生育技术咨询和指导等。根据服务对象的不同,又可将此范畴的护理分为:社区儿童保健与护理、社区妇女保健与护理、社区老年人保健与护理等。

2. 社区慢性病病人的管理　是指社区护士对社区常见的慢性病风险因素进行评估与控制,在社区及家庭水平上降低共同危险因素,指导社区居民进行生命的全程预防;针对社区所有人群,特别是高危人群进行健康风险筛查与健康管理,开展以健康促进,认知行为改变理论为指导,以政策和环境改变为主要策略的,综合性社区行为危险因素干预项目;鼓励社区慢性病病人共同参与,促进和支持病人自我管理、加强对病人的定期随访,采取综合护理与管理服务,从而控制和降低慢性病发病率、致残率和死亡率,提高慢性病病人的生活质量。

3. 社区突发公共卫生事件的预防与护理　社区护士的工作任务是落实预防措施,监测传染病的发生及控制传染病的流行,教育社区人群预防的方法和措施。同时,还应做好社区其他突发公共卫生事件的预防和救助。

4. 社区环境、职业健康与安全管理　社区护士应进行环境的监测和维护,以保护社区人群的安全。对自然环境的维护,主要是保护社区自然环境资源,限制环境的污染。而社会环境的维护,则是促进社区人与人之间的良好关系,认识并尊重服务对象的宗教、文化和政治信仰方面的差异,维护他们的尊严。对于社区的职业人群,社区护士需提供职业防护的信息与措施,如开展职业人群的健康检查及身心评估,针对有关职业或个人压力、恐惧与焦虑、人际关系的困扰等方面的问题提供咨询,实施职业安全教育、工作环境评估等。

5. 社区急、重症病人的双向转诊服务　双向转诊服务是指帮助在社区无法进行适当的护理或管理的急、重症病人转入适当的医疗机构,以得到及时、必要的救治。同时,接受从医院返回社区卫生服务中心或在家疗养的病人。为提高社区现场的急救能力及救护质量,社区护士需掌握急救的知识和技能。同时,要开展社区急救知识教育,提高社区居民的自救、互救能力及水平。

6. 社区家庭护理服务　家庭护理服务包括居家护理和家庭访视,不仅能满足服务对象及家属的需求,而且能维持家庭的完整性,是最容易被社区居民接受的一种服务方式。居家护理的服务对象为慢性病病人、手术后早期出院的病人、母婴保健对象、康复期病人等,家庭护理服务的内容主要包括:居家护理评估,家庭环境适应性改变的指导,生活护理与指导,居家康复指导,治疗性护理,如伤口护理、各种导管护理、采集标本并送检、各种注射及局部用药等。家庭护理应注重家庭整体功能的健康,如家庭成员间是否有协调不当、家庭发展阶段是否存在危机等。

7. 社区健康教育与健康促进　指以促进和维护居民健康为目标,向社区各类人群提供有计划、有组织、有评价的健康教育与健康促进活动,从而提高居民对维护健康的意识,养成健康的生活方式及行为习惯,最终提高其健康水平。社区护士应针对社区内个体和群体的健康问题,拟定健康教育与健康促进计划,明确目的与要求、内容与方法,争取社区领导的协助、支持及有关部门的配合,同时要注意评价实施效果,以提高社区健康教育与健康促进的质量。

8. 社区康复护理 指社区护士在康复医师的指导下,依靠社区内的各种力量,在社区开展残疾预防,纠正不良行为,预防伤残的发生;同时,开展残疾普查,对辖区内伤残者提供康复护理服务,最大限度地发挥伤残者的自理、自立,加强伤残者的生活应对能力和适应能力,促进伤残者康复。

9. 社区临终关怀 对失去治愈希望的晚期癌症及其他疾病临终病人,应从生理、心理、精神、感情及社会方面尽量满足病人的需要,减少病人的痛苦,提高他们临终阶段的生活质量。同时,也应给临终病人亲属提供心理、社会支持,指导亲属照顾病人,对亲属进行死亡教育,鼓励亲属表达感情,从而获得接受死亡事实的力量,坦然地面对死亡。

(五) 社区护士的角色

1. 照顾者(caregiver) 社区护理对象包括个人、家庭、社区和社会,这就要求社区护士既要有临床护士应用护理程序对病人进行整体护理的能力,又要有流行病学的知识,以随时发现疾病的致病因素并进行预防。

2. 健康教育者(health educator) 社区健康教育更多侧重在疾病的康复、预防和建立健康的行为和生活方式方面。护士是社区健康教育的主要实施者,这就要求社区护士能够运用健康教育程序,有计划、有目的、系统地实施教育。

3. 健康咨询者(health consultant) 护士运用沟通技巧,通过解答护理对象的问题,提供相关信息,给予情绪支持及健康指导,澄清护理对象对疾病与健康有关问题的疑惑,使护理对象清楚地认识自己的健康状况,并且以积极有效的方法应对护理问题,提高护理对象的健康水平。

4. 健康代言者(health advocate) 社区护士不可能独立解决社区中存在的所有困难,如缺乏食物、住所、家庭暴力等。社区护士应帮助这些弱势群体寻求合适的救助,并努力使卫生保健系统、社会福利系统等相关部门更多地满足社区个人及群体的需求。

5. 组织与管理者(manager) 社区卫生服务的组织机构各不相同,有门诊,也有预防保健诊所,不论哪种形式,社区护士均需承担起组织管理者的角色。有时要负责人员、物资和各种活动的安排,有时还需对社区内有关人员进行培训,如社区养老院服务员的培训,社区内餐馆从业人员的餐具消毒指导等,这些都需要一定的组织管理技巧。

6. 协调与合作者(coordinator and cooperator) 在进行社区护理实践过程中,护士需联系并协调与社区相关人员及机构之间的相互关系,并维持有效的沟通,确保各项护理服务的顺利进行,使护理对象能获得最适宜的、整体性的照护。同时,社区护士还应帮助这些弱势群体寻求合适的救助,并努力使卫生保健系统、社会福利系统等相关部门更多地满足社区个人及群体的需求。

7. 康复训练者(rehabilitator) 社区护士依照其专业知识和技能,对社区的残疾人群,进行心理康复教育,协助并训练在疾病限制下发挥其身体最大的能力,利用残肢或矫正用具工作或生活,使其能自我照顾,减轻对家庭、社会的依赖。

8. 观察者及研究者(observer and researcher) 在社区卫生组织中,要求社区护士具有敏锐的观察能力,医生也往往希望护士观察到疾病的早期症状、儿童的生长发育问题、对药物的反应等。由于社区护士与居民接触密切,还可以发现许多家庭和社区中的问题,如家庭或社会中的压力、环境的危险因素等。同时,社区护士有责任针对社区护理中涉及的问题进行研究探讨,形成能真正指导社区护理实践的有中国特色的社区护理理论,以推动我国社区护理的有序发展。

阅读笔记

9. 个案管理者(case manager) 社区护士针对高血压、糖尿病、重症精神疾病的病人需要进行个案管理。其主要目的是在充分评估的基础上,利用社区资源,协调各类服务,为所服务的个案提供整体、连续性服务。

(六) 社区护士的能力要求

在快速变化的社会和医疗环境中,社区护士应具备什么样的能力才能承担相应的工作内容,充分发挥其角色功能,各国家都进行了相应的探讨。结合我国社区护理的工作范畴和角色要求,社区护士应具备以下专业能力:

1. 评估与分析能力 具有通过收集、评价和分析资料、案例和数据,提出有价值的信息并加以利用的能力。包括8个方面:①掌握使用量性和质性数据的条件和方法;②分析评价资料和收集的数据,鉴别其科学性;③从数据中找到与健康相关的因素;④明确并评价信息的来源;⑤将总结出来的有用信息应用于工作中;⑥从量性资料和质性资料中找到相关性;⑦向社区居民传达相关的风险和利益信息;⑧分析伦理、政治、科学、经济因素与公众健康的关系。

2. 人际沟通和协作能力 指社区护士与居民、医疗卫生各领域工作人员、媒体及政府机构交流时应具备的能力。包括7个方面:①具体良好的书面和口头表达能力;②向个人和机构、组织征求意见的能力;③宣传卫生政策,倡导有利于居民健康的公共卫生计划和项目;④参与并帮助居民解决具体的健康问题;⑤利用各种媒体、先进技术和社会网络发布有用的信息;⑥向专业人员和社区居民解释各种统计资料;⑦谦虚地听取别人的见解和观点。

3. 决策和规划能力 指社区护士参与公共卫生计划的制订、实施和评价的能力。包括6个方面:①收集、汇总并分析具体健康问题的相关信息;②在具体问题上可以界定、解释和贯彻与公共健康相关的法律和政策;③可以陈述各种因素(例如卫生、行政、财政、法律)对相关规章制度制定的影响;④根据相关的法律、法规,提出可行的卫生政策建议;⑤拟定可实施的健康项目,包括目标、结果、程序、步骤和评价体系;⑥参与编制和实施应急预案。

4. 社区实践能力 是社区工作内容之一。包括6个方面:①与社区居民建立并保持联系;②在社区团体中发挥领导能力,能应用各种技巧开展社区护理实践,例如:团队建设、谈判和解决冲突的技巧;③与社区中其他工作人员协作,促进人们的健康;④了解社区现有资产和可用资源;⑤评估社区人口健康状况,制订、实施和评估社区居民健康计划;⑥公平合理的分配卫生资源。

5. 管理和财务规划能力 是社区护士管理人、财、物以及信息的能力。包括7个方面:①能使用各种管理技能,例如人际关系的组织管理、调动积极性和解决冲突的技能等,以提高社区护理质量和社区护理工作效率;②管理信息系统,利用收集和检索到的数据,指导决策;③协商和开发对社区居民有益的服务项目;④能分析成本效率、成本效益和成本效应;⑤管理社区居民的健康;⑥分析影响社区服务的内部和外部因素;⑦能进行预算分析,开发健康项目,引进外部资金。

6. 应对多元文化能力 社区护士面对不同文化背景人群时,能够良好交流和沟通的能力。包括5个方面:①与社会经济地位、教育背景、种族、民族、专业或生活方式各异的人群交流时,能灵活、恰当和专业;②在提供社区护理时,能了解文化、社会和行为因素所起到的作用;③解决问题时,首先考虑文化差异;④理解文化是一种强大的力量;⑤认识多民族社区工作人员合作的重要性。

7. 领导能力 指自我能力建设,不断改善行为,创造良好的工作氛围。包括5个方面:①在组织和社区内创建以道德标准为规范的文化氛围;②确定可能会影响社区卫生服务的内部和外部问题,进行战略规划;③促进社区内部和外部群体合作,确保利益相关者参与;④促进组织和团队学习;⑤发展和完善组织内的各项标准规范,应用组织建设的理论知识,促进专业的发展。

二、社区卫生服务概述

(一) 社区卫生服务的概念

社区卫生服务(community health service)是以基层卫生机构为主体,全科医生为骨干,合理使用社区资源和适宜技术,以人的健康为中心、家庭为单位、社区为范围、需求为导向,以妇女、儿童、老年人、慢性病病人、残疾人为重点,以解决社区主要卫生问题、满足基本卫生服务需求为目的,融预防、保健、医疗、康复、健康教育和计划生育技术指导等服务为一体,为居民提供有效、经济、方便、综合、连续的基层卫生服务。社区卫生服务是政府保障基本公共卫生服务与基本医疗服务而提出的一项重要举措,是为了不断提高国民健康素质、促进社会公平、维护稳定、构建和谐社会的重要手段,是坚持与落实社区卫生服务公益性,落实国家保障基本医疗服务,维护健康权利的体现。发展社区卫生服务遵循卫生服务低成本和高效益的卫生发展要求。

我国社区卫生服务,城市设置了社区卫生中心及社区卫生服务站,农村则为乡(镇)卫生院和村卫生室。社区卫生服务中心以政府举办为主,原则上按每 3 万 ~10 万人口或每个街道(镇)所辖范围规范设置一个社区卫生服务中心。每个中心下设数量不等的站,其设置标准是按照中心的地理位置,辖区内距中心较远而服务覆盖不到的地方根据需要下设社区卫生服务站,服务人数为 1 万 ~1.5 万人。农村则以乡(镇)为单位,由政府举办一所乡(镇)卫生院,村卫生室根据需要设置。社区卫生服务由多种专业人员合作提供,包括全科医生、社区护士、公共卫生医师、中医医师、营养师、康复治疗师、心理咨询师等,其中全科医生及社区护士是社区卫生服务的主要专业人员。社区卫生服务需要与当地医院、卫生防疫部门及各级政府部门相互联系、密切合作,形成社区卫生服务网络体系。

(二) 我国社区卫生服务的特点及工作内容

1. 我国社区卫生服务的特点

(1) 公益性:社区卫生服务机构提供公共卫生服务和基本医疗服务,具有公益性质,不以营利为目的。并以"人人享有初级卫生保健"为目标来构建卫生服务体系。

(2) 主动性:社区卫生服务以社区、家庭和居民为服务对象,以妇女、儿童、老年人、慢性病病人、残疾人、贫困居民等为服务重点,以主动服务、上门服务为主。

(3) 综合性:社区卫生服务的目标是提高社区人群的健康水平。服务内容涉及面广,除基本医疗服务外,还包括预防、保健、康复、健康教育与健康促进等服务,并涉及生物、心理及社会各个层面。

(4) 连续性:社区卫生服务始于生命的准备阶段直至生命结束,覆盖生命的各个周期以及疾病发生、发展的全过程。社区卫生服务不因某一健康问题的解决而终止,而是根据生命各周期及疾病各阶段的特点及需求,提供具有针对性的服务。

(5) 可及性:社区卫生服务将从服务内容、时间、价格及地点等方面更加贴近社区居民的需求。社区卫生服务机构所提供的服务、开展的适宜技术,基本医疗服务、基本药品,居民不仅能承担得起,而且还使用方便。

(6) 协调性:社区卫生服务是社区服务系统的一部分,它与社区建设的各方面互相促进和支持,需要整合、协调和利用社区内外的资源来实现。同时,社区卫生服务涉及多学科团队,如社区全科医生、护士、康复治疗师、营养师、社区工作者等,应做好团队成员之间的沟通与协调。

2. 我国社区卫生服务的工作内容　我国社区卫生服务包括公共卫生服务和基本医疗服务两部分。

(1) 公共卫生服务:包括卫生信息管理,即根据国家规定收集、报告辖区有关卫生信息,开展社区卫生诊断,建立和管理居民健康档案,向辖区街道办事处及有关单位和部门提出改进社区公共卫生状况的建议;健康教育,即普及卫生保健常识,实施重点人群及重点场所健康教育,

阅读笔记

帮助居民逐步形成利于维护和增进健康的行为方式;传染病、地方病、寄生虫病预防控制,主要负责疫情报告和监测,协助开展结核病、性病、艾滋病、其他常见传染病以及地方病、寄生虫病的预防控制,实施预防接种,配合开展爱国卫生工作;慢性病预防控制,包括开展高危人群和重点慢性病筛查,以及实施高危人群和重点慢性病病例管理,如高血压病人健康管理、2型糖尿病病人健康管理、结核病病人健康管理;精神卫生服务,实施精神病社区管理,为社区居民提供心理健康指导;妇女保健,包括提供婚前保健、孕前保健、孕产期保健、围绝经期保健,开展妇女常见病预防和筛查;儿童保健,开展新生儿保健、婴幼儿及学龄前儿童保健,协助对辖区内托幼机构进行卫生保健指导;老年保健,如指导老年人进行疾病预防和自我保健,进行家庭访视,提供针对性的健康指导;另外,还包括残疾人康复指导和康复训练,中医药健康管理,计划生育技术咨询、指导,协助处置辖区内的突发公共卫生事件,以及政府卫生行政部门规定的其他公共卫生服务等。

(2) 基本医疗服务:主要包括一般常见病、多发病诊疗;诊断明确的慢性病治疗;社区现场应急救护;家庭出诊、家庭护理、家庭病床等家庭医疗服务;康复医疗服务;转诊服务;政府卫生行政部门批准的其他适宜医疗服务等。针对我国社区卫生服务的特点,社区卫生服务机构还应结合中医药的特色和优势,提供与上述公共卫生和基本医疗服务内容相关的中医药服务。

(三) 我国社区卫生服务的热点问题

1. 建立分级诊疗服务体系 针对社区双向转诊存在的问题,2006年,我国政府在加强社区医疗的政策中首次勾勒了分级诊疗制度内涵,试图通过发展城市地区社区医疗,发挥社区在疾病诊治过程中的核心地位,将常见病、多发病稳定在社区接受治疗,调整医疗服务体系布局,加强医院和基层机构协作,引导病人有序就诊。2014年,政府工作报告将分级诊疗制度作为深化医改的核心战略提出,通过调整资源布局,加强基层建设和机制建设,引导病人在基层机构首诊,并通过基层机构与医院的对接合作,建立有序、顺畅的转诊体系。国家政策的出台,有力地推动了基层医疗的发展。2016年,在全国卫生与健康大会上,分级诊疗制度被确定为我国5项基本医疗卫生制度之一。

分级诊疗是国际上先进、成熟的就医模式。按照疾病危重程度和复杂性将诊疗服务分为三级,三级服务主要针对疑难杂症和急危重症病人,二级服务针对一般性复杂疾病和常见多发病诊疗,一级服务由基层医疗卫生机构提供,主要包括常见病、多发病诊疗,慢性病管理及恢复期康复治疗等。分级诊疗的最终目标是建立"基层首诊、双向转诊、急慢分治、上下联动"的制度,三级服务体系相互配合,为病人提供连续、有序的诊疗服务。

建立完善的分级诊疗体系有利于促进优质医疗服务资源向医疗服务领域中的"三基(基层、基础、基本)"环节的配置,促进城乡基层医疗卫生机构基础建设与基本服务能力的提升,推动以全科医生培养与专科医师制度为基本构成的医疗服务人才队伍建设,为有效缓解群众"看病难、看病贵"的问题奠定坚实基础,最终实现方便群众就医和减轻其医药费用负担的目的。

2. 促进基本公共卫生均等化 基本公共卫生服务均等化是指每个公民都能平等地获得基本公共卫生服务。基本公共卫生服务范围包括:建立居民健康档案,健康教育,预防接种,传染病防治,高血压、糖尿病、结核等慢性病和重性精神疾病管理,儿童健康管理,孕产妇健康管理,老年人健康管理、卫生计生监督协管等。我国现阶段的基本公共卫生服务均等化,主要由国家确定若干服务项目,免费向城乡居民提供。

推进基本公共卫生服务均等化是医药卫生体制改革的一项重要内容,也是提高人民群众健康水平的一项重大举措。随着我国医疗体制改革的推进和逐步深入,各地在促进基本公共卫生服务均等化、开展国家基本公共卫生服务项目方面也取得了一定进展。大部分地区出台了专门的政策文件,明确了基本公共卫生服务项目、补偿标准、服务提供模式和绩效考核办法等内容;确定了财政投入标准,同时在资金投入方式和管理机制等方面进行探索和创新;2016

年,人均基本公共卫生服务经费补助标准从 40 元提高至 45 元。社区居民对基本公共卫生服务项目的利用有了不同程度的增加,并建立了绩效考核和监管机制等。但由于基本公共卫生服务工作是一项公益性事业,是一项长期的社会系统工作,服务的是社会群体,投入较大,而没有看得见的经济回报。因此,基本公共卫生服务均等化的实现是一个复杂、长期的过程。

3. 健全健康档案　随着社区卫生服务的发展,特别是网络时代的到来,信息及档案管理已经成为开展各类卫生服务的基础工作和前提保障,成为社区健康保健服务系统的重要组成部分。健全、准确的健康档案能使社区卫生服务中心和各类疾病预防保健专业机构更好地了解和掌握辖区居民的基本健康状况以及变化趋势,有效开展各类卫生服务,有利于重点人群、重点疾病的防治和管理。为此,各地社区卫生服务机构采取了如下措施:①加强信息资料的收集、整理、统计、分析和上报,以充分发挥档案信息系统的作用;②在健康档案基础上,将社区居民的卫生医疗信息、卫生行政管理信息和决策分析信息进行及时地收集、储存、处理,使辖区内的居民及时得到应有的健康服务;③对存在问题的居民按病种进行统计、分类,形成保健和康复专项计划,指导和帮助居民;④利用网络平台,建立常见病、多发病的保健教育以及计划生育技术指导,供居民自我学习和教育;⑤实行与上级医疗机构的网络互通机制,在双向转诊中,不仅有利于上级医疗机构适时展开医疗行为,为病人赢得救治时间,更是为病人节省医疗费用。

4. 建立运行机制　根据我国构建新型社区卫生服务体系的要求,社区卫生服务中心的运行机制必须具备以下功能:①以维护居民健康为中心,防治结合,提供从生命孕育到出生成长直至衰老病死的连续性健康服务;②使居民不出社区就能解决"小病在社区、大病进医院、康复回社区"的问题,为居民提供便捷化的服务;③在保证疗效的前提下,做到费用低廉,使大多数居民能够享受到经济的健康服务。我国现有社区卫生服务中心的运作机制是在政府推动基础上建立的,虽然有其存在的合理性,但社区卫生服务的效率仍显低下。因此,在运行机制建设上,要按照功能定位和机构设置情况,推行建立社区首诊负责制、家庭医生责任制、全科医生服务制、全科团队准入制、双向转诊医疗制、社区脆弱人群保健制、家庭病床护理制、收支运行管理制、电脑网络管理制等各项长效机制,不断构建社区卫生服务新体制。在运作过程中,可采用试点先行,积累经验,总结推广,分阶段、分步骤建立起内部运行机制,从而逐步完善服务体系。

5. 创新服务模式　转变社区卫生服务模式,实行家庭医生签约服务,可以强化社区卫生服务功能,满足社区居民长期、连续健康服务需求。家庭医生是为群众提供签约服务的第一责任人,主要包括:基层医疗卫生机构注册全科医生,乡镇卫生院医师和乡村医生,符合条件的公立医院医师和中级以上职称的退休临床医师。家庭医生签约服务原则上应当采取团队服务形式,主要由家庭医生、社区护士、公卫医师(含助理公卫医师)等组成,并由二级以上医院医师(含中医类别医师)提供技术支持和业务指导。根据服务半径和服务人口,合理划分签约服务责任区域,居民或家庭自愿选择 1 个家庭医生团队签订服务协议,明确签约服务内容、方式、期限和双方的责任、权利、义务及其他有关事项。居民可就近签约,跨区域签约,也可与家庭医生团队签约的同时,自愿选择一所二级医院、一所三级医院,建立"1+1+1"的组合签约服务模式,在组合之内可根据需求自行选择就医机构。签约周期原则上为一年,签约后将享受到家庭医生团队提供的基本医疗、公共卫生和约定的健康管理服务。基本医疗服务涵盖常见病、多发病的中西医诊治,合理用药,就医路径指导和转诊预约等。健康管理服务主要针对居民健康状况和需求,制定个性化签约服务内容,可包括健康评估、康复指导、家庭病床、家庭护理、中医药"治未病"服务、远程健康监测等。签约服务费用按年收取,由医保基金、基本公共卫生服务经费和签约居民付费等方式共同分担。

6. 加强人才培养　社区卫生服务良好开展的首要因素是配备一定数量的合格的全科医生。全科医生承担着预防保健、常见病多发病诊疗和转诊、病人康复和慢性病管理、健康管理等一体化服务,被称为居民健康的"守门人"。按照《国务院关于建立全科医生制度的指导意见》要求,我国各城市以街道办事处为单位,社区卫生服务中心的覆盖率应达到95%以上,且平均每1万名城乡居民至少应拥有2~3名全科医生,这就需要30万~40万名全科医生。但是据统计,目前全国范围内取得人社部、国家卫生计生委认可资格的全科医生仅占配置需求的9.0%,约有7.8万名,这与上述要求相差甚远。同时,我国现有的社区卫生服务从业人员素质普遍偏低,表现在学历以大中专为多,职称比例不合理,高职称队伍比例低。为加强社区卫生服务人才队伍的建设,我国积极开展全科医学人才的规范化培训和继续教育,将全科医生培养规范为"5+3"模式,即先接受5年的临床医学(含中医学)本科教育,再接受3年的全科医生规范化培养;同时,制定了乡村医生教育规划;进一步完善了全科医生、社区护士、乡村医生等专业技术人员的任职资格制度;建立了社区卫生服务机构人员聘用制度,吸引和鼓励高等医学院校毕业生到社区卫生服务机构服务,并通过采取激励机制,相关保障措施等稳定社区卫生服务人才队伍。

三、相关政策法规

社区护士熟悉社区卫生服务与社区护理的相关政策与法规,有利于更好地开展社区卫生管理和社区护理服务。另外还可预防和减少工作中可能出现的法律纠纷,维护护患双方的合法权利和利益。

(一) 社区卫生服务与社区护理的相关政策

自1997年我国出台关于发展城市社区卫生服务的政策文件以来,近20年,共出台了30余个社区卫生服务与护理的相关决定、意见等文件,对我国社区卫生服务及护理的发展起到了巨大的推动作用。我国社区卫生服务发展经历了酝酿试点、框架建设和完善建设三个阶段,在各个阶段国家相继出台了许多相关政策,以此保证社区卫生服务的发展和完善。

1. 社区卫生服务酝酿试点阶段(1990—1999年) 1997年1月,中共中央、国务院《关于卫生改革与发展的决定》中提出,在全国实施社区卫生服务,并指出要"改革城市卫生服务体系,积极发展社区卫生服务,逐步形成功能合理、方便群众的卫生服务网络"。

1997年11月,国家在济南召开了全国社区卫生服务工作现场研讨会,国务委员彭珮云发表了《大力开展社区卫生服务》的重要讲话,提出"发展社区卫生服务是城市卫生体系的重大改革与结构调整","最终目的是在城市形成一个各级各类医疗机构布局合理、功能定位合理、更加经济有效,并能最大限度满足人民群众健康需求的卫生服务体系,改变大医院人满为患、基层医疗机构吃不饱的状况,以有利于充分利用现有的卫生资源、控制医药费用的过快增长"。至此,社区卫生服务在全国迅速展开。

1998年12月,国务院《关于建立城镇职工基本医疗保险制度的决定》,指出"要合理调整医疗机构布局,优化医疗卫生资源配置,积极发展社区卫生服务,将社区卫生服务中的基本医疗服务项目纳入基本医疗保险范围"。1998年,全国城镇职工医疗保险制度改革工作会议召开,会议明确指出,"今后我国的医疗服务模式的改革方向是小病进社区、大病去医院,建立和发展具有中国特色的社区卫生服务体系"。这为我国社区卫生服务工作的发展指明了方向。原卫生部(现国家卫生和计划生育委员会)在会议上就社区卫生服务工作进行了重点部署,对12个城市进行了社区卫生服务的试点工作研究。

2. 社区卫生服务框架建设阶段(1999—2005年) 1999年7月,原卫生部、国家发展计划委员会等10个部委联合颁布了《关于发展城市社区卫生服务的若干意见》,为社区卫生服务规范了概念,提出了融预防、医疗、保健、康复、健康教育、计划生育技术服务等为一体(简称"六位一体")的理念,明确了社区卫生服务是社区建设的重要组成部分,还规定了社区卫生服务的总体发展目标、发展原则和措施,为开展城市社区卫生服务提供了具体的政策指导。

阅读笔记

2000年1月，原卫生部颁布了《关于发展全科医学教育的意见》，指出要"加快发展全科医学教育，建设一支以全科医生为骨干的高素质的社区卫生服务队伍，保证社区卫生服务深入、健康、持续发展"。还指出发展全科医学教育是"改革卫生服务体系，发展社区卫生服务的需要；满足人民群众日益增长的卫生服务需求，提高人民健康水平的需要；建立基本医疗保障制度的需要；改革医学教育，适应卫生工作发展的需要"。这为发展社区卫生服务从教育、队伍建设等方面提供了政策保障。

2000年2月，国务院办公厅转发了国务院体改办、国家发展计划委员会等8部门联合制定的《关于城镇医药卫生体制改革的指导意见》，文件14条指导意见中有8条涉及社区卫生服务问题。着重指出："建立健全社区卫生服务组织、综合医院和专科医院合理分工的医疗服务体系。要形成规范的社区卫生服务组织和综合医院、专科医院双向转诊制度"，"要发挥社区卫生服务组织开展预防、保健、健康教育和心理咨询方面的作用"。《关于城镇医药卫生体制改革的指导意见》及配套文件明确提出了有利于社区卫生服务发展的定额补助、税收优惠等支持政策，对完善新时期我国的卫生服务体系具有重大意义。

2000年12月，原卫生部颁布了《城市社区卫生服务机构设置原则》《城市社区卫生服务中心设置指导标准》《城市社区卫生服务站设置指导标准》3个文件，明确了设置、审批社区卫生服务机构须遵循的一些基本原则以及社区卫生服务中心(站)应具备的基本功能、基本设施、科室设置、人员配备、管理制度等，从制度上明确了社区卫生服务机构的准入标准。

2002年1月，原卫生部颁布了《社区护理管理的指导意见(试行)》，指出了社区护理工作任务应以维护人的健康为中心，家庭为单位，社区为范围，社区护理需求为导向，以妇女、儿童、老年病人、慢性病病人、残疾人为重点，在开展社区"预防、保健、健康教育、计划生育和常见病、多发病、诊断明确的慢性病的治疗和康复"工作中，提供相关的护理服务。社区卫生服务中心应根据规模、服务范围和工作量设总护士长或护士长(超过3个护理单元的设总护士长)，负责中心内部及社区的护理管理工作。社区卫生服务站，应设护士长(或组长)负责护理管理工作。护士数量根据开展业务的工作量合理配备。同时，对社区护士的基本条件、社区护理管理的基本要求以及社区护理工作的考核与监督等提供了具体的政策指导。

2002年8月，原卫生部等11个部委颁布了《关于加快城市社区卫生服务的意见》，指出社区卫生服务网络既包括提供综合服务的社区卫生服务中心(站)，也包括为社区居民提供专项服务的护理院(站)、诊所等。社区卫生服务中心(站)是社区卫生服务网络的主体，原则上按照非营利性医疗机构要求及区域卫生规划设置。并鼓励部分国有中、小型医疗机构转制为民办社区卫生服务机构，或实行国有民营。同时，提出社区卫生服务机构卫生技术人员须具有法定执业资格，要求推进社区卫生技术人员的上岗培训，加快正规化全科医生和社区护士队伍的建设步伐。还就实施促进社区卫生服务发展的政策、严格社区卫生服务的监督管理、加强社区卫生服务工作的组织领导等方面，做出了统一部署和要求，标志着我国社区卫生服务迈入了改革和加快发展的阶段。

3. 社区卫生服务完善建设阶段(2006年至今)　2006年2月，国务院颁布了《关于发展城市社区卫生服务的指导意见》，根据形势的发展，结合我国的实际，从发展社区卫生服务的指导思想、基本原则、工作目标，如何推进社区卫生服务体系建设，完善政策措施，加强领导等方面提出了国家层面上的宏观指导意见，提出了明确的要求。要坚持社区卫生服务的公益性质，注重卫生服务的公平、效率和可及性；坚持政府主导，鼓励社会参与，多渠道发展社区卫生服务；坚持实行区域卫生规划，立足于调整现有卫生资源、辅以改扩建和新建，健全社区卫生服务网络；坚持公共卫生和基本医疗并重，中西医并重，防治结合；坚持以地方为主，因地制宜，着力推进体制、机制创新，为居民提供安全、有效、便捷、经济的公共卫生服务和基本医疗服务。

阅读笔记

随后，为进一步贯彻落实国务院《关于发展城市社区卫生服务的指导意见》精神，加快社区卫生服务发展。原卫生部、人事部、国家发展改革委、财政部、劳动与社会保障部等部门根据职能划分,从社区卫生服务的具体管理、建设标准、人才队伍建设、价格管理、医疗保险、经费补助、设置编制等方面,各自或联合制定了9个相关的配套文件。其中,原卫生部、国家中医药管理局2006年6月印发的《城市社区卫生服务中心、站基本标准》,在人员方面,要求每个社区卫生服务中心至少配备6名从事全科医学专业工作的执业医生,9名注册护士。在医生中,至少有1名副高级以上任职资格的临床类别执业医生、1名中级以上任职资格的中医类别执业医生、1名公共卫生类别执业医生。在护士方面,至少有1名中级以上任职资格的注册护士,每名执业医生至少配备1名注册护士。每个社区卫生服务站至少配备2名从事全科医学专业工作的执业医生。在床位方面,不鼓励社区卫生服务中心设置住院病床,如确需设置,可设一定数量以护理康复为主要功能的病床,但不能超过50张;社区卫生服务站不设病床。业务用房方面,明确提出了满足最低限度需要的建筑面积要求,社区卫生服务中心建筑面积不低于$1000m^2$,社区卫生服务站不低于$150m^2$。设备方面,提出了与社区卫生服务功能相适应的最低配备要求,突出了满足社区基本需要、装备轻型化的特点。

2009年3月,中共中央、国务院《关于深化医药卫生体制改革意见》颁布,提出完善以社区卫生服务为基础的新型城市医疗卫生服务体系,加快建设以社区卫生服务中心为主的城市社区卫生服务网络,完善服务功能,以维护社区居民健康为中心,提供疾病预防控制等公共卫生服务、一般常见病及多发病的初级诊疗服务、慢性病管理和康复服务;转变社区卫生服务模式,不断提高服务水平,坚持主动服务、上门服务,逐步承担起居民健康"守门人"的职责。在中共中央、国务院《关于深化医药卫生体制改革意见》颁布第二天,《医药卫生体制改革近期重点实施方案(2009—2011年)》也随之颁布,将健全基层医疗卫生服务体系和促进基本公共卫生服务逐步均等化作为两项重点工作。强调了10项国家基本公共卫生服务项目的内容(2009版),如建立居民健康档案、健康教育、预防接种、传染病防治、高血压和糖尿病防治、0~36个月儿童保健、孕产妇保健、老年人保健和重性精神疾病病例管理(2011年版的《国家基本公共卫生服务规范》中增加了卫生监督协管服务规范)。《医药卫生体制改革近期重点实施方案(2009—2011年)》明确了社区卫生服务体系是基本医疗保障制度的承担者;是国家基本药物制度的主要落实者;是基层医疗卫生服务体系的重要组成部分;是基本公共卫生服务的提供者;是与公立医院改革试点的衔接、延伸等。当前在我国医改的进程中逐渐明确卫生服务体系的构建向区域医疗中心(满足急重症病人服务的需要)和社区卫生服务体系(满足基本医疗服务和基本公共卫生服务)及可能作为补充的中间体系(护理院等长期护理机构)转变。《医药卫生体制改革近期重点实施方案(2009—2011年)》还指出要继续探索对基层医疗卫生机构实行收支两条线的管理方式,开展社区首诊制试点,建立基层医疗机构与上级医院双向转诊制度,全面实行人员聘用制,建立能进能出的人力资源管理制度,医务人员的工资水平要与当地事业单位工作人员平均工资水平相衔接。

由于社区医疗卫生人才是决定基层医疗卫生服务水平的关键。2011年,国务院颁布了《关于建立全科医生制度的指导意见》,明确提出:到2012年,使每个城市社区卫生服务机构和农村乡镇卫生院都有合格的全科医生,基本形成统一规范的全科医生培养模式和首诊在基层的服务模式,基本实现城乡每万名居民有2~3名合格的全科医生。2013年,国家卫生计生委等5部门印发了《全国乡村医生教育规划(2011—2020年)》,规划提出:到2020年,建立健全乡村医生教育培训制度,建立一支能基本满足村级卫生服务需求的合格乡村医生队伍。2015年,国务院再次颁发了《关于进一步加强乡村医生队伍建设的实施意见》,以明确乡村医生的功能任务,改善乡村医生工作条件和执业环境,改革乡村医生服务模式和激励机制,落实和完善乡村医生补偿、养老和培养培训政策,加强医疗卫生服务监管,稳定和优化乡村医生队伍。

为创新社区卫生服务模式,保障社区居民享受均等化的基本公共卫生服务和安全、有效、方便、价廉的基本医疗服务。2013 年,国家卫生计生委颁布了《关于开展乡村医生签约服务试点的指导意见》,拟在农村地区探索开展乡村医生签约服务试点工作。同年,国务院印发了《关于巩固完善基本药物制度和基层运行新机制的意见》,从完善基本药物采购和配送、加强基本药物使用和监管、深化编制人事和收入分配改革、完善稳定长效的多渠道补偿机制、进一步提升基层医疗卫生服务能力、稳定和优化城乡社区卫生服务人员队伍、加强基层医疗卫生服务监管、组织实施等方面提出了具体要求。2015 年,国务院又印发了《关于推进分级诊疗制度建设的指导意见》,意见明确:应以加强基层为重点完善分级诊疗服务体系。并提出了一系列建设目标:如到 2017 年,每万名城市居民拥有 2 名以上全科医生,每个乡镇卫生院拥有 1 名以上全科医生,城市全科医生签约服务覆盖率≥30%;居民 2 周患病首选基层医疗卫生机构的比例≥70%;全部社区卫生服务中心、乡镇卫生院与二、三级医院建立稳定的技术帮扶和分工协作关系等。为进一步推动医疗卫生工作重心下移、资源下沉,为实现基层首诊、分级诊疗奠定基础,2016 年,国务院再次印发了《关于推进家庭医生签约服务的指导意见》,意见提出:在 200 个公立医院综合改革试点城市开展家庭医生签约服务,鼓励其他有条件的地区积极开展试点。重点在签约服务的方式、内容、收付费、考核、激励机制等方面实现突破,优先覆盖老年人、孕产妇、儿童、残疾人等人群,以及高血压、糖尿病、结核病等慢性疾病和严重精神障碍病人。到 2020 年,力争将家庭医生签约服务扩大到全人群,形成与社区居民长期稳定的契约服务关系,基本实现家庭医生签约服务制度的全覆盖。《关于推进家庭医生签约服务的指导意见》还要求实行差异化的医保支付政策,引导居民到基层就诊。同时,就如何健全签约服务收付费机制,激励机制,加强签约服务绩效考核,强化签约服务技术支撑等方面提出了具体指导意见。

(二) 社区卫生服务与社区护理的相关法律法规

1. 我国社区卫生服务与社区护理的立法概况   目前,我国对社区卫生服务工作尚无专门的立法,社区护理工作也没有专门的法律文件加以规范和调整。但从本质上讲,社区卫生服务过程中形成的社会关系是一种服务合同关系,受民法的调整。同时,我国目前诸多的卫生法律、行政法规、部门规章、地方性法规中有关医护行为的规定同样适用于社区卫生服务工作。这些散在于各单项法律文件中的规范性条款构成了调整和规范社区卫生服务的有机整体。

2. 涉及社区卫生服务及社区护理工作的主要法律   我国涉及社区卫生服务及社区护理工作的主要法律有:①社区卫生服务机构与人员管理,包括医疗机构管理法律规定,医生或护士管理的法律规定等。②社区公共卫生服务管理,包括食品卫生管理、公共场所卫生管理、突发公共卫生事件管理、传染病防治、职业病防治、感染及消毒管理、医疗废弃物管理的法律规定等。③社区卫生基本医疗服务管理,包括母婴保健、药品管理、医疗器械管理、血液管理、病历与处方管理、医疗事故处理、健康检查管理的法律规定等。

3. 社区护理中常见的法律纠纷及其防范   社区护理行为作为医疗行为的一个重要组成部分,具有高度的自主性和工作独立性,且存在一定的法律风险。由于医药卫生体制改革的不断深入,特别是 2002 年 4 月 1 日起实施的《关于民事诉讼证据的若干规定》的司法解释中有关医疗侵权诉讼中"举证倒置"的规定,和同年 9 月 1 日起实行的《医疗事故处理条例》,人们对医疗行为的自我保护意识不断增强,医疗纠纷的数量不断增加,诉讼范围不断扩大,其中护理纠纷也日趋上升。

(1) 社区护理中常见的法律纠纷:医疗纠纷(medical dispute)是指在诊疗护理过程中,医患双方对医疗过程、医疗后果及其原因产生分歧而向卫生行政部门或司法机关提请处理的医患争议。医疗纠纷的产生多数是由于病人及其亲属对诊疗护理不满,认为医护人员在工作过程中责任不到位、措施不得力等造成的健康权受到损失而要求获得赔偿或道歉。实践中的医患纠纷往往是由于医护人员的服务态度和沟通不当等造成,也有部分医疗纠纷是属于医疗事故

阅读笔记

所致。

医疗事故(medical malpractice)是指医疗机构及其医务人员在医疗活动中,违反医疗卫生管理法律、行政法规、部门规章和诊疗护理规范和常规,由过失造成病人人身损害的事故。根据对病人健康造成的损害程度,医疗事故可分为四个等级。医疗事故的解决途径有医患双方当事人选择自行协商、行政调解和民事诉讼三种解决途径。

由于社区护理的内容具有广泛性、连续性、契约性等性质,服务内容往往超出了传统医疗护理的范围,因此在服务质量、服务项目、服务时间、服务价格等方面也容易产生纠纷。另外,在社区护理工作中侵犯了护理对象的隐私权、名誉权、肖像权等也易引起纠纷。这些纠纷一般按照解决民事纠纷的一般原则处理,具体可参照合同法和消费者权益保护法。

(2) 社区护理中法律纠纷的防范:社区护理工作中,护理记录、执行医嘱、健康教育和家庭护理是存在法律风险的高危环节,应加强对这些工作环节风险的识别,制定相应的质量控制标准,规范社区护理行为,加强对风险行为的监管,从而有效的规避法律风险事件的发生。

防范法律纠纷,需不断提高社区护理服务水平。因此,应注重对护士的岗位培训,不断提高社区护士的素质和专业能力。社区护士贴近百姓,要加强沟通技巧的训练,还要学习心理学、社会学、伦理学、法学等学科,真正让社区居民感觉到社区护理服务的亲切、温馨,与居民建立起良好的合作关系。同时,社区护士还要严格遵守职业道德,忠于职守,尽心尽责,以自己的良好品行赢得护理对象的信赖。

另外,由于我国社区护理工作起步较晚,工作的许多内容在法律上没有明确,现行的卫生法律、法规和规章与社区护理实践发展不同步,社区护理的规章制度、工作规范等方面也明显不足。因此,为了保障和促进社区护理工作的可持续发展,防范和及时处理社区护理工作中出现的法律纠纷,必须要加强社区护理的立法和建章立制工作。

第二节 社区护理的发展与现状

加快社区护理的发展,解决社区居民基本医疗卫生服务需求,是当前我国卫生服务改革和发展的趋势。但由于我国社区护理起步较晚,尚未形成良好的运行机制。在探索我国社区护理发展的途径和措施中,应充分借鉴国外的成功经验。

一、国外社区护理发展与现状

(一) 欧、美等国家社区护理发展与现状

1. 英国社区护理　英国作为社区护理的发源地,其历史较长。在发展过程中相继出现了地段护士、全科护士、健康访视护士、学校保健护士、职业保健护士等不同领域的社区护士。英国社区护士一般具有本科及以上学历,其培养比临床护士要求更高,一般为 3 年基础教育,毕业后还要进行 1 年社区护理技能培训,使之有较强的独立工作能力,以适应社区护理工作的需要。

英国的社区护理发展到今天,已经建立了一套组织健全、体制完善、人才齐备、经费充足、内涵丰富、服务到位的体系。英国社区护理服务形式主要有 3 种:①教区护理(district nursing):是最重要的社区护理服务形式,主要护理服务内容有出院后护理、居家护理、保健中心护理及其他社区护理等。主要针对高血压、糖尿病等慢性病及其他一些活动受限病人的护理。②健康访视(health-visiting):主要护理服务为家庭访视、儿童及老年人巡诊、产前保健、疾病预防和健康教育等。对于 75 岁以上老人提供疾病筛检、卫生指导、心理劝慰及出院后的随访等。③学校护理服务:主要是对学生进行健康筛检、卫生保健及健康促进等。英国社区护理的宗旨是以社区和居民为服务对象,关注生理、心理、社会及环境等因素对健康和疾病的相互影响,协

同相关专业人员、社会团体等,根据社区的需求,开展一般性和特殊防治性服务,如家庭保健、妇幼保健、老年保健、精神病保健、健康教育等。

2. 美国社区护理　美国社区护理开展的时间较长,体系完善。在20世纪70年代,随着公共卫生护理的不断扩大和迅速发展,社区护理发展成独立的专业。目前,社区护士半数取得学士学位,部分护士取得硕士和博士学位。社区护理工作全部由具有丰富临床经验及本科以上学历的注册护士承担。调查显示,2010年美国有14.2%的注册护士从事家庭、学校和职业健康护理,5.3%的注册护士在养老院或其他相关护理服务机构工作。

美国的社区护理工作包括公共卫生护理和家庭护理。社区护理服务模式大致分为:①社区护理服务中心(community nursing center):是美国社区护理的主要服务方式,主要以辖区居民为服务对象,为居民提供有关健康促进和疾病预防的护理服务。内容包括:预防保健、健康促进、家庭健康护理、妇幼保健、常见疾病的基本治疗和护理、康复护理等。服务对象可以到中心来,社区护士也会定期家庭访视。这些服务中心隶属于医院或护理教育机构(学院式社区护理服务模式),也有由私人企业家管理的。②老年服务中心(nursing home):主要是为一些低收入、无力支付或只能够支付较低医疗保险的,病情较轻、生活可以自理的老年人提供的居家生活照顾。③临终关怀中心(hospice):在临终关怀中心,医生、护士、营养师、心理工作者以及社会工作者等共同组成健康团队,为临终病人提供关怀服务。④社区诊所(clinic):一般规模较小,服务内容简单,主要提供初级保健服务。

美国社区护理的特点:①美国有多种社区护理服务方式,但其共同目标是"健康促进和疾病预防",注重群体健康,帮助人们建立健康意识和提高自我保健能力。②社区与医院有密切的联系和衔接,给予病人连续性照顾。病人要出院时,医院护士与病人所在社区护士联系,将病人出院的治疗护理方案传送给对方,目的是使病人在出院的第一时间得到社区护士及时指导和帮助。医院也会在病人的康复阶段经常与社区联系,以随时处理病人可能出现的病情变化。③家庭访视是社区护理服务的重要组成部分。社区护士除了每周对所属服务对象及其家庭进行定期健康评估,还包括面向家属的照护指导和紧急情况的应对等。④社区卫生服务充分体现了团队协作精神。社区服务以社区护士为主体,通过与医生、营养师、心理学家、社会工作者、志愿者的相互联系和协作,共同为居民的健康服务。⑤社区护士在社区居民中享有很高的信任度。

3. 德国社区护理　德国医疗卫生体系比较完善,有着较为健全的医疗护理网络。社区护理在德国卫生系统中发挥着重要作用,约有50%的注册护士从事社区护理工作。德国社区护士必须完成3~4年的本专业课程,而后在临床学习1年的家庭护理,经国家资格考试合格后取得社区护士资格证书,还要具备2年以上的临床护理经验才能上岗。

德国社区护理服务机构有公立、教会、红十字等团体开办的,也有私人开设的。社区护理服务对象主要是社区老年人、儿童、术后恢复期病人、慢性病病人、残疾人等;服务内容为慢性病的预防、自我保健、康复护理工作。社区护士根据医院或家庭医生医嘱来执行护理工作,若病情需要而调整输液或注射剂量时,需与家庭医生电话联系,并及时记录在社区护理病历上,记录单各州是统一的。社区护理服务的费用依据病人病情的不同分别由医疗保险公司、护理保险公司或个人支付。目前,德国已有较完善的社区护理管理机构和管理制度,并有整套考核验收和准入制度,各州护理技术监测协会,定期组织对社区护理服务机构进行考核和验收。

4. 澳大利亚社区护理　澳大利亚社区卫生服务多以私人行医的方式为社区居民提供基本医疗服务,被称为初级保健或称为全科医学服务(general practice)。社区卫生服务机构可分为两类,其中有大约1/3是独立的社区卫生服务中心,其他的则隶属于较大的医疗机构管理。

阅读笔记

澳大利亚社区护理模式包括:皇家社区护理、社区中心护理、私人护理、临终护理、精神服务及老年护理等。社区护理服务内容主要包括:口腔卫生、烟酒及其他毒品禁戒服务,家庭与社区保健,土著居民的医疗卫生服务,精神心理医疗卫生服务,公共卫生服务,性传播疾病的公共卫生,家庭重症病人的护理等。同时,澳大利亚的社区护理是医院护理的一部分,或者说是医院护理服务的延续。当住院病人病情稳定但尚未完全康复时,医院会将病人转到社区。每个社区都有护理服务机构,机构的护士承担了为辖区病人换药,分发口服药、注射胰岛素、为癌症晚期病人提供镇痛药等医疗活动,同时还帮助不能自理的病人购物、清洁等。

(二) 亚洲等国家社区护理发展与现状

1. 日本社区护理 日本的社区护理随着日本经济的发展而发展,并发挥着重要的作用。日本的社区护士需要通过国家的社区护士执业资格考试,取得社区护士执照后方能从事社区护理工作。日本有一部分大学开设社区护理系列课程,在四年制本科教育的过程中,除学习临床护理具备的知识和技术外,如果选择了社区护理系列课程,毕业时在参加国家护士执业资格考试的同时,也可参加国家的社区护士执业资格考试,可以同时获得两个执照。大学或专科学校毕业的护士只取得护士执照,如果想从事社区护理工作,必须再去相应的教育机构专门学习1年社区护理系列课程,并参加国家考试取得社区护士执照后,方能从事社区护士工作。医院护士转岗为社区护士,也必须进行半年保健课程的学习和继续医学教育,取得社区护士执照后才能获得执业资格。此外,日本护理协会还规定访问护理站的访问护士(相当于居家护理的护士)必须具备5年以上护理工作经历。

日本的社区护理机构主要有政府提供的社区护理,医疗机构设立的社区护理,民间企业、财团法人资助的社区护理和由民间组织开设的护理机构等。社区护理服务的形式主要有两种:一是保健所和保健中心的公共卫生护理服务;二是访问护理中心的居家护理服务。①公共卫生护理服务:进行公共卫生服务的护士应当具有社区护士执照。其服务对象包括个人、家庭、群体和社区;在各都、道、府、县所属的保健所和保健所所辖的市、街、村保健中心工作,属于国家公务员;工作内容主要有:体检、健康咨询、健康教育、访问指导等成人保健工作,预防接种、育婴指导等妇幼保健工作,残疾人的福利服务、环境卫生、自来水的监测等。②居家护理服务:进行居家护理的访问护士要求具有护士执照,并具备5年以上护理工作经历;其服务对象为有护理需求的居家疗养者及其家庭成员;居家护理的护士在隶属于医院、财团、企业、个人等开设的访问护理中心工作,中心派遣护士到病人家中进行居家护理;服务内容包括疾病护理、康复指导、伙食供给、日常生活照顾、交谈、咨询、协调家庭成员之间的关系、帮助家庭利用社会资源等。

2. 韩国社区护理 韩国从20世纪60年代开始发展社区护理,社区护士包括精神保健护士、家庭护士、助产护士、职业护士、母子保健护士等。在全国的护士中,社区护士约占24%。韩国社区护士的条件是毕业于护理大学,并在临床上积累一定经验,在指定的机构经过6个月至1年的培训,考试合格后才可获得国家认可的资格。从事家庭护理的护士需从事临床护理工作10年以上,且专修家庭护理专业1年(600小时)后,执业资格考试合格,以后每年还需要参加12小时继续教育。

韩国的社区护士主要工作在保健所和保健诊疗所、职业卫生护理机构以及家庭护理机构。韩国保健所按地方自治状况来分有大都市型保健所,中小都市型保健所和农村型郡保健所3种,其中农村型郡保健所占绝大多数,占全体保健所的60.5%。大都市型保健所由保健行政科、行政指导(教育)科、医药科和社区保健科、保健教育科组成。其中社区保健科中的访问护理主要是为老年人而实施的健康增进和社区康复项目,保健教育科实施着健康促进事务、母子保健和计划生育等。社区保健科和保健教育科的事务主要由护士来承担。保健所护士分为全科护士(RN-generalist)和保健、家庭护理、精神护理领域的开业护士(RN-nurse practitioner)。

保健所提供护理服务的基本方法是服务对象直接到保健所寻求帮助,根据其特定的需求提供相应的服务,或者对社区居住的健康居民和居家病人提供家庭访视服务。保健所为辖区登记居民提供的服务主要包括婴幼儿的健康评估和咨询、预防接种、母亲的产前与产后保健以及计划生育等内容,另外还有传染病管理、残疾人的康复、口腔保健及健康增进等服务内容。

韩国的家庭护理有两种方式,即以社区为中心的家庭护理和以医院为中心的家庭护理。以社区为中心的家庭护理是通过保健所而实施的家庭护理事务,以及通过非营利的民间团体提供的家庭护理事务。韩国家庭护理主要服务内容有:健康咨询、定期身体检查和化验、特殊护理操作、运动护理、心理护理、手术伤口护理、排泄护理以及给药等。家庭护理的对象包括:慢性病病人、手术后早期出院病人、母子保健对象、康复期病人、65 岁以上的老年病人。

(三) 世界社区护理的发展趋势

1. 社区护理管理的标准化、规范化、科学化及计算机网络化　目前,一些发达国家及地区已经形成了完善的社区护理组织及管理体系,社区护理已成为整个国家或地区卫生保健的重要组成部分。社区护理基本覆盖所有社会人群,并制定了相应的护理法规、质量控制标准及管理要求,对社区护理服务费用制定了统一的收费标准及保险费用报销标准。这种完善的组织管理标准无疑对社区护理的组织、管理及协调起到了非常重要的作用,同时有利于控制及提高社区护理质量,使社区护士在有效的管理及组织下,能够密切协作,互相交流以不断推广及完善社区护理工作。同时,社区护理管理的资料通过计算机联网,以便为社区服务提供及时、准确、完整的信息,并有利于社区健康资料的及时传递、交流、分析及评价,以合理应用资源,减少资源的浪费。

2. 完善的社区护士培养及教育体系　社区护士的培训及教育采取多渠道、多形式、多层次的方式,一方面各大学护理系或护理学院都设有社区护理专业,社区护士的培养形成了本科、硕士及博士教育等系列完善的教育体系;另一方面,对社区护士进行相应的系统培训,以适应目前社区护理发展的需要。一般从事社区护理的人员要具有社区护理专业毕业或其他护理专业毕业后再经过社区护理的培训且经过统一的认证资格考试,才能从事社区护理工作。

3. 社区护士的专业化及角色分工越来越细　随着人们生活水平的不断提高,对健康的要求越来越高。因此,社区护士不仅需要在各种社区保健服务机构中从事护理服务,而且需要对社区居民进行各种类型的护理保健服务。社区护士的角色功能范围不断扩大,专业化分工越来越细。现在西方不仅有普通的社区护士,而且有单独开业的社区临床护理专家、家庭开业护士、社区开业护士、社区保健护士、高级妇幼保健护士、社区治疗护士等。这些高级社区护士主要从事社区护理管理、临床护理实践、社区护理咨询、社区健康教育及护理研究等工作。

4. 家庭及老年人的护理不断发展、完善及提高　随着各国医疗保障制度改革的不断深化及完善,卫生资源的重新配置及调整,许多慢性病病人、经医院紧急救治后需要康复护理的病人将回到家中进行康复;同时,由于全球人口老龄化的不断加剧,老年人的家庭护理也成为护理重点,使家庭护理得到不断的发展与完善。

二、我国社区护理发展与现状

(一) 我国社区护理的现状

近年来,我国的社区护理正在蓬勃发展,但与发达国家相比尚处于初级阶段。2002 年 1 月,原卫生部《社区护理管理的指导意见》规定:社区护士必须具有国家护士执业资格并经注册,

阅读笔记

还要通过地(市)以上卫生行政部门规定的社区护士岗位培训。独立从事家庭访视护理的护士，应具有在医疗机构从事临床护理5年以上的工作经历。据国家卫生计生委《2013中国卫生统计年鉴》显示：截至2012年，我国城市社区卫生服务机构社区护士人数为12.9万，占社区卫生技术人员总数的33.2%，医护比例为1.3：1。在岗的社区护士，以大专和中专学历为主，分别占42.7%和47.6%，技术职称中以护师(士)为主，占67.6%；而农村乡镇卫生院社区护士人数为24.7万，占社区卫生技术人员总数的24.3%，医护比例为1.7：1，在岗的社区护士，大专学历占30.4%，中专学历占63.4%，技术职称中护师(士)占78.9%。这表明，我国社区护理人力资源不论是在数量还是质量上，都远远不能满足社区护理发展的需求。

我国社区护理的服务对象既包括患病人群，也包括健康人群。护理服务内容主要有：建立居民健康档案，健康教育与咨询，免疫接种，对老年人、慢性病病人或伤残者的保健与护理，家庭访视，妇幼保健与护理，计划生育指导和咨询，临终护理等。同时，社区护士为所有不需要住院或出院后仍需继续治疗的病人，提供各种治疗及护理服务。我国社区护理服务虽然取得了较大的发展，但目前仍存在以下问题：社区护理服务普及率较低；社区居民对社区护理认识不足；社区护理服务范围局限；社区护理管理体制不健全，缺乏相应的质量控制标准和评价系统，社区护士素质较低等问题。

我国香港、澳门和台湾地区的社区护理服务发展较早、较快。目前，香港的社区护理是在社会服务联会和社区护理委员会的领导和支持下开展工作的。香港的医疗保健体系比较完善，除有政府的全民免费医院和私人开办的自费医院、诊所外，还有很具特色的老人院。香港社区护理工作服务范围主要包括两大类：一类是基础护理，包括体温、血压、脉搏的监测，伤口护理和拆线，服用和注射药物，导管、胃管护理，个人卫生及饮食指导，抽取血液标本，指导康复运动等；另一类是专科护理，包括各种造口的护理，产妇和婴儿的护理，连续性腹膜透析护理，糖尿病、肺结核护理，老人专科护理，临终护理等。对于出院后的慢性病病人，如慢性心力衰竭、脑卒中病后康复期病人等，提供家庭访视护理服务。同时，社区护士还为辖区居民提供包括健康教育、心理护理、职业健康护理等服务。

澳门地区的护士在社区除了向个人、家庭和社区提供直接的护理服务外，还承担着健康评估、引导健康行为、健康教育、健康组织管理及协调等多种角色。工作场所除社区卫生中心外，还涉及学校、幼儿园、工厂、老人中心等。在卫生中心对发生紧急及意外事件的病人提供必要的救护措施，转诊介绍需要医院护理的病人到有关医院接受治疗并追踪；为慢性病病人进行护理；执行免疫接种计划及确保提供必需的药物；对无法前来卫生中心接受护理的病人，护士将到家中提供所需服务。护士还需要对社区内的居民进行健康状况评估。她们收集社区内居民的健康资料，如生活习惯、环境卫生、人口状况、患病率等，正确评估社区内居民的健康状况，以了解个人、家庭及社区卫生问题和健康需求等。引导居民排除不良的健康行为，如协助吸烟者戒烟、酗酒者戒酒等，使居民主动追求健康的生活方式，并主动参与社区卫生保健活动。

台湾的社区护理工作是基层保健医疗服务工作的一个重要组成部分。卫生所为最基层的卫生单位，基层保健医疗服务主要由卫生所承担，卫生所的工作内容包括：门诊医疗、预防接种、妇幼卫生、家庭计划、中老年病防治、传染病防治、卫生教育、学校卫生、环境卫生、食品卫生稽查管理、检验等各种服务。

(二) 我国社区护理的发展趋势

随着社会的进步、科学的发展及健康观念的更新，将来护理的重点会逐步体现为自我护理，全生命周期的健康促进与健康管理。更多的病人将向社区转移，要求有更多的护士在社区工作。因此，社区护士只有明确将来的社区护理发展趋势，才能为公众提供更好的社区护理服务。

阅读笔记

1. 我国主要的健康问题及其特点　由于我国经济的快速发展,医疗水平的不断提高,老龄人口的增加,疾病谱的变化,医疗制度的改革及计划生育国策的实施,人们对社区保健的需求越来越迫切。主要具有以下特点:

(1) 人口老龄化问题:我国 60 岁以上老龄人口已超过 1.3 亿,预计到 2040 年老年人口将达到 3.74 亿(占我国人口总数的 24.28%),成为老年人口绝对数最多的国家。老年人是健康最脆弱的群体,仅靠现有的医疗机构已不能满足老年人的照护需求。为了应对人口老龄化的挑战,世界卫生组织提出了"健康老龄化"的目标,提出应确保每一老龄个体都能得到综合性评估,获得旨在改善其能力的全方位照护计划;需要在距离老人住处尽可能近的地方提供服务,包括提供上门服务以及基于社区的照护服务;应支持老龄人群自我保健,包括老龄个人之间的相互支持和帮助。因此,针对老年人的特点开展社区预防保健、康复护理和慢性病的护理,促进老年人的健康已成为社区护理工作的重要内容。

(2) 疾病谱的变化:随着社会的发展,人们生活水平的提高,我国疾病谱发生了很大的变化。心脑血管疾病、恶性肿瘤等慢性病的发病率显著提高,而传染病的发病率显著降低。《中国居民营养与慢性病状况报告(2015 年)》发布数据显示:2012 年,全国 18 岁及以上成人高血压患病率为 25.2%,糖尿病患病率为 9.7%,与 2008 年相比,患病率呈上升趋势;全国居民慢性病死亡率为 533/10 万,占总死亡人数的 86.6%。心脑血管病、癌症和慢性呼吸系统疾病为主要死因,占总死亡的 79.4%,其中心脑血管病死亡率为 271.8/10 万,癌症死亡率为 144.3/10 万,慢性呼吸系统疾病死亡率为 68/10 万。由于慢性病病人需要携带疾病度过几年甚至是几十年,需要病人进行有效的自我管理,社区护士应提供给病人自我管理支持、开展跟踪随访和指导、居家护理等服务,其护理的场所由医院扩展到家庭和社区。

(3) 计划生育国策的实施:自 20 世纪 70 年代中期以来,我国开始实施计划生育的基本国策,独生子女的家庭增多;另外,随着社会的发展,家庭的结构逐渐趋向小型化,核心家庭和空巢老年家庭增多,老年人的照顾将成为严重的社会问题。因此,对社区护理服务的需要将日益增加。

(4) 医疗费用的上涨及医疗制度的改革:随着我国市场经济体制的进一步完善,公众健康需求与卫生资源合理利用的矛盾日益尖锐,医疗费用的过快增长,使一部分人的医疗负担过重,不能及时寻求医疗保健服务。因此,群众迫切需要得到简单、快捷、经济的社区卫生服务。

2. 我国社区护理的发展趋势

(1) 社区护理不断推广、完善及发展:加强初级卫生保健及社区卫生服务已成为我国新时期卫生工作的重要内容之一。快捷、有效、方便、经济的社区卫生服务必然会受到社区居民的欢迎,而社区护理则成为社区卫生的一个重要组成部分。社区护理强调促进健康、预防疾病、自我保健及全社会的共同参与,并在此过程中不断的完善与发展。

(2) 政府的宏观调控和组织管理不断加强:2006 年以来,国家已经将社区卫生服务逐步纳入整个卫生服务统筹计划中,政府将对社区卫生进行统一的规划、组织及管理,并制定相应政策、法规及制度,同时给予一定政策及财政支持。

(3) 社区护理服务网络逐步发展:应用微机建立健康档案,存储和编辑医学资料,利用医学信息网络进行文献检索、信息交流、专题讨论等为社区护理工作提供了极大的方便,社区护理网络实现家庭 - 社区 - 医院 - 社区 - 家庭的无缝式管理,护士能够及时得到或提供服务对象准确信息,使护理工作更加迅速而有效。同时,家庭远程医疗的实现提供了个人与医疗机构的信息通道,社区护士能够通过设备监测并评估病人,能实现与病人远距离的面对面接触,并提供频繁、迅速的支持、护理指导。虽然远程护理不能代替家庭访视,但它能减少对需要长期护理病人的入户访视次数,而不中断对他们的护理,使全程连续护理成为可能。

阅读笔记

（4）社区护理管理的科学化、规范化、标准化：社区护理管理将逐步走上正轨，相应的政策、法规及管理标准将逐步形成及完善。社区护理质量监督及控制将会采取统一的标准，并逐步建立健全社区护理质量管理及绩效考评制度。根据社区护理工作的特点，应充分考虑护理工作中的各种影响因素，加强社区护理工作量和工作效率的研究，综合确定适宜的质量评价标准，合理配置护理人力资源，建立切实可行的社区护士绩效考核评价制度。

（5）精神心理因素更加得到重视：知识经济时代生活节奏快，每个人都面临着巨大的生存竞争压力，心理负担加重。消除和减轻这些压力，密切关注人群的心理问题，大力开展诸如戒烟、戒酒、心理咨询等一系列健康服务活动，使人们不断壮大自己的防御系统以抵抗不良情绪的产生，将成为社区护理工作中的重要内容。

（6）家庭及老年人的护理不断发展、完善及提高：随着医疗保障制度改革的不断深化及完善、卫生资源的重新配置及调整，许多慢性病病人、经医院紧急救治后需要康复护理的病人将回到家中进行康复，同时，许多老年人的家庭护理也成为护理重点，使家庭护理得到不断的发展与完善。

（7）完善的社区护理教育体制：社区护士的培训及教育将采取多渠道、多形式、多层次的方式。一方面，对社区护士进行相应的系统培训，以适应目前社区护理发展的需要；另一方面，各护理院校将增设社区护理专业以系统地培养社区护士，专业设置中将注意硕士、本科及专科社区护士的比例问题，以培养社区所需要的不同层次的护士。全国从事社区护理人员将会有统一的认证资格考试。

第三节 我国医疗保障体系

医疗保障制度是社会保障制度的重要组成部分。改革开放以来，我国初步形成了以城镇职工基本医疗保险和新型农村合作医疗保险制度为主体、企业补充医疗保险、国家公务员医疗补助、职工大额医疗费用补助、商业医疗保险及社会医疗救助等相结合的多层次的医疗保障体系。为保障城乡居民的基本医疗需求、促进社会经济发展、维护社会公平和稳定，起到了重要作用。

一、医疗保障概述

（一）社会保障

社会保障（social security）源于"社会安全"一词，最早是由美国罗斯福政府于20世纪30年代提出。1935年美国颁布了社会保障法案，此后"社会保障"成为法律文献中的规范名词，被世界广泛采用。社会保障是指国家为促进经济发展和保持社会稳定，对公民在失业、患病、生育、伤残、年老、遭受各种自然灾害以及突发意外事故等面临基本生活困难时，由政府和社会通过法律法规，积极动员社会各方面资源，给予公民的物质帮助或货币资助，以保障劳动者特别是保证低收入和无收入的公民能够维持基本生存；同时也是根据其国家的经济和社会发展状况，逐步提高公共福利水平和人民生活质量的一种经济行为或经济活动。《中华人民共和国宪法》（以下简称《宪法》）明确规定，"中华人民共和国公民在年老、疾病或者丧失劳动能力的情况下，有从国家和社会获得物质帮助的权利"。这是对社会保障最简洁的概括。从公民的权利与义务上讲，参加社会保障是公民的义务，获得社会保障并享受社会经济发展成果是公民的权利。我国社会保障体系主要包括社会保险、社会福利、社会救助、社会优抚、社会互助等。

1. 社会保险（social insurance） 是一种为丧失劳动能力、暂时失去劳动岗位或因健康原因造成损失的公民提供收入或补偿的一种社会和经济制度。社会保险计划由政府制定，强制某

阅读笔记

一群体将其收入的一部分作为社会保险税(费)形成社会保险基金,在满足一定条件的情况下,被保险人可从基金获得固定的收入或损失的补偿。这是一种再分配制度,它的目标是保证物质及劳动力的再生产和社会的稳定。社会保险的主要项目包括养老保险、医疗保险、失业保险、工伤保险、生育保险、护理保险等。

2. 社会福利(social welfare)　广义的社会福利是指提高广大社会成员生活水平的各种政策和社会服务。狭义的社会福利是指对生活能力较弱的儿童、老人、母子家庭、残疾人、慢性精神病病人等的社会照顾和社会服务。社会福利所包括的内容十分广泛,不仅包括生活、教育、医疗方面的福利待遇,而且包括交通、文娱、体育、欣赏等方面的待遇。社会福利是一种服务政策和服务措施,其目的是解决广大社会成员各方面的福利待遇,提高广大社会成员的物质和精神生活水平,使之得到更多的享受。同时,社会福利也是一种职责,是在社会保障的基础上保护和延续有机体生命力的一种社会功能。

3. 社会救助(social assistance)　是指国家和其他社会主体对于遭受自然灾害、失去劳动能力或者其他低收入公民给予物质帮助或精神救助,以维持其基本生活需求,保障其最低生活水平的各种措施。社会救助是我国社会保障的核心内容之一。包括城乡居民最低生活保障、灾害救助、医疗救助、农村特困户救助、五保供养、失业救助、教育救助、法律援助等内容。社会救助对象主要是城乡困难群体,包括城乡低保对象、农村五保户、特困户、因遭受自然灾害需要给予救济的灾民等。社会救助对于调整资源配置,实现社会公平,维护社会稳定有非常重要的作用。

4. 社会优抚(social special care for the particular persons)　是针对军人及其亲属所建立的社会保障制度,是指国家和社会对军人及其亲属所提供的各种优待、抚恤、养老、就业安置等待遇以及服务的保障制度。我国《宪法》第四十五条规定,"国家和社会保障残疾军人的生活,抚恤烈士亲属,优待军人亲属"。我国优抚对象主要包括中国人民解放军现役军人和武警官兵、革命伤残军人、复员退伍军人、革命烈士亲属、因公牺牲军人亲属、病故军人亲属、现役军人亲属等。

5. 社会互助(social mutual aid)　是指在政府鼓励和支持下,社会团体和社会成员自愿组织和参与的扶弱济困活动。社会互助包括两个方面:为受助者提供资金的社会互助,包括社会(国内)捐赠、海外捐赠、互助基金和义演、义赛、义卖等;为受助者提供服务的社会互助,包括邻里互助、团体互助和慈善事业等。社会互助具有自愿和非营利的特征,其资金主要来源于社会捐赠和成员自愿交费,政府从税收等方面给予支持。我国社会互助主要形式包括:工会、妇联等群众团体组织的群众性互助互济;民间公益事业团体组织的慈善救助;城乡居民自发组成的各种形式的互助组织等。

(二) 医疗保障和医疗保险

1. 医疗保障(medical security)　指国家通过法律法规,积极动员全社会的医疗卫生资源,不仅要保障劳动者在患病时能得到基本医疗的诊治,还要特别保证无收入、低收入的公民,以及由于各种突发事故造成疾病痛苦的公民能够得到基本诊治;同时要根据经济和社会发展状况,逐步增进人民的健康福利水平,提高国民健康素质。

2. 医疗保险(medical insurance)　社会保障体系的重要组成部分,也称为健康保险(health insurance)或疾病保险津贴。广义的医疗保险内容包括医药费用支出补偿、病人的收入补偿以及卫生保健服务等内容。狭义的医疗保险主要是对参保对象医疗费用的偿付或补偿,或者仅限于医药费用的支出补偿。医疗保险分为基本医疗保险(社会医疗保险和合作医疗保险)和补充医疗保险(商业医疗保险)。

(1) 基本医疗保险(basic medical insurance):是由政府推行的,通过国民收入的分配和再分配,由国家、单位(企业或组织)、个人等共同筹资建立保障基金,是当城乡居民因病获得必需的医疗卫生服务时,由社会医疗保险基金提供医疗费用补偿的一种社会保障制度。基本医疗保险是按照用人单位和职工的承受能力来确定其基本医疗保障水平,有别于商业医疗保险的是由国家组织筹划和经营,不以营利为目的,不以经济的高低决定保险的项目以及支付额的高低,保障的是社会民众最基本的医疗需求。主要用于支付一般的门诊、急诊、住院费用。

(2) 商业医疗保险(commercial medical insurance):是投保人根据合同约定向保险公司支付保险费,当被保险人死亡、伤残、疾病或者达到合同约定的年龄、期限时,保险公司承担支付保险金责任的保险合同。商业医疗保险最显著的特点是由保险双方基于平等互利的基础,按照权利和义务对等的原则建立经济契约关系,缴费越多,享受的保障越多,投保个人投保的多少与支付的多少成正相关,是一种市场行为和金融活动。对于商业保险公司而言,是按照市场原则自主经营,自我发展,以获得利润为经营目标。投保人能够把个人重大疾病、意外伤害等风险通过商业保险合同转嫁给医疗保险机构,医疗保险机构通过建立高额的保险基金,以保障多方面的医疗需求。

二、我国医疗保障的构成

与我国特殊的经济、社会、文化环境相适应,其医疗保障体系也形成了与其他国家不同的特点。目前,我国的医疗保障体系是由城镇职工基本医疗保险制度、城镇居民基本医疗保险制度、新型农村合作医疗制度、城乡医疗救助制度、大额医疗费互助制度、补充医疗保险和商业医疗保险以及相关法律法规等组成。

(一) 基本医疗保险

1. 城镇职工基本医疗保险 城镇职工基本医疗保险是城镇所有用人单位及其职工都要参加的保险,实行属地管理,保险费由用人单位和职工双方共同负担,保险基金实行社会统筹和个人账户相结合。1998 年 12 月,国务院颁布了《关于建立城镇职工基本医疗保险制度的决定》,要求在全国范围内建立覆盖全体城镇职工的基本医疗保险制度,标志着我国城镇职工基本医疗保险制度进入全面发展阶段。

城镇职工基本医疗保险制度的原则是"基本水平、广泛覆盖、双方负担、统账结合"。覆盖范围包括城镇所有用人单位,包括企业(国有企业、集体企业、外商投资企业、私营企业等)、机关、事业单位、社会团体、民办非企业单位及其职工。随着改革的推进,逐步将灵活就业人员、农民工等纳入覆盖范围,城镇职工基本医疗保险实际上覆盖了城镇全体从业人员。截至 2012 年,全国参加城镇职工基本医疗保险的人数达到 26 467 万。

2. 城镇居民基本医疗保险 城镇职工基本医疗保险制度保障的是正规就业人群,不包括非正规就业人员,因而在城市尚有很多未纳入医疗保险的人群。鉴于此,2007 年 7 月国务院颁布了《关于开展城镇居民基本医疗保险试点的指导意见》,并率先在有条件的省选择 2~3 个城市启动试点,建立以大病统筹为主的城镇居民基本医疗保险,其基本原则为:低水平起步、自愿、坚持中央和地方各负其责、统筹协调。城镇居民基本医疗保险以家庭缴费为主,政府给予适当补助。2015 年,依据国务院办公厅印发的《关于深化医药卫生体制改革 2016 年重点工作任务的通知》规定,城镇居民基本医疗保险人均补助标准提高到 420 元。新增筹资主要用于提高基本医疗保障水平,并加大对城乡居民大病保险的支持力度。城乡居民医保政策范围内住院费用报销比例稳定在 75% 左右。在此基础上,对属于低保对象的或重度残疾的学生和儿童、丧失劳动能力的重度残疾人、低收入家庭 60 周岁以上的老年人等困难居民参保所需的家庭缴费,政府给予一定的补助。截至 2012 年,我国城镇居民参保人数达到 27 122 万,同时,还推出了《城镇居民基本医疗保险经办管理服务工作意见》《关于城镇居民基本医疗保险医疗服务管理的意见》等相关配套文件,建立了国家级异地就医结算平台,实现基本医保全国联网和异地就医结算,促进了城镇居民基本医疗保险制度的完善。

3. 新型农村合作医疗制度　新型农村合作医疗简称"新农合",是指由政府组织、引导、支持,农村居民自愿参加,个人、集体和政府多方筹资,以大病统筹为主的农村居民医疗互助共济制度。采取个人缴费、集体扶持和政府资助的方式筹集资金。

2002 年 10 月,党中央、国务院提出了建立新农合制度的要求,试点工作在全国陆续展开。新型农村合作医疗主要有三种统筹模式,即大病统筹加门诊家庭账户统筹模式,是指设立大病统筹基金对住院和部分特殊病种大额门诊费用进行补偿;住院统筹加门诊统筹模式,是指通过设立统筹基金分别对住院费用和门诊费用进行补偿;大病统筹模式,是指仅设立大病统筹基金对住院和部分特殊病种大额门诊费用进行补偿。到 2012 年,全国已有 2566 个县(市、区)建立了新农合制度,农村居民参加新农合率达到 98.26%,约 8.05 亿人。2015 年,全国新农合筹资水平提高到每人每年 380 元,其中:中央财政对 120 元部分的补助标准不变,对 260 元部分按照西部地区 80%、中部地区 60% 的比例进行补助,对东部地区各省份分别按一定比例补助。农民平均个人缴费标准达到每人每年 120 元左右。新型农村合作医疗制度的全面建立,有效缓解了农村居民因病致贫、因病返贫问题,满足了农村居民的医疗卫生需求,促进了农村卫生事业的发展。

(二) 城乡医疗救助制度

城乡医疗救助制度是指通过政府拨款和社会捐助等多渠道筹资建立基金,对患大病的农村五保户和贫困农民家庭、城市居民最低生活保障对象中未参加城镇职工基本医疗保险人员、已参加城镇职工基本医疗保险但个人负担仍然较重的人员以及其他特殊困难群众给予医疗费用补助的救助制度。该制度既是我国社会保障制度的重要组成部分,也是我国医疗保障制度、卫生服务体系的重要内容。

2009 年,中共中央、国务院《关于深化医药卫生体制改革的意见》和国务院《关于印发医药卫生体制改革近期重点实施方案(2009—2011 年)的通知》中明确指出要进一步完善城乡医疗救助制度,保障困难群众能够享受到基本医疗卫生服务。同时,还指出救助范围应在城乡低保家庭成员和五保户纳入医疗救助范围的基础上,逐步将其他经济困难家庭人员纳入医疗救助范围。其他经济困难家庭人员主要包括低收入家庭重病病人以及当地政府规定的其他特殊困难人员。应实行多种方式救助,对城乡低保家庭成员、五保户和其他经济困难家庭人员,要按照有关规定,资助其参加城镇居民基本医疗保险或新型农村合作医疗并对其难以负担的基本医疗自付费用给予补助。要完善救助服务内容,根据救助对象的不同医疗需求,开展医疗救助服务。要坚持以住院救助为主,同时兼顾门诊救助。

2015 年,国务院《关于印发深化医药卫生体制改革 2016 年重点工作任务的通知》和《关于进一步完善医疗救助制度全面开展重特大疾病医疗救助工作的意见》指出:城市医疗救助制度和农村医疗救助制度整合为城乡医疗救助制度;要实现大病保险全覆盖,让更多大病病人减轻负担;完善大病保险政策,对包括建档立卡贫困人口、五保供养对象和低保对象等在内的城乡贫困人口实行倾斜性支付政策,进一步扩大受益面,提高受益水平;全面开展重特大疾病,重残儿童的医疗救助,积极引导社会力量参与医疗救助;推动完善基本医保、大病保险、医疗救助、疾病应急救助、商业健康保险和慈善救助有效衔接的政策。

目前,全国各县(市、区)都建立了医疗救助制度。救助的规模也在逐步扩大,民政部门城乡医疗救助从 2005 年的 11.5 万人次,增加到 2012 年的 207.7 万人次,增长了 18 倍,城乡医疗救助资金支出从 2005 年的 8.9 亿元,增加到 2012 年的 203.8 亿元。此外,2012 年,通过农村医疗救助共资助 4490.4 万人次参加新农合,1387.1 万人次参加城镇居民基本医疗保险。城乡医疗救助制度的建立和实施,对满足贫困人口的医疗服务需求,促进社会的和谐发展发挥了重要作用。

阅读笔记

案例分析

> 某城市低保对象杨某,现年50岁,下岗职工。2005年杨某生病,到定点医院就诊,他向医院出示低保证,医院根据政策规定,检查确诊为肺癌,减免其挂号费和部分检查费。家人携带诊断书、身份证和低保证等材料,向户籍所在地社区民政部门递交医疗救助申请,经民主评议,审核确定,民政局审批签具救助限额为10 000元,给医院出具了医疗救助通知书。医院接到医疗救助通知书后,告知杨某在10 000元内无须支付费用,可以享受医疗服务。医疗费用超过10 000元后,杨某因无力支付医疗费用,准备放弃治疗。此时,慈善机构定向捐助,社会帮扶等渠道又捐助5000元,杨某借款5000元,最终治愈出院。依靠医疗救助和慈善帮扶,杨某重新获得了健康。

(三)补充医疗保险

补充医疗保险是由用人单位和个人自愿参加,不是通过国家立法强制实施,是在单位和职工参加统一的基本医疗保险的基础上,由单位或个人根据需求和可能的原则,适当增加医疗保险项目,来提高保险保障水平的一种补充性保险。目前,我国补充医疗保险包括大额医疗费用补助、公务员医疗补助以及企业补充医疗保险。

1. 大额医疗费用补助 是各地在建立基本医疗保险制度的过程中探索出来的,主要解决统筹基金最高支付限额以上的大额医疗费用的一种医疗补助办法。为解决部分重病病人超过基本医疗保险基金封顶线的医药费负担问题,建立大额医疗费用补助制度是一些城市的普遍做法。很多地区出台了大额医疗费用补助(也称大病保险、大病救助)办法。

2. 公务员医疗补助 是指政府根据财政承受能力,预算拨付一定的保险费给公务员参加的一种补助医疗保险。国家公务员医疗补助是在城镇职工基本医疗保险制度的基础上对国家公务员的补充医疗保障,是保持国家公务员队伍稳定、廉洁,保证政府高效运行的重要措施。其补助原则是补助水平与当地经济发展水平和财政负担能力相适应;保证国家公务员原有医疗待遇水平不降低,并随经济发展水平有所提高。

3. 企业补充医疗保险 是企业在参加基本医疗保险的基础上,国家给予政策鼓励,由企业自主主办或参加的一种补充性医疗保险形式。企业补充医疗保险不是强制性保险,可由满足下列条件的企业自主决定是否建立此项医疗保险:①已参加基本医疗保险,并能按时足额缴纳医疗保险费;②具有持续的税后利润,有能力主办或参加企业补充医疗保险;③需要经过一定的审批管理程序。我国目前主要有大集团大企业自办、商业医疗保险机构举办和社会医疗保险机构经办三种企业补充医疗保险形式。

(四)商业健康保险

商业健康保险是以被保险人的身体为保险标的,当被保险人在疾病或意外事故所致伤害时,该保险可保证其直接费用或间接损失得到补偿。商业健康保险有多种类型,如疾病保险、医疗保险、失能收入保险和护理保险等。商业健康保险中的医疗保险,是指以保险合同约定的医疗行为的发生为给付保险金条件,为被保险人接受诊疗期间的医疗费用支出提供保障的保险;疾病保险,指保险合同约定的疾病的发生为给付保险金条件的保险;失能收入保险,是指以保险合同约定的疾病或者意外伤害导致工作能力丧失为给付保险金条件,为被保险人在一定时期内收入减少或者中断提供保障的保险;护理保险,则以保险合同约定的日常生活能力障碍引发护理需要为给付保险金条件,为被保险人的护理支出提供保障的保险。可见,健康保险产品具有创新性、丰富性和灵活性的特点,为企业和个人提供多样化和个性化的选择。

阅读笔记

由于我国基本医疗保障体系的保障水平还较低,还无法满足城乡居民多样化的健康需求,为此,2013年,国务院《关于促进健康服务业发展的若干意见》指出:在完善基本医疗保障制度、稳步提高基本医疗保障水平的基础上,鼓励商业保险公司提供多样化、多层次、规范化的产品和服务。鼓励发展与基本医疗保险相衔接的商业健康保险,推进商业保险公司承办城乡居民大病保险,扩大人群覆盖面。积极开发长期护理商业险以及与健康管理、养老等服务相关的商业健康保险产品。2015年,国务院《关于印发深化医药卫生体制改革2016年重点工作任务的通知》也明确提出:"应丰富健康保险产品,提升服务水平。"2008年,我国商业健康保险的保费收入为595亿元,占所有保险费收入的5.98%。到2013年,商业健康保险的保险费收入上升为1123.5亿元,其比重上升为6.5%。由此可见,商业健康保险已成为我国医疗保障制度的重要组成部分,对构建完善的社会保障体系,不断满足人民群众日益增长的健康需求,提高国民健康水平、促进社会和谐稳定上发挥其应有的作用。

三、我国医疗保障的发展趋势

(一)我国未来多层次医疗保障体系框架

中共中央、国务院《关于深化医药卫生体制改革的意见》提出我国医疗保障体系建设的目标是加快建立和完善以基本医疗保障为主体,其他多种形式的补充医疗保险和商业健康保险为补充,覆盖城乡居民的多层次医疗保障体系。

(二)我国未来多层次的医疗保障体系内容

1. 城乡一体的医疗救助制度为网底　城乡一体的医疗救助制度是整个医疗保障体系的最终安全网,负责为收入低于一定标准的人群提供保障,并随着我国城乡一体化进程的推进,逐步消除城乡分割走向城乡融合。

2. 更加统一完善的基本医疗保险制度是主体　基本医疗保险制度是我国未来医疗保障体系的主干,负责对绝大部分的公民提供基本水平的医疗保障待遇。基本医疗保险制度自1998年开始建立以来,至2009年基本实现对全体公民的全覆盖。从其发展趋势看,大致呈现以下特点:第一,制度机构上,将从城乡分割逐步变为城乡整合,最终形成统一的基本医疗保险制度;第二,制度提供的待遇水平将逐步提高,除提高费用报销比例外,基本医疗保险覆盖范围也将从保大病为主逐步向门诊小病扩展;第三,基本医疗保险管理将不断完善,制度管理对人口流动性的适应性不断提高,基金使用效率和管理水平不断改善。

3. 兼顾多层次需求的补充医疗保险和商业健康保险是补充　从某种程度上看,补充医疗保险除能够享受政府提供的财政和税收等方面的优惠外,还具有商业健康保险的一般性特征。它与商业健康保险一起是基本医疗保险的必要补充,可以在更大范围和更高层次上满足居民健康保障的需要,能够满足群众多样化的健康需求,弥补基本医疗保险"保基本"带来的待遇不足问题。

第四节　社区护理伦理

伦理(ethics)是指调整人与人之间相互关系的道德和规则。社区护理伦理(community nursing ethics)是指社区护士在社区卫生服务中,调整自身与护理对象及其亲属、其他卫生保健人员、社区管理人员以及社会其他部门之间关系的行为准则和规范的总和。社区护理工作既有较强的专业性,也有广泛的社会性和服务性,同时又具有高度的独立性和自主性。在工作中,社区护士要发掘、动员、利用各种资源服务于病人和健康人群的生命全过程。

基于社区护理的工作特点,社区护理专业又是融科学、伦理与艺术为一体,充满人文关怀、发扬人道的一门道德专业。因此在社区护理实践中必定离不开伦理道德的思考和实践。社区护士在日常社区卫生服务中,不仅要协调好各方关系,而且还要以护理伦理原则为依据对所面临的诸多道德难题与困惑,进行伦理上的思考,解释其原因,消除其困惑,最大限度地维护护理对象、自身及社会公益等各方利益。

一、社区护理中的伦理难题

对于护理工作中所涉及的一般伦理问题,护士只要遵循自主、有利、无害、公正和知情同意等护理伦理原则,恪守职业道德要求,即可作出恰当的、符合伦理的决定。但由于现代社会的价值多元化及医学道德关系与现代医学技术的复杂化等原因,社区护士越来越多的遇到一些有争议的伦理问题,使其陷入一种道德选择上的两难境地,即伦理难题,令其难以做出伦理上的决定。社区护理伦理难题(community nursing ethical puzzle)是指当面对一个问题时,出现两种或多种相互矛盾的解决方案,而每种解决方案均符合相应的伦理原则,致使社区护士难以做出伦理上抉择,此时的伦理问题称之为社区护理伦理难题。社区常见的护理伦理难题,可依据其产生原因分为三种类型,即原则间冲突型、效果间冲突型及原则与效果间冲突型。

(一) 原则间冲突型伦理难题

护士在工作中需要遵循的伦理原则既包括普遍性的伦理原则,如"诚实"、"守信",也包含有职业特质的伦理原则,如"有利"、"不伤害"、"公正"、"尊重与自主"等,每个原则针对某一特定领域发挥作用。例如"公正"原则用以调整医疗资源的合理分配;"尊重与自主"原则用来保证病人了解病情和选择治疗方案等。但是,在某些特定的情况下,护士如果遵循某一伦理原则采取行动,却将违背另一伦理原则,导致两个伦理原则间产生冲突,使护士陷于难以决策的境地。例如,社区护士出于"不伤害"的初衷对癌症病人说谎以隐瞒病情,但却影响到了病人的"知情权",从而导致病人不能对自己余下的有限时间进行生活规划。此时,护士既有履行尊重与自主原则的"知情同意"义务,也有对病人"不伤害"的义务。而遵循任何一方原则行事都有可能违反另一方原则。

(二) 效果间冲突型伦理难题

效果是指护理实践所导致的实现各种利益的结果,如健康利益、物质利益、精神利益等。这些利益不仅针对其服务对象,还包括其亲属的、社会公益的,以及医务人员自身的利益。在社区护理中,效果间冲突所引发的伦理难题更具实质性和复杂性。因为此型伦理难题会使护士感到无论采取何种行动方案,其结果都可能损害病人、亲属、医务人员或社会公益的利益。例如,一位癌症晚期病人想放弃继续治疗,希望将省下积蓄给妻子养老,但妻子坚持为丈夫治疗。在这种情况下,如果护士选择不继续治疗会损害"病人的生命利益"和"亲属的精神利益",而选择继续治疗又会损害"病人的精神利益"和"亲属的物质利益"。采取何种行动能带来更好的结果,则是护士所面临的伦理难题。

(三) 原则与效果间冲突型伦理难题

原则是一种先有的、固定的模式,而遵守该原则所产生的效果,与具体的时间、环境等有密切的关系。也就是说,在实际护理工作中,有时会遇到一些特殊的境况,此时,如果遵循应当遵守的原则可能不会导致好的结果,而好的结果却可能要求放弃先行确立的道德规范。例如,一位病史为 3 年的精神病病人在接受社区护士家访时,他对护士说要杀他的前女友(一年前,在他和前女友刚刚分手时,也曾经说过此类话,但未实施)。出于对病人隐私保密的义务,护士没有马上将此事告知其前女友,首先做的是马上联系专科医院。但最终的结果却是在该病人即将住进医院前杀了他的前女友。在类似境况下,如果护士告知精神病病人女友将损害病人隐私权,而不告知则又有可能造成不良后果。因此,此时即出现了遵循原则与其所导致结果间的矛盾冲突。

　　上述三种类型的伦理难题只是一种相对性的划分。由于每一个伦理道德行为都要涉及伦理原则和结果,因此,在社区护理实践中可能会遇到上述各种类型相互交织的复杂局面。面对纷繁复杂的伦理难题时,社区护士必须要经过系统的理性思考,进行全面透彻的伦理分析,才能得出较为合理的伦理决策方案,然后根据方案解决难题。这样才能使社区护士在工作中协调好各方关系,为服务对象做最有益的决策,避免有害的结果发生。

二、社区护理伦理决策

　　解决上述伦理难题的有效方式是有意识地进行伦理决策。护理伦理决策(nursing ethical decision-making)是护理人员依据一定的价值观念,通过分析伦理难题所涉及的伦理原则和当事人各方的利益,拟订多个可行的行动方案,然后再对各个方案的结果进行预设,最后从中选出最佳行动方案的过程。对于护理人员而言,这种有意识地伦理决策可操作性强,并可以为其提供一种道德思维模式,理清自己为什么这样做,进而通过这种方式来规范思路,实现最佳的行为后果。

　　(一) 护理伦理决策的类型

　　1. 按决策的主体性质而划分　分为个人决策和团体决策。个人决策是指护理人员自行作出的伦理决定,通常在情况简单或情况紧急时使用,个人决策是护理人员常用的决策,护理人员能够为自己决策的行为进行伦理辩护;团体决策是指由团体(如医学伦理委员会等)共同讨论之后做出决定。当情况复杂,需要各方面专家集思广益时,或牵涉到团体的利益时,则应由团体来做决定。

　　2. 按伦理决策思维过程中道德判断方式而划分　包括直觉型伦理决策、推理型伦理决策和商谈型伦理决策。

　　(1) 直觉型伦理决策:是决策主体在短时间内对道德对象整体性价值的一种直接性把握过程,其具有整体性、直接性和非逻辑性特征。这里的直觉并不是感性状态的直觉,而是一种具有理性特征的直觉,是在长期的社会和职业伦理观念的影响下,形成的对于道德问题的较为稳定的价值判断方式,可以直接地断定“对”与“错”。直觉型伦理决策适用于以下三种情况:处于紧急状况下时;社区护士具有一定的伦理决策经验时;经过严密的逻辑推理依然无法解决的问题,也可以通过直觉进行决断。

　　(2) 推理型伦理决策:是指决策主体在面对伦理难题时,通过理性的思维方式,从价值前提推导出道德结论的过程。

　　(3) 商谈型伦理决策:是指护理人员与护理对象之间就道德难题进行协商,达成共识的过程。现代社会的价值多样化,使得不同的护理对象持有不同的价值观念。要想达成各方共识,商谈则是一个重要方式。商谈型伦理决策一般运用于:具有较复杂的伦理难题,需要保证护理对象完整的自主权利的情况;护患之间、病人与其亲属之间具有明显价值观分歧的情况。

　　(二) 护理伦理决策过程

　　国内外学者提出许多伦理决策模式,如阿洛斯卡(Aroskar,1980)伦理决策模式、柯廷(Curtin,1978)伦理决策模式、德沃尔夫(DeWolf,1989)伦理决策模式、海因斯(Hynes,1980)伦理决策模式、汤普生(Thompson,1981)伦理决策模式等。综合上述模式,结合我国实际情况,护理伦理决策的基本过程包括认知伦理困境、判断道德是非、形成行为意向、评价伦理行为等四个步骤和三个主要影响因素:护士的个体因素、护理的团队因素和任务的紧迫因素。

　　(三) 社区护理伦理决策的注意事项

　　社区护士在工作中如遇到伦理难题,可参考上述伦理决策过程来规范自己解决问题的思路,以实现理想的决策结果。在决策过程中还应注意以下几方面:

阅读笔记

1. 尊重科学事实　医学科学是社区护士进行道德判断的基础。无论是护理对象的道德要求还是护理人员的道德愿望都不能脱离医学科学的实际,任何只为满足道德理想,而不顾科学事实的行为最终只会给病人带来更大的危害。

2. 熟悉相关法律、法规和政策　我国颁布了大量的医疗护理卫生法律法规,制定了大量的相应制度与政策,基本形成了医疗卫生的部门法律,如《护士条例》《21 世纪中国护士伦理原则草案》《中国妇女儿童保护法》《社区护士工作职责》《医疗机构管理条例》等,社区护士必须熟悉这些法律法规和政策,并以此作为护理行为的依据进行护理决策。

3. 努力实现社区护士与护理对象价值观统一　由于护理对象医学知识的缺乏以及其他社会性因素,如治疗费用、时间及价值观等的影响,往往在对待具体预设方案上与社区护士从科学判断得来的价值观念产生差异。在这种情况下,护士一方面要尊重病人的自主权利;另一方面在不违反科学事实的情况下,应努力与护理对象实现价值观的相互理解和一致,以避免发生纠纷。

4. 理解并合理运用伦理原则　社区护士应深刻理解各项伦理原则的内涵、层次结构及道德要求。伦理原则是一种抽象的表达,当面对具体问题时护理人员要灵活运用。应首先掌握伦理原则体系的层次结构,在面对原则间冲突的伦理难题时,一般情况下应以高层次的伦理原则统领较低层次的伦理原则。另外,在面对新出现的伦理难题时,有能力依据现有原则进行逻辑推导。

5. 以实现社区居民利益最大化为目标寻求最优化预设方案　社区护理的目的主要是通过预防保健与护理最大限度地实现社区居民的健康与安全。社区护士在各种预设行动方案间进行选择时,一定要选择对于护理对象而言最优化的方案。这种最优化方案的标准就是以护理对象的健康为核心,综合考虑护理对象其他社会性利益因素,努力实现其利益的最大化。在尊重护理对象利益的基础上,也应当社会公益、社区利益以及社区护士个人利益等其他利益因素给予充分的考虑,以实现各方利益的平衡。

6. 动态调整社区护理伦理决策方案　社区护理过程是一个复杂多变、动态的过程。经过伦理决策后所采纳的行动方案可能由于突发问题而变得不再适宜。此时,社区护士应及时放弃不适宜的方案。如果新的问题没有造成伦理难题,可以依据护理实践的惯例行动。如果出现新的伦理难题,则应重新进行伦理决策。

7. 强调慎独精神、坚持审慎的理性道德思维方式　社区护理伦理决策是一个复杂的过程,不同的情况可能在决策的程序和所需时间上都会有差异。有的问题可能在无他人监督的情况下采取直觉型伦理决策瞬间解决,有的问题需要与服务对象或其亲属共同商讨决策,有的问题甚至需要提交伦理委员会进行决策。无论何种情况,在进行伦理决策时,护理人员的慎独精神和审慎的理性思维是不可或缺的。只有慎独、理性、审慎的伦理判断才能作出正确的决策。

8. 特殊疑难伦理难题须及时提交医学伦理委员会　医学伦理委员会(Medical Ethics Committee,MEC)由医学专业人员、法律专家及非医务人员组成的独立组织,其职责是负责行业科技发展中有关伦理问题的咨询和审查、重大医学伦理决策问题的论证。对于社区护理实践中遇到的特殊的、难以决策的、预测将会给护理对象造成重大影响的伦理难题,应及时向有关医学伦理委员会提出申请,并在伦理委员会的指导下采取行动。

第五节　社区护理管理

社区护理工作由基础医疗卫生服务到妇女、儿童和老年人群的预防保健和健康促进,从慢性病病人和残疾人的健康管理到临终病人和亲属的护理,从社区健康卫生政策的制定到突发

阅读笔记

公共卫生事件的预防与护理,涉及的范围非常广泛。为有效地开展这些社区护理服务,需要有目的、有计划、公平合理地开发和配置资源,开展监控和评估等社区护理管理活动,其宗旨是为社区居民和服务对象提供高质量的护理服务。

一、社区护理管理的概念

社区护理管理(community nursing management)是以提高社区护理质量和社区护理工作效率为主要目的管理活动过程,护理管理者对社区护理工作中的诸多要素进行科学的计划、组织、领导、控制和协调,使社区护理工作能够高效、有序地进行,为社区服务对象提供最佳护理服务。

计划、组织、领导、控制是主要的管理职能,在具体的管理实践活动中,往往多项管理职能同时进行,既相互联系、相互影响,又互为条件、共同发挥管理作用:①计划:是为实现组织管理目标而对未来行动方案做出选择和安排的工作过程。具体是确定做什么(what)、为什么做(why)、什么人去做(who)、什么时间做(when)、在什么地点(where)和怎样去做(how)。好的计划可以促进和保证管理者在工作中实施有效管理,有助于将预期目标变成现实。②组织:是指为了实现既定的目标,按一定规则和程序而设置的多层次岗位及其有相应人员隶属关系的权责角色结构。组织职能包括组织结构设计、人员配备、社区护理管理的规划、护理管理授权等。在社区护理管理中,组织是合理分配社区护士的工作、权力和资源、实现护理管理目标的过程。不同的护理目标会有不同的护理组织结构。③领导:是指在组织目标、结构确定的情况下,管理者如何引导组织成员去达到组织目标。领导就是将自己的想法通过他人实现的人。领导行为包括:激励下属、指导他人活动、选择沟通渠道和解决成员的冲突。④控制:是为实现组织目标,管理者对被管理者的行为活动进行的规范、监督、调整等管理过程。控制职能与计划职能密不可分。计划是控制的前提,它为控制提供了目标和标准;控制是实现计划的手段,没有控制,计划就不能顺利实现。

二、社区护理管理的工作内容

社区护理管理工作主要包括社区护理的组织管理、人才管理、业务管理、健康危机管理、财务管理、质量与安全管理、信息管理和社区护理科研教学等方面的管理。

(一) 组织管理

组织管理(organizational management)是通过建立组织结构,规定职务或职位,明确责权关系,使组织成员互相协作配合有效实现组织目标的过程。组织管理是管理活动的一部分。组织管理的实质是明确组织中的工作、由谁去做、承担什么责任、有什么权力、与组织结构中上下左右的关系如何等。目的是避免由于职责不清造成的执行障碍,使组织有效运行,实现组织目标。

1. 社区护理组织管理的职能   为了使社区卫生服务人员理解组织的理念和目标,有效执行组织的任务和命令,需要进行科学的组织管理。社区护理组织管理的职能主要包括确定社区护理组织目标,对社区护理业务进行分组归类、使之具体化,确定社区护理组织部门机构的职责范围并赋予相应的权力,联系各部门之间的分工协作关系,建立组织内的信息沟通渠道,并与其他管理职能之间配合,保证组织内各项活动正常有效运转,实现组织效率。在此,应注意遵循目标明确原则,使每个社区护士和护理岗位都有明确的任务和目标;同时,基于管理者时间、精力、能力的有限性,遵循管理幅度适宜的原则;为使社区护理管理组织有效运转,在不影响工作任务完成的前提下,应遵循最少层次原则;采用公开招标方式,引入竞争机制,遵循公平、择优的原则;遵循社区护士依法准入和依法执业的原则。

2. 社区护理组织管理的工作内容   社区护理组织管理的工作内容包括四个方面:①确定

阅读笔记

实现社区护理管理目标所需要的各项工作,根据社区护理工作分工原则进行分类,设立相应的护士工作岗位;②根据组织特点、外部环境和目标需要划分社区卫生机构的工作部门,设计组织机构和结构;③规定社区护士组织结构中的各种职务或职位,明确各自责任授予相应权力;④制定规章制度,建立和健全组织结构中纵横各方面的相互关系。社区护理各项制度包括:社区护理常规工作制度、社区护理安全管理制度和社区护理信息资源管理制度三个方面。

(二) 人才管理

人才管理(talent management)是指对影响人才发挥作用的内在因素和外在因素进行计划、组织、协调和控制的一系列活动。人才管理工作的核心是保障适合的人,在适合的时间,从事适合的工作并充分发挥其潜能,从而保障组织目标的实现。社区护理人才管理是指社区护理管理者根据社区护理工作的性质和目标,合理调配护理人才资源,完成社区护理工作任务的过程。社区护理人才管理主要包括人才培养、人事管理、社区护士工作环境和健康管理等方面。

1. 人才培养 包括社区护士入职前的岗位培训、工作中相关进修学习、参加国际国内学术会议以及终生学习等方面的内容。社区护理管理者应根据社区护理实践要求,制定科学的护士入职前岗位培训大纲,培训内容力求做到适应社区护理工作的目标和要求,以适应社区护理实践的需要。对于已经从事社区护理工作的护士,管理者应根据不同护士的工作内容和工作能力制订相应的进修学习计划,使其业务能力不断得到提升,更好地适应社区护理工作的需要。

2. 人事管理(personnel management) 是指通过科学的方法、正确的用人原则和合理的管理制度,调整人与人、人与事、人与组织的关系,谋求对工作人员的体力、心力和智力最适当的利用与最高的发挥,并保护其合法的利益。社区护理人事管理包括社区护士的招聘、人事调动、晋级、任职等方面的工作。社区护理人事管理应协调好以下 3 方面的工作:①护士与社区护理岗位的匹配;②护士间的人力资源调配,使社区护士在年龄结构、职称结构、学历结构等方面实现优势互补,提高社区护士团队的工作效率;③个人需求与工作报酬的匹配,使组织薪酬发挥有效的激励作用,达到护士的最佳工作状态。

3. 社区护士工作环境和健康管理 主要指社区护理管理者为护士营造安全和舒适的工作环境,维护护士的身心健康的过程,其宗旨是促进社区护士的职业安全。社区护士职业安全内容主要有针刺伤预防、噪声预防、消毒灭菌制剂预防、化疗药物预防、职业损伤预防和缓解精神压力等方面。国内有学者将"职业安全健康管理体系"应用于护士工作环境和健康管理领域取得一定效果。

(三) 业务管理

1. 制订社区健康计划 健康社区是指通过健康促进,使个人、家庭具备良好的生活方式和生活行为,在社区创建良好的自然环境、物理环境、社会心理环境,达到创建具有健康人群、健康环境的健康社区。主要包括健康政策、健康环境、健康人群、健康的管理体系。社区健康教育与健康促进是建设健康社区的重要策略之一。社区健康教育是指以社区为单位,以社区人群为教育对象,以促进居民健康为目标,有组织、有计划、有评价的健康教育活动。其目的是发动和引导社区人群树立健康意识,关心自身、家庭和社区的健康问题,积极参与社区健康教育活动,养成良好卫生行为和生活方式,提高自我保健能力和群体健康水平。社区健康促进是指通过健康教育和社会支持,改变个体和群体行为、生活方式和环境影响,降低社区的发病率和死亡率,提高社区人民的健康水平和生活质量。社区健康教育和健康促进的具体内容和方法统称为社区健康计划。社区健康计划可分为个体健康计划、家庭健康计划和社区人群健康计划三种。社区护理管理的重要职能是协调各种社区资源,开展社区健康评估,根据社区健康评估结果制订相应的健康教育和健康促进计划,并监督实施。

2. 慢性病管理 慢性病管理是社区护士的重点工作内容,其工作核心是引导病人强化自

阅读笔记

我管理、改善生活方式和生活习惯,促进医患间交流协作,加强病情控制,防止病情恶化,并控制整体医疗成本。社区慢性病管理的对象首先是社区内病人,疾病高危人群以及有不良工作环境和不健康生活方式的社区人群。目前社区慢性病管理对象是患高血压和糖尿病的病人,随着我国医疗卫生事业的发展,最终管理对象应是辖区内所有慢性病病人及高危风险人群。社区慢性病管理的内容有:健康体检与健康风险筛查、随访管理、健康教育、心理干预、运动锻炼指导、饮食指导、慢性病病人自我管理支持、慢性病病人家庭成员健康教育等。

3. 健康档案管理　社区健康档案包括个人健康档案、家庭健康档案和社区健康档案三个部分。社区健康档案管理涉及制定有关健康档案的建立、保管、使用、更新和保密制度,维护并保证相关设备的正常运行,配备相应人员保管各类健康档案等工作。

4. 家庭访视和健康教育管理　家庭访视管理是指护士按照社区护理规范,定期对社区内慢性病病人进行入户随访,指导并督促其服药、填写随访记录,在随访过程中密切观察病人病情,如发现异常情况及时处理并决定是否转诊,根据病人病情进行效果评估。社区护士应针对不同的社区人群建立适宜的社区护理日常管理路径,可通过社区门诊、体检、家庭访视、电话、短信和电子邮件、QQ 群等完成随访工作。健康教育管理是指社区护理管理者规划和监督实施社区健康教育的全过程,主要内容包括如何利用讲座、健康教育专栏、社区板报壁报、多媒体、发放健康知识传单等方式宣传普及健康知识,提高社区人群对慢性病知识和危险因素的认识,提高健康意识。采用何种方式能够使社区人群认识到改变生活方式的重要性和必要性,以及慢性病危害的严重性。

(四) 健康危机管理

健康危机管理又称突发公共卫生事件管理。突发公共卫生事件是指已经发生或者可能发生的、对公众健康造成或者可能造成重大损失的传染病疫情和不明原因的群体性疾病、重大食物中毒和职业中毒,以及其他危害公共健康的突发公共卫生事件。社区健康危机管理指社区卫生职能部门为预防健康危机发生、减轻危机发生造成的损害、尽早从危机中复原所采取的管理行为。健康危机管理包括对危机的事前、事中和事后的全程管理。事前管理是社区护理管理的常态运行阶段,主要内容是强化危机意识,建立健全预警机制及相应预案,预防和控制危机的发生和发展;事中管理是处理实际危机阶段,主要是识别事件的类型和性质、动员和运用社区资源、控制事件的蔓延、减轻危机的损害、尽快复原;事后管理是危机管理的总结评估阶段,对健康危机管理系统进行优化和提升,以便更好地应对危机。

(五) 财务管理

财务管理指社区护理管理者对用于社区护理服务资金所进行的预算和决算管理。年度财务预算是社区卫生机构对未来一年如何取得社区护理资源和使用资源的详细计划,对未来一年社区护理服务整体经营规划的总体安排。年度财务决算是指对上一年度社区护理预算经费执行情况的总结。通过决算工作可以对预算经费的执行情况进行认真分析,促进下一年度预算合理编制,提高社区护理经费的使用效益。

(六) 质量与安全管理

社区护理质量管理(community care quality management)是通过有效管理和科学调配,充分发挥社区护士工作积极性和主动性,改善和提高社区病人及其家庭成员生活质量的过程。

1. 社区护理质量管理内容　主要包括:建立社区护理质量管理体系;开展护理质量教育;制定社区护理质量评估标准;进行全面护理质量控制。

2. 社区护理质量管理方法　社区护理质量管理一般采用 PDCA 循环管理模式或 QUACERS 模式。① PDCA 循环管理:依据计划(plan)、执行(do)、检查(check)和处理(action)四个阶段进行社区护理质量管理,并以此为循环往复进行的管理工作程序;② QUACERS 模式(the quality assurance,cost effectiveness,risk management and staff needs):特征是重视护理质量管理的 4 个方向并确保其均衡发展,即确保病人照顾质量;有效掌控护理成本效益;做好病人和护士的安全措施以及满足护士诸如晋升、提薪、学习和职业发展等需求。

3. 社区护理安全管理　社区护理安全(community care safety management)是指在实施社区护理服务全过程中,服务对象不发生法律和法定的规章制度允许范围以外的心理、人体结构或功能上的损害、障碍、缺陷或死亡,包括一切护理缺陷和一切不安全的隐患。社区护理安全管理涉及参与社区护理工作的每个人和每个环节。其安全管理包括社区护理服务对象的安全管理和社区护士职业防护两个方面。病人安全(patient safety)是指社区护士采取必要措施,避免或预防病人可能出现的不良结果或伤害,以及预防错误、偏差和意外的过程。提升病人安全的重点是降低社区卫生系统中的不安全设计、操作和行为。

(七) 信息管理

社区护理信息是社区卫生保健机构信息管理的重要组成部分。加强社区护理信息资源管理,充分发挥其潜力并卓有成效地加以利用,对提高社区护理管理效能,确保社区护理服务质量,促进社区护理科学发展具有重要意义。社区护理信息资源管理包括:社区常规护理信息管理、社区居民健康档案信息管理、社区家庭健康档案信息管理、社区人群健康档案信息管理、常规传染病疫情信息报告等。

(八) 社区护理科研教学管理

随着我国高等护理教育事业的蓬勃发展,护理教育无论从培养目标和课程设置等方面更加适应我国经济社会的快速发展和人民群众不断增长的健康需求,随着社区卫生事业的发展,社区护理学作为护理学专业的主干课程,承担着向学生传授社区护理理论和临床实践知识的任务,社区卫生机构作为社区护理学课程的临床实践基地,承担着社区护理学课程临床见习、实习的临床教学工作。因此,对社区护理教学管理是社区护理管理的重要工作之一。包括与教学部门合作制定社区护理教学管理制度、选拔培训社区带教教师、制订社区教学计划、监督开展各项教学活动、进行社区护理教学评估等内容。社区护理科研管理主要指社区护理管理者针对本部门护士科研活动的有效管理,内容包括科研项目申报、科研资金和人员的管理、社区信息资源的合理调配等工作。

小结

本章首先介绍了社区护理与社区卫生服务的基本概念,相关的政策法规,国外社区护理以及我国社区护理的发展与现状,我国的医疗保障体系。然后介绍了社区护理中的伦理难题和伦理决策。另外,就社区护理的组织管理、人才管理、业务管理、健康危机管理、预算管理、质量与安全管理、信息管理和社区护理科研教学等方面的内容进行了介绍。

(何国平　冯辉)

思考题

1. 胃癌术后 3 个月在家疗养的王某近日感到头晕,他来到社区卫生服务中心测血压,郑护士接待了他。在交谈中郑护士得知王某不知道自己的诊断。王某向护士询问:"说我是胃溃疡,做了手术,可手术后给我打的药掉头发、食欲不好,我是不是患了癌症?"第二天,社区护士与该家庭预约进行了家访。访视中了解到王某的妻子不想让丈夫知道患了癌症。她的理由是丈夫仅 52 岁,性格内向,遇事容易想不开,怕他承受不了这样的打击,因此一直隐瞒病情。而病人却一直怀疑自己得了癌症,曾多次向妻子确认病情……在家访时,王某再次询问护士并请求一定要将真实病情告诉他。请判断这位社区护士是否遇到了护理伦理难题?属于何种类型?如果你是这位社区护士将如何决策?

阅读笔记

2. 随着社区卫生服务的发展，家庭医生团队签约服务的实施，社区护理人员越来越感到难以满足社区居民日益增长的健康服务需求，如果你是社区护理管理者，应该采取哪些有效措施提升护理人员的服务能力和服务质量？

3. 在社区护理的工作范畴中，你对哪项工作范畴的护理服务特别感兴趣？请查阅文献，回顾该服务领域近 10 年的发展趋势，并给出你的结论。

阅读笔记

第二章 社区健康护理

社区情景

　　某市某社区,三年前的社区卫生诊断报告显示,社区环境宜居、社会系统完善;主要卫生问题是以高血压、糖尿病为主的慢性疾病;影响社区居民健康的前3位危险因素是缺少体育锻炼、高盐饮食、肥胖。据此,社区卫生服务中心确定了优先干预项目并实施,取得了较好的效果。近期,正在建立统一的电子健康档案。研究生毕业的社区护士小张发现,本社区高血压病人管理率较高,但管理人群血压控制率较低。进一步调查和访谈发现,健康教育中可操作性的行为改变指导不足;病人的服药依从性不高。另外,小张在孕产妇健康管理服务过程中,发现社区外来人口孕产妇未建档。小张查阅文献,发现部分地区已通过开展孕产妇全覆盖管理模式改善了社区流动孕产妇管理现状。小张与社区卫生服务团队就上述问题进行了沟通和探讨后,开始制订进一步的干预计划。

　　社区护士能否独立运用社区健康护理程序,如提出社区健康护理诊断、制订社区健康护理计划、实施计划与评价效果? 如何对社区居民的健康档案进行有效管理和利用? 如何建立健康信息数据库? 更好地服务社区卫生诊断,从而更好地促进社区居民的健康……我们带着这些问题,进行本章内容的学习与探讨。

　　社区健康护理(community health nursing)是以社区为单位,以社会学、管理学、预防医学、人际交流与沟通等知识为基础,运用护理程序的方法,对社区的自然环境和社会环境以及社区人群的健康进行管理的过程。在进行社区健康护理的过程中,应将社区作为一个整体,并将公共卫生学、预防医学、流行病学、社会医学、护理学等相关理论和概念相融合,以维持和促进社区的健康为目的,运用科学的方法,找到社区健康的问题及影响因素,制订社区健康计划,采用综合、协同的方式进行干预,以达到促进社区整体健康发展的目标。

阅读笔记

第一节 概　　述

一、基本概念与内涵

(一) 社区健康

社区健康(community health)是在限定的区域内,以需求为导向,维持和促进群体和整个社区的健康。"以需求为导向"是指不断地对社区健康的需求做出反应,使社区健康服务的结构更加完善,社区健康促进计划得以实施并不断改进。社区健康不仅包括社区整体健康、社区个体和正式或非正式组织健康,还包括社区自然环境、机体、心智、精神、道德、政治、社会、经济和文化健康。社区健康的具体内容包括:健康教育、家庭计划、意外事故的预防、环境卫生、计划免疫、营养、疾病的早期筛选和进一步检查、学校卫生、心理卫生、职业卫生和弱势人群的照顾等。为促进社区人群的健康,我国目前实行社区卫生服务的"六位一体"功能,即预防、治疗、保健、康复、健康教育和计划生育技术指导。国外提出社区健康的6个要素,即健康促进、预防、治疗、康复、评价和研究,它们相互联系、相互结合,以规划和实现社区健康。社区健康的6个要素与我国社区卫生服务的"六位一体"功能既有相似又有区别。国外的6个要素在某些方面提得更高、更深,如把健康教育提到健康促进的高度,强调评价和研究。对我国社区健康的发展具有一定的借鉴和参考价值。以下是国外社区健康6个要素的具体内涵。

1. 健康促进　是促使人们提高、维护和改善自身健康的过程,是一切能促使行为和生活条件向有益于健康改变的教育与环境支持的综合体。其中,教育是指健康教育,环境包括对健康教育能产生有效支持的自然环境、社会环境和自然政治环境的总和,支持包括政策、立法、财政、组织以及群众等各个系统。社区健康促进的总目标是提高个人、家庭、群体和社区的整体健康水平;服务内容包括疾病预防和疾病照顾两方面;服务对象包括健康人群,但不限于某一特殊年龄段,并扩展到以家庭为单位、以社区为范围,乃至整个社会,也包括病人,但不限于某一疾病。社区健康促进具有正向性、动态性、连续性和宽广性的特点。

2. 预防　是指预料和防止可能发生的健康问题或尽早发现健康问题,以减少可能造成的伤残。社区健康问题的预防有三个层次:一级预防、二级预防和三级预防。一级预防又称病因预防,关键在于无病防病。二级预防又称临床前期预防,关键在于有病早治,即早期发现、早期诊断、早期处理健康问题和及时治疗疾病。三级预防又称临床期预防,关键在于"既病防残",即把健康问题的严重程度和影响范围降至最低限度,尽可能减少伤残和维持现有功能。

3. 治疗　治疗是社区健康的第三个要素,包括医疗、护理和公共卫生措施。该要素把注意力集中在健康 - 疾病连续体的疾病一端,即治疗疾病。包括直接或间接为有健康问题的人服务,制定规范或开展活动或来处理不健康问题。

4. 康复　社区康复是指病、伤、残者经过临床治疗后,为促进其进一步康复,社区依靠自身的人、财、物和技术资源,采取简单、有效、易行的身心康复措施,继续为其提供医疗保健服务。社区康复的宗旨是充分利用社区资源,使病、伤、残者在社区或家庭,采用医学和社会人文科学等综合措施,尽量使病人的疾病好转或痊愈,生理功能恢复,心理障碍排除,提高生活能力,恢复正常人际交往,平等地享受生活、就业等社会权利和义务,使其回归社会或重新为社会作贡献。

5. 评价　评价的指导思想是分析、判断工作,并根据已定的目标和标准不断提高。社区卫生服务人员做每一项健康服务工作都应该进行评价,通过评价可以了解需求,以需求为导向又是成功的决定因素。评价帮助解决目前的问题,提高服务质量,为将来健康服务的改进指明方向。

6. 研究 通过系统调查发现影响社区健康和社区卫生服务的因素,解决这些问题,并探索改进健康服务的方法。流行病学和卫生统计学是社区卫生服务中最重要的健康测量和分析方法。

(二) 社区健康护理

社区健康护理(community health nursing)也称为"以社区为单位的护理",或"以社区为中心的护理",具有以下特点:①侧重于社区的环境和群体的健康。②需要政府相关部门参与。③运用护理程序,做出社区健康诊断。④充分利用社区外一切可以利用的资源。⑤从行政角度制定社区健康护理计划。⑥一般以年度为单位,进行社区健康的评估、诊断、计划、实施和评价。国外的社区健康护理发展较早、较成熟,具有完善的社区健康护理程序。社区健康护理程序的过程分为5个步骤:进行社区健康评估、确定社区健康诊断、制订社区健康干预计划、实施社区健康干预计划、评价社区健康干预计划实施效果。

1. 进行社区健康评估 社区健康评估是系统地收集和分析社区健康状况的信息,是发现社区中现存和潜在问题的过程。其目的是为社区健康护理诊断提供依据,保证社区健康计划能真正符合社区的需要,提高预防性社区健康计划的质量。评估内容包括社区地理环境、社区人群和社会系统。评估方法包括:社区实地考察、重点人物访谈、参与式观察、问卷调查等。

2. 确定社区健康诊断 社区健康诊断是发现和分析社区主要健康问题,并结合可利用资源,确定社区卫生服务重点的过程。社区主要健康问题的确定按普遍性、严重性、紧迫性、可干预性、效益性原则进行。确定社区主要健康问题优先顺序常采用默克优先顺序确定法和Stanhope& Lancaster 优先顺序确定法。目前,Omaha 护理诊断系统是国内外公认的专用于社区护理实践的护理诊断系统,该护理诊断系统已在社区护理实践中广泛的运用,并取得较好的效果。相对而言,北美护理诊断协会(NANDA)公布的护理诊断在社区护理实践中运用较少,但有一定的参考价值,可以从社区环境、公共设施方面、健康需要方面等几个方面考虑,比如缺乏社区卫生设施,社区应对无效等。

3. 制订社区健康干预计划 包括确定干预策略重点、制定预期目标、选择将要实施的措施等内容。制订干预计划时要充分了解社区各种资源的分布,在此基础上,考虑社区资源有效利用,衡量资源的可及性、可利用性和可接受性,注意开发社区有形资源,如人力、物力和财力资源;同时也需要开发无形资源,如健康意识、文化规范和社会凝聚力。社区健康干预计划(方案)包含前言、背景、目标、完成目标的策略、进度和经费预算等内容。

4. 实施社区健康干预计划 按照社区健康干预计划实施社区健康干预。计划实施阶段不仅包括社区护士的行为或护理干预,还包括与社区服务对象和其他社区工作人员之间的合作。社区护士在实施干预计划时需要做到:①具备扎实的知识与熟练的技能;②分工协作或授权执行;③了解措施实施中的障碍;④准备良好的实施环境;⑤对完成的各项护理工作及实施效果及时准确记录。

5. 评价社区健康干预效果 评价是整个社区健康护理程序的最后一步,主要评价干预实施的效果,将实施干预的实际效果与预期目标做比较。若目标达到,说明通过干预解决了原来的社区健康问题;若目标未达到,则要对其原因进行分析,并重新进行评估,形成护理程序新循环。社区健康干预效果的评价包括结构评价、过程评价和结果评价。在评价效果时,社区护士或其他工作人员可采用询问的思维模式,如:是否成功地执行措施? 是否达到目标? 社区问题是否解决? 是否发现其他问题? 新发现的问题是否解决?

由于国外社区护士专科化程度较高,社区护士有明确的职责分工,社区健康护理程序在社区护理的实际工作中应用较多,发展也较成熟。我国于20世纪80年代引入国外的社区健康护理程序,起步较晚,缺乏社区健康护理的高级护理实践人才,其发展存在困难与不足,目前仍处于理论探索阶段。在实际工作中,我国的社区健康护理程序实际运用较少,并未发挥应有的

阅读笔记

作用,社区健康护理"应该干什么"与"实际干什么"存在较大差距。

二、影响社区健康的相关因素

影响社区健康的因素是多方面的、复杂的。构成社区的基本要素,如社区的人口社会学、社区的生活空间特点、社区的生产生活特点、社区的生活设施、地域文化等都会影响社区健康。影响社区健康的因素可归为三类,即自然因素,社会、文化因素及个人因素。

(一) 自然因素

1. 环境因素　社区自然环境与人群的健康有着非常密切的关系,可直接或间接地影响社区健康。自然环境包括社区所处的地理位置、地形、地貌特点、空气质量、噪声、生活用水是否安全、排污设施是否健全等。如我国的西北内陆地区和东部沿海地区,地理位置不同、自然环境的差异,使得社区健康基本状况、地方病的发病水平和种类都会有所不同。

2. 社区规模　一般而言,社区规模越大,其健康资源也越多,健康问题的范围也就越大。比如,规模较大的社区相比规模较小的社区,拥有更多专业的、良好的健康设施与机构。相对而言,若发生传染性疾病,其传播速度也更快。所以社区规模对于社区健康质量的影响是一把双刃剑,如果要发挥其长处,社区应有效地规划、组织和使用其资源。

3. 工业发展　工业发展与社区规模一样,对于社区健康质量的影响亦有利有弊。益处在于能够提供社区健康相关项目所需的资源等,弊病则在于会引起社区环境污染或者职业性疾病等。最理想的情况是工业发展较快的社区同样能够做到保护他们的职工免受职业病危害,保持环境整洁及处理其产生的垃圾等。

(二) 社会、文化因素

1. 社会环境　社会的价值观和社会公认的行为准则影响人群健康。社区环境通过影响人的生活方式而影响人的健康。如吸烟、饮酒、饮食文化等是一定社会环境下的产物,劝酒、递烟、请客吃饭等交友文化助长了不良的生活方式;再如恐怖事件、犯罪等不安全的社会环境影响了社区人群进行户外活动和锻炼等健康促进活动的实施,从而影响整个社区的健康。

2. 社会经济　社区社会经济环境是社区健康质量的重要影响因素,通过下列机制影响健康:①医疗卫生服务的提供和可及性;②基础设施匮乏(例如:缺乏销售买得起且健康食品的商店);③当地流行的对健康和健康相关行为的态度;④压力和缺乏社会支持。

3. 文化因素　世界卫生组织认为,当人们的经济生活水平达到或超过基本的需求,有条件决定生活资料的使用方式,文化因素对健康的作用变得逐渐重要。例如,我国不同地区对产后产妇的护理有不同的文化,特别表现在饮食文化方面。在有些地方视为产妇禁忌的食物却是另一种文化背景下的产后妇女必须食用的食物。在"以苗条为美和健康"的文化背景下,人们可能会有过分节食的不良饮食行为并导致损害健康的不良后果。社区文化是指区域性的社会文化,是社区人群在长期互动中形成的,主要包括环境文化、行为文化、制度文化和精神文化四个方面的内容,在某种程度上影响着社区人群对健康的认识,对健康维护及促进的态度,也影响人群的生活习惯、行为方式等。精神文化是社区文化的核心,是社区独具特征的意识形态和文化观念,包括社区精神、社区道德、价值观念、社区理想、行为准则等,它是社区成员价值观、道德观生成的主要途径。社区文化通过对社区成员的思想和行为进行引导,从而使之符合社区整体的理想和目标。一个社区的社区文化一旦形成,它就会建立起自身系统的价值和规范标准,形成某一种共同的"社区精神"。

4. 宗教因素　宗教是一种特殊的文化形式,是人类在自然和社会双重条件下产生的一套信仰体系。有益于社区健康方面的是宗教信仰,它常常使人对自己难以解决或难以回答的问题有一定的归宿,把自己的人生曲折或难题归于天命,从而达到心理平衡,而有时候因为宗教信仰的强大心理驱动作用也会使人有一些常人难以理解的行为,从而有害自身健康。

阅读笔记

5. 卫生服务　健全的卫生服务机构、完善的卫生服务网络、卫生资源的配置、卫生服务水平的高低影响社区健康及质量水平。卫生机构布局是否合理,群众就医是否方便、及时,医疗技术水平的高低等都会影响社区人群的健康和疾病的转归。

（三）个人因素

1. 个人信念、传统和偏见　社区成员的个人信念、传统观念或偏见也能够影响社区健康。对于社区相关政策决定者而言,其对身体锻炼和吸烟等影响健康的行为的观念,在于他们是否愿意动用资源(时间、精力等)去购买用于锻炼的设备或者制定禁止吸烟的条例。特定民族群体的传统观念会影响其生活习惯及社区的服务提供,如:我国传统的坐月子习俗,产妇坐月子不能洗澡、洗头;不能吃蔬菜、水果及生冷食物等。认为月子里洗澡、洗头会受风寒侵袭,将来会头痛、身子痛,吃蔬菜、水果等生冷食物会伤脾胃、伤牙齿等传统的观念都会影响到其生活习惯及社区的服务提供。此外,民族或种族之间的偏见也会引起暴力冲突甚至犯罪行为,从而影响社区健康。

2. 个人行为　社区成员的个人行为可对整个社区健康产生影响。个人行为的努力是保证社区维护、改进健康项目正常运作的重要条件。例如"群体免疫(herd immunity)",即当群体中有大量个体对某一传染病免疫或易感个体很少时,那些在个体之间传播的传染病的感染链便会被中断。拥有抵抗力的个体的比例越高,易感个体与受感染个体间接触的可能性便越小。另外,如果每个人每个星期都做好个人的垃圾回收,那么整个社区的垃圾回收就会有效果;如果每个人开车时都注意系好安全带,那么整个社区因汽车相撞而引起的身体受伤率或死亡率会显著降低。

3. 经济地位　从社会学角度的分析,经济地位主要由个人经济收入、受教育程度等因素决定。研究发现,受教育程度与健康意识、对健康服务资源的更合理使用及更健康的生活方式呈正相关关系。例如,文化程度高是年住院及患慢性病的保护因素。社区居民文化程度越高,健康状况相对越好。文化的差异可导致居民在获取健康信息、选择与健康有关的生活方式、理解健康与疾病的关系等方面表现出不同。另外,个人收入也是社区健康的重要影响因素。研究发现,个人收入低、社区地位较低的体力劳动者阶层的年龄调整死亡率,比个人收入高、社会地位较高的脑力劳动者阶层高,死亡率从社会地位的高层次到低层次人员呈逐步上升曲线。当然,个人收入低、社区地位差的人群,一般同时存在教育水平低、医疗保健条件差、失业率高等问题,也影响了这一人群的健康。

三、社区卫生诊断

目前,我国社区护士仍然以基本医疗服务中执行医嘱的处置为主,同时参与部分基本公共卫生服务工作。在社区健康评估、诊断、计划、实施、评价能力与职业才能方面存在(特别是人文科学知识和技能)不足,运用护理程序进行社区健康护理的情况主要包括两个方面:一是在社区护士参与的社区卫生诊断中体现部分社区健康护理工作内容;二是社区健康护理程序运用的研究。

1997年我国开始开展社区卫生服务,全面、正确的社区卫生诊断是提供优质高效的社区卫生服务的基础工作和首要环节。2008年,在我国社区卫生事业深入发展、社区诊断概念和内容拓展以及各地开展社区卫生诊断实际工作需要的背景下,国家编制了《社区卫生诊断技术手册》(试用),为各地开展社区卫生诊断工作提供有益的参考,并在实践中取得了良好的效果。

1. 社区卫生诊断的定义　社区卫生诊断(community health diagnosis)是运用社会学、人类学和流行病学的研究方法,对一定时期内社区或地区的主要健康问题及其影响因素、社区卫生服务的供给与利用,以及社区或地区的综合资源环境进行客观、科学的确定和评价,发现和分析问题,提出优先干预项目,并针对性地制定社区卫生服务工作规划;从而充分利用现有卫生

阅读笔记

资源,提高社区卫生服务质量和效率,满足社区居民基本卫生服务需求;动员社区参与,实施社区干预,逐步解决社区主要卫生问题,不断提高居民健康水平和生活质量。

社区卫生诊断由社区领导、相关领域专家、社区医生等组成的社区卫生诊断团队实施,社区护士参与。在收集健康资料、资料核实与录入、分析相关数据以及制定社区卫生服务工作规划等社区卫生诊断的工作步骤中,社区护士是重要的参与者,同时社区卫生诊断结果中与护理相关的社区卫生问题,社区护士是解决问题的主要执行者。社区卫生诊断结果报告的使用者既包括政府、卫生行政部门和卫生专业机构等地区的领导者、社区卫生服务的组织管理和技术指导者,同时也包括街道和社区卫生服务机构等社区的领导中和社区卫生服务的具体执行者。

2. 社区卫生诊断的内容

(1) 社区人口学诊断:包括社区特点(类型、地理和自然资源等)、经济状况(收入和消费支出的构成)、人口学特征(人口的数量、年龄、性别、文化程度、民族、职业和就业情况)等。

(2) 流行病学诊断:包括社区特殊健康问题(心理健康状况、生活质量和家庭负担状况等)、传染病和慢性疾病的情况,社区主要健康问题及分布特征,居民疾病的现患情况,对社区卫生服务满意度的评价等。

(3) 行为与环境诊断:包括自然环境、地理、气候、生态和自然灾害等;生活环境、居住条件、卫生设施、工作环境和大气污染等;社区居民对疾病的知识、态度和行为现状,与慢性病有关的危险因素分析,如吸烟、饮酒、不合理膳食

结构和生活与工作的紧张度等。

(4) 教育与组织诊断:包括卫生服务机构、卫生防疫机构的人员现状分析、固定资产、经济状况和服务量分析等;社区行政管理组织、机构及分工。

(5) 教育与文化环境诊断:包括信仰、传统社会风俗习惯、受教育水平与行为观念等。

(6) 管理与政策的诊断:包括宏观社会经济发展政策、卫生事业改革和发展政策、社区发展政策、卫生系统内部的政策和管理问题及目前政策和管理状况所造成的结果(正向和负向两方面),如弱势人群(老人、妇女和儿童)的医疗保障是否充足,城市流动人口的医疗服务需要和需求是否得到重视等。

与社区卫生诊断的内容不同,社区健康护理诊断主要依赖于 Omaha 护理诊断系统,诊断内容包括环境(如社区环境、邻居 / 工作场所的安全)、心理社会(如与社区资源的联系、社区接触、人际关系)、生理和健康行为四大类。

3. 社区卫生诊断的方法　进行社区卫生诊断可以选用多种方法,如可以采用调查表的形式进行定量分析,可以采用访谈、讨论的方法进行定性分析,也可二者综合应用。问卷调查法是社区卫生诊断的主要方法,建立的健康档案信息是社区卫生诊断资料的重要来源。

4. 社区卫生诊断的步骤　《社区卫生诊断技术手册》(试用)将社区健康评估分为评估准备、资料收集、资料分析和报告撰写四个步骤(图 2-1)。

(1) 评估准备:①确定诊断的范围:是进行全面还是专题或局部的社区卫生诊断;②确定诊断的时间;③制订实施方案,包括目的、内容、对象、方法、时间进度安排、质量控制方案和经费预算方案等;④组建社区卫生诊断团队,一般应包括社区领导、相关领域专家、社区卫生服务机构等现场工作团成立社区卫生诊断工作小组,明确开展此次社区诊断的目的、规定需要什么信息、资料;⑤进行人员培训和社区动员;⑥进行物质准备。

(2) 资料收集:资料包括:①社区环境资料:自然与生活环境资料,社区经济环境资料,政策环境资料,文化、教育与卫生环境资料等。②社区人群资料:人口学与死亡资料,居民家庭与成员患病资料,成人行为危险因素资料,成人卫生知识水平资料,15 岁及以上居民体检资料及老年、儿童与育龄妇女资料。③社区卫生资源资料:社区卫生资源概况,社区卫生服务机构资源,供给和利用情况,服务对象满意度。

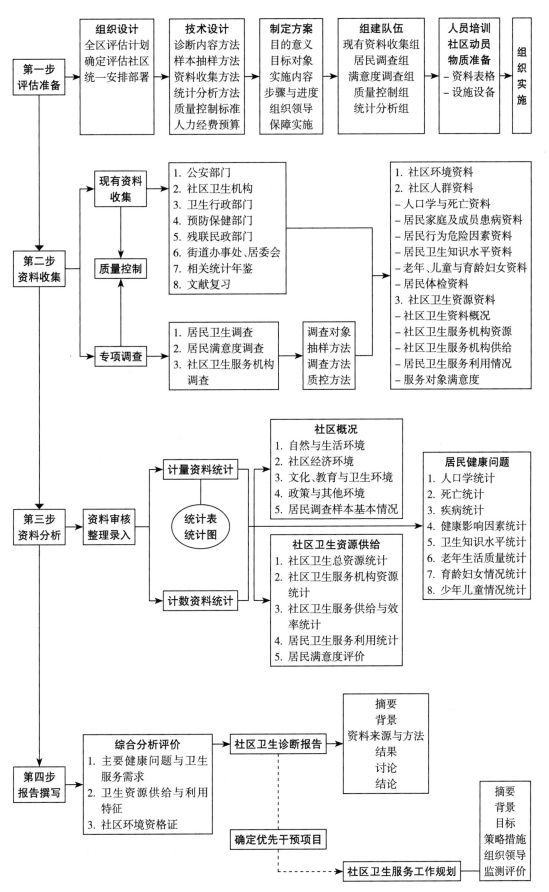

图 2-1　社区卫生诊断的步骤

（3）资料分析:资料审核、整理和录入。重要疾病资料、传染病报告资料需要通过多种途径进行核实;对于问卷调查的结果,通常使用 EpiData 软件建立数据库后双录入并核查,进行计量和计数资料的统计,确定居民健康问题。

（4）报告撰写:综合分析评价,撰写报告。①社区卫生诊断报告:全面的社区卫生诊断报告是社区卫生诊断的产出之一,报告的格式和内容随阅读对象的不同而不同,一般可分为学术论文版和简化版两种。一是学术论文版,诊断报告格式包括首页、目录、摘要、正文和参考文献,其中数据要求准确翔实,讨论合理。正文部分应包括背景、目的、资料与方法、质量控制、技术路线图、结果、讨论、结论、建议、研究的局限性等。二是简化版,简化版的社区诊断报告类似于一篇摘要,目的在于向政府相关部门报告或者向社区居民说明时突出重点。②社区卫生服务工作规划:根据前一阶段得到的社区健康相关信息,结合相关评价指标先后确定出主要疾病和优先干预的重点疾病及其危险因素,继而整合社区卫生资源特征和社区环境等,确定优先干预项目,制定社区卫生服务工作规划。社区卫生服务工作规划是社区卫生诊断的另一产出,书写格式包括:摘要和正文两部分。正文包括:规划背景、目标、策略措施、组织保障以及监测评价等内容。

社区健康护理程序和社区卫生诊断虽然均为解决社区健康问题的一种方法或操作技术,但是两者的实施步骤存在着一定的差异。

5. 社区卫生诊断的应用及研究现状　自我国开展社区卫生服务以来,国内学者结合国外的初级卫生保健,对社区卫生诊断理论和社区应用进行论述和总结,1999—2008 年十年间各地有关社区卫生诊断报告的论文达 100 多篇。社区卫生诊断的研究方法以问卷调查为主;研究对象基本上是按照常住户籍人口进行抽样的全人群,其中老年人、妇女儿童、慢性病病人是主要的研究对象;研究内容涵盖社区自然和人文环境、人口学特征和趋势、居民健康状况、社区相关资源、健康服务提供和利用、主要健康问题及优先领域、健康干预建议、社区健康诊断总结等八个方面,主要针对高血压、糖尿病、心脑血管疾病、胃及十二指肠疾病、慢性呼吸道疾病、恶性肿瘤等慢性非传染性疾病为主题的现状及原因调查。

虽然社区卫生诊断已在社区应用多年,但在内容选择、资料可靠性、关键信息的分析、决策指导意义等方面存在缺陷,具体表现在:①结构大同小异,内容各有侧重;②依样模仿的多,体现本社区健康特点的少(包括健康问题、健康干预策略);③普遍的薄弱环节是缺乏对社区居民健康状况、资源和利用的全面综合分析以及在此基础上对优先领域和干预策略的探讨;④对社区卫生服务的指导意义不够。工作汇报、论文发表方面的效用超过社区健康诊断本身;⑤多数开展了卫生服务调查和体检、血液生化检验;少数根据日常工作记录、健康档案和生命统计等常规资料作出的社区卫生诊断,深入的内容还较少。

2008 年以后,有关社区卫生诊断的文献研究逐年减少。2009 年原卫生部发布《中国基本公共卫生服务规范(2009 年版)》,大力推行城乡居民健康档案、健康教育、预防接种、慢性病管理等基本公共卫生服务项目。此后,国内学者开始从基本公共卫生服务的视角进行相关研究。在这之前,社区卫生诊断工作为基本公共卫生服务项目的开展奠定了一定的基础。居民健康档案的建立与管理的不断完善为社区卫生诊断工作不断发展提供了良好的平台。

四、社区健康护理常用统计指标

社区健康护理的对象是整个社区,因此社区健康的统计指标既包括反映社区人群健康的指标,也涵盖社区健康的经济指标和卫生评价指标。

（一）社区居民健康状况的评价指标

1. 人口统计指标　主要包括人口数量、不同类别人口的构成或分布。其作用在于描述社区人群的特征,间接反映社区人群的健康状况或可能存在的健康问题。

阅读笔记

(1) 社区人口数量：随着时间的推移，社区人口数量随社区居民的出生与死亡，迁入与迁出而不断变化。因此应持续统计社区人口数量，从而确定社区人口的变动情况，并寻找人口变动的健康原因。社区人口数量统计通常以年为期限，可采用每年 1 月 1 日零时的人口数和 12 月 31 日 24 时人口数之和的平均数；也可采用一年的中点，即 6 月 30 日 24 时的人口数。统计时应包括在规定的标准时间前出生或迁入的居民。根据我国社区卫生服务要求，社区人口数量应统计本社区的常驻居民，即居住半年以上的户籍及非户籍居民。

(2) 社区人口构成：可包括性别、年龄、种族、民族、收入、职业、文化或教育背景等的构成，其描述指标有构成比和相对比。

1) 性别与年龄构成：社区人口的性别构成包括性别比和性比例，还包括出生性别比和婴儿性别比等。年龄构成是指各年龄组人口数量在总人口中的比例关系，如老年人口比例又称老年人口系数，以及不同年龄段人口的相对比，如老少比、人口负担系数。性别和年龄的构成是社区人口统计中最基本的指标，二者联合运用，可绘制出社区人口金字塔，反映社区人口不同性别和不同年龄段人口构成情况。人口金字塔以性别构成比为横坐标，年龄段为纵坐标，其左右两侧分别为男性和女性。如某社区某年人口年龄金字塔见图 2-2。根据人口金字塔，可确定社区人口类型，即年轻型、成年型和年老型。人口金字塔塔顶尖、塔底宽表明社区人口为年轻型；塔顶、塔底宽度基本一致，在塔尖处才逐渐收缩表明社区人口为成年型；而塔顶宽，塔底窄表明社区人口为老年型。

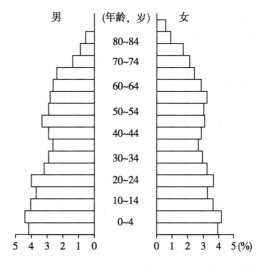

图 2-2　某社区某年人口年龄金字塔

2) 人口文化构成：文化构成是指具有不同文化教育水平的人口数量在总人口中的比例关系。文化构成反映居民文化教育状况，常用指标有成年人文盲率、学龄儿童入学率、成人识字率等。

3) 人口职业构成：职业构成反映社区居民经济活动或工作性质，通常第三产业从业者或脑力劳动者比例高，社区人口素质好，健康水平高，健康需求也高。

4) 社会阶层构成：社会阶层综合反映居民社会地位高低和健康状况的好坏。根据居民所拥有的组织资源、经济资源和文化资源情况，总体上我国将居民分为 10 个阶层，依次是国家与社会管理者阶层、经理人员阶层、私营企业主阶层、专业技术人员阶层、办事人员阶层、个体工商户阶层、商业服务业员工阶层、产业工人阶层、农业劳动者阶层和城乡无业、失业、半失业者阶层。在社会阶层中越是居于上层的居民，其健康状况越好，死亡率也相对低。改革开放以来出现了新的社会阶层，我国将其分为六个阶层，依次是民营科技企业的创业人员和技术人员、受聘于外资企业的管理技术人员、个体户、私营企业主、中介组织的从业人员、自由职业人员，集中分布在新经济组织、新社会组织中。

2. 生育统计指标　是指描述社区居民生育水平、人口再生育情况的指标，在一定程度上反映人口健康水平。以下为常用指标：

(1) 出生率：也称粗出生率，是指某地一定时期内（通常指 1 年）的活产婴儿数与同期的平均人口数之比，可粗略反映社区居民的生育水平，其受社区人口年龄、性别、经济、文化、就业及计划生育政策等的影响，特别受育龄妇女生育率和育龄妇女占社区总人口比例的影响。

(2) 生育率：是反映妇女生育能力的指标，包括总生育率（即 1 年内每千育龄妇女的活产婴儿数)、年龄别妇女生育率(即1年内一定年龄组中每千妇女的活产婴儿数)、终生生育率(即度过育龄期后一批同龄妇女平均每人生育的孩子数)、总和生育率(是一定时期(如某一年)每岁一组的年龄别生育的总和)、再生育率(即符合再生育条件且生育子女的妇女数与符合条件再生育的妇女总数之比)等。

(3) 人口自然增长率:是粗出生率与粗死亡率的差。人口自然增长率的改变可反映人群健康水平的变化,如出生率增高,死亡率无变化,人口自然增长率增加,表明人群健康状况不佳;出生率变化不大、死亡率增高,人口自然增长率减小,也表示人群健康不佳;出生率增加,死亡率降低,人口自然增长率增加,表明人口健康状况一般;出生率降低、死亡率变化不大,人口自然增长率减小,说明人群健康状况好。

(4) 平均世代年数:指母亲一代所生的女孩取代母亲执行生育职能所需要的年数,即两代人的间隔年数。间隔年数短,人口繁殖快;间隔年数长,人口发展慢。

3. 死亡统计指标　死亡统计指标不仅可以直接反映一个社区居民健康水平,而且间接反映社会、经济、文化、及其他生物、物理因素对居民健康的影响。包括反映死亡水平的指标及死因构成和死因顺位。

(1) 死亡率:是衡量人口健康状况的重要指标,用它评价社区人口健康状况,优于其他指标。常用的死亡率有:粗死亡率、年龄别死亡率、婴儿死亡率、5岁以下儿童死亡率、孕产妇死亡率、围生儿死亡率等。通常社会生产力水平越高,医药卫生条件越好,居民的死亡率越低,相反则越高。

(2) 死因构成:也称相对死亡比,指某类死因的死亡数占总死亡数的比例。死因顺位是指按各类死因构成比的大小由高到低排列的位次,说明各类死因的相对重要性。两者可以反映某人群的主要死亡原因,从而明确卫生保健的重点方向。

(3) 平均期望寿命:又称生命期望值(life expectancy)或"平均余命",指某年龄人群还能继续生存的平均年数,是根据各个年龄死亡率计算出来的评价人群健康水平的重要指标。某年龄人群的平均期望寿命与其实际年龄之和为该年龄人群的期望寿命。如果没有具体说明某年龄,平均期望寿命是指人出生时的平均期望寿命。平均期望寿命的计算较复杂,而且要求人口数量要大,一般要求超过10万,而目前我国的部分社区人口在10万以下,此时也可用平均死亡年龄粗略估计人群健康状况。

4. 疾病统计指标　疾病统计指标不仅可以反映人群的健康状况和健康水平,更重要的是为疾病防治、卫生保健计划和决策提供科学依据,同时也是评价卫生工作及卫生措施执行情况的重要依据。以下为常用指标:

(1) 疾病频度的指标:主要有发病率、罹病率和患病率,用于描述疾病的分布。发病率(incidence rate)是在一定期间内,一定人群中某病新发生的病例出现的频率,反映某疾病在人群中发生频率大小的指标,即疾病对人群威胁的广度,通常以年为时间计算单位。而罹病率(attack rate)是发病率的特殊形式,反映某疾病在短时间内(不足1年)新发病例数与同期平均人口数之比。患病率(prevalence rate)又称现患率,是指某特定时间内总人口中某病新旧病例之和所占的比例(除去治愈的病例数和因该病死亡的人数),反映某疾病在某期间(如未特别说明,通常为1年)在人群中的存在情况。常用于描述病程较长或发病时间较难确定的疾病的在人群中流行程度,也可用于估算医疗设施的需要情况。

(2) 疾病构成指标:即疾病构成比,指一定时期内某种疾病的病例数在总病例数中的比重,反映某疾病对人群健康的影响大小,从而排出疾病顺位。

(3) 疾病防治效果的指标:主要有治愈率和有效率,表示受治病人中治愈或治疗有效的频率,直接反映疾病治疗效果。

(4) 疾病严重程度指标:主要有疾病死亡专率即按病种计算的死亡率、疾病病死率,即因某病而死亡的人数与同期患该病的人数之比。因病伤休工率、平均缺勤日数、减寿年数等指标。

（5）残疾指标：主要有残疾率、残疾构成比、社区儿童残疾率和失能老年人比例等。

（6）居民两周患病指标：主要有两周患病率、年龄别两周患病率、疾病别两周患病率等。两周患病指标反映居民的卫生服务需求，通常卫生服务需求越高，健康问题越突出。两周患病率是通过回忆过去两周的患病情况而计算出来的，即调查居民中两周内患病人数或人次数与调查总人数之比。在评估某年某人群卫生服务总需求时，为了减少回忆性偏倚，通常采用抽样调查，以 2 周内的患病或就诊人次数乘以 26.06，再乘以总体是调查样本量的倍数，估算某区域全年各种不适、患病、伤害和中毒的实际患病人次数。

（7）居民健康状况综合评价指标：主要包括居民自评健康状况、居民幸福感指数、生活满意度、生命质量等。

（二）社区健康的社会经济评价指标

社区的社会经济状况反映居民整体的生活水平并决定居民的行为模式，从而影响社区健康状况。因此，社会经济间接反映居民的健康状况。

1. 经济发展指标　反映社会经济发展的主要指标有社会总产值、国民生产总值（GNP）、国内生产总值（GDP）、国民收入。

（1）社会总产值：是某国家或地区在一定时期内（通常为 1 年）以货币表现的农业、工业、建筑业、运输邮电业和商业（包括饮食业和物资供销业）五大物质生产部门的总产值之和，即所有新产品的价值。反映一个国家或地区在一定时期内物质生产的总成果。社会总产值包括生产过程中消耗的生产资料价值、劳动者新创造的价值和为社会创造的剩余产品价值。

（2）国民收入（national income）：是在社会总产值的基础上扣除当年所消耗的生产资料后剩余的部分，是一种净产值。在进行比较时，通常采用人均国民收入，它能直接反映某国或地区社会生产力发展水平和人民生活水平的综合指标。

（3）国内生产总值（gross domestic product，GDP）：是指某国或某地区在一定时期（年或季）内，在其领土范围内，由本国居民和外国居民生产的最终产品和劳务总量的货币表现，是以国家或地区的地理范围计算的，主要是该国或该地区的地理范围内所生产的最终产品和所创造的劳务价值，是衡量国民经济发展情况最重要的一个指标。

（4）国民生产总值（gross national product，GNP）：是指某国国民所拥有的全部生产要素在一定时期内所生产的最终产品的市场价值。GNP 是一个国民概念，包括本国或本地区居民在国内外所生产的最终产品和创造的劳务价值，但不包括外国居民在该国或该地区生产的最终产品和所创造的劳务价值。国民生产总值反映一个国家的经济水平。

GNP 和 GDP 均是核算社会生产成果和反映宏观经济总量的指标，均是统计新增加的价值，包括物质生产部门和非物质生产部门在内的国民经济各个部门的新增价值。但 GDP 强调的是创造增加值，是"生产"的概念，GNP 强调的是获得的原始收入。GDP 比 GNP 能更好地衡量国内就业潜力。在比较不同国家或地区经济发展状况时，通常采用人均国民生产总值和人均国内生产总值。

2. 生活消费模式指标　居民消费是整个国民经济体系的一个重要组成部分，居民消费与国家消费政策、宏观消费环境和居民收入水平关系密切。其中居民生活消费是衡量居民生活水平的最重要指标。评价居民生活消费模式的指标主要有居民收入、生活消费构成和居民消费水平等。

（1）居民收入：居民收入是居民从各种来源所取得的现期收入的总和，可用人均年纯收入、家庭人均纯收入、平均工资等指标来表示。参照相应的标准，如居民最低生活保障标准、国家贫困人口标准等，可确定居民的生活水平或社区居民贫困发生率等。

（2）居民生活消费构成：居民生活消费通常包括食品、烟酒及用品、居住、交通通信、医疗保

阅读笔记

健、个人用品、衣着、家庭设备及维修服务等内容。测量食品支出总额占个人消费支出总额比重的恩格尔系数是衡量居民生活水平高低的又一重要指标。根据联合国粮农组织提出的标准，恩格尔系数在 59% 以上为贫困,50%~59% 为温饱,40%~50% 为小康,30%~40% 为富裕,低于30% 为最富裕。

（3）居民消费水平：是居民在物质产品和劳务消费过程中,对满足自身生存、发展和享受需要方面所达到的程度。包括平均实物消费量指标、现代化生活设施的普及程度指标、反映消费水平的消费结构指标、平均消费量的价值指标。

3. 文化发展指标　文化影响人们的信仰、价值观和行为习惯,也影响健康保健的服务和接受方式。社区文化发展状况是反映居民健康状况重要的间接指标。反映社区文化发展的指标主要有居民文化教育指标和文化事业发展指标。

（1）居民文化教育指标：主要包括人均受教育年限、适龄儿童就学率、每万人大学生数等反映群体智力水平的指标。

（2）文化事业发展指标：主要包括文化事业费和文化事业费占财政支出的比重、每万人公共文化设施拥有量,如图书馆、公园、游乐设施等,公共文化活动开展频率与每万人参与情况、人均文化教育娱乐支出等。

4. 社会公平指标　社会公平意味着参与社会合作的每一个人既要承担应有的责任,又能得到相应的利益。它是社会和谐发展的基本要求和目标,也是社会文明进步的标志。社会公平在不同的领域有不同的含义,并非事事都人人平均。如在社会经济活动中,人人机会均等、公平竞争就体现了社会公平;而在社会服务领域,保障包括老弱病残等弱势群体在内的所有社会成员的基本生存需求就是社会公平。

卫生服务公平是指有不同卫生需要的人们都有同等机会享受到相应的基本卫生保健服务。我国目前卫生工作的重点内容之一就是促进基本公共卫生服务逐步均等化,即使每个居民,无论其性别、年龄、种族、居住地、职业、收入水平,身份等都能免费或减费地获得安全、有效、方便的基本公共卫生服务。基本公共卫生服务包括城乡居民健康档案管理、健康教育、预防接种、0~6 岁儿童健康管理、孕产妇健康管理、老年人健康管理、慢性病病人健康管理(高血压和 2 型糖尿病病人)、重性精神疾病病人管理、中医药健康管理、传染病及突发公共卫生事件报告和处理、卫生监督协管服务十一项内容。卫生服务公平主要表现在四个方面:卫生资源配置、卫生服务利用、卫生筹资和健康状况。反映居民卫生服务公平性的指标有卫生服务覆盖率,卫生服务普及率,支付卫生费用及卫生服务利用度等。

（三）社区卫生资源与卫生服务的评价指标

1. 社区卫生资源的评价指标　社区卫生资源是指提供卫生服务的人力、财力和物力,具体包括卫生机构、卫生人力资源、病床资源和卫生费用。卫生机构的评价指标有机构数量和等级,居民步行到社区卫生服务机构的时间等;卫生人力资源的评价指标有卫生技术人员总数,不同卫生机构卫生技术人员数,每万居民卫生技术人员数,每千人中医生、护士、药剂师、技师、营养师数,医护比例,卫生技术人员职称、学历构成等;病床资源包括卫生机构拥有的病床数、每千人病床比例;卫生费用的评价指标包括卫生经费占国民总收入的比例、人均公共卫生费用投入等。

2. 社区卫生服务的评价指标　根据社区卫生服务内容,其评价指标包括公共卫生服务和基本医疗卫生服务指标。

（1）公共卫生服务指标

1）居民健康档案服务：评价指标包括档案建档率,即建档人数与辖区内常住居民数的比例;电子健康档案建档率,即建立电子健康档案人数与辖区内常住居民数的比例;健康档案合格率,即填写合格的档案份数与抽查档案总份数之比;健康档案使用率,即动态使用的健康档

阅读笔记

案数与已建立的健康档案数之比。

2）健康教育服务：包括健康教育过程的评价和健康教育效果的评价。根据国家基本公共卫生服务规范，社区健康教育过程的评价有健康教育干预活动的类型、干预次数、每次持续的时间。具体评价指标有健康教育材料拥有率、干预活动覆盖率、干预活动暴露率等。健康教育效果的评价根据干预变化的时效性，可分为近期、中期和远期效果评价。近期效果评价有卫生知识知晓率、卫生知识合格率、健康信念（态度）形成率等。中期效果评价有健康行为形成率、行为改变率。远期效果评价包括目标人群的健康状况、生活质量的变化，如生理指标有血脂、血糖、血压等，疾病与死亡指标包括发病率、患病率、死亡率等，生活质量的指标有生活质量指数。

3）预防接种服务：评价指标包括预防接种建证率，即年度辖区内建立预防接种证人数与年度辖区内应建立预防接种证人数之比；免疫规划接种率、单种疫苗接种率，即年度辖区内某种疫苗年度实际接种人数与某种疫苗年度应接种人数之比。

4）重点人群保健服务：①儿童保健服务的评价指标：0~6岁儿童保健服务的评价指标有新生儿访视率，即年度辖区内接受1次及以上访视的新生儿人数与年度辖区内活产数之比；儿童健康管理率，即年度辖区内接受1次及以上随访的0~6岁儿童数与年度辖区内应管理的0~6岁儿童数之比；儿童系统管理率，即年度辖区中按相应频次要求管理的0~6岁儿童数与年度辖区内应管理的0~6岁儿童数之比；此外，还有婴儿母乳喂养率、发育低下儿童的比例等指标。②孕产妇保健服务评价指标：早孕建册率，即辖区内孕12周之前建册的人数与该地该时间段内活产数之比；产前健康管理率，即辖区内按照规范要求在孕期接受5次及以上产前随访服务的人数与该地该时间内活产数之比；产后访视率，即辖区内产后28天内接受过产后访视的产妇人数与该地该时间内活产数之比；另外还有高危产妇管理率、住院分娩率等指标。③老年人保健服务指标：老年人健康管理率，即接受健康管理人数与年内辖区内65岁及以上常住居民数之比；体检表合格率，即填写完整的健康体检表数与抽查的健康体检表数之比；老年人年体检率，即接受健康体检的老年人口数与年内辖区内65岁及以上老年人之比。

5）慢性病病人保健服务：评价指标包括糖尿病、高血压和重性精神疾病病人的健康管理率，即年内已管理高血压或糖尿病病人数与年内辖区内高血压或糖尿病病人总人数之比；规范健康管理率，即按照规范要求进行高血压或糖尿病病人管理的人数与年内管理高血压或糖尿病病人数之比；血糖、血压的控制率，即最近一次随访血压或血糖达标人数与已管理的高血压或糖尿病病人数之比。重性精神疾病病人管理率，即所有登记在册的确诊重性精神疾病病人数与辖区内重型精神疾病病人数（辖区内15岁及以上人口总数 × 患病率）之比；重性精神疾病病人规范管理率，即每年按照规范要求进行管理的确诊重性精神疾病病人数与所有登记在册的确诊为重性精神疾病病人数之比；重性精神疾病病人稳定率，即最近一次随访时分类为病情稳定的病人数与所有登记在册的确诊为重性精神疾病病人数之比。此外，还有重性精神病病人年住院次数等指标。

6）传染病、突发公共卫生事件、卫生监管服务：包括传染病疫情、突发公共卫生事件信息和卫生监督协管信息报告率，报告及时率，报告准确率，以及相应的处理或执行情况。

7）计划生育指导服务：评价指标包括社区计划生育指导开展情况、节育率、人工流产率、适龄妇女生育率等。

8）中医药服务：包括老年人和0~36个月儿童中医药服务管理服务。评价指标有老年人中医药健康管理率、老年人中医药健康管理记录表完整率、0~36个月儿童中医药健康管理率。

（2）基本医疗服务指标：包括医疗工作效率，即一年内诊疗人次数与机构全部在岗工作人员数之比；医疗文书合格率，即书写合格的文书数与抽查文书总数之比；床位使用率、平均住院

阅读笔记

日;社区康复服务情况,如残疾人普查、功能训练、残疾人建档率等。

3. 社区卫生服务费用与效益指标

(1) 社区卫生服务费用指标:包括社区门诊诊疗人次平均医疗费用、出院病人人均医疗费用,社区卫生服务机构收入与支出比例等。

(2) 社区卫生服务效益指标:包括社区卫生服务居民知晓率、社区卫生服务居民覆盖率;居民2周就诊率、2周病人就诊率、2周病人未就诊率;居民对社区卫生服务安全性、经济性、舒适性、方便性、有效性的综合满意率;卫生技术人员流失率;卫生技术人员对其工作环境、机构管理、工资待遇、培训机会、职称晋升和专业发展前景等的综合满意率等指标。

五、社区健康护理的研究现状

社区健康护理是把理论知识、以研究为基础的知识和社区护理实践融入一体,在这个过程中,以研究为基础的知识不断地向社区健康护理实践注入新的能力和活力,使得社区健康护理得以蓬勃发展。在国家大力提倡发展社区卫生服务和中国进入老年化快速发展阶段的背景下,社区健康护理研究的意义不仅体现在社区健康护理实践的发展上,还体现在社区健康护理实践对社会的贡献上,其发展是顺应国家卫生事业发展的趋势和时代的要求,也是实现"健康中国2020"战略目标的重要举措之一,它对有效地提高护理服务质量和促进基层医疗服务体系的发展有着重要的意义,对促进社区护理及护理学科的发展产生深远的影响。

(一) 社区健康护理的研究方法及研究步骤

1. 研究方法　常用研究方法的有横断面研究、质性研究、干预性研究。

(1) 横断面研究(cross sectional study):又称现况研究或现患率研究,指在特定时间与特定空间内对于某一人群事件(或疾病)的发生(或患病)状况及其影响(暴露)因素进行的调查分析。当对某个事物、某组人群、某种行为或某些现状尚不清楚的时候,为了观察、记录和描述其状态、程度,以便从中发现规律或确定可能的影响因素,用以回答"是什么"和"什么样"的问题。如"社区妇女保健护理需求现状"、"社区老年人生活质量的现状调查"。横断面研究是目前社区健康护理领域应用最多的一种研究方法,其研究类型包括普查和抽样调查两种。

(2) 质性研究(qualitative research):是通过系统、主观的方法描述生活体验并赋予其含义的研究方法。它是以文字叙述为材料、以归纳法为论证步骤、以构建主义为前提的研究方法,具有通过被研究者的眼睛看世界、描述现象的特点,注重对事物或现象的整体和深入的理解,这与护理整体概念相一致,在进一步深入理解人类的体验如疼痛、关怀、舒适等方面非常有意义。目前,质性研究在社区健康护理研究中的运用较少,往往作为横断面研究的辅助研究方法,常用的质性研究方法有访谈法和参与式观察法,如"连续护理模式在老年慢性病护理中应用的质性研究"、"居家老年临终病人家属照顾者照顾感受的质性研究"。

(3) 干预性研究(intervention study):称试验性研究,是指研究者根据研究的目的人为地对研究对象设置干预措施,按重复、对照、随机化原则控制干预措施意外的影响因素,总结干预措施的效果。该方法由于人为地控制研究因素,避免外来因素的干扰,其结果说服力强,可有力验证各类假设,但以人为研究对象时往往涉及医学伦理问题,在应用上受到一定的限制。干预性研究以社区人群或特定区域的人群整体作为单位,又称为社区试验,即对某项预防疾病或促进健康对策或措施给予评价,如"对社区围绝经期妇女实施改良IKAP模式护理干预的研究"、"综合护理干预对社区老年慢性病病人生活质量的影响"。

社区试验必须具备以下三个特点:①干预:也称实验因素、处理因素,是研究者根据不同研究目的施给研究对象引起直接或间接效应的处理因素,如社区老年人慢性病的饮食习惯、行为方式。②设立对照:在社区试验研究中,除了干预对研究结果产生影响外,还有一些非干预因素(即干扰变量)也会对研究结果产生影响,设立对照就是为了控制实验中非干预因素的影响,

阅读笔记

设立对照时要求所比较的各组间除干预因素不同外,其他非干预因素应尽可能相同。社区健康护理严重中常用的试验性设计有随机对照试验(RCT)、实验前后对照设计、单纯实验后对照设计。③随机化:为了在选取样本和将研究对象分组时,避免来自研究者与研究对象两个方面主观因素的干扰结果偏离真实值,才有特殊方法使总体或样本中每个个体发生某件事的概率均等。随机化包括随机抽样和随机分层两种形式。

2. 研究步骤　社区健康护理研究步骤包括形成问题阶段、研究设计及计划阶段、实践经验阶段、分析资料结果阶段、推广阶段 5 个步骤。

(1) 形成问题阶段:形成研究问题是科学研究的第一步,在这一步骤中,研究者要运用创新性、演绎推理形式形成坚实的研究基础的技巧。此阶段具体包括:①形成问题并局限化;②回顾相关文献;③结合社区工作;④形成概念定义和框架;⑤形成研究假说。

(2) 研究设计及计划阶段:研究者要确定用什么方法解决研究问题。这些方法的确定会影响结果证据的真实性。如果研究中收集资料、分析资料的方法有问题,其产生证据的价值会缺失。此阶段具体包括:①选择研究设计;②确定研究群体;③制定资料收集方法;④设计取样方案;⑤完成和检视研究设计;⑥执行预实验和研究计划修改。

(3) 实践经验阶段:此阶段包括收集资料和为分析资料做准备。这一阶段通常是研究中最耗时的阶段,常常需要几星期、几个月,甚至是几年的工作。

(4) 分析资料产生结果阶段:包括分析资料和解释研究结果。

(5) 推广阶段:呈现研究结果并不代表研究的解释,还要进行成果推广。这一阶段包括撰写研究报告和研究论文,将研究结果投稿、申请专利、参加学术活动,将研究成果转化为产品或用于实践活动,具体可归纳为:①交流研究发现;②在实践中应用研究结果。

(二) 社区健康护理研究的主要内容

社区健康护理研究主要涉及两个领域,一是对社区环境健康的研究领域,二是重点人群健康护理的研究领域。如促进社区居民间健康交流方法,居民共建社区健康计划的开发,突发疾病预防,社区妇女儿童、老年人、慢性病病人的护理,社区人群健康促进方法实证研究等方面的研究。总体而言,社区健康护理研究侧重于社区重点人群的健康,对社区环境健康关注较少。

1. 社区环境健康研究　社区环境健康研究的重点在于促进人群健康的社区环境与规划策略。既往的研究大量集中在现代城市生活方式影响人群健康的作用机制、社区环境促进人群健康的作用机制、促进人群健康的社区环境规划策略三方面,关于社区环境干预及效果评价的研究所占比例较少。社区环境健康研究难点在于社区环境的改变并非社区护士这一群体所能完成的,往往需要政府部门参与,涉及多学科(社会学、环境学、建筑设计学等)交叉融合,需要跨学科的研究团队共同协作完成。

近年来,环境与健康问题越来越受到党和国家的重视。2012 年 8 月,原卫生部在《"健康中国 2020"战略研究报告》中提出了 21 项行动计划,其中 2 项与环境和健康相关,一是环境与健康行动计划:提高饮用水安全水平、无害化卫生厕所普及率、固体废弃物处置比例,改善环境卫生,开展环境污染健康风险评估。二是全民健康生活方式行动计划:创造支持性政策环境,倡导多部门参与合作,通过在社区、学校、工作场所等开展一系列行动,提高全民健康意识、健康素养和健康生活方式行为能力,控制慢性病相关危险因素流行。2016 年 8 月 19 日至 20 日,在北京举行的全国卫生与健康大会,又一次强调了环境与健康的问题,并将建设健康环境、普及健康生活、优化健康服务、完善健康保障、发展健康产业为重点建设内容,加快和推进健康中国建设。目前,我国的社区环境存在社区环境卫生差、社区环境布局不合理、社区环境法制不完善等问题。未来可围绕近几年国家出台的有关环境与健康的卫生政策,对社区环境进行研究,制定和实施改进社区环境问题的策略。

2. 社区重点人群保健护理研究

(1) 社区老年人护理研究

1) 研究方法:①横断面研究:以现状调查为主,此类研究针对老年人常见的健康问题,多使用量表,如日常生活能力量表(ADL)、简易精神状态检查量表(MMSE)、匹兹堡睡眠质量指数量表(PSQI)、抑郁自评量表(SDS)、抑郁自评量表(SDS)等。②干预性研究:以社区干预为主,采用自身前后对照和随机对照试验,集中于对某一类老年人的护理措施和健康教育进行干预。③质性研究:此类研究少见,往往采用深度访谈法,对社区老年人的死亡态度、疼痛体验和照护者照护感受、负担体验进行研究。

2) 研究对象与内容:①社区老年人:社区健康和患病的老年人。常见于老年人生存质量、疾病现状、生活自理能力、健康知识掌握、健康行为建立、健康促进、长期护理模式等方面的研究,也有少量在某一方面评价指标的研究,如生命质量评价。②家庭照护者:主要通过家庭随访对其进行健康教育、提供保健咨询等,从家庭照护者的角度促进老年人的健康。常见于老年人照护者的健康、照护感受、照护负担及社会支持等。

3) 研究的不足:综合国内现有的研究,主要存在以下不足:一是在研究方法上,护理干预研究逐渐增多,但缺少创新和较好的对照设计与混杂因素控制,干预效果评价指标客观性方面亦存在不足。二是研究对象上,对不同类别老年人人群的健康问题干预研究有待加强,如失智老年人、失能老年人、高龄老年人。三是研究内容上,多数研究体现在老年人身体健康层面,如对老年人跌倒、认知损伤、失能等研究,以老年人心理和社区健康为主的研究有待加强,尤其是对老年人护理社会学领域关注较少,一些交叉学科的研究少见报道,如将老年护理学与心理学和社会学融合的研究等。

4) 研究趋势:通过社区老年人健康管理平台,各类老年人健康促进项目,如失智老年人、失能老年人、高龄老年人、患某类疾病的老年人的健康干预方面的研究将会进一步得到重视与发展。有关老年人长期照护的政策研究、护理社会学研究、长期照护保险研究等将得到拓展。同时在互联网时代背景下,基于互联网+的社区老年人护理研究、智慧社区的老年人护理管理平台研究、医养结合的社区护理模式研究将成为研究的趋势。

(2) 社区儿童保健护理研究

1) 研究方法:①横断面研究:以现状调查为主,多采用问卷调查法,此类研究针对于社区儿童常见的健康问题,如新生儿喂养状况、社区儿童的心理状况及生活质量等。调研工具多使用自行设计的调查问卷和信效度较好的量表,如少儿主观生活质量自评量表、青少年心理韧性量表、埃森创伤症状量表、青少年心理弹性量表。②干预性研究:以社区干预为主,采用自身前后对照和随机对照实验,一般针对患病的社区儿童,通过健康教育、饮食干预和体育锻炼等手段进行护理干预并评价干预效果。

2) 研究对象与内容:①社区儿童:指健康的和患病的新生儿、婴幼儿、4~12岁儿童。研究内容主要包括以社区新生儿为对象的家庭访视护理干预研究、新生儿母乳喂养护理干预研究、新生儿保健抚触效果研究、新生儿常见病的辨证施护研究;以社区婴幼儿为对象的家庭护理服务、辅食添加、儿童保健护理等研究;以社区儿童为对象的护理研究以促进预防接种效果的护理干预为主,其次是患有某一疾病的儿童的护理干预,如单纯性肥胖儿童的家庭护理干预、牙周病儿童的护理干预。②社区儿童家长:主要研究婴幼儿母亲对母乳喂养的认知、育儿压力的影响因素、婴幼儿父母吸烟认知行为的干预、儿童家长婴儿抚触知信行现状、儿童家长对社区预防接种健康教育需求以及对儿童家长进行育儿知识的健康教育,通过家庭随访对其进行健康教育、提供保健咨询等。

3) 研究的不足:综合国内现有的研究,主要存在以下不足:一是在研究方法上,虽然大部分研究以护理干预为主,但是在研究设计上存在一定的缺陷,如样本量代表性差、缺乏具有可比性的对照设计、混杂因素的控制以及科学的干预效果评价指标。二是在研究对象上,以汉族为主,缺乏对社区少数民族儿童保健护理的相关研究,而且研究的地区多是城市社区,对农村社区儿童的研究甚少。农村社区受地域、经济、文化水平等因素的影响,可能会呈现与城市社区儿童出不同的护理需求、护理问题及护理干预措施。三是在研究内容上,针对不同阶段儿童开展的社区护理工作以及健康问题均有相应的研究,但研究深度不够,部分护理干预研究缺乏可操作性,具有社区实践参考价值的研究较少。

4) 研究趋势:近年来,社区儿童心理、安全及护理逐渐成为热点研究的内容,形成了一定的研究框架。如护理程序和 Haddon 模式在社区儿童意外伤害护理中的运用,健康教育与模拟训练预防社区儿童意外伤害、心理韧性与创伤症状相关性研究、心理韧性与突发事件应急能力的关系等。互联网时代下,社区儿童网络成瘾症、人际沟通障碍、婴幼儿家长健康知识和健康行为的研究,如吸烟行为和干预,以及家庭暴力对儿童的心理伤害等成为社区儿童保健护理研究的趋势。

(3) 社区妇女保健护理研究

1) 研究方法:①横断面研究:以现状调查为主,多采用问卷调查法,此类研究针对于社区妇女常见的健康问题,如社区妇女的心理状况、保健护理等。研究工具主要有自行设计的调查问卷和信效度较好的量表,如健康调查简易量表(SF-36)、焦虑自评量表(SAS)、抑郁自评量表(SDS)、绝经期妇女常见身心症状自评量表(Kupperman 自评量表)等。②干预性研究:以社区干预为主,采用随机对照实验设计,针对某一疾病或健康问题进行护理干预并评价干预效果。

2) 研究对象与内容:①社区妇女:妇女按年龄段可分为:孕产妇、围绝经妇女、更年期妇女、老年妇女。不同研究对象的研究内容侧重点有所不同。对孕产妇保健护理的研究主要包括孕产妇保健护理的需求、产前保健护理干预、孕产期身心健康问题及护理干预、产后抑郁护理干预、产后访视护理、母乳喂养护理以及健康教育;围绝经妇女侧重于心理护理的研究,如焦虑、抑郁及生活质量,并从中医情志护理的角度进行心理护理干预;更年期妇女主要是对中医情志护理的认知,健康教育等;老年妇女保健护理措施、健康教育等。在研究数量上呈金字塔分布,即孕产妇研究最多,其次是围绝经妇女,再次是更年期妇女,老年妇女最少。②家庭成员:主要通过家庭随访对其进行健康教育、提供保健咨询等,从家庭的角度帮助妇女改变不良的健康行为和生活习惯,创造一个良好的心理、生理环境。

3) 研究的不足:综合国内现有的研究,主要存在以下不足:一是在研究方法上,部分干预研究的设计不严谨,具体体现在缺乏良好的对照设计与混杂因素控制,以及科学的干预效果评价指标。二是在研究对象上,以汉族为主,缺乏对社区少数民族妇女保健护理的相关研究。三是在研究内容上,虽然国内学者开始关注中医情志护理在社区妇女心理护理中的作用,但此类研究较少,且现报道的以中医情志护理为基础的护理干预研究缺乏真正的社区护理实践,还需要进一步论证。

4) 研究趋势:社区妇女心理护理仍是未来研究的热点,社区妇女保健护理的研究内容进一步拓宽到"社区妇女保健护理的模式研究"、"社区妇女保健护理的人文护理研究"等方面,同时结合中医护理理论,形成具有中国特色的社区妇女保健护理的研究体系。

3. 社区慢性病病人护理研究

1) 研究方法:①横断面研究:以现状调查为主,此类研究针对于慢性病患病常见的健康问题和照护者的生命质量、照护负荷等,多使用量表,如日常生活能力量表(ADL)、糖尿病病人健康素养评价量表(LAD)、高血压病人健康素养量表(HBP-HLS)、糖尿病感知控制问卷(PCQ-R15)、汉密尔顿抑郁量表(HAMD)、汉密尔顿焦虑量表(HAMA)、中文版照顾者负担量表(CBI)、世界卫生组织生活质量测定量表简表(WHOQOL BREF)以及社会支持评定量表(SSRS)等。②干预性研究:以社区干预为主,采用自身前后对照和随机对照实验,集中于对某一类慢性病病人的护理措施和健康教育进行干预。③质性研究:此类研究少见,往往采用深度访谈法,对社区老

阅读笔记

年慢性病病人疼痛体验、用药困惑、照护者的照护感受、负担体验进行研究。

2）研究对象与内容：①社区老年慢性病病人，主要指高血压和糖尿病病人。常见于社区老年人慢性病病人的患病现状、生活自理能力、自我感受负担、感知控制、健康素养、保健评估、健康促进、护理需求、延续护理、中医护理以及心理护理干预。②慢性病病人照护者，研究内容包括照护者的生活质量、照护负荷，照护压力及护理干预、社会支持等。

3）研究的不足：综合国内现有的研究，主要存在以下不足：一是在研究方法上，慢性病护理干预研究逐渐增多，但干预措施和干预方法较单一，干预效果评价指标客观性亦存在不足，缺乏对社区实践的实际指导意义。二是在研究对象上，人群较为单一，以老年人慢性病为主。三是研究内容上，研究内容较为丰富，但在慢性病病人的健康素养、心理护理及延续性护理方面等研究力度不够。

4）研究趋势：近年来，国内学者开始尝试从"后现代城市规划"的视角，对社区慢性病病人健康管理进行研究，其研究思路来源于2009年中国科学院提出的"我国重要领域科技发展路线图"，清晰刻画了至2050年依靠科技支撑我国现代化进程的宏观图景和八大体系。八大体系中的"普惠健康保障体系"的宗旨之一在于遏制重大慢性疾病早发趋势和明显推迟重大慢性疾病的发生年龄（表2-1）。如谭少华等从城市规划学的视角研究人居环境对健康的主动式干预，提出从创建健康的建筑空间环境、主动式健康干预的社区环境、主动式健康干预的城市布局三方面建设主动式健康干预人居环境的理论框架，以期实现对社区慢性病病人健康管理。

表 2-1　应对"普惠健康保障体系"的后现代城市规划

		2020 年前后	2030 年前后	2050 年前后
重大慢性病预防	方式	以疾病治疗为主	主动预防为主	健康管理为主
	效果	显著提升早期诊断，降低致死致残率	明显降低发生率，遏制早发趋势	明显推迟重大慢性病的年龄
城市规划学科发展	注重城市功能与效率	注重城市功能与效率的现代城市规划学科	功能效率与人类健康并行的后现代城市规划学科	

总之，我国在社区环境健康研究、社区重点人群保健和慢性病病人护理研究方面已取得了丰硕的成果，但也存在不足，未来需要在以下几个方面予以关注和加强：①加强社区健康护理干预研究；②加强合作研究和跨学科研究（如融入社会学、人文学、经济学）；③加强热点和难点问题的研究，如近年来我国大力发展基层卫生保健、社区重大传染病预防、社区控烟、社区灾害的预防与处理、社区中医药适宜技术、基于互联网＋的社区健康管理等。与此同时，需要对国家的卫生政策、公众的健康问题时刻保持着敏锐的洞察力，紧随时代的发展，积极地寻求解决健康问题的切入点。

第二节　相关理论及应用

社区健康护理模式可评估、分析社区健康问题，指导社区护士制订和实施护理计划，为社区健康护理实践提供概念性框架。目前，最常用的社区健康护理模式为安德逊的"社区作为服务对象"模式，其次是怀特的"公共卫生护理"概念模式、斯坦诺普与兰开斯特的"以社区为焦点的护理程序"模式。

一、社区作为服务对象模式

（一）理论产生背景

阅读笔记

1986 年，安德逊（Anderson）、麦克法林（Mcfarlane）与赫尔登（Helto）根据纽曼的系统模式，将压力源、压力反应、护理措施以及一级、二级和三级预防概念纳入护理过程中,提出了"与社区为伙伴(community as partner model)"的概念架构,即社区作为服务对象的模式(community as client)。该模式将社区作为一个整体,包括社区核心系统(社区的历史、地理、民族、价值和信仰)和8个子系统(社区进行环境、卫生保健与社会服务、经济、交通与安全、政治与政府、信息传递、教育和社区娱乐)。8个子系统会受到社区其他部分的影响,同时也受到社区压力源的影响。该模式有两个核心内容,一是社区健康受多方面因素的影响;二是社区健康护理活动是应用护理程序这一科学方法。关键内容涵盖以下4个方面:①护理目标:维持一个平衡健康的社区,包括维护和促进社区的健康。②主要对象:社区人群,包括家庭和个人。③护士的角色功能:协调和控制不利因素(压力源)对社区人群健康的影响。④护理实施重点:调整实际或潜在的社区系统的不平衡,通过三级预防,提高社区对不良因素的防御和抵抗能力,以减少其对社区人群健康的影响(表2-2)。

表 2-2　社区作为服务对象模式的关键内容

项目	关键内容
目标	社区系统的平衡
对象	社区整体系统
行为者角色	帮助促进、获得、维持健康
健康不利因素	压力源
干预重点	防卫功能的建立
干预措施	一、二、三级预防
预期结果	加强社区对外界不良影响的正常防卫,提高社区自身抵抗能力

(二)理论的主要观点

"社区作为服务对象模式"将压力、压力源所产生的反应、护理措施以及三级预防的概念纳入护理程序中,强调了在社区护理中应注意社区压力源的评估。该模式的主要特点有:①此种模式比较适合社区护士对重点人群,如老年人、妇女、儿童等的护理保健应用。②将三级预防的概念纳入护理程序之中,要求社区与个人的积极参与。③在护理程序中,将服务对象看作生理、心理、社会完整的人,更注重心理与社会方面的护理,充分体现了生理-心理-社会医学模式的要求。④此种社区护理模式将压力源的评估引入整个护理程序的始末,包括疾病的预防、初始诊断、治疗、照护、痊愈等整个过程。按照护理程序的步骤,社区作为服务对象模式分为五个步骤。

第一步:评估社区健康。指收集、记录、核实、分析、整理有关护理对象(个人、家庭、社区)健康状况资料的过程。根据社区护理模式理论,从核心子系统(包括社区的历史、地理、民族、价值和信仰)和8个子系统(包括社区进行环境、卫生保健与社会服务、经济、交通与安全、政治与政府、信息传递、教育和社区娱乐)入手收集资料,对社区健康进行评估。资料包括护理个人的主观和客观资料、社区的人口特征(包括构成、健康状况等)、环境(包括物理环境以及社会环境),如健康资源状况及资源的利用情况等。

第二步:确定护理诊断。依据以上收集的资料分析社区现状,找出压力源和推断压力反应的程度,确定护理诊断。目的是对个人、家庭或社区现有的或潜在的健康问题的判断。在这一步中,社区护理人员需要了解护理对象的主观压力,并从照顾者的观点评估客观压力,然后对比两种压力,以了解护理对象的真实状况,最终将形成压力的内在、外在或个人因素,从生理、心理、社会文化及发展各方面加以归类,当护理对象健康时,社区护士也可以作出积极的健康诊断。

阅读笔记

第三步：制订护理计划。遵循三级预防的原理制订社区健康护理计划，其中一级预防（促进健康）是作用于最外层的弹性防御线，目的是强化弹性防御线和预防压力源，如通过居民各种健康活动增强弹性防御线的作用等；二级预防（早期发现和早期治疗）是作用于中间层的正常防御线，是在压力源已超出防御线并刺激社区的情况下，把压力源控制到最小限度，也就是社区健康状态及社区对健康问题的正常反应；三级预防（重症化预防）是作用于最里层的抵抗线，其目的是改善现存的不均衡状态，预防不均衡状态再次发生。抵抗线的强弱主要取决于影响社区健康的因素。

第四步：执行护理计划。调整已存在的或潜在的社区系统不平衡。执行包含三级预防措施，通过三级预防提高社区对不良因素的防御和抵抗能力，减少对社区健康的影响，并需要社区和居民的主动参与，充分利用各种资源。

第五步：评价护理效果。评价是社区护理程序的最后一步，也是非常重要的一步，决定护理措施是否终止或需修改。图 2-3 展示了一个强调社区护士与个案互动及共同合作解决问题的工作模式，即社区作为服务对象的模式，这个模式表明了以社区为对象的护理活动的特点。

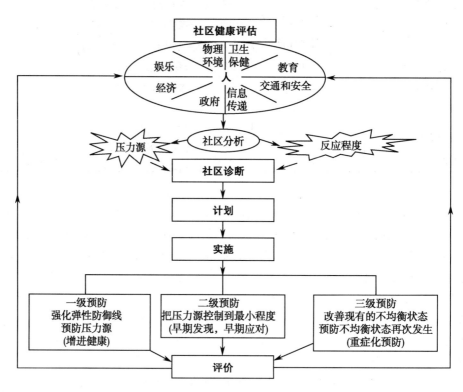

图 2-3　社区作为服务对象模式示意图

（三）理论的应用

社区作为服务对象模式已较多的应用于社区（社区健康护理、家庭护理）。在现阶段，社区健康护理程序在实际运用中较少，文献研究较多。在我国，社区护士参与的社区卫生诊断团队进行的社区卫生诊断恰好是"以社区作为服务对象"的具体体现。在社区健康护理实践中，社区作为服务对象模式作为评估社区健康的理论框架，用于指导社区护士评估、诊断、计划、实施和评价健康问题的有效工具。如上海某社区老年人调查中发现，高龄（≥80 岁）老人存在不同程度的抑郁症状，突出的表现是，宁可在家里也不出去，活动和兴趣减少，记忆力减退。评估其压力源，主要来自于日常生活自理能力下降，慢性病发病率增高，对家庭成员照顾的依赖性增加，经济拮据和丧偶。通过评估分析后可发现社区的健康需求，并提出相应的护理诊断，如生

阅读笔记

活自理能力下降,与老年人健康状态有关;焦虑,与高龄或丧偶、经济拮据等有关;社区应对无效,与缺乏社区支持有关等。在制订护理措施时,遵循三级预防原则制订护理计划,如一级预防护理,可以向老年人大力宣传社区服务项目,举办老年人常见病知识讲座;二级预防护理,可定期对老年人进行健康体检,增加社会支持系统;三级预防护理,可对一些功能障碍的老年人提供社区康复训练等。

理论的局限性:①不适合因意外伤害、意外中毒等原因造成病痛的护理对象,因为这类疾病的原因主要是外在的,不涉及压力源的评估问题,且在护理中,无法体现三级预防的原则。②不能体现社区护理与各科协同工作的重要思想。因为在社区护理的每一个领域都各有其他专业参与。如临终关怀是一个集体性合作的护理过程,由各种人员参与,如社区护士、全科医生、心理学家、营养师、志愿者、社会工作者和其他专业人员等。他们的工作在某些范畴颇为相似,而又有不同之处,以社区作为服务对象模式并不能体现这个重要特点。

二、“公共卫生护理”概念框架模式

(一) 理论产生背景

怀特(MarlasWhite)于 1982 年提出了社区护理的明尼苏达模式(Minnesota model),有学者称之为“公共卫生护理”概念框架模式,此模式整合了护理程序的步骤、公共卫生护理的范畴与优先次序及影响健康的因素,将护理程序的概念应用于维护、促进人类健康的实际工作当中,而在实际工作中注意考虑优先次序以及根据实际情况运用不同的措施,形成“公共卫生护理”概念框架模式。

(二) 理论的主要观点

“公共卫生护理”概念框架模式首先强调社区护士在进行社区护理时必须要了解影响个案或群体健康的因素,包括人类 - 生物的决定因素、环境的决定因素、医学技术 / 医疗机构、社会性的决定因素。其次,护理人员应按照预防、促进和保护的优先次序制订计划。最后在执行护理措施时,White 提出了公共卫生护理常用的三种措施:①教育:提供个案卫生咨询,使个案能够主动且正向地改变其态度与行为;②工程:以应用科学技术的方法控制危险因子,避免大众受到危害;③强制:以强制的法律规则迫使大众施行,以达到有益健康的结果。

(三) 理论的应用

在此模式的应用过程中,要求社区护士应从预防疾病、维护和促进健康的公共卫生角度,对社区群体、家庭、个案进行评估、诊断、计划、执行和评价。因此,在社区中开展社区流行病学调查、健康教育、健康促进等工作时运用,是一个比较好的护理模式。在我国,从 2009 年开始大力推行的基本公共卫生服务项目就是“公共卫生护理”模式的一种具体体现,社区护士在建立城乡居民健康档案、健康教育、预防接种、慢性病病人管理等服务项目中发挥着重要的作用。

三、“以社区为焦点的护理程序”模式

(一) 理论产生背景

斯坦诺普(Stanhope M)和兰开斯特(Lancaster J)在拉菲利(Laffery)的健康促进概念的基础上发展了“以社区为焦点的护理程序”模式,即社区健康促进模式(Model of Community Health Promotion)。

(二) 理论的主要观点

“以社区为焦点的护理程序”模式认为社区护理程序包括 6 个阶段:第 1 阶段,即开展护理程序之前,必须与服务对象建立“契约式的合作关系”,使社区居民了解社区护士的角色功能与护理目标;第 2~6 阶段与护理程序的 5 个步骤(见图 2-3)基本相同,即第 2 阶段应评估社区人

口特征、物理环境、社会系统等;第 3 阶段找出社区压力源和压力反应,确定护理诊断;第 4 阶段在制订护理计划时应遵循三级预防护理措施;第 5 阶段在执行时,需社区和居民的主动参与;第 6 阶段进行评价。此模式强调社区护理程序的流程与评价的步骤,这几个步骤的评价过程也涵盖了护理工作的落实情况、目标的实现情况和社区新问题的发现。

（三）理论的应用

"以社区为焦点的护理程序"模式强调社区护理程序,是我国社区护士比较熟悉的整体护理模式。这个模式的第一项工作是与居民建立"契约式的合作关系",让社区居民了解社区护士的角色功能与护理目标,这种模式较适应我国社区护理的开展。在社区护理工作中可以运用此模式,可与社区居民建立"契约式的服务关系",如定期上门体检、电话咨询、24 小时随时上门服务等,逐渐使社区民众了解社区护理的工作内容,这对社区护理工作的开展非常重要。实际上,现阶段在我国的社区卫生服务工作中已体现出"契约式的合作关系",如实行家庭医生签约服务或家庭医生团队签约服务。家庭医生团队主要由家庭医生、社区护士、公共卫生医师(含助理公共卫生医师)等组成。

综上所述的三个社区护理模式各有不同的侧重点,"社区作为服务对象模式"较适合进行个案护理,另两个模式则侧重公共卫生及护理程序操作。以上三个模式,在国外发展较成熟,在社区护理实践中运用较多,在国内社区护理实践中虽然运用较少,但模式的核心内容已经在社区卫生服务工作(如社区卫生诊断、基本公共卫生服务项目、家庭医生签约服务)中有所体现。我国目前正在深入开展社区卫生服务,社区护理可结合这些工作的全面推进,加强相关理论研究,探索出适合我国国情的社区护理工作模式。

第三节   社区居民健康档案的建立与管理

社区居民健康档案(health records)是医疗机构为城乡居民提供医疗卫生服务过程中的规范记录,是以居民个人健康为核心,贯穿整个生命过程,涵盖各种健康相关因素,满足居民自我保健和健康管理、健康决策需要的系统化信息资源。它既是收集、记录社区居民健康信息的重要工具,也是评价社区健康的基础数据。通过健康档案的建立与管理,有利于居民全面了解自身健康状况,有效预防疾病和促进健康;有助于医疗机构的诊断和治疗、公共卫生机构的预防和保健、卫生管理机构的决策和数据分析。同时,居民健康档案是开展教学与科研的重要资源,是评价社区卫生服务质量的重要依据,也是居民享有均等化公共卫生服务的重要体现。因此,加强居民健康档案的建立和管理是我国基本卫生服务的重要内容。

一、社区居民健康档案的发展与存在的问题

(一) 社区居民健康档案的发展

1997 年我国启动了社区卫生服务,社区卫生服务机构开始为慢性病病人、老年人等社区重点人群建立健康档案。通过健康档案的建立和管理,社区卫生服务机构掌握了他们的健康状况及影响因素,为他们提供有针对性的服务。同时,还探索和发展了我国全科医疗服务团队合作,促进了社区卫生服务不断发展和完善。

我国先后出台了多个文件,明确了社区卫生服务发展的内容和目标,对居民健康档案的建立和管理提出了相应的要求。2000 年,原卫生部发布的《城市社区卫生服务机构基本服务内容》,把居民健康信息管理纳入社区卫生服务范围。2009 年,我国《医药卫生体制改革的意见和医改近期重点实施方案(2009—2011 年)》将建立居民健康档案作为卫生服务的一项重要内容,纳入国家基本公共卫生服务项目,要求从 2009 年开始,逐步在全国统一建立居民健康档案,并实施规范管理。2010 年原卫生部《卫生信息化建设指导意见与发展规划(2011—2015)》中

阅读笔记

提出,国内要逐步建立可共享的电子病历与健康档案基础数据资源库。2015 年国家卫生计生委颁发《关于做好 2015 年国家基本公共卫生服务项目工作的通知》,要求以县(区、市)为单位,2015 年规范化居民电子健康档案建档率达到 75% 以上。

为全面推进居民健康档案建立工作,我国采取了一系列举措。首先,2009 年原卫生部相继发布了《城乡居民健康档案服务管理规范》《关于规范城乡居民健康档案管理的指导意见》等文件,保障居民健康档案建立工作的顺利开展;2014 年又发布《基于居民健康档案的区域卫生信息平台技术规范》,对健康档案整合、存储、调阅、管理、区域协同服务、安全与隐私服务和相关术语等都作了明确的界定,使健康档案的管理更规范、使用更高效。其次,我国加大了卫生信息化工程的建设,将建设健康档案和电子病历纳入"十二五"建设规划的"3521 信息化工程"建设中,明确指出"建设国家、省和地市(区域)3 级卫生信息平台,加强公共卫生、医疗服务、新农合、基本药物制度、综合管理 5 项业务应用,建设健康档案和电子病历 2 个基础数据库和 1 个专用网络",并发布了《城乡居民健康档案基本数据集标准》《居民健康卡技术规范》,为建立电子化健康档案奠定了重要基础。再次,国家加大了包括居民健康档案和电子病历在内的卫生信息化建设的经费投入,使基层卫生服务机构健康档案的建立有了资金保证。

目前,建立规范的居民健康档案工作已在我国社区卫生服务机构深入开展,到 2011 年 6 月,全国城乡居民健康档案累计建档率达到 50.2%,个别社区建档率高达 73.5%,规范化电子健康档案建档率达为 27.2%,部分地区(如厦门、杭州、苏州、上海闵行区和长宁区等)的区域信息平台建设取得了显著成绩,部分实现了以居民健康档案为基础的电子健康档案、基本医疗、公共卫生、医疗保险等健康信息和医疗服务信息的衔接,使各级医疗卫生服务机构的信息共享,居民也可通过互联网查询自己的健康信息。

(二) 社区居民健康档案存在的问题

1. 居民建档意识仍有待提高　部分居民对建立健康档案积极性不高,特别在入户调查时,对建档工作不配合。主要原因包括:部分居民健康意识不强,认为不需要体检和建立健康档案;有些居民担心家庭和个人隐私泄露,多采用回避方式或提供虚假信息;部分居民不认可社区医疗技术,不愿在社区卫生机构建档。

2. 专业人才缺乏　社区卫生服务机构承担着医疗、预防、保健、康复、健康教育、计划生育技术指导等方面的工作,任务繁重。社区卫生工作者普遍学历不高,接受系统规范的健康档案管理培训有一定难度,在人员编制紧缺的情况下,部分社区卫生服务机构聘请退休人员或编制外人员建档。各种原因导致健康档案管理人员的专业技能不强,特别是缺少计算机方面的技能,难以承担信息化建设的重任。

3. 已建立的部分健康档案质量不高　受社区卫生服务机构条件限制的影响,一些地区未能按照国家卫生计生委统一的规范和要求建立健康档案,部分档案存在漏项、重要信息缺失等问题,个别未进行健康体检,甚至出现伪造档案内容的现象,影响了健康档案的质量。另外,辖区内人员流动性大,存在所建档案人户分离或漏建档案现象。

4. 健康档案的管理欠规范,使用效率较低　目前,健康档案保管比较分散,存在管理欠规范的问题。部分社区卫生服务机构的纸质健康档案随意放置,居民就诊时难以及时将档案取出,影响居民健康档案的使用。病历记录没有及时填写,某些高血压、糖尿病、冠心病等慢性病病人做的一些检查,如血压、心电图、血脂、血糖、B 超等资料有时没有被及时归入个人健康档案。因管理不善,还存在居民健康信息泄露等安全问题。很多社区医疗卫生机构的健康档案建立工作与所开展的社区卫生服务工作脱节,在日常诊疗工作及开展社区卫生服务中不使用、不更新健康档案内容,导致"死档"问题比较突出,健康档案使用率不高。

5. 电子健康档案为基础的区域信息化进程缓慢　受社区医疗卫生服务机构基础设施薄弱、人力资源不足的影响,多数地区尚未建立电子健康档案信息系统。居民健康档案管理软件开发滞后,还不能很好地满足实际工作需要。部分社区卫生服务机构因新旧电子健康档案软件兼容性不好,导致原有健康档案导入新系统时出现信息遗漏或误读等问题,增加工作量和工作难度。另外,各医疗机构的健康档案软件系统兼容性差,居民的健康档案信息难以共享,导致区域信息化进程缓慢。

(三)加强社区居民健康档案管理的对策

1. 政府主导,部门联动　健康档案的建立应由政府发文、卫生管理部门牵头,多部门共同参与。各级医疗卫生服务机构的职责主要是建立健康档案、提供疾病防治、健康教育、健康促进和体检等医疗服务,宣传发动工作需发挥当地各级政府和居委会/村委会的作用。财政部门要不断提高公共卫生经费的投入,保障居民健康档案建立的顺利实施。

2. 加强宣传,增强社区居民对健康档案重要性的认识　加强居民健康档案宣传工作,是提高居民建档率的重要手段。虽然健康档案已按国家卫生计生委制订计划和规范完成,但仍需要通过电视、广播、板报、手册、专题讲座等传统方式宣传,同时借助微信、微博、QQ、互联网等新媒体加强对年轻人的宣教,普及健康档案的作用和意义,使社区居民主动积极参与建档并有意识利用健康档案。

3. 加强健康档案专业人才培养　人才队伍建设是做好居民健康档案管理的关键,可通过以下三方面进行人才培养:一是加强医务人员继续教育、全科医生岗位培训和规范化培训,提高其业务知识、岗位技能和诊疗水平。二是加强医务人员关于居民健康档案、档案法、档案管理制度等培训,提高他们对健康档案的管理和利用能力。三是对他们进行计算机应用和健康信息处理能力的培训,提高其对电子化健康档案的管理和健康信息资源的利用,条件允许可引进档案管理和计算机方面的专门人才。

4. 加强居民健康档案管理,提高健康档案使用率　健全、完善居民健康档案管理制度是做好健康档案管理的首要条件。要依据《中华人民共和国档案法》《中华人民共和国执业医师法》《乡村医生从业管理条例》等有关法律,制定工作人员职责、档案整理归档、保密、统计、调取、查阅、保管存放等制度,明确责任人,保护居民健康档案信息安全。建档过程中严把质量关,对不合格的健康档案退回重写,将健康档案建立的数量和质量情况作为重要的绩效考核。健康档案要在各级社区医疗卫生服务机构集中保管,居民就诊时凭健康档案信息卡调取健康档案,医护人员根据就诊情况和诊治结果及时记录、更新健康档案的有关内容、整理健康档案并放回原处。随访医护人员对健康档案中发现的高血压、糖尿病等慢性病要定期随访咨询,指导合理用药和日常护理,并进行效果追踪。对孕产妇、儿童及疫苗接种的人群,提供电话咨询、提醒等个性化服务。居民健康档案尽量实行电子化管理,并加强各医疗机构之间的协作和信息化建设,便于居民健康档案的管理和使用。

5. 建立统一的区域卫生信息平台　基于居民健康档案的区域卫生信息平台(HER-based regional health information platform)是以区域内健康档案信息的采集、存储为基础,能够自动产生、分发、推送工作任务清单,为区域内各类卫生机构开展医疗卫生服务活动提供支撑的卫生信息平台。统一的区域卫生信息平台是实现医疗资源合理配置,提高医疗服务质量,降低医疗成本和医疗风险的有效途径。表现在以下几个方面:建立全民健康档案并实行一卡通,居民凭一卡通到区域内各级医疗机构就诊时,可共享就诊信息和检查资料,实行双向转诊和远程会诊,避免重复检查和过度医疗,降低医疗费用;提高社区卫生服务机构诊疗水平,同时改变三甲医院人满为患的现象;实现医疗机构与妇幼保健机构、疾病控制、免疫接种等公共卫生机构信息共享,提高公共卫生应急处理能力,同时保证公共卫生绩效考核的准确性和科学性。因此,2014年国家卫生计生委发布了《基于居民健康档案的区域卫生信息平台技术规范》,强调了建立区域卫生信息平台的重要性,对医疗机构健康档案信息平台建设的规范性做出了要求,促进我国居民健康档案区域信息化建设的发展。

阅读笔记

二、社区居民健康档案的内容

社区居民健康档案根据服务对象不同分为居民个人健康档案、居民家庭健康档案和社区健康档案三种,根据记录储存的形式不同分为纸质版和电子版健康档案。《国家基本公共卫生服务规范》2011 年版已对居民健康档案类型及内容做了明确的规定和要求,社区居民健康档案以个人健康档案为主,实施计算机网络化管理,为家庭健康档案和部分社区健康档案提供数据,充分展示健康档案的应用价值。

(一) 社区居民健康档案的类型

1. 居民个人健康档案　个人健康档案(personal health records)是记录个人从出生到死亡的整个过程,其健康状况及影响因素的发展变化情况以及所接受的各项卫生保健服务记录的总和。个人健康档案由居民的静态健康档案和动态健康档案两部分组成,个人健康档案是维护社区居民健康、加强医疗服务与社区居民关系的重要媒介。

2. 居民家庭健康档案　家庭健康档案是以家庭为单位,记录家庭成员和整个家庭在医疗保健活动中的基本状况、疾病动态、预防保健服务利用情况等信息资料。家庭健康档案在世界各国的建立和使用形式各不相同,但所有国家的全科医疗实践都执行以家庭为单位的照护这一家庭医学服务原则。我国社区卫生服务的指导思想是以"健康为中心,家庭为单位,需求为导向,社区为范围"维护和促进社会人群健康,国家卫生计生委也明确指出:以家庭为单位统一建立个人健康档案,在建立个人健康档案的同时,获得并记录家庭结构、人员组成、居住环境等家庭健康信息。

3. 社区健康档案　社区健康档案是以社区为范围,记录和反映社区主要卫生特征、环境特点、资源与利用状况,以及在系统分析基础上提出的社区健康问题(社区诊断)的信息资料。社区健康档案在国外全科医疗服务中没有更多的统一要求,而部分国家住院医生的培训则涵盖其中部分内容,用以考核医生对其所在社区的居民健康状况与社区资源状况的了解程度,考查全科医生在病人照顾中的群体观念。我国社区卫生服务要求收集并分析、利用辖区内居民的基本信息、健康状况及卫生服务相关信息,做出社区卫生诊断,形成社区卫生诊断报告,其中要求包含针对社区居民主要健康问题及危险因素制订和实施的社区健康教育与健康促进计划。目前,我国的部分省市已将社区健康档案作为社区基本公共卫生服务考核内容之一,要求社区卫生服务机构必须对社区进行评估、分析并作出社区诊断,并制订相应的社区健康教育和健康促进计划,形成社区健康档案。

(二) 社区居民健康档案的记录存储形式

1. 纸质健康档案　将日常采集的居民基本信息、患病及治疗情况、疾病危险因素以及主要卫生服务利用等信息进行登记,记录在统一规范的纸质上,是使用最早、最广泛的健康档案记录存储形式。纸质健康档案具有直观、稳定、不易丢失等优点,但相对不易保存,空间占用大,使用不方便。

2. 电子健康档案　将日常采集的居民基本信息、患病及治疗情况、疾病危险因素以及主要卫生服务利用等信息进行登记,录入计算机专门的信息平台,形成电子健康档案。电子健康档案具有易保存、占用空间小、便于携带和信息提取、使用方便等优点,同时还可通过信息交流平台共享信息、远程会诊讨论等优势,已越来越受到重视和推广。不足之处是易受网络限制,数据易受到电子病毒感染而丢失。

(三) 居民健康档案的构成和内容

1. 居民个人健康档案　是以个体的生命过程为记录时间顺序,依次记录个体的健康状况及其接受的医疗卫生保健服务,包括居民的个人基本信息、主要疾病和健康问题摘要、主要卫生服务记录三部分(图 2-4)。

阅读笔记

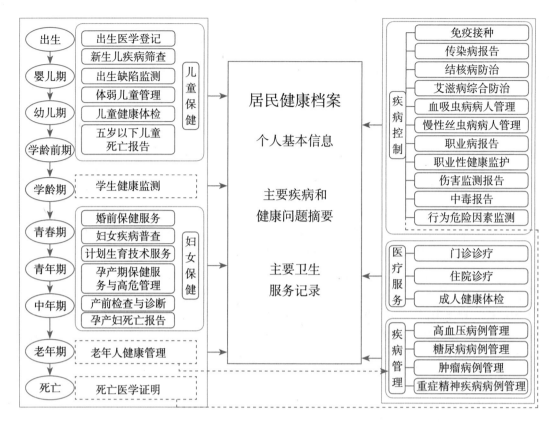

图 2-4 居民健康档案内容

我国制定了居民个人健康档案的服务规范,并纳入《国家基本的公共卫生服务规范》(2009、2011 版)。根据此规范,目前我国居民个人健康档案主要包括:个人基本信息、健康体检记录、就诊记录表、重点人群健康管理、其他卫生服务记录。

2. 居民家庭健康档案   我国基本的公共卫生服务规范(2009、2011 版)只对个人健康档案的构成和内容做了明确规定。实际工作中,家庭健康档案由家庭一般情况、主要家庭健康问题、家庭利用卫生资源情况三部分构成。一般情况包括户主、家庭结构、家庭成员、所在社区及特点、服务团队、家庭医生、社区护士、家庭住址、联系电话、建档日期等;主要家庭健康问题是按照对家庭健康影响大小有序将健康问题名称、发生日期、记录日期、接诊医生等信息进行记录;家庭利用卫生资源情况记录的内容包括发生日期、解决什么问题、采取的措施、效果如何等。

3. 社区健康档案   国外社区健康档案没有统一要求,我国社区健康的构成及内容等也没有进行相应的规定。通过归纳总结,社区健康档案主要由社区一般情况、社区特征、主要影响健康问题三部分构成,内容包括社区地理位置、自然环境和社区环境特点、居民特点、卫生特点、资源与利用情况等。

学科前沿

─── 基于居民健康档案的区域卫生信息平台 ───

基于居民健康档案的区域卫生信息平台(HER-based regional health information platform;HER-based regional health information network)是以区域内健康档案信息的采集、存储为基础,能够自动产生、分发、推送工作任务清单,为区域内各类卫生机构开展

阅读笔记

医疗卫生服务活动提供支撑的卫生信息平台。总体框架包括基础设施、信息资源中心、区域卫生信息平台服务、基于区域卫生信息平台的应用、标准规范、信息安全六个部分，采用面向服务的体系结构(SOA)的技术路线。区域卫生信息平台提供健康档案整合服务、存储服务、管理服务、调阅服务和区域医疗卫生业务协同服务。使用者必须通过注册签署并遵守相关协议，保证居民健康信息的安全，个人注册和身份认证后，可查阅本人的健康档案，医务人员注册认证后，可调阅居民健康档案、完成居民健康档案协同服务。

(一) 建设目标

1. 建立区域卫生信息数据中心。

2. 建立全民健康档案系统。

3. 实现区域内医疗机构信息互联互通并实现乡村一体化及药品监督管理系统。

4. 实现区域一卡通、双向转诊、一单通等区域协同与 OA 医疗服务。

5. 实现医疗、医保、新农合系统"三位一体"的运营平台。

(二) 具体应用

1. 实现健康一卡通 包括医疗便民服务、医疗服务、医疗信息资源共享，使病人获得身份确认，同时从挂号、交费、取药到检查等环节为病人提供快捷的医疗服务。

2. 实现居民健康档案共享 按照国家标准建立，主要采取健康档案树记录生命周期中的健康活动数据，实现数据集中存放和共享。

3. 实现居民健康管理及决策的支持 每个居民通过该平台能够了解到自身健康情况，接受健康教育，逐步达到健康干预目的。

4. 为政府管理部门提供决策支持 提供居民健康和流行病学数据分析，为政府卫生管理部门及相关机构提供决策支持。

三、居民健康档案的建立与使用

(一) 居民健康档案的建立与使用流程

居民健康档案的建立和使用流程(图 2-5)分七个步骤：第一步，确认服务对象并分类，确认到社区卫生服务机构接受服务的居民是否为本社区常住居民和重点管理人群；第二步，确定该服务对象是否需要建立个人健康档案和建档方式；第三步，建立居民个人健康档案；第四步，发放居民健康档案信息卡；第五步，为居民提供服务时调取健康档案；第六步，记录服务内容或更新健康信息；第七步，健康档案保存。第一步到第四步是健康档案的初次建立，第五步到第七步是健康档案的动态维护，动态维护将在社区卫生服务中不断重复。

(二) 居民健康档案建档对象与填写方法

1. 建档对象 建档对象为辖区内常住居民，即在本社区居住半年以上的户籍及非户籍居民。其中 0~6 岁儿童、孕产妇、老年人、慢性病病人和重型精神病病人等是建档重点人群，应首先为这部分社区居民建立档案，然后逐步发展到社区居民人人建档。

2. 健康档案的填写

(1) 填写居民健康档案封面：采用"17 位编码制"编制档案编号，同时以居民身份证号作为身份识别码。17 位编码第一段为 6 位数字，代表县及县以上行政区划，统一使用《中华人民共和国行政区划代码》(GB2260)；第二段为 3 位数字，代表乡镇或街道行政区划，按照《县以下行政区划代码编码规则》(GB/T10114—2003)进行编号；第三段为 3 位数字，代表村或居委会等；第四段为 5 位数字，为居民个人序号。

阅读笔记

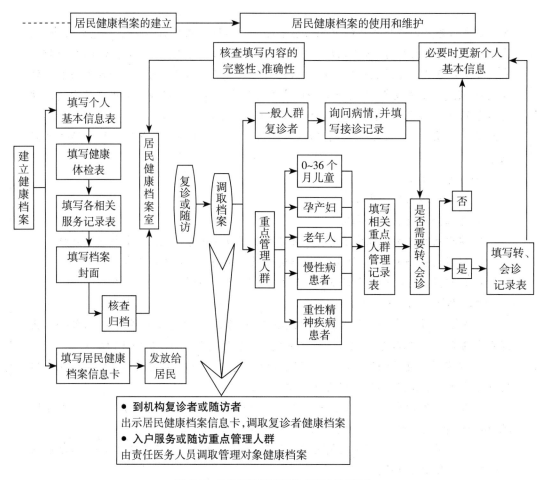

图 2-5　居民健康档案建立和使用流程

(2) 居民个人基本信息表的填写：首次建档时填写，如个人信息有变动时及时修改，并标注修改时间。

(3) 健康年检表的填写：建档居民均需填写健康年检表，特定人群除填写健康年检表外，还需填写特定的健康表格，如育龄期和更年期妇女的"妇女健康检查表和健康评价表"，精神分裂症病人的年检表等。

(4) 服务记录表的填写：服务记录表是记录居民接受卫生保健服务情况，针对不同服务对象和服务目的，选择不同的服务记录表，如慢性病人随访选择慢性病随访记录表，儿童选择预防接种记录表，疾病诊治选择就诊记录表等。

3. 制作和发放居民健康信息卡　居民健康信息卡是调用居民健康档案的凭证，包括纸质卡和电子磁卡两种，由于使用电子磁卡的优势明显，已逐渐取代纸质卡被广泛使用。社区卫生服务机构将信息卡发给居民，嘱其妥善保管，如有遗失需申请补办。

(三) 居民健康档案的维护和使用

1. 居民健康档案的动态维护　在社区卫生服务过程中，调取使用已建立的居民健康档案记录服务内容就是对档案的动态维护。

(1) 日常复诊或随访：复诊或随访时，居民出示健康信息卡，医护人员根据卡上信息调出其健康档案或刷卡直接调取电子档案。对于一般复诊居民，由接诊医生在就诊记录表中记录复诊情况，如有其他服务需要，则同时填写相应的记录表单，接诊完毕后归档保存。对于重点管理人群，责任医护人员根据复诊或随访目的，填写相应的就诊记录或随访表，处理记录完毕归档保存。

（2）年度复诊或周期性健康检查：根据不同人群的健康管理要求进行，如老年人健康管理要求每年为其提供一次服务，包括生活方式和健康状况评估、体格检查、辅助检查和健康指导。居民出示健康信息卡调取其个人健康档案，负责的医护人员完成相应的检查项目后，逐项认真客观填写健康年检表，最后归档保存。

（3）入户服务或重点人群随访：医护人员调取入户对象的健康档案，在服务过程中客观记录相关内容，并在当日工作结束前将档案归档保存。如果已建立电子健康档案，还需将相关内容录入计算机。目前，发达国家医护人员入户随访时，随身携带掌上电脑（personal digital assistant，PDA），直接使用掌上电脑记录随访内容。

（4）迁徙时健康档案的维护：为了服务和管理方便，居民因搬迁、婚嫁等原因迁徙时，其健康档案需随之进行迁移，原服务机构向新服务机构提交申请，并记录迁移的时间、原因、新服务机构和原服务机构等信息。

2. 居民健康档案的使用

（1）维护和促进社区居民健康：健康档案特别是基于居民健康档案的区域卫生信息平台的建立，便于居民查询自己的就医记录，获取慢性病健康知识和相关医疗卫生政策，全面了解自身健康状况，促使其形成健康的生活习惯和行为方式，减少慢性病危险因素暴露机会；也便于居民掌握自己的健康动态，实现慢性病连续监测，提高自我管理意识，从而达到主动维护健康、加强自我管理的个人健康管理目标；为病人提供了一个良好的交流平台，有助于同病或同需求的病人进行交流，例如，某病人手术需输血，其血型为 Rh 阴性、O 型，为稀缺血型，通过区域卫生信息平台建立的 Rh 阴性 O 型血群或论坛发起会话，则可解决病人的困难。为慢性病病人及照顾者建立微信群、QQ 群或论坛，既有利于其疾病治疗和护理，又可给他们提供一个倾诉的空间；便于和医生交流，和谐医患关系；便于对医疗卫生机构服务进行评价，加强对医疗卫生服务机构的监督。

（2）提高医疗机构工作效率：健康档案特别是基于健康档案的区域卫生信息平台，可实现区域内居民健康数据的实时共享和应用，及时、全面、准确、系统地将居民的健康档案资料提供给就诊医生，使医生的诊断和治疗方案更加客观准确，缩短问诊查体时间，提高区域内医疗卫生机构的工作效率。公共卫生服务机构通过区域电子健康档案，对居民的预防、保健、健康教育、重点人群随访等工作更系统、更高效。

（3）有利于科研和教学：健康档案特别是基于健康档案区域卫生信息平台，其海量的数据可用于建立各种资源库，为医疗卫生服务的教学科研提供系统、准确、翔实的数据，用于分析长期数据变化，及早发现健康危险因素和潜在健康问题，获得地方病、流行病、高发病等相关信息。为管理部门的数据分析和医疗研究决策部门提供有力依据，最终有利于改善区域内居民的健康状况。例如，数据显示社区≥60 岁老年高血压病人较多，则需进一步分析具体原因，是饮食过咸还是饮用水中盐分过高？进而改善居民的饮用水或改变其饮食习惯。

3. 居民健康档案的使用范围　居民个人健康档案与住院病人的病历一样，属于居民个人的隐私，其使用应在一个安全环境下进行。它允许居民本人或代理人及其医疗保健团队共享，但只能用于医疗、卫生保健服务以及相关的教学、科研工作和卫生行政部门的卫生决策，特殊情况可用于司法。除居民接受医疗卫生保健服务调取档案外，其他人员调用档案必须有严格的条件限制，确保档案使用符合规定，使居民个人健康信息限定在最小的知晓范围内，保证居民的个人隐私。

四、居民健康档案的管理

（一）居民健康档案的管理制度

根据《关于规范城乡居民健康档案管理的指导意见》，各地卫生行政部门对居民健康档案的建立和保管应有相应的人力、物力和财力支持,建立相应的监督管理制度,保证建立居民健康档案工作的顺利实施。社区卫生服务机构必须建立和执行居民健康档案的管理制度,确保健康档案工作的顺利开展,完成国家卫生计生委制定的居民健康档案的工作目标。管理制度的内容涉及:档案的建立和使用必须符合国家相关的法律法规,推进居民健康档案和保证重点人群建档工作的举措,社区卫生服务机构关于健康档案保管的具体措施和使用要求,以及居民健康档案的安全管理办法等。

（二）居民健康档案的保存

1. 集中保存,专人负责　社区居民健康档案是记录居民健康信息的重要资料,对维护和促进社区居民的健康起着重要的作用,任何形式的居民健康档案都应集中保存于社区卫生服务机构,设置专人负责进行管理,并为社区居民终生保存。

2. 建立档案信息室　社区卫生服务机构应建立居民健康档案信息室,配置相应的档案保存设备,档案按编号顺序摆放,便于调取时查找。转诊、借用居民健康档案必须登记,用后及时收回归还原处。如为电子健康档案,则由专人负责数据维护及管理,保证居民健康信息数据的安全和调取。

3. 遵守安全管理制度　社区卫生服务机构制定并认真履行居民健康档案安全管理制度。在保存和使用时,不得造成健康档案的损毁、丢失,管理和使用人员无权擅自泄露居民的个人信息以及涉及居民健康的隐私内容;非卫生服务资料管理人员无权调取和随意翻阅已经建档的各种资料;更不能将居民健康档案转让、出卖给其他人员或机构。社区卫生服务机构因故发生变更时,应将居民健康档案完整移交给县级卫生行政部门或承担的机构。

（三）居民健康档案的计算机管理

2009 年原卫生部发布的《关于规范城乡居民健康档案管理的指导意见》指出,各地区及其社区卫生服务机构应根据《健康档案基本架构与数据标准(试行)》(卫办发〔2009〕46 号)、《基于健康档案的区域卫生信息平台建设指南(试行)》和相关服务规范的要求,逐步推进建立标准化电子健康档案,逐步实施居民健康档案计算机管理。

1. 使用统一的信息管理系统　以省或地级市为单位,开发和使用相同的居民健康档案电子化信息系统,并逐步实现新型农村合作医疗、城镇职工和居民基本医疗保险信息系统,以及传染病报告、免疫接种、妇幼保健和医院电子病历等信息系统互联互通,实现信息资源共享,建立起以居民健康档案为基础的区域卫生信息平台。

2. 医务人员培训　对社区医务人员进行电子健康档案系统使用培训,使每个医务人员都掌握使用方法,从而提高其信息化工作能力,并让他们明确自己在电子健康档案服务系统使用中的角色、权限和职责,使电子记录成为日常医疗卫生保健服务的内容之一,并维持系统的正常运转。

3. 信息录入和动态维护　及时将所有健康档案相关信息录入计算机信息管理系统,保证信息录入的完整性和准确性,或将已建立于其他信息系统中的档案信息导入统一的信息管理系统,并为居民制作电子健康卡(IC 卡)。就诊或检查时,居民通过刷卡或输入卡号,即可调出其健康档案,医务人员则可进行相关信息的录入和保存。上门服务的医护人员回到机构后,通过自己的使用权限进入系统及时录入并保存,有条件者在随访过程中医护人员将随访内容直接录入 PDA。

4. 加强系统维护和管理　计算机专业人员对居民健康档案信息系统及其网络进行管理和维护,保证信息系统和网络的正常运转,确保信息安全。社区卫生服务机构按国家卫生计生委要求每月对建立居民电子健康档案工作进展进行上报,报告内容包括社区居民累计建档人数,规范化电子建档人数和规范化电子档案建档率,该项内容纳入社区卫生服务机构绩效考核。

阅读笔记

第四节 热 点 问 题

一、健康社区

(一)概述

1. 健康城市　健康城市(healthy city)最早是在 1964 年 WHO 针对全球城市化迅速发展以及城市卫生状况给人类健康带来的威胁,而提出的一项全球性的行动战略,WHO 将其定义为不断创建和改善自然和社会环境,并不断扩大社区资源,使人们在享受生活和充分发挥潜能方面能够互相支持的城市,其目的是呼吁民众关注城市的健康问题,并通过强化政府职能,协调社会力量,动员市民参与,以此提供有效的环境支持和健康服务,改善城市的人居环境和市民的健康状况。

健康城市具有以下五个特征:①健康城市计划是以行动为基础,以全民健康理念、健康促进原则及 38 个欧洲国家共同目标为主要架构;②良好的行动方案是依据城市自己的优先次序,其范围可从环境行动到计划设计,进至改变个人生活,而主要原则是促进健康;③监测、研究良好健康城市对城市与健康的影响;④对结盟城市或有兴趣的城市宣传相关想法或经验;⑤城市与乡镇之间能相互支持、合作、学习及文化交流。建设健康城市最重要的特征是使政府、群众、志愿者们通力合作,关注城市的健康,并用更多更好的方法处理健康问题。健康城市建设包括健康社会、健康环境、健康服务和健康人群 4 大类 15 项指标体系框架,内容涉及政府重视、经济支持、社会保障、社会文明、公共卫生、环境质量、居住条件、食品安全、卫生服务、疾病控制、国民体质、生活满意度等 68 个子项目。目前,全球有 1500 多个城市在开展健康城市创建项目。社区是健康城市的基础,是执行健康城市最理想的场所。健康社区是一个拥有持续发展的社区资源,不断改善的生活环境,由此多个健康社区可形成健康城市。

2. 健康社区　健康社区是近年来经常在国际学术界出现的名词,但关于这一概念,目前尚无统一的认识,不同的学者有不同的观点。按照 WHO 的解释:健康社区(health community)是有益于社区人与物共同健康相互促进的社区。有两方面的内涵:一是物的健康,社区建设、管理和服务等能适应居民健康的需求,也就是"社区让居民健康";二是人的健康,社区健康人群的推动环境和社会的持续改进,也就是"健康让生活更美好"。健康社区是一个拥有持续发展的社区资源,不断改善的生活环境,让社区居民可以互相支持,发挥每个人最大潜能的社区。健康社区建设的基本要素包括社区健康政策、健康管理、健康环境和健康人群。营造健康环境,完善健康设施,参与健康互助,拥有健康人群是健康社区建设的宗旨。建设和推广健康社区的保证条件是:①当地政府的承诺;②有利于社区发展;③有社区人员和多部门参与;④具备有利于健康的公共政策。我国在社区卫生的发展过程中,各地区也开始引入健康社区的概念,逐步制定了健康社区的标准,并将这一标准作为基本条件纳入社区发展建设考核评价中。

健康社区或健康城市并不仅仅包含卫生方面的内容,还涉及环境保护、人文科学、社会学等多个方面的内容,是一个综合性的概念。居民的健康状况很大程度上取决于他们的生活条件和生活方式。生活中明显影响健康的因素叫做"健康决定性因素",包括水的供给、卫生设施、营养、食品安全、卫生服务、住房条件、工作条件、教育、生活方式、人口的变迁及收入等。健康城市的实现需要环境学、社会学、政治学、生态学、行为学、生物学、医学等一系列学科的共同协作才能实现。健康社区不仅仅是一种结果,更是一个不断发展完善的过程。

创建健康社区项目是一个长期的持续性发展项目,其追求的目标是把健康问题列入决策者的议事日程,在区域水平建立一个强大的公共卫生支持系统,最终目标是提高社区人群的健康水平。21 世纪公共卫生策略将主要取决于三大因素:政府行为,即政策财政和资源的承诺和投入;居民行为,即居民生活方式、心理行为和习惯;生态环境,即自然生态环境和社会生态环境。健康社区正是从新公共卫生的角度,推动健康城市的一项重要举措。社区健康系统包含了政府行为、居民行为和生态环境三大因素。

（二）评价指标体系

为了推动健康社区的建设,众多学者对健康社区的评价指标进行了深入的研究,提出了一系列评价指标体系,并已经在实践中得到了运用。归纳起来,目前在实践中运用比较多的主要有以下两种评价指标体系。

1. 世界卫生组织的评价体系　这种评价指标体系是由世界卫生组织的"健康城市组织"研究组成员提出的。他们根据世界卫生组织的相关目标,于 1987 年 3 月在巴塞罗那提出了这一指标体系。该体系由 7 大类、26 个单项指标组成,被认为是比较有代表性的指标体系(表 2-3)。

表 2-3　WHO 健康社区评价指标

分类	指标
清洁、安全、高质量的物质环境	1. 年平均酸污染程度($NO\%$,$SO_2\%$)超过世界卫生组织标准的天数 2. 可感到的骚扰指标,如噪声、气味和清洁度方面的内容 3. 低于标准住宅水平的住宅百分比(标准住宅的概念由各城市制定) 4. 暴力犯罪的百分比(根据公安局的报告) 5. 感到夜间在邻里之间步行有安全感的人的百分比
稳定可持续的生态系统	6. 居民生活垃圾的回收率
互相支持,没有剥削的社区	7. 是否感到很容易到达附近的商店 8. 自己感到孤独,即经常或总是感到孤独的人口百分比 9. 感到城市是"好"或"很好"的居住场所的人口百分比
公众参与及其对决策的影响	10. 人们参与健康组织、社会组织、和平组织和环保组织的百分比
满足基本需求(食物、水、居所、收入、工作)	11. 工作的满意度 12. 没有独立居所的家庭百分比(独立居所的概念由各国、各城市制定) 13. 失业的百分比(由各国、各城市提供) 　　或者:在贫困线以下的家庭百分比 　　或者:得到福利救济或社会救济的人口百分比 　　或者:收入低于平均工资一半的人口百分比(由各城市或各国提供资料) 14. 沙门菌的影响率(每年每千人)
公众健康和疾病照顾服务的最适条件较好的健康状况	15. 城市用于公共健康方面的投资情况,推进健康运动发展的情况 16. 人口中每天吸烟的人口百分比 17. 感到在工作场所吸烟受到限制的人口百分比(仅涉及工作人口) 18. 因酗酒而造成机动车事故的人口百分比 19. 机动车事故的影响度(18 岁以上人口) 20. 每天使用镇静剂的人口百分比(或每位成人服用镇静药片的数量) 21. 自尊心 22. 感到身体"好"或"很好"的人口百分比 23. 每年感到活动受健康限制的平均天数 24. 围生期的健康:出生时体重低于 2500g 的婴儿百分比 25. 70 岁以下因心血管疾病造成生命损失的百分比 26. 因艾滋病而去世的死亡率或 HIV 检查中的阳性百分比

阅读笔记

2. 加拿大的健康城市评价体系 在加拿大,学者们兴起了"推进健康知识发展(knowledge development in health promotion)"的运动,在 20 世纪 70 年代提出了适用于加拿大的健康城市指标体系。研究人员从物质环境、社会环境和个人行动等方面提出了主观与客观的评价体系,该指标评价体系既可运用于健康城市,又可运用于健康社区,在北美地区得到了广泛的认可(表 2-4)。

表 2-4 加拿大的健康社区评价指标

序号	指标
1	无家可归家庭的百分比
2	低于标准住宅水平的住宅百分比
3	失业的百分比
4	贫困人口的百分比
5	每年 NO/SO_2 水平超过 WHO 标准的天数
6	相关的骚扰指标(Max=15)(噪声、清洁、难闻的气味)
7	能在 10 分钟内步行到公园或公共开敞空间的老人百分比
8	认为凭体力到达当地食品商店"很困难"的人的百分比
9	经常或总是感到"很孤独"的人的百分比
10	每 1000 人中的暴力犯罪率
11	能够"相当好"或"很好"地控制影响自身健康和家庭成员健康的条件的人口百分比
12	每天都吸烟的人口百分比
13	具有"相当高"或"很高"自尊心的人口百分比
14	因酗酒而造成的交通事故百分比
15	积极从事自我照顾活动的人口百分比
16	禁止吸烟或控制吸烟的场所的百分比
17	是否有跨部门的健康社区战略组织
18	市长或有关部门领导是否有关于健康社区战略或健康社区工程的承诺
19	居民废弃物的循环处理的百分比
20	参与健康组织、社会公平组织或环境保护组织的人口百分比
21	认为健康状况"相当好"或"很好"的人口百分比
22	每人每年中行动不便(无法完成日常的工作或日常生活)的天数
23	出生时体重在 2500g 以下的婴儿百分比
24	7 岁儿童对白喉、破伤风、脊髓灰质炎有完全免疫力的百分比
25	1000 人中每年感染沙门菌属的比例
26	心血管疾病的死亡率
27	感到夜间在邻里间步行有安全感的人口百分比
28	对生活在城市感到"相当好"或"很好"的人口百分比
29	有关部门是否对残疾人有相关的政策
30	每天感到焦虑、失望、悲伤或极度疲劳的人口百分比
31	每 1000 名居民(1 岁到 70 岁)的生命潜在损失年份
32	交通事故的死亡率

阅读笔记

（三）现状与发展趋势

1. 国外健康社区的现状与发展趋势　欧美国家的健康社区活动大多是以项目的形式出现的,例如社区控烟项目、社区艾滋病项目等。由于欧美国家的社区人群在经济、文化、社会信念等方面都具有一定的归属感和认同感,而国内的社区基本上是按照街道行政划分,在一个社区内的人群经济状况、社会价值观念等有时候存在较大的差距,在社区协调一致性方面往往存在一定的难度。同时欧美的社区志愿者系统也比较健全,因此我国开展健康社区与欧美国家存在一定的差别。我国的优势在于各级政府在社会事务管理中处于主导地位,在健康社区的建设中可以充分发挥地方政府的作用。以下论述美国、加拿大、丹麦的健康社区或健康城市发展现状,为我国健康社区的发展提供借鉴。

美国健康城市的构想是从公共健康领域开始的,是由非营利组织、宗教组织等推动。美国虽然借鉴了 WHO 的方法,但主要依照美国国情开展了健康城市活动。美国印第安纳波利斯市是美国健康城市最早发展地。1988 年,由凯洛格基金会(W.K.Kellogg Foundation)发起并赞助 3 年,邀请印第安纳大学护理学院、印第安纳公共卫生协会及印第安纳州 6 个城市参与、规划并执行印第安纳健康城市计划。其时,世界卫生组织已在欧洲及加拿大成功地推进健康城市发展项目的发展。因此,最初印第安纳州准备借鉴欧洲和加拿大的经验,但由于美国地方分权的政治特性,最后,该州对健康城市计划选择了以发展地方社区领导能力为最主要的推行策略,强调通过地方社区的参与和发展推行健康城市计划。印第安纳健康城市计划的一个重要且独特之处在于,高度重视城市(或社区)领导权在建设健康城市过程中的积极作用,将其看作是建设健康城市的前提条件之一,积极支持社区领导权的建设。1989 年,美国卫生与公众服务部(HHS)正式接受"健康社区"这个概念并在全国推广。1993 年美国旧金山召开了第一次国际健康城市大会主题为"生活质量、环境和社会公正"。与会者通过讨论一致认为,应以社区为基础发现和弥补健康城市发展计划中存在的缺陷,同时强调强大的、有生命力的社区是实行健康促进和健康教育计划的基础。这次会议对美国健康城市,尤其是健康社区产生了巨大的推动作用。1996 年美国成立了"健康城市与社区联盟"(CHCC)。目前正在讨论的项目范围包括青年节目,社区安全,地方经济发展,娱乐和城市规划。2003 年美国启动了"健康社区项目",该项目旨在通过减少健康危险因素来预防慢性病的发生,获得健康公平。美国疾病预防控制中心(CDC)、州县级卫生部门、国家级相关组织深入社区,与社区领导和组织广泛合作,将项目社区的成功经验推广到全美国以产生好的健康效果。

学科前沿

──── 美国疾病预防控制中心"健康社区项目"简介 ────

美国疾病预防控制中心(CDC)健康社区项目于 2003 年启动,原名为阶梯社区,2009 年 1 月更名为美国 CDC 健康社区项目。该项目建立全国网络,发动社区开展慢性病预防控制工作,通过改变与居民日常生活密切相关的场所与组织——学校、工作场所、卫生服务场所及其他社区组织,以阻止美国慢性病持续流行的趋势。健康社区项目的实施与培训机构通过电话会议和其他技术服务为社区在卫生政策、体制与环境改变策略领域的行动提供了一个平台。网络会议和其他网络培训方法正在建设中。社区卫生资源库、社区卫生评估与小组评估工具(CHANGE)、行动指南等工具帮助社区更有效地改善社区健康,具体介绍如下:

(1) 社区卫生网络资源库:由美国 CDC 成年人与社区卫生部门研制,网络资源库包括数百种计划制定指南、评估框架、传播材料、健康危险因素调查资料与统计报告、情况说明书、论文、关键报告、州和县项目办公室联系方式等,相互之间的链接非常便捷,功能强大,提供的信息非常丰富、全面。在美国 CDC 的网站上可免费使用。

(2) 社区卫生评估与小组评估工具:这个工具帮助社区领导快速了解社区政策、体制及环境改善策略等方面存在的不足,帮助社区在评估项目效果中确定需要改善的优先领域。

(3) 行动指南:①社区健康促进手册:促进社区健康行动指南。由美国 CDC 健康社区项目与美国预防协会联合开发,该指南手把手地教社区如何有效实施 5 项与糖尿病自我管理、体育锻炼和戒烟等有关的社区健康促进策略。②促进健康公平:帮助社区处理影响健康的社会因素的方法。③媒体沟通指南:社区健康促进参考资料。主要内容包括操作指南、小贴士和撰写新闻稿的表格,媒体通告及其他与媒体沟通有关的资料,发布公共卫生服务广告的技巧和主持新闻发布会的技巧等。

加拿大是健康城市项目的起源地,在项目的具体步骤、注意事项等方面较为成熟和完善。1984 年,在加拿大多伦多召开的国际会议上,"健康城市"的理念首次被提出。1986 年,WHO 欧洲区域办公室决定启动城市健康促进计划,实施区域的健康城市项目(healthy cities project,HCP)。加拿大多伦多市首先响应,通过制定健康城市规划、制定相应的卫生管理法规、采取反污染措施、组织全体市民参与城市卫生建设等,取得了可喜的成效。1987 年加拿大正式启动健康城市项目,如多伦多的"健康城市运动",魁北克的"健康城市与城镇运动"。此外,加拿大在开展健康城市活动中,根据自身幅员辽阔、地广人稀等特点,率先开展了"健康社区"的活动。到 1988 年加拿大的健康社区活动已经覆盖了全国各主要城市,还包括农村的一些乡镇。并逐渐在省级水平建立了健康社区/城市网络,比较著名有渥太华健康社区联盟等。

Valby 是丹麦哥本哈根的一个社区,1989 年该社区通过建设健康社区活动来解决当地的健康问题。通过举行会议、任命项目负责人、颁布社区内部的规则法等启动了建设健康社区活动。该社区确定的 1990—1991 年需优先解决的问题包括:家庭医生与中年男性间的健康咨询与交流,社区控制酗酒的工作,减肥课程,对家庭医生开药习惯的反馈,建立供有小孩家庭使用的活动中心及在社区各种休息室内广泛设置自助餐厅等。该社区通过广泛的社区参与及服务紧密协作,使问题得到大部分解决。

2. 国内健康社区现状与发展趋势 我国健康社区或健康城市的建设始于 20 世纪 90 年代中期,世界卫生组织在北京、上海开展了"健康城市"规划研究试点工作。随后海口、大连、苏州、日照等城市也先后加入到"健康城市"的创建行列。目前,苏州、上海健康城市建设走在全国前列。

苏州是我国第一个开展健康城市建设的城市,也是作为全国爱卫会首次推荐给世界卫生组织的城市。苏州健康城市项目的特点是从创建健康社区工作开始,2000 年首先在觅渡社区开展试点,确定了包括政策支持、健康环境、全民健身、社区参与、健康教育和健康行为、卫生服务等 6 个方面 29 项干预重点。苏州主要围绕构建健康城市"12345"网络体系展开工作并取得了一定的成效;上海市创建健康城市同样起步较早。1994 年,原卫生部把上海市嘉定区定为"中国健康城市项目试点区"。2003 年 9 月,上海出台了第一个三年计划《上海市建设健康城市三年行动计划(2003—2005 年)》,确定了"保护母亲河"、"清洁空气"、"健康家园"等 11 项重点推进活动方案,由此拉开了上海健康城市建设的序幕。同年,出台了《上海市开展建设健康社区活动的实施意见》,明确提出把建设健康社区作为上海市建设健康城市的重要组成部分,同时公布了《上海市健康社区指导指标》:健全健康管理网络、完善社区健康基础、营造健康

阅读笔记

生活环境、加强社区健康服务、倡导社区健康互助、提高人群健康质量。其中多次提到社区卫生服务中心在建设健康社区中的重要作用。

2006 年 8 月,上海市出台了《上海市建设健康城市 2006—2008 年行动计划》,确立了"医食住行"四大优先项目,即完善健康服务、提供健康食品、营造健康环境、倡导健康行为。2008 年 12 月,第三个三年计划《上海市建设健康城市 2009 年—2011 年行动计划》出台,提出了人人动手清洁家园、人人劝阻室内吸烟、人人掌握控油控盐、人人学会应急自救 5 个重点行动。目前,上海正在实施第四个三年计划《上海市建设健康城市 2015—2017 年行动计划》,确立了科学健身、控制烟害、食品安全、确就医和清洁环境 5 个主要任务。通过持续开展市民健康行动,使全市人群健康素养监测水平在现有基础上显著提升,市民健康文明意识继续增强,经常参加体育锻炼者在总人群中比例明显提高,成人吸烟率呈下降趋势,公共场所二手烟暴露率继续降低;食品安全核心知识的公众知晓率稳步提升,食品安全的社会监督氛围进一步形成;市民科学就医行为逐渐养成,促进就医环境有所好转。上海作为中国第一个开展建设健康城市的特大型城市,为中国其他特大型、大型城市的项目开展提供了经验和实践基础。

目前,虽然我国健康城市或健康社区的建设已取得了丰硕的成果,但与国外相比还存在一定的差距,表现在建设内容较为狭窄,仅停留在医、食、住、行等方面,社会保障、环境质量、市政管理、居住条件、公共卫生等方面还没有纳入健康城市工作范畴。政府虽然重视,但社会非政府组织及市民认同度、参与程度还相对较低。另外,资源整合问题也是目前存在的重要问题。

学科前沿

智慧社区——健康社区发展的趋势

2015 年,随着我国"互联网 +"战略的提出,建立智慧社区逐步成为国内学者研究的热点话题。智慧社区指充分利用物联网、云计算、移动互联网等新一代信息技术的集成应用,为社区居民提供一个安全、舒适、便利的现代化、智慧化生活环境,从而形成基于信息化、智能化服务的一种新的宜居生活社区。智慧社区物业管理的一种新理念,是新形势下社会管理创新的一种新模式。随着智慧社区的提出,"智慧社区一体化健康smart 平台"成为建设健康社区的一种新的途径,旨在进一步提高智慧社区服务品质,普及建设智慧社区居民自助健康服务管理。通过各种科学的健康服务平台引导居民实现健康生活方式,提高智慧社区内健康人群和亚健康人群、慢性病人群的健康管理水平。面对慢性疾病不断增长与人口加速老龄化的全球趋势,人们对于健康管理的需求已不仅仅局限于传统的医疗机构,更多地寻求在家庭和日常生活的环境中获得更趋全面的医疗保健支持系统。通过"智慧社区一体化健康小屋smart 平台",居民非常便捷的参与自我健康检查,采集健康数据和生活习惯数据,完善智慧社区居民健康管理档案,从而有针对性地实施疾病干预方案和健康自助管理,形成一个新型的健康服务模式。目前"智慧社区一体化健康smart 平台"还在初步的构建当中,运用到社区健康的实践中还有一定差距,但毋庸置疑,智慧社区的创建给健康社区的发展带来了新的视角和契机。

阅读笔记

二、社区健康促进

社区健康是社区发展的重要目标之一。社区有着相对独立的社会管理体系和服务设施,社区居民健康和社区公共卫生问题通过有效的社区行动可以得到解决。开展社区健康促进干预项目,加强社区行动,开发社区资源,动员人人参与,是当今世界健康教育与健康促进发展的重要策略之一。

(一) 概述

社区健康促进(community health promotion)是指通过健康教育和环境支持改变人们的行为、生活方式和社会影响,以提高居民健康水平和生活质量。它包括健康教育以及能够促使行为、环境改变的组织、政策、经济支持等各项策略。社区健康促进从整体上对社区居民的健康相关行为和生活方式进行干预。其范围和内容极为广泛,涉及个人、家庭、群体身心健康,贯穿于社区医疗保健服务的各个方面,它既适用于急、慢性疾病的防治,又适用于社区生态和社会环境的改善;既可促进社区居民对社区医疗保健服务的利用,又可促进社区医疗保健服务质量的提高,为社区人民创造健康的社区环境。健康促进作为干预社区居民的健康相关行为和生活方式,改善社区生态和社会环境的主要手段,在社区工作特别是社区卫生工作中发挥着越来越重要的作用。健康促进涉及的领域非常广泛,包括医学、社会学、政治学、管理学、行为科学、人文科学等,其中与预防医学、社会医学、教育学、健康传播学、健康心理学、健康行为学、卫生经济学等的关系最为密切。

(二) 策略

健康促进不仅涉及健康行为而且关系到行为和生活方式有关的广泛领域—生活条件与环境条件,如住房、饮食、娱乐、工作等,超越了卫生的界限。改善环境和改变根植于社会的生活方式,只有联合社会各部门,争取各种社会力量的支持,才能发挥作用。新中国成立以来,我国推行的爱国卫生运动、计划生育、母婴保健、9亿农民健康教育行动等,都是以社区为落脚点并取得成功的典型健康促进活动。结合我国健康促进的实践,实施社区健康促进的策略强调以下几个方面:

1. **社区动员与社区健康教育**　社区动员与社区健康教育是社区健康促进的基础工作,其目标是建立健康促进的组织管理体系、培训骨干、明确干预重点、动员资源、创造健康的文化环境,提高健康意识和处理健康决定因素的能力,为采取其健康促进干预策略提供基本条件。

(1) 社区动员:①目的:让社区和社区人群积极参与社区健康促进的整个管理过程,包括评估、计划、实施和评价。社区动员应从社区健康需求评估开始。②方法:应用社会市场学和传播学原理与技术提高社区动员的效果。③层次:开发领导层:建立和加强多部门的合作,特别是加强与媒体的合作;动员专业技术人员参与:通过培训、提供工作机会、给予政策倾斜;动员社区家庭和个人参与:通过社区人群健康教育和社区卫生服务工作;发挥非政府组织的作用:如妇联、老龄委、关怀下一代委员会,甚至宗教团体、学会等。

(2) 社区健康教育:社区健康教育是社区动员的重要组成部分。①目的:通过社区健康教育提高社区居民的健康意识和技能,促进健康相关行为的改变,影响社区的文化和准则。②人员培训:人员培训是社区健康教育的重要组成部分,旨在强化各类人员包括专业与非专业人员的有关知识和技能,提高健康促进能力。对各类人员,尤其卫生专业人员如健康促进项目管理人员以及组织结构与政策改革、传播、干预、监测等人员的培训;在非专业人员中,对社区与有关组织和领导的培训是保证健康促进项目顺利发展和工作质量的关键之一。

2. **建立健康的公共政策**　健康公共政策是国家或政府为维护对社区健康有明显影响的经济社会因素而采纳的政令、法令、法规和准则。由单位或部门制定的制度、规定、计划、条例或协议是健康公共政策的具体化,使政策具有可行性和可操作性。如规定建立慢性病防治组织、医疗保险范围、控烟政策、建立监督考核奖惩制度等。通过建立健康的公共政策可明确维

阅读笔记

护健康的社会责任,为发展部门合作提供基础,是保证和发展健康社区的前提条件,也是创造社区健康支持性环境的关键。

步骤与方法:①需求评估:确定制订政策的必要性(相关健康问题的严重性)和可能性(出台政策的困难和问题,所要采取的对策)。②开发领导(主管部门的领导),寻求有关各方面的支持。③寻找契机:将因缺乏政策而造成的有关事件,重要领导或人物因有关疾病而死亡,提上议程。④制订政策,正式发表,彻底实施政策,强化监督管理。⑤监测与评价:实施政策单位和公众知晓情况、赞成支持情况;宣传力度和频度;相应制度和措施落实情况;监督检查频度与效果;相关单位和公众健康行为改变情况;资源投入与产出。

3. 创建健康的支持性环境 健康的支持性环境指有利于人类健康和社区可持续发展的物质和社会环境。在慢性病防治中,如建立无烟单位、无烟街道和无烟城市、提供体育活动场所和设备、建立免费测血压站点、提供健康营养食品等。建立健康的支持性环境可为选择和促进健康的生活方式和行为提供客观条件,是健康促进的重要目标之一。如为减少钠盐摄入推广低钠盐,在市场提供足够的价格适宜的低钠盐,以方便居民易于获得低钠盐。

步骤与方法:①策略分析与制订计划。②建立政策改变的科学基础。③与有关部门建立广泛深入的合作联盟。④游说领导,直接倡导。⑤通过多种媒介渠道倡导,间接倡导,使公众理解、支持与参与。⑥增强教育与授权,即在知识方面,教育公众选择健康的知识;在健康环境方面,提供健康选择的客观条件;在政策方面,给予自由作出健康选择的权利。

4. 大力发展社区卫生服务 根据健康促进的要求调整社区卫生服务的方向,增加健康促进内容。在社区积极参与支持下,开展社区卫生诊断,明确社区意愿和社区居民的需求,主要的健康决定因素,确定重点,有计划的开展工作;加强社区与社区卫生人员的培训,提高他们健康促进的知识和技能;开展社区动员和社区健康教育,加强预防工作和高危人群的干预。

5. 与其他场所的健康促进相结合 社区居民由不同的年龄、性别、职业、种族和宗教信仰等的人组成,他们的生活和工作环境有差异。多数居民除居家社区外,还在其他场所生活、学习和工作,如居家社区以外的学校、工作单位、交通场所、文化娱乐场所、医疗单位等。因此居家社区的健康促进应与其他场所的健康促进相结合,使整个社区和人群更健康。

(三) 现状与发展趋势

目前,我国开展社区健康促进具有十分有利的条件。国家正在积极推行医疗卫生体制改革,大力发展社区卫生服务,社区卫生服务机构不断建立健全,其预防保健、健康教育的功能不断加强。同时,为增进社区重点人群的健康,国家先后推出系列计划。如针对学生的营养问题,实施了国家大豆行动计划、中小学生豆奶计划、国家学生饮用奶计划和学生营养餐计划等,并提出"政府主导、企业参与、学校组织、家长自愿"的原则。为降低婴幼儿死亡率而推行爱婴行动、新生儿窒息干预工程和破伤风干预工程等。这些计划和工程本身就是健康促进活动。计划在社区内的实施,是很好的健康促进范例。社区健康促进工作者要抓住机遇,积极参与,在实践中增长才干。

随着经济社会的发展,城市化、工业化、社会老龄化和流动人口增加带来新的健康问题,如高血压、糖尿病等慢性非传染性疾病和艾滋病、乙型肝炎、结核病等慢性传染性疾病,心理疾病和意外伤害以及职业性危害等健康问题严重损害居民身体健康,影响其生命和生存质量。通过健康促进项目的实施,可以有效地解决这些问题。广泛开展爱国卫生运动是我国卫生工作的一大创造,结合爱国卫生运动开展健康促进具有十分明显的优势。改水、改厕,除害灭病,控烟等方面的项目可以争取到有力的支持。健康促进作为当代卫生政策的核心功能,社区健康促进已经成为新时期卫生体制改革的主题之一。

三、互联网＋慢性病健康管理

我国慢性病在疾病谱中的比例已远高于世界平均水平，成为人民生命与健康的最大威胁，其高发病率、高致残率和高死亡率及低控制率引起了全社会的关注。2009年国务院下发《关于深化医药卫生体制改革的意见》，将慢性病防治相关内容纳入国家基本公共卫生服务项目。至2015年，基本公共卫生服务提供的12项服务中有5项与慢性病直接或间接相关，分别是建立居民健康档案、开展健康教育与健康促进、为65岁以上老年人进行健康检查、高血压及糖尿病健康管理。

基层医疗机构是从事慢性病防治与康复工作的最佳机构。但受制于医疗资源短缺、医疗资源分布不均衡、基层医务人员业务能力有限等问题，基层医疗机构在慢性病管理方面显得力不从心。在互联网技术快速发展的时代，我们亟须利用互联网技术深度融合慢性病管理流程，提升基层医疗机构的慢性病管理工作效率，提高居民的慢性病防治知识水平。

（一）概述

慢性病健康管理模式主要有传统的慢性病健康管理模式（生物医学管理模式、认知行为干预模式、心理动力干预模式）和互联网＋慢性病健康管理模式。"互联网＋慢性病健康管理"是指采用互联网、移动通讯等技术手段，利用技术优势开展宣传教育、在线答疑、远程会诊、风险评估、病情监测、干预指导、干预效果分析、个性化诊疗与服务、数据分析与利用、健康管理等工作，以服务慢性病病人，辅助慢性病管理人员及科研人员开展慢性病健康管理工作。国内外常见"互联网＋慢性病管理"应用主要有单一APP模式、"智能硬件＋后台算法＋APP"模式、"产品＋服务＋支付"的平台型模式、整合线上与线下资源的O2O模式等。

（二）应用模式

移动互联网、物联网、云计算、大数据等新一代信息技术的发展和普及，为我国慢性病管理注入新的活力，创新了慢性病管理模式。从慢性病管理流程角度慢性病管理可分为健康数据采集、健康评估、制订干预计划、计划执行、效果评估五个阶段，并循环成闭环模式。

1. 健康信息采集与评估　建设慢性病物联网数据采集平台，全面采集慢性病病人健康数据。利用新一代信息技术，建设慢性病物联网数据采集平台，依靠精确的医疗器械和医疗型可穿戴设备，360度全方位采集慢性病病人相关健康数据、医疗数据、生物数据，并与区域人口健康信息平台互联互通，完善病人电子病历、个人电子健康档案和个人慢性病专病档案，有助于医生多维度掌握病人健康情况，为制订精准化、个性化诊疗方案奠定基础。

2. 制订和实施健康干预计划　建设慢性病管理干预辅助平台，提高慢性病病人健康管理的依从性。针对慢性病病人，通过慢性病管理干预辅助平台提供日常健康管理、日常远程复检、重症预约转诊、院后随诊康复、医药电商等服务。

（1）日常健康管理：慢性病管理干预辅助平台与慢性病物联网数据采集平台相连接，可以根据慢性病病人的医疗数据、健康数据、生物数据有针对性地定期向病人推送健康知识，并根据医嘱处方以短信、APP等多种形式进行监测提醒、用药提醒、复检提醒、运动干预提醒、餐前膳食干预提醒等，提高慢性病病人对医生诊疗方案的依从性，协助慢性病病人养成良好的生活习惯，提升慢性病治愈率。

（2）日常远程复检：慢性病病人可以通过互联网签约自己的专属家庭医生，家庭医生通过物联网健康终端设备和医疗型健康管理APP上传的生命体征数据，实时监测、跟踪病人的病程发展情况，并及时给予慢性病干预方案的调整。当病人身感不适或需要问诊时，也可通过电脑、手机、APP等多种途径联系专属家庭医生进行远程咨询，并在特定的情况获得医生处方。

（3）重症预约转诊：当慢性病病人病程演化为重症或有特殊需要时，慢性病病人和其专属家庭医生均可通过慢性病管理干预辅助平台实现预约挂号,或者将病人转向二级及以上大医院诊治。

(4) 院后随诊康复:当住院病人出院时,专科医生为病人制订阶段性家庭管理方案;病人在家执行家庭管理方案,利用网络的云诊室与自己的专属医生在线沟通,及时记录并反馈自己的健康数据。同时,全科医生也将辅助病人执行家庭管理方案,在社区为病人进行检验、检测、处方、售药等服务。

(5) 医药电商服务:根据医嘱处方,慢性病病人可以通过医药电商平台进行药事咨询服务,购买药品、保健品及家用医疗器械。

3. 健康效果评估　针对医生的诊疗方案,在病人的执行过程中持续采集生命体征、生活状态等健康数据,医生和平台根据采集的数据,评估计划与目标的差距、疾病控制情况,以及病人在此过程中发生的特殊情况和无法完成目标的原因,以此来修改已定的计划,制订下一步新的计划,如此循环反复,保证个案管理方式的合理有效。

(三) 现状与发展趋势

目前,互联网已经被看成是做加法而不是颠覆,也就是所谓的"互联网 +",互联网化的慢性病管理已经在很多领域取得了进展。2015 年 1 月,广州市天河区林和街社区卫生服务中心推出了"远程高血压慢性病健康管理",病人通过"远程血压仪"在家检测血压,测量结果自动上传至云端数据库,医生在社区卫生服务中心便可通过云端数据库监测病人血压的变化,并对数据异常的病患进行建议甚至预警。同时,结合检测结果及医生建议,网上药店可以为病人提供送药上门服务。在互联网技术下,这种慢性病管理实现了病人自我健康管理、社区医生跟踪、网上药店送药的结合。2016 年 3 月 18 日,由天津医科大学代谢病医院和医指通互联网医院集团合作建设的"天津医科大学代谢病医院医指通患者服务中心"成立,标志着我国首个互联网慢性病服务平台正式启动。

"互联网 + 慢性病健康管理"模式能够实现让病人在家中与医务人员进行交流,医务人员及时获得病人的相关信息,从而促进病人的自我管理。这不仅节约了医疗成本,提高了健康服务水平,同时也促进了医疗服务模式向健康管理服务模式的发展,实现了以人的健康为中心的健康管理服务模式。因此,在人口老龄化不断加剧的 21 世纪,"互联网 + 慢性病健康管理"模式在我国慢性病管理中值得推广。

四、卫生监督协管服务

卫生监督协管服务作为国家基本公共卫生服务项目,是贯彻落实医药卫生体制改革"保基本、强基层、建机制"的重要内容,是实施基本公共卫生服务逐步均等化的重要举措,是国家关爱民生、彰显政府责任的重要体现。

(一) 卫生监督协管服务

卫生监督协管服务(health inspection and coordinating management service)是我国政府免费提供的公共卫生产品,主要任务是由各城乡基层医疗卫生机构协助基层卫生监督机构开展食品安全、职业卫生、饮用水卫生、学校卫生、非法行医和非法采供血等方面的巡查、信息收集、信息报告并协助调查。目标是在基层医疗卫生机构开展卫生监督协管服务,充分利用三级公共卫生网络和基层医疗卫生机构的前哨作用,解决基层卫生监督相对薄弱的问题,从而进一步建成横向到边、纵向到底,覆盖城乡的卫生监督网络体系,及时发现违反卫生法律法规的行为,保障广大群众公共卫生安全。同时,通过对广大居民的宣传、教育,不断提高城乡基层群众健康知识和卫生法律政策的知晓率,提升人民群众食品安全风险和疾病防控意识,切实为广大群众提供卫生健康保障。

基层卫生服务机构按照《国家基本公共卫生服务规范(2016 年版)》的要求,其卫生监督协

阅读笔记

管服务的服务对象是辖区内的所有居民。服务内容主要有四个方面:①食品安全信息报告:发现或怀疑有食源性疾病、食品污染等对人体健康造成或可能造成危害的线索或事件,及时报告。②饮用水卫生安全巡查:协助卫生监督机构对农村集中式供水、城市二次供水和学校供水进行巡查,协助开展饮用水水质抽检服务,发现异常情况及时报告;协助有关专业机构对供水单位从业人员开展业务培训。③学校卫生服务:协助卫生监督机构定期对学校传染病防控开展巡访,发现问题隐患及时报告;指导学校设立卫生宣传栏,协助开展学生健康教育。协助有关专业机构对校医(保健教师)开展业务培训。④非法行医和非法采供血信息报告:定期对辖区内非法行医、非法采供血、非医学需要的胎儿鉴别和非医学需要的选择性别的人工终止妊娠开展巡访、发现相关信息及时向卫生计生监督执法机构报告。

《国家基本公共卫生服务规范(2011年版)》提出卫生监督协管服务的服务流程见图2-6。

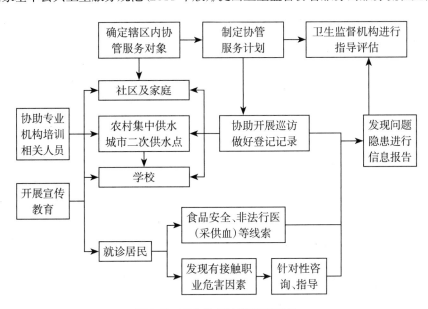

图2-6 卫生监督协管服务流程

(二) 食品安全

食品安全(food safety)指食品无毒、无害,符合应当有的营养要求,对人体健康不造成任何急性、亚急性或者慢性危害。根据世界卫生组织的定义,食品安全是"食物中有毒、有害物质对人体健康影响的公共卫生问题"。依照我国《食品工业基本术语》(GB15091—95)食品安全的定义是:为防止食品在生产、收获、加工、运输、储藏、销售等各个环节被有害物质包括物理、化学、生物等方面污染,使食品有益于人体健康,质地良好所采取的各项措施。食品安全也是一门专门探讨在食品加工、存储、销售等过程中确保食品卫生及食用安全,降低疾病隐患,防范食物中毒的一个跨学科领域。

1. 食品安全的内涵 从目前的研究情况来看,在食品安全概念的理解上,国际社会已经基本形成如下共识:①首先,食品安全是个综合概念。作为一种概念,食品安全包括食品卫生、食品质量、食品营养等相关方面的内容和食品(食物)种植、养殖、加工、包装、贮藏、运输、销售、消费等环节。而作为从属概念的食品卫生、食品质量、食品营养等,均无法涵盖上述全部内容和全部环节。食品卫生、食品质量、食品营养等在内涵和外延上存在许多交叉,由此造成食品安全的重复监管。②其次,食品安全是个社会概念。与卫生学、营养学、质量学等学科概念不同,不同国家以及不同时期,食品安全所面临的突出问题和治理要求有所不同。在发达国家,食品安全所关注的主要是因科学技术发展所引发的问题,如转基因食品对人类健康的影响;而在发展中国家,食品安全所侧重的则是市场经济发育不成熟所引发的问题,如假冒伪劣、有毒有害食品的非法生产经营。我国的食品安全问题则包括上述全部内容。③再次,食品安全是个政治概念。无论是发达国家,还是发展中国家,食品安全都是企业和政府对社会最基本的责任和必须做出的承诺。食品安全与生存权紧密相连,具有唯一性和强制性,通常属于政府保障或者政府强制的范畴。而食品质量等往往与发展权有关,具有层次性和选择性,通常属于商业选择或者政府倡导的范畴。近年来,国际社会逐步以食品安全的概念替代食品卫生、食品质量的概念,更加突显了食品安全的政治责任。④第四,食品安全是个法律概念。自 20 世纪 80 年代以来,一些国家以及有关国际组织从社会系统工程建设的角度出发,逐步以食品安全的综合立法替代卫生、质量、营养等要素立法。1990 年,英国颁布了《食品安全法》;2000 年,欧盟发表了具有指导意义的《食品安全白皮书》;2003 年,日本制定了《食品安全基本法》;部分发展中国家也制定了《食品安全法》。综合型的《食品安全法》逐步替代要素型的《食品卫生法》《食品质量法》《食品营养法》等,反映了时代发展的要求。

2. 食品安全标准　包括:①食品相关产品的致病性微生物、农药残留、兽药残留、重金属、污染物质以及其他危害人体健康物质的限量规定;②食品添加剂的品种、使用范围、用量;③专供婴幼儿的主辅食品的营养成分要求;④对与食品安全、营养有关的标签、标识、说明书的要求;⑤与食品安全有关的质量要求;⑥食品检验方法与规程;⑦其他需要制定为食品安全标准的内容;⑧食品中所有的添加剂必须详细列出。

3. 食品安全的构成要素　包括:①建立完善的食品安全应急体系,整合食品卫生监督、质检、工商为主的政府职能部门资源,使各有关部门的监管工作有机衔接起来,让市场监管到位,同时以食品行业协会为主导,带领企业坚定不移地执行与参与政府发布的各种类型保障食品安全的法律、法规及活动;②提高食品企业的质量控制意识,建立以食品安全回溯体系为标准的行业准入机制,从源头上杜绝不安全的食品入市;③初步建立食品安全宣传教育体系,对消费者进行食品科普教育。加大舆论宣传力度,提高消费者食品安全意识,使有害食品人人避之。

4. 食品安全的影响因素　有三个因素,即物理因素、化学因素和生物因素。物理因素可以是生产过程中带进去的杂质,也可以是人为加进去的,如沙子、树枝、水等;还有一些环境中的放射性污染物。化学因素如食品添加剂,或食品生产过程中产生的化学物质,如泡菜腌制过程中产生的亚硝酸盐。生物因素,如细菌、病毒、寄生虫等。

5. 食品安全对策　解决食品安全问题,一要立法,尽快形成法律、法规、规章、规划和标准相配套的食品安全法制体系,对于违反食品安全法律的单位或个人要予以严惩。二要管理,建立健全食品市场认证体系,制定完善安全检测监督抽查以及市场准入制度,加强食品安全职能管理部门的建设。重点应建立预防手段为基础的食品安全体系,探索制定市场分级管理办法。三要规范,建立健全食品安全社会信用体系,运用信息技术建立食品安全信用档案,对食品质量安全卫生情况进行跟踪监测,逐步形成优胜劣汰的机制,将没有安全保证的企业清理出市场。四要公开,建立食品安全信息公示制度,定期向社会发布,让老百姓知道,哪些食品是安全的,哪些食品是不安全的,让老百姓吃得明白、吃得安心。

(三) 现状与发展趋势

为深入贯彻国务院办公厅《关于印发医药卫生体制五项重点改革 2011 年度主要工作安排的通知》的精神,进一步落实原卫生部、财政部《关于做好 2011 年基本公共卫生服务项目工作的通知》的要求,努力实现基本公共卫生服务均等化的目标,有效维护广大人民群众的健康权益,原卫生部于 2011 年 11 月 2 日下发了《关于做好卫生监督协管服务工作的指导意见》,就开展卫生监督协管服务工作提出要求。要求各地充分认识开展卫生监督协管服务的重要意义,紧紧围绕群众关心、反映强烈的食品安全、职业病危害、饮用水卫生安全等突出问题,借助开展卫生监督协管服务的契机,利用现有卫生资源,充分发挥社区卫生服务中心(站)、乡镇卫生院、村卫生室等基层医疗卫生机构公共卫生职能作用,通过深入推进项目实施,使广大人民群众真正感受到卫生监督协管服务,享受到医药卫生体制改革的成果。逐步建立和完善卫生监督协管服务的工作机制。

根据《卫生部关于印发国家基本公共卫生服务规范(2011年版)的通知》的要求,各省级卫生行政部门制订本辖区卫生监督协管服务的实施规范和培训计划,尽快建立健全卫生监督协管服务工作制度和管理规定。基层医疗卫生机构要落实卫生监督协管服务的各项制度,明确责任分工,指定专职或兼职的卫生监督协管人员负责按照国家法律法规及相应的工作规范开展卫生监督协管服务,及时做好信息收集、信息报告等工作。暂时不具备条件在基层医疗卫生机构开展卫生监督协管服务的地区,可由卫生监督机构聘用符合任职条件的人员或在街道、乡镇、社区中设置相应的人员承担相应职能。各省级卫生行政部门要加强统一领导,结合《服务规范》要求认真落实有关工作,并把卫生监督协管服务纳入本地区重点卫生工作年度目标考核内容。各省(区、市)在2011年年底前至少选择10~20个县(区)作为试点地区,积极推进项目;到2012年底前至少50%以上的辖区开展卫生监督协管服务;到2013年底前至少80%以上的辖区开展卫生监督协管服务。目前,我国开展的卫生监督协管服务效果如何,是否已完成上述中的目标,还未见官方报道。

2012年8月,原卫生部发布的《"健康中国2020"战略研究报告》,食品安全行动计划是21项行动计划中的一项,旨在加强食源性疾病监测、溯源、预警和控制,健全食品污染物监测体系,加强食品安全风险识别、评估能力,构建国家权威的食品安全信息收集、整理、分析和风险预警交流平台,强化食品安全标准建设和突发性食品安全事件应急处理。2016年8月19日至20日,在北京举行的全国卫生与健康大会中再次强调了食品安全问题。国家主席习近平指出:"要贯彻食品安全法,完善食品安全体系,加强食品安全监管,严把从农田到餐桌的每一道防线,要牢固树立安全发展理念,健全公共安全体系,努力减少公共安全事件对人民生命健康的威胁。"

小结

社区健康护理是社区卫生服务的重要组成部分,其特点是将社区看作一个整体,以社区为单位,运用护理程序的方法,对社区的自然环境、社会环境及社区人群的健康进行管理。本章重点介绍了社区健康护理的基本概念及相关研究、常用的健康统计指标、社区健康护理应用与研究现状、社区健康护理的相关理论及其应用、社区居民健康档案的建立与管理等内容,并就当前社区健康护理相关的热点问题:健康社区、社区健康促进、互联网＋慢性病健康管理、卫生监督协管服务等专题进行探讨,旨在拓展学生思维的广度与深度,培养其科研思维能力,能在以后的实际工作中,结合各地社会、经济实况开展创新性地社区健康护理活动和研究工作,不断丰富和完善社区健康护理的内涵和研究成果,推动我国社区护理的发展。值得一提的是,现阶段,根据我国社区护理发展的国情,本章节中关于社区健康护理的许多工作,社区护士不能单独开展。社区护士工作的独立性体现得不明显,护士在社区健康护理中主要参与社区卫生诊断、城乡居民健康档案建立等工作。

(李新辉 李芸)

思考题

1. 社区护士如何正确地进行社区健康诊断?
2. 社区护士建立健康档案时,需要评估哪几方面的内容?
3. 社区居民健康档案建立的重点人群有哪几类? 阐述各类重点人群的健康管理重点。

阅读笔记

4. 如何有效管理和利用社区居民健康档案？

5. 社区护士如何在其岗位上推动社区健康护理的发展？

6. 当前社区健康护理研究领域的热点和难点有哪些？

7. 护理研究生如何对发展社区健康护理研究有所作为？

8. 如何进一步在我国开展社区健康护理研究？

阅读笔记

第三章　家庭健康护理

社区情景

　　某社区护士在慢性病家访时,遇到了有同样慢性病病人的两个核心家庭。这两个家庭虽然丈夫都是患脑卒中1年的病人,但是家庭成员间相处的关系和家庭的应对状况却有着很大的差别。

　　第一个家庭,夫妻平时感情很好,丈夫患病后,妻子娘家给予很多经济上的资助。丈夫的母亲已经退休,身体很好,住在附近,经常过来帮助照顾儿子。上中学的儿子在学习之余,也主动帮助妈妈做些家务和照护父亲。妻子是一名护士,在丈夫度过急性期后,马上进入了早期康复锻炼,出院后一直坚持做康复锻炼。在家庭成员和亲属的共同努力下,病人的日常生活已经能自理。

　　第二个家庭,丈夫从事土木建设工作,收入较高,家里的大事都由丈夫做主。由于嗜好饮酒和赌博,平时家里的积蓄并不多,妻子也经常为此与丈夫发生口角。丈夫患病后,赋闲家中,经济收入减少。妻子的父母是农民,与其大儿子一同生活,在经济上帮不上女儿。丈夫的母亲与继父生活在另一个城市,儿子住院时,母亲曾经来照护1个月,出院后就回去了,因为继父刚做完心脏搭桥术不久,需要人照顾。最近病人情绪不好,经常摔东西,骂妻子对他照顾不好。妻子感到很委屈,出现头疼、失眠等症状,感觉支撑不住了……上中学的儿子近几个月学习成绩下降,感觉心烦,加之整天听着爸妈的争吵,不愿待在家里,将母亲给的午饭钱节省下来,经常到网吧玩游戏。病人在1年中,曾有脑梗死复发,再次住院治疗一次,目前在家生活仍然不能自理,需要人照顾。

　　为什么相同疾病的病人在不同的家庭会出现不同的康复效果呢?

　　家庭健康在病人疾病康复中起到了什么作用?

　　第二个家庭存在哪些主要的健康问题?

　　社区护士应如何帮助第二个家庭走出困境?

阅读笔记

家庭健康护理的对象是家庭,其探讨的是家庭整体的健康问题。社会学、精神心理学和护理学从不同角度对家庭健康问题进行了研究,由于研究领域的不同,其关注点也各有差异。护理学关注的是家庭成员患病或家庭发展各阶段出现变化时的家庭健康状况。当家庭出现变化时,健康家庭能很好地应对,并进行相应的角色调整,充分利用各种资源,努力恢复家庭的稳定和健康;然而,当家庭功能、家庭内在结构或家庭应对能力等薄弱时,家庭的变化会威胁到家庭的健康。而有时往往是不健康的家庭孕育了家庭成员患病或家庭发展阶段问题的出现,他们的出现是家庭问题的外在反映。因此,社区护士不仅要关注病人,更应关注其家庭的整体健康状况。

第一节　概　　述

一、家庭的基础知识

(一) 家庭的内涵与特征

家庭是个人生活的场所,是其成长的摇篮,家庭与个人的物质生活和精神生活以及身心健康有着密切的联系。家庭又是构成社会的基本单位,家庭的健康对社会的稳定和社会的健康起到积极的作用。家庭的定义随着社会的发展,时代的变迁而发生着变化。早期对家庭的界定是传统式的婚姻家庭,随着社会的发展,逐渐出现一些特殊类型的家庭,如同居家庭(cohabiting families)、丁克家庭(DINK family)等。由于社会对家庭认同的差异,家庭具有多种定义。从护理学角度,将家庭(family)定义为由两个或多个人组成的,家庭成员共同生活和彼此依赖的处所。家庭应具有血缘、婚姻、供养、情感和承诺的永久关系,家庭成员共同努力以达到生活目标与需要。

家庭具有5种特征:①养育和教育子女社会化、保护和照顾家庭成员的功能;②家庭作为社会的最小单位与社会保持着密切的关系,并随着社会的发展而变化;③家庭成员间承担各自的角色与责任,并在不断相互作用中培养良好的互动关系;④不论是婚姻、血缘还是同居家庭,其家庭成员都认同家庭是其生活的港湾;⑤家庭是发生健康问题的重要场所,是需要护士帮助的护理对象。

(二) 健康家庭的特征与条件

1. 各理论家和学者对健康家庭(healthy families)的认识　研究家庭的理论家从各自理论的角度去认识健康家庭。临床模式认为健康家庭是家庭成员没有生理、心理和社会疾病,家庭没有功能失调或衰竭的表现;角色执行模式认为健康家庭能够有效地执行家庭功能和完成家庭发展任务;适应模式认为健康家庭是家庭能够有效地、灵活地与环境相互作用,完成家庭的发展,适应家庭的变化;幸福论模式认为健康家庭是家庭能持续地为家庭成员保持最佳的健康状况和发挥最大的健康潜能提供资源、指导和支持;护理学者从护理的角度认识家庭,护理学者弗里德曼(Friedman)认为健康家庭是家庭运作有效,家庭的存在、变化、团结和个性化处于动态平衡状态。护理理论家纽曼(Neuman)认为,健康家庭是处于家庭系统在生理、心理、社会文化、发展及精神方面的一种完好的、动态变化的稳定状态。

2. 健康家庭的共同特征　综合各理论家对健康家庭的认识,健康家庭一般具有6种共性特征:①家庭成员健康:包括生理、心理、社会文化、发展及精神等各个方面的健康;②家庭功能健全;③家庭内在结构健全;④家庭发展任务完成良好;⑤家庭与环境相互作用良好;⑥家庭有适应变化的能力。

家庭内部结构具体体现在四个方面:①家庭成员精神健全,相互间有承诺、有感情,并互相欣赏,积极交流,共享时光;②父母关系比较亲密,与子女关系同等重要,建立了父母和子女间平等对话和交流平台,家庭成员关心家庭的共同目标,具有很多共同行动的机会;③家庭成员

阅读笔记

各自具有自己的奋斗目标和理想,彼此相互尊重,家庭与社会保持适度的交往;④家庭有能力应对压力和处理危机。家庭成员在家庭出现变化时家庭的角色调整和适应能力较强,能充分地利用各种资源。

3. 健康家庭具备的条件　①有良好的交流氛围:家庭成员能彼此分享感觉、理想,相互关心,使用语言或非语言的沟通方式促进相互了解,并能化解冲突;②能增进家庭成员的发展:家庭给各成员足够的自由空间和情感支持,使成员有成长机会,能够随着家庭的改变而调整角色和职务分配;③能积极地面对问题及解决问题:家庭成员对家庭负责任,并积极解决问题,遇有难以解决的问题,不回避矛盾并寻求外援帮助;④有健康的居住环境及生活方式:能认识到家庭内的安全、营养、运动、闲暇等对每位成员的重要性;⑤与社区保持联系:不脱离社会,充分运用社会网络,利用社区资源满足家庭成员的需要。

（三）家庭资源

在生活中家庭与家庭成员会遇到各种困难和压力,严重时可出现家庭危机。为维持家庭基本功能,应对紧急事件和危机状况,家庭需要物质和精神上的支持,也称之为家庭资源(family resources)。社区护士的重要职责之一是帮助家庭发现和获得可利用的资源,向家庭提供相关信息、进行相应的联络和协调。家庭资源包括家庭内部资源和家庭外部资源。

1. 家庭内部资源(family internal resources)　主要有以下6种:①经济支持,即保证家庭成员的基本生活、医疗、教育、文化、娱乐等所需的经济来源;②维护支持,即维护家庭成员的名誉、地位、权利和健康;③健康照顾,即提供及安排医疗照顾;④家庭成员间的情感支持,即关怀及精神支持,满足家人的情感需要;⑤信息和教育,即为家人提供医疗咨询、建议及家庭内部的健康教育;⑥结构支持,即家庭住所或设施的改建,以满足患病成员需求。

2. 家庭外部资源(family external resources)　主要有以下7种:①社会资源,即亲朋好友及社会团体的关怀与支持;②文化资源,即文化、传统、习俗等方面的支持;③宗教资源,即宗教信仰、宗教团体的支持;④经济资源,即家庭外的赞助、收入、保险、福利等;⑤教育资源,即教育制度、方式、水平等;⑥环境资源,即居住环境、社区设施、公共环境等;⑦医疗资源,即医疗保健机构、卫生保健制度及卫生服务的可获得性。

二、家庭健康护理的基础知识

回顾历史,以家庭整体健康为护理对象的护理有多种称谓,如"以家庭为中心的护理""以家庭为焦点的护理""家庭健康促进""家庭护理"等。家庭健康护理(family health nursing)是以家庭为服务对象,以家庭理论为指导思想,以护理程序为工作方法,护士与家庭共同参与,确保家庭健康的一系列护理活动。社区护士在家庭健康护理中将有健康问题的家庭视为"护理对象",运用护理学、初级卫生保健、家庭学、家庭治疗和行为健康学等基础理论和技术,为家庭整体提供健康服务。其目的是发挥家庭最大的健康潜能,促进和维护家庭健康,维持家庭稳定,预防家庭成员发生疾病和帮助家庭成员治疗、护理和适应疾病。

（一）家庭健康护理的视角

护理理论家对家庭健康护理有不同的视角,奥瑞姆(Orem)从"家庭中个人护理"的角度看待家庭健康护理,认为每个家庭成员的自护能力得到提高,家庭的自护能力也将随之提高,因此,自我护理的理论仅适用于个人;金(King)从"家庭是相互作用单位"的角度看待家庭健康护理,认为家庭健康护理的目的是帮助家庭成员改善其相互作用。玛萨·E·罗杰斯(Martha Rogers)则将家庭视作一个单位,强调家庭与环境的交互作用。汉森(Hanson)从四个角度较全面地阐述了家庭健康护理,从而反映了家庭健康护理的发展过程(图3-1)。2005年,汉森从以家庭患病成员为中心、以家庭各个成员为中心、以家庭系统为中心、将家庭视作社会要素等四个视角诠释家庭健康护理,其分别代表妇幼护理、初级护理保健、精神/心理健康护理、社区健

阅读笔记

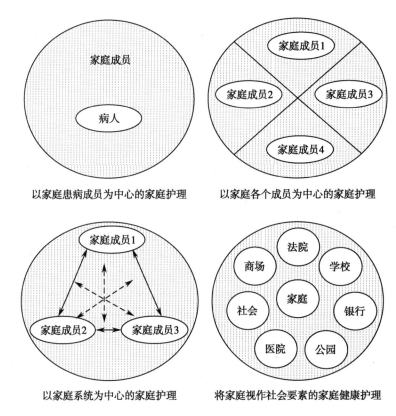

图 3-1　汉森(Hanson)的家庭健康护理内涵诠释图

康护理等四个领域。下面详细介绍汉森的家庭健康护理视角。

1. 以家庭患病成员为中心的家庭健康护理　也称以个体为中心的家庭健康护理,主要针对患病成员本人的评估和护理。这种传统的护理方法是以健康问题者个人为中心,家庭成员作为背景,并作为健康问题者的个人资源。提倡为了家庭中的患病成员,亲属应做些什么。家庭成员背景对于个人的健康或疾病来说可能是财富也可能是一个压力源。这种观点根植于专业的妇幼护理,并成为许多产科和儿科医疗保健的哲学基础。护士经常这样问诊病人:"你的家人谁会在夜间提醒你吃药""做了背部手术后你将如何照顾你的孩子""你的妻子关心你的糖尿病,并为了适合你的饮食需求改变了所有的饮食计划,这是特别好的"等。目前我国医院临床护理常使用这种方法。

2. 以家庭各个成员为中心的家庭健康护理　也称以家庭为中心的健康护理,主要针对家庭每个成员进行评估和护理。特点是家庭这个整体为各个家庭成员的总和,重点集中在每个个体上,即将所有的家庭成员都要重点对待,并且个体之间是互相有联系的。该视角的护理,常用于家庭和家庭成员间关系出现问题而导致家庭中出现健康问题时,对家庭成员进行护理。护士经常向刚患病的家庭成员提出这样的问题:"你如果被诊断为青少年糖尿病,会对你家庭的其他成员造成怎样的影响""每天晚上都需要服药是否会对家庭的其他成员造成困扰""家庭成员中谁会在你确诊后最困难的时期陪你度过"或者"你的家人是如何适应你的新药治疗方案的"等。在社区的初级卫生诊疗中,通常采用这种视角,社区护士或全科医生会逐步地为家庭的所有成员提供护理。

3. 以家庭系统为中心的家庭健康护理　主要针对家庭整体,以家庭成员间的相互作用关系为焦点进行评估和护理。强调家庭整体的力量大于家庭各个成员力量之和,并将家庭作为家庭成员相互关系的体系,解决家庭健康问题。换句话说,是将家庭成员的相互影响作为护理干预的目标,并将家庭作为一个整体不断地对其进行评估。这种视角重点关注家庭成员的交互作用,认为当系统的一部分出现问题时,系统的其他部分均会受到影响,如果一个家庭成员患病,他会影响到其他所有家庭成员。护士常常提出的问题是:"你的孩子被确诊为糖尿病后,你和你的配偶生活上会发生什么改变""青少年糖尿病这个诊断是如何影响你的正常家庭功能和家庭成员的正常相处过程"等。伴随着专业的精神和心理健康护理,产生了这种交互模型。

4. 将家庭视作社会要素的家庭健康护理　其特点是将家庭作为构成社会要素之一,即将家庭看作是一个独立的团体,作为健康、教育、经济等社会要素之一,家庭与社会的其他组织进行信息的接收、交换、沟通或者是服务等。社区卫生护理也因此制定了许多原则,比如强调家庭与社区之间的交互作用。护士在这种视角下提及的问题包括:"让学校知道你的儿子被诊断为艾滋病后,你的家庭会面临什么样的问题"或者"你是否考虑过加入母亲患乳腺癌的家庭支持小组?其他的家庭发现这是一个很好的资源,是减轻压力的一个途径"等。

(二)家庭健康护理对象

家庭健康护理的问题可归纳为八个方面:①人从出生、成长、成熟至老化等生命周期不同生理变化阶段的健康问题;②家庭发展阶段的相关健康问题;③家庭内部结构相关健康问题;④家庭外部结构相关健康问题;⑤居住和生活环境的健康问题;⑥生活习惯、卫生习惯、健康行为习惯等健康问题;⑦家庭健康意识和家庭对健康问题的理解;⑧家庭应对健康问题的方式。家庭健康护理的对象是家庭,主要针对有患病成员或在家庭生命周期的某一阶段出现健康问题的家庭。

1. 有患病成员且家庭功能薄弱或家庭内在结构不健全的家庭　家庭出现患病成员时,家庭功能薄弱或家庭内在结构不健全易导致家庭出现健康问题,这不仅直接影响到患病成员的康复和生活质量,还可导致家庭其他成员出现健康问题,需要社区护士的关注和护理。家庭功能(family function)是指家庭本身所固有的性能和功用,家庭功能决定家庭能否满足家庭成员在生理、心理及社会各方面、各层次的需求。家庭主要有五种功能,即情感功能、社会化功能、生殖功能、经济功能、健康照顾功能。家庭内部结构(family internal structure)指家庭内部成员之间重复出现的一种固定化了的互动关系模式。它由家庭成员在日常生活过程中慢慢形成,并通过家庭成员之间的一些行为角色和互动规则表现出来。包括四个方面,即家庭角色、家庭权利、沟通方式和价值系统。当功能薄弱的家庭出现患病成员时,家庭成员间克服和战胜困难的潜能低下,家庭成员关系易出现问题,此时的援助重点应放在家庭内部结构的调整上。

2. 家庭生活周期某个阶段调适不良而出现健康问题的家庭　家庭生活周期(family life cycle)是指家庭由诞生到成熟乃至最终衰老死亡和新的家庭诞生的周期性循环。在家庭发展的不同阶段,家庭会出现相应的常规变化,如形成期家庭出现结婚和妻子怀孕,扩张期家庭出现子女的出生,收缩期家庭出现子女独立,衰弱期家庭出现退休和配偶去世等。家庭在各个发展阶段都面临着普遍出现的、正常变化所致的与家庭健康有关的事件,称其为家庭发展任务(family developmental task)。当家庭在某一发展阶段出现调适不良时,家庭将很难完成此阶段的发展任务,从而出现家庭健康问题。

家庭的调适不良与家庭的外部结构(家庭类型)有直接关系,家庭类型是指家庭的分类,它影响着家庭能否完成各发展阶段的任务。护理学常将家庭分为三种类型,即婚姻家庭、单亲家庭和非婚姻家庭。①婚姻家庭是指被法律承认的家庭。从社会学角度将其分为核心家庭、主干家庭和联合家庭;从护理学角度又将其分为双职工家庭、夫妻分居家庭、丈夫或妻子离家家庭、继父母家庭、领养或抚养家庭、丁克家庭。②单亲家庭,包括父母离异后一方抚养孩子的家庭、自愿单身领养孩子的家庭等。③非婚姻家庭,包括同居家庭、享用同一居室的人组成的家庭等。

(三)家庭健康护理的目的

1. 促进家庭不同阶段发展任务的完成　家庭是不断变化的,从新婚期一对夫妇组成家庭到老年期配偶相继离世的家庭凋亡,家庭在每个发展阶段都有其各自的发展任务,如新婚生活的计划与适应、父母角色的获得、子女的独立与社会适应、成人期自我健康管理、退休生活的适应等。护理的主要目的是挖掘家庭的潜能,协助家庭修复其原本具有的完成发展任务的能力。

2. 促进家庭健康生活方式的获得　家庭的卫生习惯,膳食、运动等生活方式以及压力应对方式影响每位家庭成员的健康,家庭的生活习惯不仅影响其家庭的子女,还影响子女结婚后的新家庭。高血脂、脑卒中、糖尿病等成年人易患的慢性疾病与家庭的生活方式有着密切的联系。因此,社区护士应在居民没有发病的时期进行预防,如举办营养和运动等健康教育,此时不仅针对个人,还要将其家庭成员纳入其中,从家庭的角度促使家庭全体成员一起改变不良的生活方式。这种以家庭为对象的健康教育远比仅指导个人所取得的效果好。

3. 促进家庭提高早期发现、应对及适应问题的能力　当家庭成员出现脑卒中后遗症、癌症、残障、老年痴呆症、精神障碍或严重外伤时,会使家庭受到威胁,进而出现家庭危机。社区护士不但要关注患病者,也应将家庭健康纳入护理之中,此时的护理目的有以下三方面:

(1) 从预防的角度早期发现家庭健康问题:既往家庭护理的侧重点是家庭中的个人,如患病者和照护者个人的健康状况,但如果没有家庭成员的整体参与,有时很难改变现状。例如,当家庭出现需要照顾的病人时,护士只考虑如何提高患病亲属的病情观察和护理能力,如何减轻亲属的护理疲劳等,而不去考虑和判断此时的家庭是否出现了健康问题、家庭成员是否团结一致共同解决家庭问题,病人及其亲属的个人的健康问题是难以解决的。

(2) 提高家庭寻求医务工作者帮助的能力:在家疗养的病人需要亲属的长期照顾。亲属毕竟不是专业的医务人员,很难做出相应的医疗判断。例如,由于家庭对心脑血管疾病知识了解不足而造成的延迟就医现象屡屡发生。社区护士应指导病人及其亲属在何种情况下就医、如何选择就医的医院、如果判断困难应向何处咨询等,以确保家庭护理的有效性。

(3) 提高家庭对整体状况做出综合决策的能力:实际上很多家庭具备这种潜能,但有些家庭不能很好地发挥,此时需要护士分析家庭成员是如何判断事物的,给予家庭援助,提高家庭对整体状况做出决策的能力。

4. 促进家庭成员间关系融洽　家庭成员间的关系直接影响家庭的健康,其护理主要包括:①促进家庭成员间相互理解。例如,一位妻子为了训练处于脑卒中恢复期丈夫的自理能力,让其自行穿衣、如厕等,这些行为激怒了丈夫。此时应引导家庭成员站在对方的立场考虑和处理问题,以促进家庭成员间的理解。②促进和调整家庭的情感功能。例如,一位6个月婴儿的母亲不满其丈夫总不回家;护士家访时发现妻子的全部精力放在照顾孩子上,忽视丈夫的情感需要。此时应指导夫妇互相关心,满足正常的情感需求,以此促进夫妻的感情。③促进家庭自行调整其内部角色。例如,当护士发现一位慢性病病人长期由1名亲属照护,而这位亲属已经出现腰痛等疲劳症状时,应了解并在适当的时机协调其他家庭成员或亲属轮换护理病人,争取多人合力护理病人,通过家庭内部角色调整来预防和应对家庭健康问题。

5. 促进家庭内外部资源的利用　解决家庭健康问题时经常面临需要家庭做出重要决策的情况,例如出院后的老人在哪里生活等。此时需要护士利用家庭内部资源,促进家庭在协商的基础上达成共识,做出决策。护士要促进家庭调整社会资源,向家庭提供可利用的社会资源,如社区家庭护理团队、家庭服务和育婴服务机构、当地的老人院、社区卫生服务中心(站)或卫生院(卫生室)等。帮助家庭调整生活环境和邻里关系。如建议有条件的家庭安装某些便利设施,以使其身体障碍的家庭成员更容易利用。

三、家庭健康护理发展史

(一) 家庭健康护理的产生与发展

阅读笔记

自古以来,在尚未出现医疗的时期,家庭就具有照顾的功能,如孕产妇、儿童和高龄老年人都需要其家庭成员的照顾；另外，当家庭出现患病成员时，家庭会自动肩负起照顾的责任。护理学始终将"家庭"作为病人的重要资源，动员亲属支持病人，教育和帮助亲属掌握相关的疾病护理知识和技术，以此加快病人的康复或提高病人的生活质量，维持病人健康水平，伴随病人度过终末期。由此可见，早期的家庭健康护理是以家庭患病成员为中心的，亲属作为患病者的资源，起到照顾和帮助病人康复的作用。

自 20 世纪 70 年代初期，以北美为中心，诞生了以家庭作为护理对象的"家庭健康护理"。20 世纪 80 年代初在美国和加拿大，专注于家庭护理研究的学者集中在一起讨论并分享家庭健康护理的内涵，界定其实践范围，开始逐步地形成家庭健康护理知识体系。21 世纪已经发展成为一个专科领域，尤其在妇产科护理学、儿科护理学、精神护理学和社区护理学中，以家庭整体作为护理对象，进行家庭健康护理已取得一定的成效。目前在上述国家，家庭健康护理已经扩展到护理的各学科。

近 20 年来，各国的家庭健康护理学者不断深入的研究和探索，家庭健康护理这个较新的领域孕育了一批北美和全球护理学者和护理管理者。他们著书、组织国家和国际性的家庭护理会议，主持了关于问题家庭和幸福家庭的研究，形成了家庭护理理论，发表了家庭护理研究成果的论文，促使逐步形成了家庭健康护理的理论知识体系，开发了家庭健康护理技术。有代表性的标志是 1988 年在加拿大发起的"国际家庭护理会议"和 1995 年 2 月美国创刊的《家庭护理杂志》，推动了家庭健康护理的全球化发展。

在过去的 20 年间，家庭健康护理的课程、研究、实践在全球得到了扩展，如非洲、澳大利亚、智利、巴西、丹麦、芬兰、泰国等。在加拿大卡尔加里大学，洛林莱特（Lorraine Wright）和莫琳莱特（Maureen Wright）等理论家们形成了卡尔加里家庭评估模式。在日本，教师们已经在课程中广泛的应用家庭护理的概念，已经有家庭健康护理的教材翻译为日文，也进行了家庭护理的研究，并于 1994 年成立日本家庭健康护理学会。

知识拓展

国际家庭护理会议

　　1988 年在加拿大阿尔伯塔省卡尔加里大学护理学院首次举行国际家庭护理会议（family care international meeting），以后每隔 3 年举办一次，2003 年起改为每年一次，截至 2015 年已经举办 12 次。会议的主要宗旨是进行家庭健康护理相关研究成果的发表、家庭健康护理相关问题的讨论、表彰在家庭健康护理方面做出卓越贡献者等。2005 年加拿大第七次国际家庭护理会议后，协调委员会开始筹办家庭护理协会，于 2009 年在冰岛召开的第九次家庭护理会议上诞生了"国际家庭护理协会"。

历届国际家庭护理会议

届次	时间	主题	地点
第一届	1988 年	美国的跨文化家庭护理——拉丁美洲和黑人家庭	卡尔加里（加拿大）
第二届	1991 年	2000 年人人享有卫生保健——家庭护理的作用	波特兰（美国）
第三届	1994 年	全球保健——家庭护理的重要性 社会对家庭健康的威胁——重新定义护理角色	蒙特利尔（加拿大）
第四届	1997 年	家庭的历史、改变和文化识别	瓦尔迪维亚（智利）

阅读笔记

续表

届次	时间	主题	地点
第五届	2000 年	21 世纪的家庭护理	芝加哥（美国）
第六届	2003 年	由于中东地区战争和非典而取消	哈博罗内（非洲）
第七届	2005 年	开放空间——畅谈家庭护理	维多利亚（加拿大）
第八届	2007 年	治愈家庭,治愈社区——在实践、教育与研究中做出创新	曼谷（泰国）
第九届	2009 年	从观察到干预——家庭护理的分界线	雷克雅未克（冰岛）
第十届	2011 年	让家庭护理随处可见——从知识构建到知识的转化	京都（日本）
第十一届	2013 年	纪念过去,庆祝未来	明尼阿波利斯市（美国）
第十二届	2015 年	通过研究、教育、实践来改善全球家庭健康	欧登塞（丹麦）
第十三届	2017 年	家庭护理的艺术和科学对家庭健康的转变	潘普洛纳（西班牙）

知识拓展

——— 家庭护理杂志 ———

《家庭护理杂志》(*Journal of Family Nursing*)是美国于 1995 年创刊(季刊)的国际性杂志。该杂志作为载体传递家庭健康护理研究、理论、教育、实践的成果,探讨家庭健康护理的主要问题。研究内容主要有家庭实践报告、家庭理论研究、以家庭为中心的护理教育项目、政策相关的讨论等。

（二）我国家庭健康护理现状

我国社区护理学课程中,家庭健康护理已经是公认的内容之一。社区护士在以下的工作中,如居民健康教育、新生儿和产妇家庭访视、儿童生长发育监测、慢性病病人和精神障碍者健康管理及康复护理中,也都渗透着家庭健康护理理念,但是在实际的社区护理工作中,多数护士还只停留在将亲属作为病人的资源阶段,尚未开展以家庭为单位进行健康护理的服务项目。社区护士不仅关注出现健康问题的个人,也将其亲属纳入护理范畴,将家庭作为一个护理单位进行护理将是今后的发展方向。

四、家庭健康护理研究

家庭健康护理的研究主要聚焦于家庭整体的健康、家庭成员间的关系,以及家庭与社会间关系的研究,例如,家庭解决问题的方式与方法、家庭健康护理干预方法等研究,下面介绍近三

阅读笔记

年来国外家庭健康领域方面的研究方向和研究课题。

(一) 研究领域与研究课题

1. 家庭功能的研究　家庭功能的重要性、照顾老年人家庭功能的评价、家庭功能对生活质量的影响、家庭功能对抑郁症的调节作用、家庭功能与妇女健康之间的关系、家庭功能对青少年自尊的影响、社会支持与家庭功能之间的关系、特殊人群对家庭功能的认知等。

2. 家庭关系的研究　家庭关系量表的开发、家庭关系质量对青少年健康和社会情感的影响、家庭关系对青少年自杀倾向的影响、家庭关系与慢性疾病病人生活质量之间的关系、病人和照顾者的家庭关系对病人心理疲劳和照顾者负担的影响等。

3. 家庭护理干预研究　家庭护理干预模式研究:如神经性厌食症病人的家庭护理干预、以儿童为中心的家庭护理干预过程研究;家庭护理干预的定性评价;家庭照顾者的护理干预:如老年痴呆症病人家庭照顾者抑郁的护理干预等。

4. 儿童慢性病家庭管理研究　儿童慢性疾病家庭管理和家庭关系的研究、1 型糖尿病儿童家庭管理研究、儿童哮喘家庭管理系统的创建与评价、文化对儿童癌症家庭管理的影响等。

5. 家庭管理模式研究　家庭管理模式的概念与发展、家庭管理模式在老年痴呆症病人家庭中的应用、在癌症患儿家庭中的临床应用、应用家庭管理模式框架进行护理干预等。

(二) 研究的注意点

1. 对所研究的家庭应有一个操作性定义　操作性定义是指从具体的行为、特征、指标上对变量的操作进行描述,将抽象的概念转换成可观测、可检验的项目。不同学者从各自角度界定了家庭的含义,对家庭的分类也不尽相同,虽然有其共性的地方,但也有其不同之处。因此在进行家庭健康护理研究时,应对家庭这一概念进行界定,以使其具有操作性。

2. 研究应聚焦于家庭的整体健康　也就是以家庭整体为单位进行相关研究。无论是对家庭中有健康问题的人或家庭成员间关系或家庭与社会间关系的研究,其最终都要回归到家庭整体健康的研究。

3. 关于家庭自护能力的研究应注意护理目的和结果的一致　应根据所研究的自护能力确立相应的护理焦点与评价视角。例如,是研究家庭发展周期的某一阶段的自护能力还是研究家庭解决问题或家庭应对问题或家庭适应问题的自护能力等来确定其护理焦点与评价视角。

4. 明确收集资料的途径　家庭健康护理研究最常见的收集资料途径是家庭访视,即进入家庭收集第一手原始资料。

5. 尊重被研究家庭的知情同意权　以家庭为单位的研究需要家庭成员的参与,取得他们的协助,同时告知其研究目的和宗旨,并说明研究资料将要使用的场合,以获得其家庭的理解和同意。

6. 将研究成果反馈给被研究家庭　通过成果反馈可以使家庭认识到现存的问题,并纠正健康问题,使研究具有更大的实践意义。

7. 避免将研究者的观念强加于家庭　每个家庭都有其固有的家庭价值观,研究时应了解并尊重该家庭在社会和文化背景下的价值观。

8. 严格保守家庭的隐私　在研究中要注意避免侵害家庭隐私,如果欲将研究结果发表,也要提前征得家庭的同意,并变更家庭成员的姓名、家庭结构和年龄等。

第二节　家庭健康护理的相关理论与应用

家庭健康护理相关理论的基础框架主要来源于社会学理论、家庭治疗理论和护理理论。常见的家庭健康护理相关理论有家庭系统理论、家庭压力理论、家庭生命周期理论、家庭功能

阅读笔记

理论和家庭评估干预模式。

一、家庭系统理论

(一) 理论产生背景与主要观点

家庭系统理论(family systems theory)出现于 20 世纪 70 年代初期,是由美国心理治疗家莫里·鲍恩(Murray Bowen)提出。该理论是掌握家庭特征和进行家庭健康护理的基础理论。家庭系统理论认为家庭是由家庭成员组成的家庭单位(家庭系统),家庭成员间相互影响,也受其所处环境(社会系统)的影响而发生着变化。这个观点是受生物学家路德维(Bertalanffy von Ludwig)于 1945 年提出"一般系统理论"的影响而产生的。家庭系统理论认为家庭是受社会文化、历史和环境的相互作用而形成的一个"开放系统",是家庭成员和环境之间的持续相互作用的系统,强调家庭成员之间的相互作用。家庭系统理论认为,个人精神心理问题和问题行为是其所处的家庭体系中的问题的体现,如果改变其家庭周围的环境,个人的问题也将随之得到解决。因此该理论的侧重点是"从家庭成员关系上理解护理对象"。家庭系统理论有 5 个观点:

1. 组织性(organization)　家庭有阶层和角色期待。家庭成员存在不同的层次,各自担当自己的角色,即家庭成员是由父母、子女、兄弟姐妹等不同代际组成,他们既是独立的个人,同时也是相互具有联系的子系统。例如,作为父母层次,有养育子女长大成人的角色义务,父母期待子女通过学习以适应社会,子女学习父母的言行,这是阶层性质的体现。另外,家庭又属于机关、学校、社区等社会团体的一部分,家庭是社会系统中的子系统。

2. 整体性(wholeness)　家庭成员的变化必将带来家庭整体的变化。家庭由许多家庭成员构成,家庭功能的运作是全体家庭成员参与的结果,因此当家庭中某一成员出现变化(疾病、意外事件等),家庭系统也将发生变化。例如:妻子突然生病住院,而丈夫工作忙,孩子则担当起帮助父母料理家务的工作,家庭成员自行调整了家庭角色。该案例说明由于家庭中出现了有健康问题的成员,家庭的角色分配随后发生变化,进而导致家庭整体发生变化。

3. 非积累性(nonsummativity)　家庭整体的功能大于家庭成员功能之和。家庭成员间的相互作用有时可起到成倍的效果。例如:年迈的奶奶生病,生活不能自理,需要人照顾。此时家庭的全体成员包括夫妻、兄弟姐妹、子孙相聚,商量并分工合作照顾病人。这种家庭成员汇聚一起讨论商量如何分工照料老人的效果明显优于家庭成员独自想办法的效果。

4. 稳定性(homeostasis)　当家庭内外发生变化时,家庭系统力图应对其变化,维持家庭的安定。如新婚期的家庭,夫妻双方各自有自己婚前家庭的生活习惯,两人组成新的家庭,必然出现难以适应的地方,但他们会尽量互相作出一些让步,以适应新的家庭生活,维持家庭的稳定。

5. 周期性因果关系(circular causality)　家庭成员的行为促使家庭内部发生各种变化,产生周期性因果关系。也就是当一个家庭成员出现问题时,家庭成员间会出现连锁反应。例如:丈夫染上了赌博的坏习惯,经常挥霍家里的钱财。妻子说服不了丈夫,经常苦闷而出现身心症状,导致不能很好料理家务。孩子看到父母的状态,感到担心和害怕,无心学习,经常旷课,学习成绩下降。进而使父亲的心理压力增大,他想通过赌博把失去的都找回来,由此出现恶性循环状态。由此可见,家庭成员间的关系不仅停留在单一的因果关系上,还会连续地影响家庭每个成员,而出现新的原因,这样周而复始地循环呈现周期性。

(二) 理论的应用

家庭系统理论主要应用于家庭关系出现问题时,判断家庭在哪个环节出现了什么问题,用何种方式可以解决。加拿大卡尔加里大学的怀特(Wright)和美国的怀俄明州立大学的弗里德曼(Friedemann)明确地提出将家庭整体作为护理对象的家庭系统理论。怀特教授的团队在大学,将家庭系统的认知、情感、行动带来的变化等加入家庭健康护理单元,进行实践教学。

阅读笔记

美国威斯康星大学的安德逊(Anderson)把家庭系统论用于护理,他主张应用家庭系统的各程序进行家庭健康护理,并将家庭系统论中提出的家庭特点和家庭健康相关理论进行综合,提出了家庭健康系统的 5 个程序:①发展程序:即家庭发展阶段的转变、家庭发展动力;②保健程序:即健康信念、健康状态、健康习惯、生命周期、保健服务的提供;③应对程序:即资源的灵活使用、问题解决、压力和危机的应对;④相互作用程序:即家庭成员关系、沟通与交流、养育、抚爱、外来支援;⑤综合程序:即共同体验、同一性、责任、历史、价值观、境界、仪式。并指出相互作用程序和综合程序是影响家庭所有自护功能的最根本的功能。

二、家庭压力应对理论

(一) 理论产生背景与主要观点

家庭面临各种各样的压力,家庭压力应对理论(family stress coping theory)阐明了家庭如何应对这些压力。该理论最初的研究者是美国的家庭社会学者希尔(Hill)。在美国,由于第二次世界大战,部分家庭中的丈夫或父亲出征,导致其家庭面临着生活上的困难以及战后军人复员家庭重新组合的状况。希尔跟踪调查了有出征人员的 135 个家庭,研究了这些家庭面临的危机以及应对危机的过程,于 1949 年发表了著作《压力下的家庭》。希尔通过实证研究提出了过山车模式和 abcX 模式。此后,也有许多社会学者对家庭压力进行研究,取得一些成果,其中最有代表性的是美国的麦卡宾(McCubbin),他从更加长远的角度分析了家庭压力,得出双重 ABCX 模式。此后的研究又追加了家庭压力下的顺应性和适应性反应模式,即 FAAR 模式。麦卡宾还提出了家庭应对的概念,解释了家庭适应。

1. 过山车模式　该模式用于描述家庭发生危机直至恢复的过程。图 3-2 的横轴表示时间,纵轴表示家庭重组水平。通过家庭危机、组织解体期、恢复角度和再重组化四种方式表示了家庭面临危机的解体恢复过程。

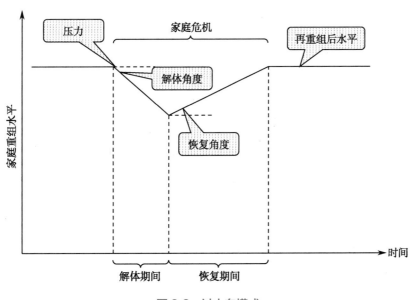

图 3-2　过山车模式

2. abcX 模式　a 表示压力源事件、b 表示家庭应对危机所具有的资源、c 表示家庭对事件的认识、X 表示家庭危机。该模式诠释了家庭发生危机过程的构造,即 a 和 b 以及 c 的相互作用,产生 X。该模式主要强调的是家庭产生压力或发生危机取决于两个变量,即家庭资源和家庭成员对事件认识,并不是某些事件直接导致的结果。

3. 双重 ABCX 模式　图 3-3 的横轴表示时间,分为前危机阶段和后危机阶段。前危机阶

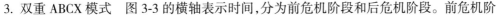

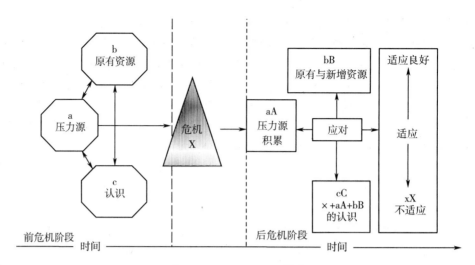

图3-3   双重 ABCX 模式

段保留了 abcX 模式。后危机阶段显示的是应对危机的一个适应过程,其中 aA 表示压力源积累,bB 表示已存在或新增的家庭应对行为,cC 表示开始的认知、附加压力源以及新旧资源和恢复平衡的因素,xX 表示家庭适应的结果。该模式的宗旨是用"适应"这一概念说明希尔的重组化过程。与希尔理论相比,在分析框架中明确了时间的位置,能解释家庭长期压力的影响。

4. 家庭应对与家庭适应　家庭应对(family coping)是指每个家庭成员或家庭整体所做出的行动反应。即通过认识、资源和应对行动的相互作用而保持处于危机状态下家庭功能的平衡。例如家庭通过获得或开发社会、心理和物资等资源,去解除压力源,处理困难状况,解决家庭内部纠纷,缓解家庭紧张和促进家庭适应。家庭适应(family adaptation)是指家庭为了维持家庭成员与家庭、家庭与社区这种双重功能平衡而做出的努力。家庭适应行动的目标有五方面,即避免或解除家庭压力源和紧张、困难状况的管理、家庭系统的整合、家庭动力的维持、调整后家庭结构变化的适应。

（二）理论的应用

当家庭处于危机(压力)状态时,需要护士的援助。护士可运用家庭压力理论的相关知识,对家庭所面临压力的种类、性质、发生和发生后的过程及结果进行评估,进而采取有针对性的家庭健康护理措施。此外,家庭压力应对理论还可以帮助护士判断家庭危机的发展阶段,以利于护理该阶段家庭成员,促进他们提高应对问题的能力,增强其生活能力。同时也促进护士选择适当的援助方法,挖掘成员中促进家庭健康的各种潜力,促进其发挥作用。

三、家庭生命周期理论

（一）理论产生背景与主要观点

20 世纪 30 年代,社会学家希尔和汉森提出了家庭生命周期理论(family life cycle theory),他们认为家庭和人一样,也具有生命周期,希尔提出了家庭发展的九个阶段。20 世纪 50 年代,将家庭生命周期理论运用于家庭工作中。70 年代,达到兴盛期,此期的代表人物杜瓦尔(Duvall)提出了家庭生命周期概念,他将家庭分为八个阶段,长期以来在学术界尤其是心理治疗界广为传播。杜瓦尔认为家庭如同人的生命也有生命周期和不同发展阶段的需求,包括生理需求、文化规范以及人的愿望和价值观。家庭的发展任务可成功地满足家庭成员成长的需要,否则将导致家庭生活中的不愉快,并给家庭自身发展带来困难。杜瓦尔强调,家庭如同一个整体不断成长,在家庭进入下一发展阶段前,家庭和家庭成员必须完成本阶段的发展任务,只有这样家

阅读笔记

庭才有能力完成以后各阶段的发展任务。

进入20世纪90年代,家庭治疗学发展了家庭周期理论。家庭治疗师贝蒂·卡特(Betty Carter)和莫妮卡·麦戈德里克(Monica McGoldrick)将生命周期理论融入新元素,形成了个体、家庭和社会取向家庭治疗。她们将艾里克森(Erik Erikson)的个体生命周期理论、杜瓦尔的家庭发展概念、催眠大师艾里克森(Milton Erikson)和结构派家庭治疗创始人米妞秦(Salvadar Minuchin)的临床发现以及女权主义心理治疗的多种观点整合起来,形成一种新的观点。他们认为家庭生命周期这一概念为人们提供了一个有用的框架,用来预见家庭经历的发展阶段。他们不是从病理或缺陷的角度看待家庭,主张从"问题出在以往的经历,现在试图去处理的任务,将来发展的方向"的角度认识家庭。卡特和麦戈德里克认为家庭在每一发展阶段有一个情感过程的转变,同时必须经历一个次级变化,才能使家庭成员向健康方向发展。次级变化强调从行为、认知、情绪和关系等方面重新定义家庭系统,同时他们还强调家庭在保持其稳定性和连续性的同时,完善并改变其结构。

沃尔思(Walsh)和麦戈德里克发现,当家庭的两个非常重要的生命周期事件在时间上非常相近时,家庭成员出现症状的可能性会增大。例如,当一个家庭中同时出现祖父母去世和孩子出生,家庭的这两个生命周期事件相隔太近时,会加大家庭焦虑程度,处理不好容易出现家庭健康问题。如果家庭在横向(家庭发展周期维度上的)和纵向(跨时代的,家庭历史中延续至今的各种关系、家庭历来的应对方式)的轴面上有足够的压力源,任何一个家庭都会表现出严重的功能障碍。如果家庭的纵轴上已经存在重大的压力源,横轴哪怕是非常微小的压力源,也会给家庭带来很大的破坏。家庭能否妥善处理生命周期转换阶段的决定因素有:产生的焦虑在纵轴和横轴面上何处积聚、家庭如何与各种系统产生互动、家庭成员如何相互支持或互为障碍。

(二)家庭发展阶段的划分

科学家和学者们一致认为家庭与人的生命周期一样也存在周期性,而且有多个发展阶段。但是由于他们的专业不同,促使从各自专业的角度(如社会学、家庭社会学、家庭治疗学等)划分家庭发展阶段(family developing stage)。

1. 希尔的家庭发展9个阶段　社会学者希尔将家庭分为9个发展阶段,新婚家庭没有孩子为第1阶段;第1子出生至3岁未满(有年轻父母的家庭)为第2阶段;第1子3岁至6岁未满(有学龄前期儿童家庭)为第3阶段;第1子6岁至12岁未满(有学龄期儿童家庭)为第4阶段;第1子13岁至19岁未满(有青春期孩子的家庭)为第5阶段;第1子20岁至离开家里(有成年孩子的家庭)为第6阶段;第1子离家至最小孩子离家(孩子走向独立的家庭)为第7阶段;最小孩子离家至夫妇退休(和孩子完全分离的家庭)为第8阶段;夫妇退休至死亡(衰老家庭)为第9阶段。

2. 杜瓦尔家庭发展8个阶段　家庭社会学者杜瓦尔将家庭分为8个发展阶段,提出了各阶段家庭需要完成的发展任务以及社区护士的保健工作,强调如果家庭没有完成某一阶段的发展任务,必定影响到以后各阶段的发展(表3-1)。

表3-1　杜瓦尔家庭发展8个阶段

发展阶段	定义	发展任务	保健项目
新家庭	男女结婚建立的家庭	1. 发展夫妇间亲密关系 2. 适应新的人际关系 3. 分享价值观、承诺及忠诚 4. 夫妇生活方式的适应 5. 要孩子的决定和准备	1. 性生活指导 2. 计划生育指导 3. 心理沟通指导 4. 人际关系指导

续表

发展阶段	定义	发展任务	保健项目
孩子诞生家庭	最大孩子小于30个月家庭	1. 父母角色的适应 2. 婴幼儿的养育 3. 产后恢复 4. 稳定的婚姻关系的维持	1. 围生期保健指导 2. 新生儿和婴幼儿营养指导 3. 预防接种指导 4. 哺乳期性生活指导 5. 压力应对指导
学龄前儿童家庭	最大孩子介于2岁半至6岁的家庭	1. 儿童意外事故和传染病预防 2. 儿童身心健康发育的促进 3. 美满婚姻的维持	1. 儿童意外事故防范的宣传 2. 儿童传染病的预防 3. 儿童生长发育的监测 4. 儿童良好习惯的培养
学龄期儿童家庭	最大孩子介于7岁半至12岁的家庭	1. 儿童学习生活适应的帮助 2. 意外事故的预防 3. 良好婚姻的维持	1. 引导儿童正确应对学习压力，社会化合理指导 2. 儿童安全教育 3. 养育子女与工作间平衡维持的指导
青少年家庭	最大孩子介于13岁半至18岁的家庭	1. 开放性母子和父子关系维持 2. 孩子的性教育 3. 孩子的自由与责任平衡教育 4. 孩子婚姻生活责任的教育	1. 亲子代沟所致的沟通问题指导 2. 青春期教育及性教育 3. 自由与责任之间平衡的督导与训练
孩子创业家庭	最大孩子离家至最小孩子离家的家庭	1. 鼓励认同孩子的独立 2. 重新适应婚姻关系 3. 照顾关心高龄父母	1. 亲子沟通指导 2. 婚姻再适应指导 3. 高龄老年人的保健指导
空巢家庭	所有孩子离家至家长退休的家庭	1. 巩固婚姻关系 2. 与新家庭成员建立关系 3. 应对更年期问题 4. 慢性病防治 5. 做好退休准备	1. 更年期保健 2. 定期体检 3. 心理咨询
老年家庭	退休至夫妇逝世的家庭	1. 退休后生活的适应 2. 经济收入变化的应对 3. 维持配偶及个人的功能 4. 面对配偶及亲朋的死亡	1. 生活方式指导 2. 慢性病防治 3. 自理能力及社交能力指导 4. 孤独心理辅导 5. 临终关怀

3. 莫妮卡·麦戈德里克家庭发展的 6 个阶段　家庭治疗学者卡特和麦戈德里克将家庭分为 6 个发展阶段,主要从家庭婚姻的角度阐述了家庭各发展阶段中家庭成员的情感变化及主要原则,以及家庭成员在各个发展阶段应注意的问题(表 3-2)。

4. 金川克子家庭发展的 4 个阶段　护理学者金川克子将家庭分为 4 个发展阶段,并从护理的角度归纳了各发展阶段的家庭常规变化和家庭变化中常规出现的发展任务(表 3-3)。

5. 贝尔曼和莱夫家庭发展 7 个阶段　贝尔曼(Berman)和莱夫(Life)从家庭夫妇关系的角度论述了家庭发展的 7 个阶段(表 3-4)。

（三）理论的应用

在家庭各发展阶段有其相应的发展任务,在多元文化的社会,家庭有各自不同的特点,作为社区护士应了解和掌握这些内容,进行个别性和有针对性的家庭健康护理。护士要综合各理论家家庭发展周期不同阶段家庭存在的发展任务,进行相应的护理和保健指导。

阅读笔记

表 3-2　卡特和麦戈德里克家庭发展的 6 个阶段

家庭发展阶段	家庭转变阶段的情感过程与主要原则	与发展相对应的家庭状态的次级改变
离家（独身的年轻人）	接受自我在情感和经济上的责任	1. 自我与原生家庭的分离 2. 发展与同龄人之间的关系 3. 在工作和经济独立方面确立自我
婚姻的家庭结合（新婚夫妇）	对新系统（新家庭）的承诺	1. 婚姻关系的建立 2. 与延伸家庭、朋友重新组合人际关系，以接纳新的夫妻关系
有年幼孩子的家庭	接受新成员进入家庭	1. 调整婚姻关系，为孩子留出空间 2. 共同承担养育孩子的任务，支撑家庭经济和做家务 3. 与延伸家庭关系的重新调整，以接纳为人父母和祖父母的角色
有青春期孩子的家庭	增加家庭界限的灵活性，以允许孩子的独立，接纳祖父母的衰老	1. 调整亲子关系，使得青春期孩子能够自由进出家庭系统 2. 重新聚焦于婚姻和职业问题上 3. 开始照顾老一代人
孩子离家生活	接受家庭系统的大量分离和加入	1. 重新审视二人世界的婚姻系统 2. 在成年子女和父母之间发展成年人对成年人的关系 3. 调整关系以吸纳子女的配偶、孙辈与姻亲的角色 4. 处理父母（祖父母）的衰老和死亡
生命晚期家庭	接纳代际角色的变化	1. 面对生理上的衰老，维持自己和伴侣的功能和兴趣 2. 为扮演更为核心角色的中年一代提供支持 3. 在家庭系统中为年长一代的智慧和经验留出空间，支持年长一代，但不包办代替 4. 应对失去配偶、亲属及朋友的痛苦，为自己的死亡做准备

表 3-3　金川克子家庭发展 4 个阶段

家庭发展阶段	家庭出现的常规变化	家庭面临的发展任务
形成期	结婚、妻子怀孕	1. 新婚生活的计划与适应 2. 性生活的适应与计划生育 3. 经济基础的确立 4. 健康保持与家务活的适应 5. 妊娠与生产的准备
扩张期	子女的出生	1. 保持正常的家庭生活 2. 经济基础的维持与强化 3. 养育子女社会化 4. 建立健康的父子或母子关系 5. 夫妻情感的维持 6. 减轻母亲育婴负担
收缩期	子女	1. 家庭生活的重新计划和适应 2. 独立结婚的孩子与父母关系 3. 中年夫妻关系 4. 中年期的健康管理
衰弱期	退休、夫妻一方去世	1. 退休生活的适应 2. 经济变化的应对 3. 生活范围缩小所致社会孤立感的应对 4. 家庭角色变化的应对

阅读笔记

表 3-4　贝尔曼和莱夫家庭发展 7 个阶段

发展阶段	定义	夫妻各关系
第 1 阶段	向 20 岁移行期 (18~21 岁)	离开生长的家庭,建立新的关系时期
第 2 阶段	(22~28 岁)	人际密切交往能力增高,职业观形成,找配偶结婚的时期。有亲密交往的能力,但还存留依存和独立的矛盾,以及自我放弃和自由追求的矛盾
第 3 阶段	向 30 岁移行期 (29~31 岁)	此期的特征是结婚和职业生涯的追求。不能放弃自由的人易出现心理危机
第 4 阶段	30 岁夫妇 (32~39 岁)	此阶段是工作和婚后生活关系比较密切,面向长期目标的时期。在活动中与子女、同事、朋友各方面关系密切,家庭已形成固定的决策模式,家庭体系界线更加巩固,并试图排除外来势力影响
第 5 阶段	向 40 岁移行期 (40~42 岁)	此阶段是评价迄今为止在家庭生活上的成功与失败,并决定今后奋斗目标的时期。现实和幻想的差异易出现夫妻情感纠葛,需要进行家庭指导
第 6 阶段	中年夫妇 (43~59 岁)	随着年龄的增加和激情感的减退,夫妻间亲密交往度下降,家庭易出现丧失青春的失落与抑郁,因此此阶段是家庭重新调整奋斗目标的时期。由于孩子的独立,容易出现夫妻关系更加亲密或分离的现象
第 7 阶段	老年夫妇以上 (60 岁以上)	随着年龄的增加,需要面临疾病和死亡等问题。此阶段是继续发挥余热的时期。夫妻往往有被遗弃、孤独、性功能减退、抑郁、挫折与绝望感等

1. 结婚或妻子怀孕的形成期家庭　保健指导有婚前健康检查、性生活指导、计划生育指导、新婚期和孕期保健指导、心理咨询等。

2. 子女出生的扩张期家庭　其重点保健指导有母乳和人工喂养、婴幼儿营养和监测以及促进生长发育、良好习惯的形成、意外事故防范、哺乳期性指导、预防接种、健康生活指导、正确应对学习压力与合理社会化的指导、青春期教育及性教育、早婚早恋的预防。

3. 子女独立的收缩期家庭　其重点保健指导有定期体检、围绝经期保健、消除孤独感、心理咨询等。

4. 退休或老夫妇一方去世的衰弱期家庭　其重点保健指导有改变不良生活方式、防治慢性病、防止药物成瘾、意外事故防范、孤独心理照顾、提高生活自理能力、提高社会生活能力、丧偶期照顾、临终关怀等。

四、家庭功能理论

(一) 理论产生背景与主要观点

20 世纪 70 年代,家庭发展社会学家提出了"家庭功能"的概念,施瓦布(Schwab)从"家庭的具体特征"和"家庭完成的任务"两个角度定义家庭功能。家庭功能的界定是建立在家庭功能理论基础上的。目前家庭功能理论(family function theory)主要有两种取向,即结果取向和过程取向。结果取向的家庭功能理论认为,可以根据家庭功能发挥的结果把家庭划分为不同的类型,有些类型是健康的,有些则是不健康的或是需要家庭治疗和干预的,这一取向的代表是奥尔森(Olson)环状模式和贝福斯(Beavers)系统模式;过程取向家庭功能理论认为,家庭类型的划分在临床实践中并没有用处,对个体身心健康状况和情绪问题直接产生影响的不是家庭系统结构方面的特征,而是家庭系统实现各项功能的过程。家庭实现其功能的过程越顺畅,家庭成员的身心健康状况就越好。反之,则容易导致家庭成员出现各种心理问题以及家庭出现危机。这一取向的代表是麦克马斯特(McMaster)的家庭功能模式和斯金纳(Skinner)等人的家

阅读笔记

庭过程模式。

1. 奥尔森(Olson)的环状模式　奥尔森于1978年提出环状模式。该模式以家庭系统理论为基础,通过对家庭治疗、家庭社会学、社会心理学和家庭系统论中描述婚姻与家庭的50多个有关概念进行聚类,得到描绘家庭功能的3个维度,即家庭亲密度、家庭适应性和家庭沟通。家庭亲密度指家庭成员之间的情感关系;家庭适应性指家庭系统为了应付外在环境压力或婚姻、家庭的发展需要而改变其权力结构、角色分配或家庭规则的能力;家庭沟通指家庭成员之间的信息交流,它对家庭亲密度和适应性的发展具有重要的促进作用。他将家庭分为16种,归纳为平衡型、中间型和极端型3大类。该理论的基本假设是:家庭实现其基本功能的结果与其亲密度和适应性之间是一种线性或曲线关系,是线性还是曲线关系则与家庭功能发挥的水平有关,在家庭功能发挥比较正常的家庭中,线性关系成立,在有问题的家庭中,曲线关系成立。亲密度和适应性过高或过低均不利于家庭功能的发挥,平衡型家庭比不平衡型家庭的功能发挥要好;家庭沟通是一个促进性因素,平衡型家庭比不平衡型家庭有更好的沟通。

随着研究的深入和理论的发展完善,奥尔森越来越强调使用多种方法(临床观察和自我评价法等)、多报告人(让所有家庭成员进行评价)、多维度(从家庭亲密性、适应性和家庭沟通3个维度来综合评价)、多系统(不仅仅评价家庭成员中的个体,也包括夫妻关系、亲子关系、家庭整体以及家庭与家庭外成员的关系等)对家庭功能进行评价。环状模式理论的主要作用不在于确立具体的心理治疗策略,而是为诊断婚姻或家庭当前存在的问题确定咨询或治疗目标,以及检验咨询或治疗的效果。

2. 贝福斯(Beavers)的系统模式　贝福斯等于1977年提出了家庭系统模式。他们认为,家庭系统的应变能力与家庭功能的发挥之间是一种线性关系,即家庭系统的能力越强,则家庭功能的发挥越好。该模式从两个维度考察家庭功能,一是家庭关系结构、反应灵活性等方面的特征,它与家庭功能发挥的效果之间呈线性关系;二是家庭成员的交往风格,它与家庭功能发挥的效果之间呈非线性关系,处于两个极端的向心型交往和离心型交往均不利于家庭功能的发挥,家庭成员常会出现适应障碍。根据第一个维度,可以将家庭分为5种类型,即严重障碍型、边缘型、中间型、适当型和最佳型。其中,适当型和最佳型家庭为健康家庭。中间型家庭根据其成员交往模式又可以分为3类,即向心型中间家庭、离心型中间家庭和混合型中间家庭。边缘型家庭根据其成员间的交往风格又可以分为两类:向心型边缘家庭和离心型边缘家庭。严重障碍型家庭根据其成员间的交往风格也可分为两类:向心型严重障碍家庭和离心型严重障碍家庭。

3. 爱泼斯坦(Epstein)家庭功能模式　爱泼斯坦等认为,家庭在运作过程中如果未能实现其各项基本功能,就很容易导致家庭成员出现各种临床问题。他们在1978年提出了以家庭系统运作过程为核心的麦克马斯特家庭功能模式。该模式的假设是:家庭的基本功能是为家庭成员生理、心理、社会性等方面的健康发展提供一种环境条件。为实现这些基本功能,家庭系统必须完成一系列任务以适应并促进家庭及其成员的发展。实现家庭基本功能和完成基本任务的能力主要表现在6个方面,即解决问题能力、沟通、家庭角色分工、情感反应能力、情感卷入程度和行为控制。并可根据这6个方面的表现判断家庭功能发挥良好的程度。

4. 家庭过程模式　该模式是斯金纳(Skinner)等于1980年提出的。他将与家庭相关的不同概念有机地结合,形成一个全面而清晰的家庭功能概念与结构。家庭过程模式认为,家庭的首要目标是完成各种日常任务,包括完成危机任务。每项任务都需要家庭一起去应对。在完成任务的过程中,家庭及其成员得到成长,并使家庭成员之间的亲密度得到增进,维持家庭的整体性,发挥好家庭作为社会单位的各项功能。

该模式提出了评价家庭功能的7个维度,即任务完成、角色作用、沟通、情感表达、卷入、控制和价值观。任务完成是核心维度,任务完成的过程包括确定问题、思考各种解决问题的办法、

阅读笔记

选择合适的解决方法并实施、评估解决的效果,其他6个维度围绕在任务完成的周围。这7个维度有机地联系在一起,共同评价一个家庭的功能发挥效果,即要想很好地完成各项家庭任务需要家庭成员分配并各自承担不同的角色,而角色的分配需要沟通,沟通过程存在其情感的表达,情感表达可以阻碍或促进任务完成和角色的承担。另外,家庭成员相互卷入程度、控制及价值观也对家庭任务完成有影响。

(二)理论的应用

家庭功能理论对评价家庭功能具有重要的指导意义。结果取向的家庭功能模式依据家庭功能发挥的结果对家庭的类型进行了划分,帮助人们区分健康家庭和不健康家庭,以此指导社区护士正确选择需要护理的家庭。奥尔森环状模式主要用于指导家庭评估、训练和家庭健康护理。麦克马斯特家庭功能模式界定了实现家庭基本功能和完成基本任务的能力;家庭过程模式则关注的是家庭系统实现各项功能的过程,提出了评价家庭功能的七个维度,根据该理论研发了较全面和完善的家庭评价量表。综上所述,人们可以运用这两种取向的家庭功能理论,从不同角度对家庭功能进行较为科学的评价,但是,它们都只关注了家庭功能的一个侧面,无法完整的评价家庭功能的全貌。因此,如何将两者有机的结合评价家庭功能是今后值得探讨的课题。

五、家庭评估干预模式

(一)理论产生背景与主要观点

伯基(Berkey)和汉森(Hanson)于1991年以纽曼的健康系统模式为基础,创建了家庭评估干预模式(Family Assessment and Intervention Model),如图3-4所示,圆心从里向外由家庭基本核心(包括家庭基本结构、家庭功能、家庭周期和家庭能源/优势资源)、家庭抵抗线、家庭正常防御线和家庭弹性防御线组成。当外来应激源威胁或破坏家庭基本核心时,家庭的抵抗线、正常和弹性防御线发挥作用,社区护士从三级预防的角度对家庭进行相应的干预,尽最大努力保护家庭基本核心的稳定。

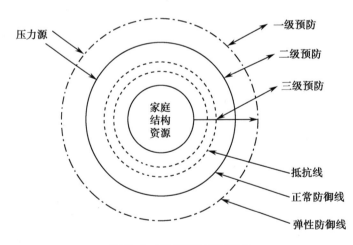

图3-4　家庭评估干预模式

家庭评估干预模式将家庭视为一个与环境相互作用的动态的、开放的系统。家庭成员不仅要帮助其他家人缓解压力或者保护整个家庭,同时还要感知家庭系统潜在的危险因素。当环境中的应激源(包括来自身体和精神层次的健康问题)以问题的形式破坏家庭防御线(弹性防御线和正常防御线)时,家庭关系很容易变得紧张和失衡,此时家庭需要适应或重构,使整个家庭做出改变,以此保护或者恢复家庭的稳定性。如果应激源破坏到家庭抵抗线时,应当将保持家庭稳定性放到首位,来预防或阻止应激源对家庭基本核心的侵害,以保持家庭的稳定性。

阅读笔记

　　家庭评估干预模式关注的是引起家庭应激的原因以及家庭如何应对这种应激。而解决问题的关键点就在于在发挥家庭优势的基础上帮助其确定解决问题的策略。

（二）理论的应用

　　伯基和汉森开发了家庭系统应激源-优势评估表（FS^{3}I），FS^{3}I作为评估和干预工具，帮助家庭成员明确当前的家庭应激源及家庭优势，协助护士和家庭成员共同制定满足其需求的干预计划。FS^{3}I量表由一般资料和综合的家庭系统刺激源、具体的家庭应激源以及家庭系统优势组成，每一部分均由客观评价和主观评价组成，由家庭和社区护士两方面同时填写，客观评价是定量资料，其分数提示预防干预级别；主观评价是定性资料，其分数有助于制定家庭护理计划。

　　量表第一部分，综合的家庭系统应激源：客观评价由25个收集家庭生活情境（压力）的条目组成，备选项有"没有、一点、轻度、偏重、重度"五个等级（0~-4分），从中选择一项能真正反映其家庭压力的因素，由家庭自身和社区护士分别评分；主观评价由其他压力、家庭评论、社区护士（明确与家庭成员相关的、产生紧张的情景，将其家庭成员按其重要性排序）三部分组成。

　　量表第二部分，具体的家庭刺激源：客观评价由13个收集影响家庭健康的刺激源条目组成，备选项有"很少、较少、中等、较多、很多"五个等级（0~4分），从中选择一项能真正反映其家庭压力的因素，由家庭自身和社区护士分别评分；主观评价共14个条目，上述客观评价13个条目中每个条目下有两个问题，即家庭评语和社区护士评语，另外还有1个条目是"目前能引起压力感的情景和相关问题是——　　　"。

　　量表第三部分，家庭系统优势：客观评价由16个收集家庭生活和家庭功能的条目组成，备选项有"没有、很少、有时、经常、总是"五个等级（0~4分），由家庭自身和社区护士分别评分；主观评价依然是上述客观评价的16个条目，每个条目下有两个问题，即家庭评语和社区护士评语。除此之外，第16个条目还由其他家庭优势和与家庭成员一起确定的家庭优势组成。

　　FS^{3}I量表使用定量与定性相结合的方法进行测评的主要目的是，对家庭进行评估并确定其预防和干预的级别。①一级预防：当怀疑或发现家庭应激源存在而应激反应尚未发生时，为强化家庭的弹性防御线，防止应激源入侵和应激反应产生而采取的措施为一级预防。措施重点是对个人和家庭开展健康促进活动，主要干预措施包括提供家庭优势信息，增强其应对能力，通过家庭教育鼓励健康活动等。②二级预防：当应激源入侵到家庭基本核心发生应激反应时，强化其抵抗线、以此减轻和消除应激反应、恢复机体稳定性而采取的措施为二级预防。措施主要包括帮助家庭处理健康问题，帮助家庭成员寻求并使用适当的治疗手段和危机干预等。③三级预防：为了进一步维持和提高家庭的稳定性，使家庭最大限度地恢复健康所采取的措施为三级预防。措施有出院后的连续性护理及康复训练等。

第三节　家庭治疗技术在家庭健康护理中的应用

　　家庭治疗（family therapy）是"加入"或"进入"家庭，体验家庭成员的感受，并帮助处在困惑中的他们梳理问题，促进他们改变的艺术。家庭治疗不同于家庭健康护理，但也有一些相同之处。两者相同之处是服务对象均是有健康问题的家庭，其治疗或护理的侧重点都是家庭整体的健康；两者的不同点是由于家庭出现问题的不同，其治疗或护理的方式也不尽相同。家庭治疗侧重于心理病态的家庭，如家庭中有厌食症、多动症、网瘾青少年等心理问题的儿童，有精神障碍者的家庭等，而家庭健康护理侧重的家庭健康问题则是由于家庭中有慢性病病人或家庭周期的各个发展阶段变化或者家庭出现突发事件而出现问题的家庭。家庭治疗主要以来机构向家庭治疗师咨询的方式，而家庭健康护理则多数是在出现健康问题的家庭对健康问题者进行护理的同时，将其家庭整体健康纳入护理的视野进行护理，家庭健康护理常用的方式有家

阅读笔记

庭访视、健康教育、咨询和护理程序。由于有其很多相似之处，一些常用的家庭治疗基本技术可应用于家庭整体健康护理之中。

一、"加入"的技巧

"加入"又称"进入（joining）"，是指家庭治疗师主动加入到家庭中，成为家庭系统一部分的过程。其目的是从中学到与家庭建立联系的技巧。根据治疗师与家庭的亲密程度"加入"可分为 3 种，即加入立场（即亲密立场）、中间立场和疏离立场。家庭健康护理最常用的是中间立场，疏离立场有时也使用，但加入立场一般不主张使用。中间立场（intermediate position）是治疗师保持主动与中立的态度，以倾听者的身份加入家庭，帮助家庭讲出自己的故事。此时要注意的是，既要弄清家庭控制其家庭成员行为的结构，又要避免卷入家庭漩涡之中。疏离立场（alienation position）是治疗师以一个专家的姿态出现在家庭面前，并制造出一种治疗情景，带给家庭成员能量感，给他们可以改变的希望。总之，"加入"家庭的目的是与家庭成员建立联结，探讨家庭关系与症状发生及维持之间的联系。社区护士掌握家庭治疗中的"加入"技术，可帮助其更好地收集资料和诊断家庭健康问题。

在刚刚接触家庭时，通常使用"入乡随俗"的方式顺应家庭的风俗，去了解家庭的一些信念。对于外来者的"加入"，家庭全体成员或个别成员有可能接受也有可能拒绝，从这些表现中可了解到的家庭处理外来势力时的惯用模式；"加入"时应本着让家庭知道和感觉到护士愿意帮助他们，并与他们一起处理问题，与家庭成员建立良好的共情（compathy），即体验别人内心世界的能力。良好的共情可以传达理解和关注家庭，使家庭成员有被尊重的感觉，也可达到疏导家庭成员情绪，鼓励继续说下去，协助家庭成员自我表达、自我探索的目的。例如：家庭中的孩子说"其实我已经长大了，但是我爸妈总将我看成小孩，什么事都不放心。我知道他们是关心我，但是我很想自己试试看！"针对这个问题，社区护士可以有四种回答。第一种回答"这就是天下父母心，总是爱自己的孩子，你要好好珍惜"、第二种回答"是否做过让他们不放心的事呢？"第三种回答"其实父母都是如此，他们这样做才会安心，你不必太在意，等你长大为人父母，就能体会了"、第四种回答"你觉得父母过度操心，使你无法去独立试试看"。只有第四种回答达到了共情和站在中立立场，1、2、3 种回答只会让家庭成员感觉是在说教或安慰，甚至会产生不信任，阻碍良好治疗关系的建立和顺利地加入该家庭。

二、"提问"的技巧

家庭治疗师在分析和综合各方面的资料与信息后，形成一些假设，这些假设是深入了解该家庭的出发点，也是提供新资料的路标。为验证和探索假设需要有针对性地向家庭提出一些问题。常用的提问方式有 3 种，即循环式提问、前馈性提问、假设性提问。社区护士可结合家庭的实际情况，灵活运用"提问"技巧与家庭成员进行交流，以收集到更加全面的家庭健康护理相关资料。在提问时要注意保持中立立场，不要偏袒任何一方，不做评价，不强迫改变，不深挖过去。

1. 循环式提问（circular questioning）　是轮流、反复地请每一位家庭成员表达他对另外一个成员行为的观察，谈出对另外两位家庭成员之间关系的看法，如社区护士问父亲，"您的儿媳与婆婆相处的怎样？"或者探问一个人的行为与另外一个人的行为之间的关系，如"你妈妈在心情不好的时候，家里是谁第一个去安慰她？"还可用来诱导家庭成员对不愿意回答的问题提供信息，如护士问"如果今天你的哥哥在这里，对于你们之间存在的最大问题，他会说什么？"这类间接性的循环式提问极具启发性、暗示性，并可以减少交流时的阻力。通过循环式提问，社区护士能够从中了解家庭的互动模式，传递一些信息，并利用得到的反馈信息来引导做下一步的护理计划。

阅读笔记

2. 前馈性提问(feed-forward questioning)　是一种面向未来的提问方式,可以激发家庭成员对未来的行为和关系等诸多内容进行构思和规划,并促使这些计划付诸行动。如"请你想象一下,你完全康复了会变成什么样子?"或者反过来,社区护士让家庭成员自己假设,如果诱发因素再次出现他们将怎样做,以促使不良的行为再现,从而诱导出针对这些因素的回避性和预防性的行为。

3. 假设性提问(hypothetical questioning)　是治疗师(护士)通过多个角度就家庭的疑惑、描述或解释提出自己的假想,提出一些假设性问题,有时可能是出乎意料的一些问题。通过假设给家庭成员照镜子,即提出看问题的多重角度,使家庭成员通过回答问题认识自我,加深家庭成员间的情感,或者让当事人将病态行为与家庭人际关系联系起来,从而促进家庭模式改变。这些假设须在社区护士实施护理计划的过程中不断验证、修订,并逐步接近现实。如"假如请一位育婴保姆来照顾孩子,你们婆媳之间的矛盾是会更多还是会少些?""假如你下班后,少玩麻将,多帮妻子做些家务和照顾卧床老人,全家是不是生活得更轻松愉快些呢?"

三、"正常化"的方法

家庭治疗中的"正常化(normalization)"又称"去诊断",即将"粘贴"在家庭成员身上的病态标签揭下,或以非病态的解释取而代之,帮助去除病人的角色标签,让家庭及家庭成员从病态的压抑下解放出来。通过变换提问的措辞改变家庭成员原有的思维定式,将动词的"是"或"我是病人"改为"做"或"我表现的像个病人",暗示有些心理行为症状并非是人格结构中不可动摇的成分,也不是器质性病变的后果,这些症状是可以改变的。神经症实际上是病人被自己或他人(医生等)强行戴上的一个帽子,社区护士的目的是帮助病人"摘帽",以达到去"标签"的作用。如社区护士可以问神经性厌食症的病人"你从什么时候开始决定每天只吃一点水果而不吃米饭的?"在这样的语言沟通中,社区护士有意识地避免使用"厌食"这一词汇,而用"只吃一点水果而不吃米饭"来代替,这样做既可以了解服务对象厌食的原因,还可以淡化服务对象的"神经性厌食症"这一病人角色,有利于其在心理上尽快从病人角色中解脱出来,提高家庭健康护理的有效性。

四、"积极赋义"的方法

"积极赋义(positive connotation)"是指治疗师对家庭成员当前的症状和家庭系统状况从积极的方面重新描述,放弃挑剔和指责的态度,并用新的观点取代。此时,应从家庭健康问题所具有的积极方面出发提出新观点,将家庭健康问题作为一种与背景相关联的现象加以重新定义。从而使家庭成员认识到原来这个问题一旦换个角度,就会出现另一种情况,即"积极赋义"。这种方法可帮助社区护士从不同视角看待家庭健康问题,有利于社区护士与家庭成员一起,共同找出新的解决问题的办法;同时,也可以让家庭成员感受到护士是以一种鼓励的方式带领他们寻求更好的解决办法,进而有利于护士与家庭成员间的合作。如在面对一个存在多种心身症状、家庭成员之间的情感分化程度较低的家庭时,社区护士在访谈结束前可以说"你们家人的感情特别好,生怕伤害或麻烦别人,以至于你们从来不想直接用语言表达对他人批评或要求。不过,你们却在用身体上微妙的变化来让别人察觉。只有这样你们才能心安理得地得到别人的关怀。你们中有的人可能会觉得这样生活太累。但是,我希望你们继续发扬这些长处,只是请考虑一下如何做能更好,比如说,极力增加大家公开表达情感的意识与机会等"。

五、"活现"的方法

"活现(enactment)"是指治疗师在治疗过程中主动地将家庭的冲突带入治疗情景,使家庭成员在现场内呈现出他们惯用的行为,以观察到家庭的真实表现与行为,并找出调整和修正其

阅读笔记

家庭互动模式、促使家庭结构发生改变的方法。

社区护士可借此方法现场观察到以往家庭曾经出现的类似冲突的全过程，以此获得更真实和全面的家庭健康护理资料。如一位脑卒中后偏瘫处于康复期病人，他认为家人对他不关心，还经常发脾气，家庭成员已无法与其沟通。社区护士对该家庭进行家访，在交谈过程中病人提出要上厕所，并要求老伴协助他下床，此时老伴从训练他的自理能力方面考虑，让他自己做，此时社区护士小声对他老伴说"你让他尽量自己去做是对的"。在接下来的时间里，老伴坚持让他自己做，病人开始发火，并骂自己的老伴，此时该家庭雇佣的护理员过来协助病人完成如厕。在这场问题再现中，社区护士默不作声地在一旁观察到：这个家庭存在功能不良，护理员的介入削弱了老伴的作用。在接下来的护理过程中，社区护士对病人进行了有关康复训练重要性的宣教，并使病人理解了老伴的做法，同时还向护理员和病人的家人强调了在训练病人自理能力过程中大家合作的重要性。病人在以后的康复训练中积极主动，且家庭气氛逐渐变得融洽。

社区护士在应用此方法时，应首先观察发生的事，并找出是哪里出了问题。然后，护士可以组织相应的"剧本"，并让家庭成员依据这个剧本当着社区护士的面表演他们功能不全的行为。而后，护士提出处理问题的替代办法。最后，给出一些预测的信息并带给家庭希望。

六、"跟随"的方法

"跟随（tracking）"是指治疗师站在中立的位置来积极倾听家庭所述说事件，从他们谈话的主题中收集有用的信息，如家庭生活中发生的事情、家庭成员的互动关系、家庭的价值观、信念及家庭的结构等信息，并在后面的谈话中以这些信息为话题，尽量不提及另外的事。在访谈时，应从他们的谈话内容中寻找对家庭健康护理有用的信息及时进入，一方面要跟随家庭走，另一方面又要带着家庭走，从而把握谈话的方向。

社区护士在对家庭健康问题进行评估时，利用"跟随"方法能使所收集到的信息更具相关性、针对性和深入性，同时也可以向家庭成员传递出护士珍视他们所说的信息，使他更愿意表达自己的想法，进而追随他所表达的内容，挖掘出更全面、更准确、更具价值的信息资料。"跟随"的对象可以是症状、行动、沟通、兴趣或非言语的隐喻，以及家人沟通中所用的象征，如生命的意义、价值和特殊的家庭事件等。"跟随"的内容也可以是沟通中所忽略的事情，例如，在对婆媳争吵事件的跟随中，可能会问"争吵时孩子在哪里？"这样的问题可以顺着他们所报告的事件趁机带出一些新的信息。

"跟随"的形式主要是询问一些澄清性的问题，如赞许、鼓励、促进他们继续诉说，或者选择在某一方面深入挖掘。在跟随的过程中，社区护士应将自己定位于充满好奇与兴趣的听众位置上，并不对家庭所说的内容进行挑战。在沟通过程中，时常发出"嗯、嗯"的回应，促使家庭继续陈述、重复他们所说的内容。同时也会对他们所讲的话做出感兴趣的回馈，并询问更详尽的内容，如对某种互动的看法、感受，某种行为的意图，对某人的期待等。

七、家庭作业法

家庭作业（homework assignment）是治疗师将治疗性干预效应延续至访谈后，留给家庭自行完成的干预性任务。家庭作业既可以巩固治疗室的效果，也可以进一步促进家庭在两次家访之间继续发生变化。治疗师在结束访谈之时可以与家庭一起协商，共同制订下次治疗前完成的一些任务。家庭作业的内容要根据家庭的具体情况予以安排，有的可以出其不意，但愉快幽默、意味深长，旨在冲击功能不良的家庭动力学模式；有的可以直接指向家庭健康问题；有的则似乎与当前问题没有直接关系，通过影响家庭的认知、互动行为而起间接作用。

社区护士在进行家庭健康护理时，可以应用家庭作业法，使上一次家庭访视时对家庭所实施的干预得以在下次访视前的一段时间内加以巩固,以提高家庭健康护理的干预效果。在家庭健康护理过程中,社区护士可以根据家庭的实际情况给家庭安排相应的家庭作业,下面是常用的几种家庭作业。

1. 角色互换　根据家庭的情况,社区护士可以要求家庭成员交换他们在家中所承担的角色,并按角色的要求行事。在布置角色互换任务时,最好将家庭成员要承担的角色具体化到与当前问题有关的情景和事物之中。例如,请经常赖床的孩子负责每天早晨唤醒全家;请总是挑剔和抱怨饭菜不好吃的丈夫亲自下厨房做饭;请无论任何事都要亲自管的妻子过几天不管闲事、依赖丈夫的休闲日子。

2. 记秘密红账　社区护士要求家庭成员间互相秘密记录对方的进步和良好表现,但不准记不好的表现和行为。在下一次访视时选择适当的机会当着家庭成员面分开宣读。这样的作业一方面可以促进其他成员重新分配注意力,关注病人表现好的方面,另一方面也可以引导病人做出适宜的行为。

3. 家庭游戏　以善意、游戏的方式,直接对不适宜行为或关系进行干预。社区护士可以要求家庭成员准备玩具枪,当出现不适宜行为时便对其行为者射击。如社区护士可以告诉一位丈夫说"你对妻子一句话重复 10 遍感到很厌烦,但也许她的重复有她的道理,而且已经是一种习惯,不可能马上改掉。现在,我们先定一个折中的办法,让她重复 5 遍,如果超过 5 遍,你就可以拿玩具枪射她。反过来,如果她提醒你 3 遍,你还不去做,她也可以采用同样的方法惩罚你"。

其实,这种干预的意义并不在于做与不做,而是在于从观念上给予家庭成员冲击。通常情况下,大多数家庭在接受任务时已经发出会心的微笑,少数家庭认真地尝试过,对于终止某些不良行为有比较好的效果。

第四节　居家护理

居家护理、双向转诊及分级诊疗均属于医院外的医疗护理工作。居住在社区的病人,当其有护理专业服务需求时可进行居家护理;如果发生急性或严重病变需要社区向上一级医院转诊,与此同时,上级医院出院的病人也需要医院介绍返回社区家中继续接受治疗;以及最近为了更好地解决居民看病难、看病贵的问题。

居家护理(home-care nursing)是在有医嘱的前提下,社区护士为社区中有疾病的个体在其家庭中提供保健、康复与治疗等各类服务的一种护理模式。也是对有后续护理需求的个案及其家庭,在居家环境中,对其提供定期性的专业护理服务,并达到健康促进、健康维护与疾病预防的目标。

一、居家护理的目的与意义

居家护理主要有两种形式,即家庭病床和家庭护理服务中心。国外如美国和日本等国家常从家庭护理服务中心派遣护士进行居家护理,护理费用从医疗保险中支付,并且已经构成了社区护理的一个重要组成部分。我国的居家护理多数以家庭病床的形式存在,从社区卫生服务中心或二级医院派护士进行此项工作,多数地区尚未纳入医疗保险。

居家护理是适应社会需求的一种主要的社区护理工作方法,是住院服务的院外补充形式,居家护理人员应用护理程序对个案进行管理。开展居家护理的目的是为病人提供持续性医疗护理,使其出院后仍能得到全面照顾,缩短病人住院日,增加病床利用率,减少医疗费用支出,增进家属照顾病人的意识,使之学会相关护理知识与技能,降低出院病人再住院率及急诊的就诊频率,减少家庭经济负担。同时能够扩展护理专业领域,促进护理专业发展。

阅读笔记

二、居家护理程序

(一)居家护理评估

居家护理评估一般从病人建立家庭病床或得到居家护理中心批准的服务开始,并在实施护理的过程中不断完善。社区护士根据病人的病情变化,拟订和修改护理计划,指导病人和家属进行护理。主要评估内容如下:

1. 病史   现病史、既往史、预防接种史、用药情况以及申请居家护理的主要原因;主要临床症状和体征;实验室检查结果;并发症;有无感、知觉障碍等。

2. 日常生活情况及心理社会史   生活习惯,如饮食、睡眠、运动、嗜好、每日时间安排等;日常生活能力,如更衣、清洁、排泄、活动、各种用具的使用能力等;性格、兴趣、爱好等;个人信仰;认知及判断能力;工作性质及内容;疾病对工作的影响程度。

3. 家庭环境情况   家庭成员的构成和数量、姓名、年龄、性别、健康状况、成员间的关系等;家庭成员的护理能力,承担病人护理的主要家庭成员的意愿、理解力、判断力、掌握护理知识的程度和护理能力;如为单身居住者,有无其他的支持系统;病人的居住条件及居住环境,如有无医疗护理设备的空间,卫生间及浴室,家庭环境中有无进一步危害病人身心健康的因素等。

4. 社会经济情况   所在社区的卫生医疗组织情况,对病人的医疗护理服务是否完善;是否有经济困难,能否继续接受居家护理服务等;利用社会福利资源的情况。

5. 资源使用情况   家庭资源,如经济支持、精神支持、医疗处置、信息或教育的支持。社区资源,如卫生、福利、人力等。文化资源、宗教资源、环境资源及医疗资源等。

(二)居家护理计划

根据病人的评估情况,了解病人存在的主要健康问题,制订居家护理计划。计划包括决定护理活动的先后顺序、制定预期目标、选择恰当的措施等几个部分。

1. 决定居家护理活动的先后顺序   护士收集病人的相关资料后,认真归纳、整理和分析,发现病人有许多不同的护理需要,但在具体实施护理的过程中往往不能在同一时间满足病人的全部需要。因此,护士应根据具体情况及病人的意愿,按照人的基本需要理论,首先对病人最紧急、最重要的问题进行护理,以使护患双方达成共识。

2. 制定预期目标   护理目标是对希望达到的护理效果的准确描述。目标的设定应以服务对象的功能、行为改变、知识增加、情感的稳定为中心,并且是可测量的。居家护理目标通常分为近期目标和远期目标。近期目标是针对某一护理诊断,病人分阶段所能达成的目标,是一系列护理活动所引起的病人行为的具体改变。远期目标是对某一护理诊断病人所能达成的最佳护理效果的描述,是各个分阶段的近期目标达成后的最终结果。对于居家病人,在设定护理目标时要注意近期目标与远期目标的结合,这样不仅能保证护理目标明确,而且增加了病人达到目标的信心,有利于病人的康复。

3. 选择护理措施   护理措施是护士为帮助护理对象达到预期目标所采取的具体方法。护士应在科学的基础上有针对性地选择护理措施。护理措施要具体、有指导性。护士和居家病人能正确、容易地执行。在制订护理计划阶段,应注意计划要建立在充分评估的基础上,符合病人及家属的意愿、需要、风俗习惯及兴趣;鼓励病人及家属充分参与计划,使护士与居家病人、家属及相关人员密切配合,以确保护理计划的实施。

(三)居家护理实施

1. 非治疗性护理

(1)家庭环境适应性改变的指导:护士应指导家属根据居家病人的病情或机体功能状态以及家庭居住的现状,对家庭的自然环境(如卧室、卫生间、厨房等)和社会环境进行适应性改变,以符合病人的需要。如居家病人下蹲困难应把蹲式坐便器改为坐式。家庭社会环境的改变主要包括家庭氛围、角色等调整。如一个伴有严重并发症的糖尿病母亲,生活不能自理,其原有的妻子、母亲的角色会逐渐退化,相应的职责也会由其他家庭成员来承担。

(2) 生活护理与指导:对生活自理有障碍者,居家护理人员的任务包括督促、协助、料理病人的生活,包括病人的饮食、用药、睡眠、卫生等。①饮食方面:在食物烹调时,应注意病人的口味、习惯及牙齿状况,安排适宜的进餐时间及环境,鼓励病人自行进餐;②睡眠方面:对存在睡眠障碍者,应指导照护者合理安排病人的日间活动,晚上则调暗灯光,去除噪声,适当采用药物治疗;③环境方面:室内的温度、湿度要合适,经常通风换气,保持空气新鲜,减少周围环境的噪声;④卫生方面:应帮助病人做好口腔、头发、皮肤、会阴以及衣服被褥等清洁卫生工作,维护病人的清洁与舒适;⑤体位方面:对于活动受限的病人,应协助病人保持良好的体位与姿势,维持关节的功能,可通过主动及被动运动以维持肌肉的张力,防止肌肉萎缩。

(3) 居家康复指导:根据病人的情况对病人进行有针对性的康复锻炼指导,防治畸形或残障进一步加重,预防并发症的发生,尽可能地让病人保持或恢复自理能力。对生活不能自理的病人,应进行生活自理能力的训练,可选择与日常生活密切相关的活动,如进食、穿衣、洗漱、家务等。康复也包括身体各主要系统及器官的功能恢复,如慢性阻塞性肺疾病的病人应进行呼吸功能的训练、排痰的训练、大小便异常的病人要进行排泄功能的训练等。

2. 治疗性护理

(1) 一般身体检查与问诊和确诊:如测量体温、脉搏、血压、呼吸,血糖、尿糖等的检测,病情评估、健康问题的确立等。

(2) 伤口护理:如糖尿病足、人工造口、压疮、外伤及其他原因所致的伤口护理,在处置的同时应指导病人自己能做的部分,做的过程中的注意事项。

(3) 各种导管护理:如胃管、尿管、T 形管、造瘘管、气管套管等。应教会病人及家属如何管理各种导管,如出现问题应及时给予处理的方法和技巧,以及遇到困难时的联络方式和联系人。

(4) 各种注射及局部用药:包括皮下注射、皮内注射、肌内注射、静脉注射、静脉输液、皮下用药、舌下用药等。应指导和督促病人按医嘱定时服药,并确保用药安全。

(5) 其他护理:如灌肠、吸氧、吸痰、会阴冲洗、雾化吸入、体位引流、膀胱训练、腹膜透析等。

(6) 采集标本并送检:在有医嘱的前提下进行,如采集血液、尿液、痰及粪便标本等。

(7) 疾病危象或急性发作的预防:根据病人的发病史、慢性病急性发作的特点以及可能发生的危象,对病人采取相应的预防性措施。如糖尿病病人低血糖、酮症酸中毒的预防、冠心病病人心绞痛的预防等。

(8) 指导病人及家属正确使用医疗护理器械:根据病人的病情及家庭经济能力,向病人及家属介绍适宜的医疗护理器械。向病人及家属详细介绍所购器械的使用方法、使用时的注意事项、发生紧急情况时的应急措施、器械的消毒等。护士要定期检查器械完好性,评估器械的使用效果。

3. 心理护理与情感支持　居家护理人员应给予服务对象特别的关心,经常主动与他们进行沟通,了解其心理问题,并有针对性地提供适宜的护理,改善病人的情绪与心境。同时可鼓励病人积极参加一些力所能及的家庭或社区活动。

4. 应急救护指导　向病人及家属介绍居家护理的局限性,介绍病人的病情、可能发生的紧急情况及发生紧急情况前可能出现的先兆等。指导病人如何进行自救及求救。

5. 为照护者提供支持　照护者由于长期持续地照顾病人,他们的心理及生理健康会受到不同程度的影响。社区护士应给予照护者多层次、多方面的支持与服务,缓解照护者在生理、心理上的负担,提高照顾技巧,从而提高日常照顾质量。

6. 各类型病人居家护理的重点

(1) 慢性病和出院后需要恢复的病人的居家护理重点:预防和减少身体残疾的发生,维持机体或器官的功能,促进病人保持正常生活及社会功能。

(2) 残疾人居家护理的重点:以借助各种康复辅助用具进行功能训练,为达到生活自理的目的进行相应的护理及康复训练。

(3) 临终病人的居家护理重点:控制疼痛,对其他症状进行相应的护理,提高病人的舒适度和生命质量,做好各种基础护理,尊重病人的权利,维持其尊严。

(4) 长期卧床病人的居家护理重点:积极努力帮助病人预防因卧床而引起的各种并发症,减少伤、病、残者的身心和社会功能障碍。

(四) 居家护理评价

1. 评价的方法与内容

(1) 随时评价:随时评价是每次进行居家护理时的评价。重点是测量日常护理活动和功能,强调及时收集和分析资料,可随时发现问题,及时修改护理计划,不断完善护理活动。

(2) 定期随访性评价:定期随访性评价是每隔 1~2 个月对接受居家护理的病人进行一次全面的评价,以评价每个病人接受居家护理后有无改善。评价内容包括:①主观资料:病人的主诉、自理能力及日常生活能力等;②客观资料:病人的一般情况、生命体征、体重、机体的功能状态、行为、康复治疗的进展情况、实验室检查资料、医师会诊的报告、其他人员的汇报资料等。根据所收集的资料重新评估病人的情况,包括以前的护理措施是否有效,病情的稳定情况,对治疗的反应情况,药物治疗的效果,是否出现新问题等,根据评价的结果修订护理计划。

(3) 年度总结性评价:年度总结性评价是对长期接受居家护理的病人,至少每年要进行一次回顾性总结评价。评价的内容包括:①病人病情的总结性评价:包括对一年内病人病程的描述、各种症状及体征的评价、各种化验结果的分析、各种治疗措施及效果的总结、健康教育效果的评价等;②病人身心的全面回顾与总结:包括对病人各种功能、生活能力、饮食与营养、自护能力等方面的总结,对病人康复能力的总结及评价,对社交情况、家庭情况、家庭支持方面的回顾及总结;③对其他情况的总结评价:包括评价病人是否需要持续性的居家护理,是否需要转诊服务,是否需要经济援助等。

2. 评价的注意事项   居家病人的护理评价应贯穿在整个家庭护理过程中。在评估阶段,评价所收集的资料是否全面完整,是否有利于确定病人的主要健康问题。在计划阶段,评价护理计划的制订是否考虑到家庭的资源优势,家庭成员是否配合。在实施过程中,运用评价标准评价护理措施。另外,还应评价居家护理进行的是否顺利,阻碍居家护理执行的因素是什么,怎样克服这些阻碍因素。此外,社区护士也应对自己的工作进行评价。

3. 评价结果   评价有三种可能的结果:①修改计划:旧的问题解决又出现新的问题时,或者以前的护理诊断存在问题时均应重新修改计划。护理计划中的任何一部分都有可能根据评价结果进行修改。②继续执行计划:如果护理评价的结果是没有实现预期的目标,继续收集的资料仍然支持已经作出的护理诊断 / 问题时,需要继续执行计划。③结束计划:居家护理病人的预期目标已经达到,其需求得到满足而不再需要护理干预时,终止居家护理计划,结束居家护理服务。

三、居家护理的规范化管理

为使居家护理工作正常运行,使居家病人得到高质量的护理服务,需建立一套完善的居家护理规范和质量管理体系。

阅读笔记

1. 家庭病床建立与管理　在家庭提出申请的前提下,社区医生和护士查阅居民和家庭健康档案以及问诊、查体和家庭观察,对居家病人进行全面评估,判断是否符合居家护理条件、是否有助于改善病人的生活质量,确定是否建立家庭病床。建立家庭病床,首先与病人及家庭签订家庭护理协议书,明确护患双方的责任与义务,然后根据评估资料与病人及家属一起制订家庭护理计划。根据病人病情制订医护人员随访间隔时间。一般情况在首次家访时需要团队医护人员一起去,以后的随访和护理根据医嘱进行,如发现病情特殊变化,需要访视护士及时与医生联系去家访。每次随访时都要对居家病人进行评估,判断原有健康问题的解决情况以及新出现的健康问题,评价居家病人接受居家护理后有无改善,并针对问题提出相应的解决办法。如居家病人病情变化需要转诊,则根据转诊制度进行办理。

2. 居家护理环境管理　社区护士督促指导家属针对病人情况进行家庭环境的适应性改变。病人及家人努力做到居室的整洁、安静、舒适、安全,为病人提供良好的休养环境。

3. 居家护理操作管理　社区要建立居家护理操作规程,护士要严格按操作规程完成各项护理操作。居家护理操作规程应重点注意家庭环境中的无菌观念,妥善处理操作后的物品,避免无菌操作中的污染。目前我国的家庭护理操作规范及质量评价体系有待建立和完善。

4. 居家护理安全管理　安全管理的目的是消除安全隐患。居家护理的安全管理的范围有:居家环境的安全管理,如防滑地板、墙壁扶手等;医疗器械及设备的安全使用,如雾化器、轮椅等的安全使用;操作的安全管理,如严格执行"三查七对"、严格实行无菌操作规程等;无菌物品及一次性医疗物品的安全管理等。特殊药物管理,如慢性病病人可能长期服用某些药物,要检查药品的种类、数量、有无过期变质现象及药物储存方法是否正确等;定期检查治疗仪器的性能;消毒隔离管理,护士进行家庭护理特别是对传染性疾病病人的护理时,要严格遵守消毒隔离制度,妥善管理治疗仪器、餐具、食品、药品、生活用品及家庭护理常用物品;医用废物严格按照《消毒技术规范》的要求处理。

5. 居家护理的考核与监督管理　定期调查居家病人及其家属对护理服务的满意度及服务质量,调查差错和事故的发生率,调查疾病复发率和再住院率等。

四、居家护理的问题

目前我国的居家护理尚处于起步阶段,在进行中存在一些问题,主要集中在居家护理在我国尚未出台相应的政策、社区卫生对居家护理的投入少、居家护理人员相对不足、护理服务主要关注病人的病理生理改变和相应的治疗而缺少居家环境和家庭照护情况等社会心理因素的评估与对策、护士自己做的多是指导病人和家属;居家护理教育滞后,护理质量有待提高;家庭病床只有少数地区纳入医保范围,在很大程度上制约了其发展和普及;开展居家护理机构(医院及社区卫生服务中心)集中于大城市,导致城乡分布不均,缺乏资源统筹的管理等。

第五节　热点问题

在育婴期家庭和具有高龄老年照护或临终病人的家庭,容易出现健康问题,如何对这些家庭进行健康护理一直是家庭健康护理的热点问题。

一、育婴家庭的护理

新生命的诞生给家庭带来愉悦的同时,也作为一种生活事件打破家庭以往的日常生活规律,给家庭带来变化。我国存在以下诸多原因将给处于扩张期的家庭带来许多问题,近40年来实行的独生子女政策使多数家庭处于独生子女状态,母亲缺乏育婴经验;近1年来开放二孩政策,相继出现经济和家庭负担以及第一孩的心理问题;另外,随着经济的迅速发展,越来越多

阅读笔记

新型育婴产品的出现致使家庭无从选择;加之年轻父母与老年人新旧育婴观念的冲突等。此时,如果家庭应对困难,易导致家庭健康问题,容易造成家庭成员间关系紧张,进而影响家庭成员的健康及儿童的生长发育等。因此,社区护士在进行新生儿家庭访视、预防接种和儿童生长发育监测时,不但要关注母婴的健康,也应将其家庭的健康状况纳入社区护理视野。

（一）婴儿诞生给家庭带来的变化

1. 家庭出现新的角色　母亲是独生子女,一般来说,从未护理过婴儿,如何接纳新生儿,适应新的家庭模式,肩负起养育儿童的任务,是扩展期家庭所面临的问题。通过给婴儿喂奶、沐浴等健康照护,增加母亲与婴儿的接触与爱抚,从而建立亲密的母子关系,这是儿童人格形成的基础。

2. 家庭生活的重新安排　新生儿诞生,打乱了家庭以往的生活规律。如母亲的睡眠时间减少且无规律性,吃饭时间与喂奶时间重叠,儿童衣物和尿布的清洗以及辅食的制作等,这需要家庭将以往的作息时间调整为以婴儿为中心的作息时间。另外,由于孩子的出生,限制了母亲外出、购物及夫妻闲暇娱乐的时间,这些均需要家庭重新安排生活,有一个适应的过程。

3. 家庭成员间关系的变化　健康的家庭往往通过婴儿这一纽带使家庭成员间关系更加紧密。如丈夫比以往承担更多的家务,并帮助妻子一起照护婴儿,全家人的情感更加融洽。但此时家庭也往往容易出现问题,如母亲与婴儿很早就建立了情感关系,而父亲与婴儿建立情感关系尚需一段时间,如果妻子将全部感情投向婴儿,忽略丈夫的情感,容易导致夫妻矛盾;另外,由于婆婆对孩子倍加宠爱,过多包揽照护婴儿的责任,或者婆媳在育婴方法上出现分歧,容易导致婆媳关系紧张。其次,目前我国有部分家庭在新生儿期请月嫂帮助育婴,月嫂在一段时间内将成为暂时性家庭成员,如何与月嫂建立良好关系也是家庭所面临的新问题。再有,二孩家庭,有忽略长子而使其出现心理问题等,容易出现与子女关系的不协调。如何促使长子（女）能顺利接受弟妹,避免因次子的出生而忽略长子（女）等问题也是家庭面临的挑战。

4. 社会关系的变化　随着孩子的出生和养育,夫妇与双方父母相处的机会和时间也随之增多。另外,与同龄儿童父母间的交流、与社区卫生服务中心和医院儿科医生的交流等也逐渐增多,这些交往扩大了家庭的社交圈,对获取育婴经验和心理安慰均有很大帮助。

5. 家庭生活基础的强化　由于育婴而导致家庭的各种变化,需要夫妇付出很多体力和精力,因此,需要具有良好身心状态以照顾婴儿,同时也需要有一定的经济基础养育婴儿。

（二）育婴家庭的健康护理评估要点

1. 产前家庭评估　通过社区卫生服务中心母婴保健手册的建立,孕妇学校的学习及定期检查等,准妈妈做过一些准备,此时护士不仅关注孕妇和胎儿的健康,也要注意家庭健康的评估。主要评估内容有产后育婴的精神和心理以及物资准备、育婴方法掌握的程度、育婴观念、孕产妇保健、自护能力等。

2. 产后家庭评估　主要评估内容包括:①做父母的幸福感和满意度;②通过评估婴儿生长发育状况、家庭成员的健康状况、家庭应对情况、家庭关系的改变及社会关系的改变等评估育婴状况。

（三）育婴家庭的护理实施

1. 孕期指导　①促进夫妇规划产后生活:指导其对产后的育婴需要花费的体力、精力及经济支出有精神准备;②促进适应新生活的产前教育:通过日常生活的保健指导和分娩前准备的指导,促进家庭成员自护能力的提高;通过育婴方法的指导和正确育婴观念的教育,促进父母育婴角色的形成;与此同时还要促进适应变化后的家庭生活。

2. 家庭成员的护理　①给予年轻夫妇精神支持:对育婴取得的成绩给予鼓励,认可他们的付出,以促进其快速成长;护士避免将自己的育婴观强加于夫妇,要从家庭整体来提高夫妇及其家庭成员育婴的积极性。②提高夫妇育婴判断能力和应用能力,并接受目前的生活。

阅读笔记

③通过共同分析育婴问题,给予有针对性的指导,帮助母亲认识婴儿的个体差异性并促使其接受;指导婴儿母亲充分利用时间休息,保持身体健康;与家庭成员共同探讨既省力又能维持和提高家庭生活质量和减轻育婴负担的方法,促进家庭育婴的成熟。④如果是二孩家庭,督促父母和家庭成员关注长子的生活和心理变化,如果发现问题,及时解决。

3. 家庭成员间关系的护理　①促进父子或母子关系的形成:在母子或父子情感关系尚未完全建立时,社区护士应给予指导。此时要避免指责父母,应给予鼓励,如指导父母多抱抱孩子,通过增加孩子的安全感使其安静,帮助他们建立育婴信心,从而促进其情感的连接。②促进夫妻关系融洽:在育婴期间,当夫妻育婴方法或育婴观念不一致时,容易产生分歧;另外,丈夫忽略妻子的需要,或妻子将全部情感投入到孩子身上而忽视丈夫的存在等情况,也易使夫妻间产生矛盾。因此,此阶段指导的重点是如何理解变化中的对方,促使夫妇在育婴、家务分担及父母角色履行等方面达到平衡。③促进夫妇与其长辈父母间关系融洽:虽然夫妻双方的父母是家庭支持的资源,但由于育婴观念的差异、家务劳动的承担等原因造成的两代人间产生矛盾的家庭并不少见。此时护士援助时应注意,不去评论哪一方正确,承认现实,弄清其分歧的焦点问题,进而进行有针对性的家庭健康护理。

4. 家庭和社会关系的护理　初为人父母的夫妇不仅缺乏育婴经验,同时也缺乏与育婴相关的社会交往经验。社区护士应利用新生儿家庭访视和儿童计划免疫接种等机会,为其家庭提供可利用的育婴资源,促进家庭社会资源的利用。

二、高龄老年照护者家庭的护理

据 2010 年 11 月第六次全国人口普查数据,我国 65 岁及以上人口为 1.19 亿人,占总人口数的 8.87%;2015 年底,65 岁及以上人口为 1.37 亿人,占总人口数的 10.10%,60 周岁老年人口达到 2.1 亿。自 1999 年我国进入老龄化社会以来,老龄化趋势逐年加快,其中失能老人数量逐年提升。失能老人是指按国际通行的日常生活活动能力量表(ADLs)的 6 项指标,即吃饭、穿衣、上下床、上厕所、室内走动和洗澡来衡量日常生活能力丧失的程度。有调查显示,截至 2010 年末全国城乡部分失能和完全失能老年人口占总体老年人口的 19.0%。其中完全失能老年人口占总体老年人口的 6.23%。庞大的失能老年群体,需要有人照料其日常生活,由此加大了家庭、社会抚养的压力,我国尤其在代际延续的独生子女政策实行 40 余年,形成的"4-2-1"的家庭结构将面对更大的压力,这种压力逐渐影响到家庭和社会的稳定。至今,人们主要关注照护者和被照护者健康以及影响健康相关因素、养老和照顾的相关政策和制度等。今后,人们会更加关注如何从家庭整体角度考虑并解决照护问题,充分发挥家庭的自护能力,从而维护家庭的稳定。这也正是家庭健康护理的出发点。

(一)高龄老年照护者家庭的健康评估

1. 健康家庭影响因素的评估　主要从以下四方面评估有高龄老年人且需要亲属照护的家庭,即高龄老年人的身体和精神以及社会状况、影响家庭照护的因素、照护者的健康状况以及其他家庭成员健康状况。例如处于脑梗死康复期的家庭,护士应了解病人的日常生活能力(ADL)、语言交流能力(语言障碍程度),以及家庭照护者有无失眠、腰痛、焦虑等身心健康状况。另外,还应掌握照护者有无自由活动等闲暇时间以及其家庭经济等社会状况。如果老年人与子女生活在一起,还应了解老年人给子女生活带来的影响,以及子女对父母态度的变化等。

2. 家庭应对能力的评估　从家庭结构和家庭功能等方面评估家庭的应对能力。在家庭结构上主要了解家庭类型,如同居家庭成员的数量,其他家庭成员(如子女、兄弟姐妹等)居住远近和有无闲暇时间帮忙等。在家庭功能方面主要了解家庭成员间的情感关系、交流与沟通、相互理解的程度、家庭价值观念、家庭角色和家庭权力类型以及家庭有无类似情况的应对经验等。

3. 家庭应对状况的评估　注意观察和收集家庭是否进行了角色调整并已获得了新的角色，了解生活变化的适应程度、日常生活的调整、学习护理知识的积极性及相关的社会交往等。

(二) 高龄老年照护者家庭的护理

依据家庭健康评估的结果，制订家庭健康护理计划，最大限度地发挥家庭的照护功能，最终将照护融入家庭生活中，使家庭完全适应。为达到此目的护士需进行以下六方面的护理。

1. 帮助照护者掌握照护技术　指导家庭中的照护者掌握照护技术，并提供可利用社会资源等信息，以此减轻照顾负担，促进照护者健康。

2. 将护理融入家庭生活中　评估照护者平时的照顾时间和照顾计划，如有问题，应对其进行适合该家庭并能被照护者认可的调整。

3. 促进家庭内部协作照护的能力　照护不仅仅是家庭中某一成员的任务，社区护士应促进家庭全体成员以自己可能的方式参与照护，以减轻照护者的照顾负担，促进家庭自护能力的提高。

4. 促进家庭成员间的沟通与交流　照护不仅仅是夫妻间达成一致，其子女乃至下一辈间的沟通也很重要，这种家庭成员间的交流决定其照护的质量，而有效的沟通是建立良好照护关系的基础。社区护士应促进家庭成员相互鼓励、具有感恩之心，以此促进家庭成员互相支持，共渡难关。

5. 促进家庭成员共享照护的意义　让照护者感觉到照护不只是付出，而且是有意义的，同时使其认识到照护还需要周围人的帮助。使照护者意识到通过照护可以学到很多知识，照护过程也是家庭成长的过程，并帮助照顾者寻找可见的点滴变化，使其获得成就感。

6. 促进家庭社会资源利用　有的家庭由于传统的思想和习惯，不愿意让外人介入，如家政服务等。社区护士应引导家庭，善于利用邻居、社区工作者以及家政等可利用的资源解决老年人的照护问题。例如有痴呆老年人的家庭，需要邻居和社区的关照。

三、临终病人家庭的护理

与育婴期的家庭相比，有临终病人的家庭无论在经济、体力还是在精神上如何付出，最终得到的结果都是暗淡的。因此这样的家庭更容易出现健康问题。

(一) 临终病人给家庭带来的影响

1. 精神影响　有临终病人的家庭往往给家庭成员带来无比的悲伤和打击，亲属感受着预期悲伤、疾病告知的压力、无法帮助病人解除痛苦的无力感、对于病人去世后家庭生活的担心、医院感受的压力等体验：①临终病人亲属的预期悲伤有三期：第 1 期为感情思考麻痹期，亲属在初期感到很茫然，不知所措，持否认态度，这种精神混乱状态一般要持续 1~2 周；第 2 期是悲伤、愤怒和自罚期，亲属一般认为自己没做什么坏事，为什么这么倒霉，如果早些发现症状也许会治好等，并出现失眠、头痛、无食欲，严重者出现抑郁等；第 3 期为面临分别现实的认知阶段，此阶段亲属感悟到无论如何悲伤也无法避开现实，开始重视和病人在一起的有限时间，并考虑今后的打算。②亲属面临着疾病告知的压力：亲属无法面对病人的提问，难以将病人即将死亡的事实告诉病人。同时，隐瞒事实又令其有一种罪恶感，使其在矛盾冲突中度过。③亲属往往有一种无法帮助病人解除痛苦的无力感：随着病情的加重，病人出现疼痛、呼吸困难和发热等痛苦症状，这些医疗不能缓解的症状使亲属感到无能为力。④离世后家庭生活的担心：如果病人是家庭经济和精神上的支柱，亲属更易出现今后生活的担心和无助。⑤在医院感受到的压力：医院里的气味、抢救仪器的声音、带有痛苦表情的病人等都是陪护亲属的压力源，进一步加重亲属的恐惧感。

2. 身体影响　亲属往往出现因精神压力带来的身体症状，如心悸、眩晕、恶心、胸闷、食欲低下、无力感、疲劳等。另外,由于长期照护所致的身体疲劳,往往导致便秘、腹泻、膀胱炎、阴道炎和突然的体重下降等现象。

3. 家庭生活上的影响　如果临终病人是家中主要的经济来源或家庭的决策人,他的离世势必给家庭带来经济影响或造成无人控制家庭的局面。另外,虽然我国医疗保险在逐步完善,但个人承担的医疗费用仍然是家庭很沉重的负担,这也在一定程度上给家庭生活带来影响。

4. 家庭成员间关系的纠葛　主要有三个方面的关系纠葛,其一是病人与家庭成员间的关系纠葛:如果亲属隐瞒病情,病人会产生疑问"为什么我的病越治越重?"进而产生焦虑,甚至不配合治疗或想放弃治疗或不理解亲人的照护。而亲属则认为自己做的不被对方认可,很压抑并且还要忍耐,从而导致不能平静地对待病人,出现关系紧张。其二是照护者和其他家庭成员间的关系纠葛:往往在临终期,长期照顾者和病人关系更加密切,从而导致和其他家庭成员关系的疏远而出现关系紧张。例如女儿为了陪护临终的父亲,经常不在家,丈夫虽然支持妻子,但长期面对空荡荡无人料理的家,心里感到失落,因而此时两人易出现关系紧张。其三是家庭与亲属间的关系纠葛。例如在远处的亲人建议给病人服用一些其他药物或到其他医院救治等,如果此时的建议与家庭的意见不一致,易产生分歧和关系紧张。

5. 家庭与社会间的关系　当家庭中有临终病人时,家庭往往无时间与平日的近邻、朋友和单位同事交流,此时会出现日常社会关系的暂时中断。有的家庭在病人离世以后,仍然有很长一段时间不愿意与他人交流,并感到孤独。

（二）临终病人家庭的健康护理

1. 预防照护出现的家庭二次危机　有临终病人的家庭,由于其对疾病、照护等相关知识的缺乏、照护者疲劳和大量治疗费用负担等诸多原因,很容易使家庭成员出现身体和精神症状,从而使家庭陷入二次危机。需要从以下几个方面进行指导:①首先社区护士应对家庭成员健康管理给予相应的指导:关键是通过评估家庭,尽快地引导家庭成员说出在健康管理上潜在的需求,或帮助家庭成员分辨和找出家庭健康管理上的潜在需求。指导家庭成员也应同样关注其自身健康。②指导家庭成员掌握照护与生活的平衡:护士要了解家庭由谁参与照护病人,是否影响到家庭日常生活和工作,与亲属共同制订合理的计划,探讨其两者兼顾的可行性。③照护技巧的指导:如指导照护者口腔护理、清洁身体、翻身和移动及舒适体位摆放、身体按摩等技巧,以及饮食和排泄的调整,舒适环境的准备等。教会家庭成员照护的方法可以预防家庭出现二次危机。

2. 促进家庭合理安排照护　①表现出尊重家庭意愿的态度:病人是在家庭还是在医院或是在临终病房度过生命的最后时刻,应由病人和家庭成员做出决定,护士要尊重其家庭的意见。此时护士向家庭提供信息(多个方案),切记不要将自己的价值观(如在家疗养等)强加给家庭。②提供关于疾病的信息:向家庭交代出院后可能遇到的困难和应对的方法,并提出家庭成员共同参与和分担照护工作,以此减轻家庭的压力。③促进家庭成员共同商议后做出照护决定:听取各家庭成员对于病人今后疗养的意见,也包括病人自身的意愿,促进家庭成员间坦诚交流,并做出决定。

3. 促进应对离别的情感和认知　充分理解病人亲属即将与亲人分别时的痛苦心情。当医生告知亲属病情时,护士应在场观察亲属的反应,并给予安慰。如握住亲属的手说"这是一件让人难以接受的事",护士用肢体语言和语言对亲属传达理解的心情,对其亲属是一种安慰。另外当病人进入濒死期时,还要向其亲属交代病情,让亲属接受即将发生的离别。护士传达时要注意技巧,如告知其亲属"从昨晚开始,病人的尿就特别少了,说明肾功能已经减弱、心脏的跳动也在逐渐减弱",让亲属提前做好心理准备。同时,在这个时期,有很多亲属思想错乱,没有认真地思考病人去世后的生活。此时社区护士应与亲属交谈生死观等话题,促使他们接受现实,考虑今后的生活。

4. 促进社会资源的利用　社区护士应向病人亲属介绍如何转诊、家庭病床的利用、照护服务的资源、紧急情况的应对、如何开具死亡诊断等,使家庭能很好地应对。

小结

本章首先介绍了家庭和家庭健康护理的基础知识,从"以家庭患病成员为中心""以家庭各个成员为中心""以家庭系统为中心""将家庭视作社会要素"的4个视角阐述了家庭健康护理的发展过程。其次介绍了家庭健康护理的相关理论,即家庭系统理论、家庭压力应对理论、家庭生命周期理论、家庭功能理论以及家庭评估干预模式。另外还将"加入""提问""正常化""积极赋义""跟随""问题活现""家庭作业"等家庭治疗技术引入家庭健康护理。最后从家庭健康护理的热点问题,即育婴期家庭、高龄老年照护者家庭以及临终病人家庭的视角,分析其影响家庭健康的因素,并进行评估和护理。

(赵秋利　杨　丽)

思考题

1. 慢性病病人居家护理案例

本案例叙述的是社区护士去某家庭援助一位患有脑卒中出院 3 个月、偏瘫、生活不能自理的老年病人的事例。王××(75 岁)与老伴李 ×(72 岁)一起生活,他们有两个儿子,大学毕业后在外地工作。大儿子(51 岁)是公务员,儿媳(50 岁)是小学教师,有一个孙子(26 岁)大学毕业已经工作 2 年。小儿子(48 岁)是大学教师,小儿媳是促销员(47 岁),孙女(18 岁)高三学生。

王××,男,20 年前确诊为动脉硬化,血脂轻度增高。只是在饮食上加以注意,平时晨起去外面散步,没有服用任何药物。2015 年初冬的一天,王××晨起突然感觉说话时舌头发硬,下肢无力,行走不便。老伴不知如何是好,叫来邻居,邻居帮助拨打 120 电话,急救车将其送往医院。经 CT 诊断为脑梗死,住院治疗 3 周,度过了危险期,病情稳定出院回到家中。住院期间,两个儿子和儿媳都赶了回来,出院时两个儿子都劝其父母到自己家中疗养,但是两位老人因生活不习惯,不方便,坚持住在自己家里。

目前两位老人独居,王××由老伴照顾已经 3 月有余。目前病情稳定,但右侧肢体瘫痪,生活需要照顾。最近出现咳嗽、痰多、痰液黏稠不易咳出,体温 37.5~38.0℃,尾骶部和髋部发红,分别有直径 0.5cm 和 1cm 的水疱。最近,老伴主诉腰痛,全身无力,疲劳。前几天老伴搀扶其向椅子移动时,不小心将腰扭了,现在不敢用力,一用力腰就痛,感到心有余而力不足,很为难。她不想让儿子知道其身体状况,怕儿子知道后担心,影响其工作。

讨论问题

(1) 请根据案例画出家庭结构图,并说明该家庭周期属于哪个阶段?

(2) 根据以上资料判断其护理诊断 / 问题,并按其主次进行排列。

(3) 请提出还应当收集哪些资料,才能进一步确定相关的健康问题?

2. 慢性病病人居家护理追加案例

王××话语清晰,意识清醒,但进餐时有呛咳、流涎和吞咽困难等表现。饭后有时有食物残留在面颊部。大便能自己控制,小便经常失禁,老伴怕弄脏被褥,使用了尿不湿。老伴说:"换尿布和更换内衣非常困难,移动就更不用说了,每次都要费很大的劲"。王××身高 175cm,体重 70kg,右侧肢体瘫痪,在床上能利用左侧健肢自行翻身,但社区护士发现在换尿布和向椅子移动时,王××全部依靠老伴一人的力量。家里是老式住房,有门槛,使用轮椅困难。卫生间和浴室地面很滑,无扶手,老伴一人无法给其洗澡,出院至今一直没有洗澡,只用毛巾在床上擦

阅读笔记

过身体,每天按照医嘱按时服药,除护理王×× 外,老伴还要买菜、做饭、料理家务等,每天由早忙到晚,感觉很累。她说:"年轻时,老王对我很好,什么都帮我干,现在他病了,我得好好照顾他,可现在自己的身体又这样,真是力不从心……两个儿子都在外地工作,很担心他父亲,经常来电话询问病情,并劝我们雇个保姆,每月还寄钱给我们。但是,我们觉得雇保姆花钱不值得,我自己再坚持坚持吧,过几天腰疼就会好的。我也不想让孩子们耽误工作回来护理他爸爸。现在,我每天只能扶老王在床上坐一坐,也就 1 个小时左右,好不容易扶起来,就多坐一会儿。以前是移到椅子上坐坐,近 1 周来我腰痛,也只能在床上坐坐了。"

讨论题:

(1) 请根据追加案例,补充护理诊断 / 问题与居家护理中存在的问题。

(2) 请结合居家案例和追加案例提出的护理诊断 / 问题,制订相应的护理计划。

阅读笔记

第四章　社区妇女儿童的保健与护理

社区情景

　　李某,女,30岁,本科学历,结婚2年,丈夫34岁,两人均在外企工作,工作压力较大,平时应酬较多。半年前因意外妊娠而行人工流产。目前李某和丈夫准备妊娠,但不清楚孕前应注意什么,也不确定之前的流产是否会影响妊娠,带着这些问题,李某和丈夫来到社区卫生服务中心咨询。

　　护士从受孕时机、营养、环境等方面对李某夫妇进行了指导,半年后李某顺利怀孕,并再次来到社区卫生服务中心,咨询妊娠期间的注意事项,应何时、在何处做产前检查等。妊娠第40周,李某经顺产娩下一女婴。出院后第3天,社区护士根据"出生报告制"进行产后访视。在访视中,护士发现李某情绪低落,问其原因,李某表示自己压力很大,丈夫工作繁忙,无暇照顾家里,她初为人母,常面对宝宝的很多问题而束手无策,近日睡眠欠佳。作为社区护士,如何评估李某的表现? 如何为李某制订一份科学、可行的休养计划?

　　在孩子满月时,李某夫妇带着孩子来到社区卫生服务中心进行体检和预防接种,并向护士咨询关于添加辅食及早期教育等问题,作为社区护士,你如何为其提供婴儿喂养、照护及教育的健康指导?

　　妇女是人类的母亲,儿童是世界的未来,母婴安全是社会发展水平的标志,受到全人类的共同关注。WHO在《2000年世界卫生报告》中指出,卫生系统主要包括所有以促进、恢复和维护健康为主要目标的活动,因此,改善人群健康是卫生系统的目标。妇女和儿童作为家庭和社会的核心组成部分,其健康水平和健康意识对整个国家的民族素质和卫生水平产生直接影响,因此,在19世纪末20世纪初,关注妇女和儿童两个脆弱人群的母婴保健被纳入公共卫生的重要内容。由此可见,关注妇女和儿童的健康已成为世界性的趋势和各国卫生系统努力的目标,作为社区卫生服务"六位一体"的功能之一,加强与妇女儿童保健相关的工作势在必行。

阅读笔记

第一节 概 述

一、社区妇女儿童保健的重要性

妇女儿童的健康状况不仅直接影响到家庭及社会的健康水平,而且决定了一个国家未来的综合素质,妇幼卫生状况和水平是反映一个国家或地区发展程度最基本、最重要的指标。由于受到社会经济、文化及生理等因素的影响,妇女儿童的整体健康及生存状况近年来虽然有所提高,但仍然面临着诸多问题与挑战,妇女儿童依然是社会的脆弱人群,这使得妇女儿童对健康促进有着持久的需求,对公共卫生服务的需求较大。

1. 妇女儿童是需要社会关照的特殊群体 妇女在历时 30 年左右的生育期中,要经历妊娠、分娩、产褥、哺乳及避孕等生理过程,而儿童则要经历新生儿期、婴幼儿期、学龄前期、学龄期及青春期的生长发育过程才能进入到成年阶段。因处于不同时期的妇女和儿童,从生理特点、健康状况到生存方式,都有与成人不同的健康需求,他们是一支脆弱的群体,需要社会特殊的关照,因此,占社会总人口三分之二以上的妇女儿童保健成为社区卫生服务的重要内容之一。

2. 妇女儿童的健康关系到综合国力的提高 妇女的健康直接关系到后代的健康和出生人口的素质,而儿童的健康则直接影响到一个国家的未来,因此,加强妇女儿童保健是对发展生产力最重要的投资,并关系到综合国力的提高。

3. 妇女儿童健康是衡量卫生系统绩效的重要指标 妇女儿童的健康水平是反映医疗卫生综合效果的重要指标,WHO 将孕产妇死亡率和婴儿死亡率作为评价卫生系统绩效的指标,旨在强调大力发展社区卫生服务,促进母婴安全,提高妇女和儿童的健康水平。

二、社区妇女儿童保健的内涵

社区妇女儿童保健(health care for community women and children)是针对社区妇女儿童不同阶段的生理、心理特点及保健需求,以预防为主,以保健为中心,以维护社区妇女儿童的身心健康和促进母婴安全为目标,以群体为对象,针对社区妇女儿童在不同阶段存在的健康问题,提供良好的健康教育和健康服务,以提高社区妇女儿童的健康水平。

WHO 在 20 世纪 90 年代提出了生殖健康的概念,指出生殖健康(reproductive health)是指在生命所有阶段的生殖功能和生殖过程中,生理、心理和社会适应状态良好,没有疾病和虚弱。生殖健康的内涵是人们能够进行负责、满意和安全的性生活,不担心传染疾病和意外妊娠;能生育,并有权决定是否生育和生育的时间;能安全妊娠和分娩,保障婴儿存活并健康成长;能知情选择和获得安全、有效、可接受的节育措施。由此可见,生殖健康涵盖了母亲安全、计划生育、性健康、儿童生存与发展等多个方面,强调维护妇女儿童的合法权利和地位,重视男性在促进妇女儿童健康方面的责任和义务,赋予妇幼保健更深刻的含义和更广阔的范围。

三、妇女儿童保健相关的政策与法规

我国的妇幼保健法制建设得到了党和国家的一贯重视,1949 年第一届政治协商会议通过的《共同纲领》第 48 条规定:"注意保护母亲、婴儿和儿童的健康"。在十一届三中全会后,妇幼保健法制建设更是得到了迅速发展,在政策的引导下,各地建立、健全了三级妇幼保健网,健全了分级分工和逐级转诊等制度,促进了我国妇幼保健事业的发展。

(一)中华人民共和国母婴保健法

1994 年第八届全国人民代表大会常务委员会第十次会议通过了《中华人民共和国母婴保

健法》,1995 年正式实施。该法律的颁布旨在保障母亲和婴儿健康,提高出生人口素质,是我国贯彻《儿童权利公约》保护儿童权利的重大举措和后续行动。《母婴保健法》贯彻以保健为中心、保健和临床相结合、面向群众、面向基层和预防为主的工作方针,系统规定了婚前保健服务、孕产期保健服务及新生儿期保健服务的具体内容,规定了各级医疗机构的职责,并对边远贫困地区妇女儿童的保健服务给予了法律的保证。《母婴保健法》的颁布标志着我国母婴保健工作由行政管理步入法制管理的轨道。

(二) 中华人民共和国人口与计划生育法

《中华人民共和国人口与计划生育法》于 2001 年第九届全国人民代表大会常务委员会第二十五次会议通过,根据 2015 年 12 月 27 日第十二届全国人民代表大会常务委员会第十八次会议《关于修改〈中华人民共和国人口与计划生育法〉的决定》修正。该法律的颁布旨在实现我国人口与经济、社会、资源、环境的协调发展,加强母婴保健,提高人口素质。该法律指出应当积极开展以人为本的计划生育优质服务,保障妇女享有计划生育权利;国家建立婚前保健、孕产期保健制度,防止或者减少出生缺陷,提高出生婴儿健康水平。

(三) 中国儿童发展纲要

2011 年国务院颁布了《中国儿童发展纲要(2011—2020 年)》,从儿童与健康、儿童与教育、儿童与福利、儿童与社会环境四个领域提出了儿童发展的主要目标和策略措施。该纲要指出,坚持儿童优先原则,保障儿童生存、发展、受保护和参与的权利,缩小儿童发展的城乡区域差距,提升儿童福利水平,提高儿童整体素质,促进儿童健康、全面发展。该纲要的总目标是完善覆盖城乡儿童的基本医疗卫生制度,提高儿童身心健康水平;促进基本公共教育服务均等化,保障儿童享有更高质量的教育;扩大儿童福利范围,建立和完善适度普惠的儿童福利体系;提高儿童工作社会化服务水平,创建儿童友好型社会环境;完善保护儿童的法规体系和保护机制,依法保护儿童合法权益。《中国儿童发展纲要(2011—2020 年)》的制定与实施为儿童健康成长创造了更加有利的社会环境,将为促进人的全面发展,提高中华民族整体素质奠定更加坚实的基础。

(四) 中国妇女发展纲要

2011 年,国务院颁布了《中国妇女发展纲要(2011—2020 年)》,确定了妇女与健康、妇女与教育、妇女与经济、妇女参与决策和管理、妇女与社会保障、妇女与环境、妇女与法律七个发展领域的主要目标和策略措施。纲要指出,要将社会性别意识纳入法律体系和公共政策,促进妇女全面发展,促进两性和谐发展,促进妇女与经济社会同步发展。该纲要将妇女与健康作为最重要的发展领域,以保障妇女平等享有基本医疗卫生服务,提高妇女的生命质量和健康水平。纲要同时指出,要保障妇女平等享有受教育的权利和机会,受教育程度持续提高;平等获得经济资源和参与经济发展,经济地位明显提升;平等参与国家和社会事务管理,参政水平不断提高;平等享有社会保障,社会福利水平显著提高;平等参与环境决策和管理,发展环境更为优化;保障妇女权益的法律体系更加完善,妇女的合法权益得到切实保护。《中国妇女发展纲要(2011—2020 年)》的制定与实施使我国妇女在政治、经济、教育、健康等领域取得了全面进步。

(五) 孕产期保健工作管理办法与孕产期保健工作规范

2011 年 6 月,原卫生部根据《中华人民共和国母婴保健法》及其实施办法、《中国妇女发展纲要》和《中国儿童发展纲要》,制定了《孕产期保健工作管理办法》和《孕产期保健工作规范》。《孕产期保健工作管理办法》明确规定,各级各类医疗保健机构应为准备妊娠至产后 42 天的妇女及胎婴儿提供全程系列的医疗保健服务。该管理办法对孕产期保健工作的组织与职责、孕前、孕期、分娩期及产褥期各阶段的保健内容、医疗保健机构应提供的服务、监督管理进行了系统规定。《孕产期保健工作规范》则界定了各级卫生行政部门、各级妇幼保健机构及各级各类医疗保健机构在孕产期保健工作中的职责,详细规定了孕前、孕期、分娩期、产褥期的保

阅读笔记

健服务内容,并对孕产期保健工作管理和质量控制及信息管理进行了要求。《孕产期保健工作管理办法》和《孕产期保健工作规范》的制定与实施进一步规范了我国孕产期保健工作,切实保障了母婴安全。

（六）关于切实做好高龄孕产妇管理服务和临床救治的意见

2016 年 4 月,国家卫生和计划生育委员会发布《国家卫生计生委关于切实做好高龄孕产妇管理服务和临床救治的意见》。我国自 2016 年 1 月 1 日起全面实施二孩政策,二孩政策全面实施后,累积生育需求集中释放,出生人口数量增加,高龄孕产妇比例增高,发生孕产期合并症、并发症的风险增加,危重孕产妇与新生儿管理救治任务进一步加重,保障母婴安全面临新的挑战,意见即在此背景下发布。该意见强调各地要以科学备孕、孕产期保健、安全分娩为重点,广泛开展宣传和健康教育;强化危急重症临床救治;加强高龄妇女健康咨询和指导,做好咨询评估和高危筛查;建立健全协调协作机制;健全危急重症转诊网络并加强人才队伍建设。该意见的提出对确保高龄孕产妇及新生儿安全具有重要现实意义。

四、社区妇女儿童保健的现状及展望

我国政府一向致力于将保障妇女儿童健康作为经济和社会发展的重要组成部分,通过颁布一系列与妇幼保健相关的法律法规,极大地促进了我国妇幼保健事业的发展。从 20 世纪 90 年代开始,我国政府通过签署国际公约、颁布两纲及《母婴保健法》促进了我国妇幼保健工作的法制化发展。1997 年国务院在《关于卫生改革与发展的决定》中,提出大力发展社区卫生服务,完善县、乡、村三级卫生服务网,将妇幼保健作为社区"六位一体"功能的重要组成部分。在政策的引导下,全国建立健全了妇幼保健服务网络,改善了妇幼卫生管理与服务,制订了妇幼保健工作方针,强调以保健为中心,以保障生殖健康为目的,实行保健和临床相结合,面向群体,面向基层和预防为主,实施了"降消"项目、中国妇女健康行动、开展出生缺陷防治和爱婴行动、加强儿童疾病防治、加强基层妇幼卫生工作、实施母子系统保健项目及综合性妇幼卫生保健项目等一系列行动和措施,切实改善了妇女儿童健康水平。妇幼卫生监测数据显示,2015 年全国孕产妇死亡率、婴儿死亡率、新生儿死亡率分别下降到 20.1/10 万、8.1‰和 5.3‰,比 2000 年分别下降了 62.1%、74.8% 和 76.8%,提前实现了联合国千年发展目标。

未来"儿童优先、母亲安全"仍是我国妇女儿童保健工作的首要任务,除降低孕产妇死亡率、婴儿死亡率外,更重要的是尊重妇女儿童的权利,转变服务理念,为妇女儿童生命的各个阶段提供优质服务。继续完善和提高以生殖健康为核心的围生期保健、青春期保健和围绝经期保健,加强妇女精神卫生保健、劳动环境保护及传染性疾病的防治仍然是未来社区妇女保健的重要内容。继续加强出生缺陷和先天性畸形的防治、加强传染性疾病和非传染性疾病的防治、重视儿童精神卫生和心理发育、预防环境对儿童的不良影响,促进儿童的全面发展是未来社区儿童保健的重要内容。

五、社区妇女儿童保健研究

目前有关社区妇女保健的研究涵盖了从青春期、围婚期、孕期、产褥期到围绝经期保健的各个领域;在社区儿童保健与护理研究方面,研究者们围绕新生儿、婴幼儿、学龄前期、学龄期及青少年的各个阶段的生理与心理健康也开展了大量的研究工作。

（一）社区妇女保健与护理研究

1. 社区妇女生殖健康研究

（1）社区妇女生殖健康调查研究:该领域研究采用横断面研究方法,调查对象主要涉及青少年及育龄期妇女,主要内容有:青少年性与生殖健康认知状况、妇女生殖健康现况、已婚妇女生殖健康知、信、行及服务需求、社区妇女生殖健康服务状况等。如 Kolahdooz 等学者调查加拿

阅读笔记

大多伦多 Inuvialuit 安置区育龄妇女吸烟与饮食方式关系,并与该地区同年龄段非吸烟女性进行对比,发现吸烟妇女存在饮食不均衡、营养不足现象。国内李亚伦等学者的"川北高山地区妇女生殖健康现况调查"、徐晓阳等学者的"重庆市农村青少年生殖健康知识现状调查"、潘齐飞学者的"城市低保家庭已婚育龄妇女常见生殖道感染状况分析"等均属于此类研究。近30年来,我国因改革开放及商品经济快速发展带来了社会变迁,推动了劳动力的流动,国内流动人口中女性、农村留守妇女的生殖健康也逐渐受到研究者们的关注。虽然研究者们在调查分析的基础上,为社区妇女生殖健康干预研究及相关政策制定打下了良好基础,提供了建设性参考意见,但因各种原因,目前的横断面调查地域较局限,多区域、大样本调查较为缺乏。

(2) 社区妇女生殖健康干预研究:该类研究多采用实验性或类实验性研究设计,研究对象主要为育龄期妇女。近年来,随着婚恋观、生育观的不断变化,全世界未婚青年婚前性行为、高风险性行为,意外妊娠及人工流产发生率呈上升趋势,生殖健康干预研究因而也越来越多地在青少年及学生中开展。干预内容囊括生殖健康与避孕节育知识、态度及生殖健康相关行为。干预方法有社区健康教育干预、家庭教育干预、同伴教育、团队干预、网络途径干预等。如Delgado学者对一关于生殖健康的大学课程干预效果进行了评价、冯宁等学者采用类实验研究方法开展的多部门合作促进青少年友好型生殖健康服务利用的干预研究等。此外,众多研究者从不同角度,在不同地区的不同年龄层妇女中进行生殖健康干预研究并取得了一定效果及长足的进展。虽然,众多的干预研究对预防生殖道感染及性传播疾病、避免高危性行为、安全妊娠、促进妇女生殖健康起到了积极作用,但该类研究在干预方式、干预内容等方面仍可进一步深入挖掘。

2. 社区妇女心理保健与护理研究　多年来,研究者们在社区妇女心理卫生保健与护理方面开展了大量的研究工作,研究内容涵盖青春期心理卫生、围婚期心理卫生、产褥期心理保健、围绝经期心理健康等。如青春期心理卫生与健康教育、产后抑郁社区预防干预方案研究、产后抑郁现况调查等。实验性研究设计、类实验性研究设计及非实验性研究设计在该领域研究中均有涉及。

(二) 社区儿童保健研究

儿童保健一直是社区卫生保健服务研究的重点,内容涉及从新生儿、婴幼儿、学龄前期、学龄期到青少年的各个年龄阶段,涵盖从生理、心理保健到社会行为适应等各个方面,喂养与营养促进、生长发育、发育行为疾病、环境与健康等领域是社区儿童保健的重点研究方向。

1. 社区儿童生长发育研究

(1) 调查研究:在该领域研究中,调查法是采用较多的研究方法,如分别有学者对北京0~4岁、苏州城区6~12岁、太原市城区0~6岁儿童发育状况进行调查,了解了上述地区儿童发育状况,分析了其影响因素,为社区儿童保健服务与健康管理提供了客观依据。相对城区儿童的发育状况调查,有关农村儿童尤其是流动人口中儿童发育状况调查研究较少。另有一定数量研究针对环境因素对儿童发育的影响,如"锡、铅暴露对妊娠结局和儿童发育的影响"、"重金属污染对学龄儿童体格发育的影响"、"学龄前儿童发育性协调障碍危险因素分析"、"郑州地区农村学龄前留守儿童发育迟缓现状及影响因素分析"等。

(2) 干预性研究:在社区儿童生长发育研究中也占到重要比例。如有研究者通过对胎龄6月~1岁儿童进行胎教及早教训练,探讨该干预对儿童发育和行为的影响。此外,与儿童发育测量的相关工具如儿童发育量表、儿童发育行为心理评定量表、儿童发育性协调障碍问卷等量表的制定、翻译、信度检测、效度检测也是该研究领域的重要方向。

2. 社区儿童心理卫生保健研究　心理卫生是社区儿童保健与护理的重要研究内容,儿童心理卫生现况调查、儿童心理干预研究以及儿童心理研究工具的研制等都是该研究领域中的重要内容。调查研究的主要目的是了解儿童心理卫生健康状况、评估其高危影响因素。国外

阅读笔记

如 Wichstrom 等学者的学龄前儿童精神障碍患病率调查（Prevalence of Psychiatric disorders in preschoolers），国内如孙力菁等学者的上海地区学龄前儿童心理卫生状况及相关影响因素的研究等都是这方面的较典型文献。在干预研究方面，既有实验性研究设计也有非实验性研究设计。干预对象包括孤独症、抑郁、进食和排泄问题儿童等。此外，儿童心理研究工具如各量表的研发、翻译及其应用也是重要研究方向。未来的社区儿童心理卫生保健研究应趋向于多学科合作下的多视角、全方位的深入研究。

3. 社区儿童健康管理研究　近十年来伴随健康管理概念的出现，国内儿童健康管理研究得以兴起并蓬勃发展。在该领域研究中，调查法、观察法、文献研究法、经验总结法等多种研究方法运用其中，主要对象是 0~6 岁儿童。研究重点和目的是分析国内外社区儿童健康管理模式的优劣，创新发展适合自身实际情况和条件的管理模式。如北京市针对 0~12 月龄儿童采取的以社区为基础、以各妇幼保健专业机构为依托的"综合干预模式"，该模式有效地促进了儿童多项指标的早期发展。广州市制订并实施《广州市社区妇婴卫生服务"婴幼儿家庭健康指导计划"实施方案》，在社区开展以 0~3 岁婴幼儿潜能开发与卫生保健、早期干预、健康教育等为主的儿童早期发展管理工作。因经济、卫生服务条件、文化等多方面差异，儿童健康管理模式可因地而异。儿童健康管理研究是个相对较新的研究领域，尚有很大的发展空间。覆盖全部儿童的多学科交叉合作、共同研发将是该领域研究发展趋势。

总之，社区妇女儿童保健研究可采取量性研究和质性研究中的多种研究方法。在目前的社区妇女儿童保健研究中，以现场人群为基础的应用性研究较多，实验室研究较少。研究方法以描述性研究为主，在描述性研究中，又以横断面调查研究居多，分析性研究较少，少数社区妇女保健研究采用实验性或类实验性研究设计。因各种因素的影响和限制，目前的社区妇女儿童保健研究存在研究方法较单一，与其他学科合作、融合不够，研究内容不够深入，循证实践欠缺等不足。在以后的研究中，应进一步注重社区循证护理研究，加强多学科交叉融合，让研究方法多元化，不断推进社区妇女儿童保健研究的发展。

由于研究针对不同生理阶段的妇女儿童，具有研究对象的复杂性及测量指标的不稳定性等特点，所以，在研究过程中，应特别注意以下几个方面：①遵守伦理道德要求，避免研究过程给研究对象带来不良影响。②应严谨设计，充分考虑研究对象在生理、心理、社会、文化、经济等方面的差异及上述因素对研究结果的影响，确保研究的科学性、创新性和可行性。③采用正确的研究方法，研究过程中应充分考虑影响数据的各种因素，精细观察和测量，正确处理资料，确保数据的真实准确，减少偏倚。

第二节　社区妇女儿童保健的相关理论与应用

一、弗洛伊德的性心理发展理论

（一）理论产生背景

弗洛伊德（Freud）是奥地利精神病学家，被誉为"现代心理学之父"。1905 年，他通过精神分析法观察人的行为，创建了性心理发展理论。弗洛伊德认为性本能是个性发展过程中具有重要意义的因素，他的理论注重儿童性心理发展、儿童对自己身体的关注是建立于与他人关系基础之上。

（二）理论的主要观点

弗洛伊德认为儿童从出生到成年要经历五个发展阶段，儿童在这些阶段中获得的经验决定了他们成年的人格特征。

1. 口唇期（oral stage）　指从出生到 1 岁，婴儿期所有的愉悦之源来自口唇的活动，婴儿通

阅读笔记

过吸吮、咬、咀嚼、吞咽等活动来获得快乐与安全感。这种口唇的满足有助于婴儿情绪及人格的正常发展。

2. 肛门期（anal stage）　指 1~3 岁，随着肛门括约肌的发育和排便控制能力的形成，1~3 岁的儿童愉悦的中心转移到排泄所带来的快乐及自己对排泄的控制，这段时期排便环境和氛围对儿童的个性产生深远的影响。

3. 性蕾期（phallic stage）　指 3~6 岁，该期儿童对性器官开始发生兴趣，他们察知两性的区别并感到好奇。这段时期女孩容易产生"恋父情结"，男孩则容易产生"恋母情结"，健康的发展在于与同性别的父亲或母亲建立起性别认同感。

4. 潜伏期（latent stage）　指 6~12 岁，该期儿童早期的性欲冲动被压抑到潜意识领域，精力和能量都放在知识的获取和玩耍上，儿童的兴趣不再限于自己的身体，转而注意周围环境的事物，因此，该期儿童的愉悦感主要来自对外界环境的体验，这对以后的人际交流产生重要影响。

5. 生殖期（genital stage）　指 12 岁以上，随着青春期的来临，儿童生殖系统开始成熟，性激素开始分泌，潜意识中的性欲冲动开始涌现。生殖器官成为主要关注的中心和愉悦的源泉，注意力转移到性伴侣上，但他们同样会将能量放在寻求友谊、自我发展上。

（三）理论的应用

性心理发展理论的主要贡献在于发现了潜意识及其在人类的个性发展及行为中所起的作用。性心理发展理论有助于社区护士正确理解和评估不同年龄阶段儿童外在的焦虑、紧张、恐惧等不良情绪和反常行为所折射出的内心需求，以采取针对性措施。例如，在口唇期，应促进母乳喂养；在肛门期，护士应指导家长培养儿童良好的排便习惯；在性蕾期，鼓励家长参与照护过程，鼓励儿童对性别的认同；在潜伏期，注意保护儿童的隐私，同时引导儿童将精力投入到学习和运动中去；在生殖期，提供必要的性知识教育，女孩来月经要进行经期卫生指导等。根据不同年龄阶段的心理发展特点提供有效的护理措施，促进儿童的健康发展。

二、埃瑞克森的心理社会发展理论

（一）理论产生背景

埃瑞克森（Erikson），美籍丹麦裔心理学家，该理论建立在弗洛伊德的精神心理理论基础上，强调文化及社会环境对人发展的影响，埃瑞克森认为生命的历程就是不断达到心理社会平衡的过程。埃瑞克森用生物学中的"关键时期"和"后生性"这两个概念来描述儿童个性发展关键时期中的核心冲突。每一阶段核心冲突的顺利解决都是建立在前一阶段核心冲突解决基础上。

（二）理论的主要观点

埃瑞克森将人的一生分为八个心理社会发展阶段，每个阶段都有一些特定的发展问题，这些问题的解决影响着儿童健康人格的形成和发展。他将儿童时期心理社会发育分为五个阶段。

1. 婴儿期（0~1 岁）　"信任与不信任"是该期心理社会发展的关键问题。健康人格首要的特征是建立一种基础信任感，信任感的形成标志儿童完成了婴儿期最重要的任务，也是儿童在此期最满意的体验。与弗洛伊德性心理发展理论中的"口唇期"相对应，这段时期是婴儿对各种感观刺激的感受期，婴儿不仅用口，还用视觉、抓取等方式接触外界事物。信任感的建立必须与具体的人和事物相联系，因此该期照护者持续的关爱至关重要，这有助于儿童信任感的发展。反之，当婴儿缺乏信任体验或基本需求没有满足时，就会产生不信任感，婴儿会把对外界的恐惧和怀疑情绪带入以后的发展阶段。因此，这一阶段，使婴儿对环境和未来产生乐观和信心是最理想的发展结果。

2. 幼儿期（1~3 岁）　"自主与羞怯或怀疑"是该期心理社会发展的关键问题。随着幼儿对自己身体、行为、环境的控制能力加强，他们希望实践新获得的动作技能，例如爬、走、跳，并用自己的脑力进行选择、做出决定，逐渐建立了自主感。此期与弗洛伊德的性心理发展理论的"肛门期"相对应，自主感的建立以肛门括约肌自主控制能力的形成为标志。此期儿童开始独立的探索，通过模仿他人的动作和行为进行学习。当这种自主行为受到他人嘲笑或羞辱，或当他们在本来有能力自理的领域被强迫依赖他人时，消极的怀疑和羞怯感就会形成。此期因尚未形成社会规范的概念，儿童的任性行为达到高峰，喜欢说"不"来满足独立自主的需要。因此，该阶段理想的发展结果是自我控制。

3. 学龄前期（3~6 岁）　"主动与罪恶感"是该期心理社会发展的关键问题。随着身体活动能力和语言的发展，此期儿童有强烈的想象力和好奇心，开始主动探索周围的世界，因而产生一种自我意识。该阶段与弗洛伊德性心理发展理论的"性蕾期"相对应，主要特征是活跃的、入侵性行为。该期儿童不再只听从他人的指示，他们乐于自己创造游戏活动，有时会违背父母和他人的意愿行事，同时又因其行为或想象被指责而容易产生罪恶感。此期给予儿童积极鼓励和正确引导有助于自主性的发展。因此，该期积极的结果是建立儿童的方向感和目标感。

4. 学龄期（6~12 岁）　"勤奋与自卑"是该期心理社会发展的关键问题。此期是儿童成长过程中的决定性阶段，此期儿童学习大量的文化知识和技能，并在完成任务中获得乐趣，该期相当于弗洛伊德性心理发展理论的潜伏期。该期是儿童社会关系形成的决定性阶段，儿童在该期学会和他人竞争、合作，在实践中出色完成任务并受到鼓励时，可获得自我价值感和勤奋感。但如果对他们的期望过高，或当他们认为自己不能达到他人为自己设立的标准时，就会产生一种自卑感。此期顺利发展的结果是学会与他人竞争，求得创造与自我发展。

5. 青春期（12~18 岁）　"自我认同与角色混淆"是该期心理社会发展的关键问题。此期青少年关注自我，开始建立自我认同。该期与弗洛伊德性心理发展理论的生殖期相对应。此期由于体格生长发育迅速，青少年开始关注自己在他人眼中的形象，他们将其自我观念和价值标准与社会观念整合，并开始作职业规划。随着自我认同的建立，他们不再依赖父母和同伴的看法，真正开始独立。如果不能很好解决核心冲突，则会产生角色混淆。该期的理想的结果是奉献和忠诚他人，并实现自身价值和理想。

（三）理论的应用

心理发展理论有助于护理人员认识儿童发展过程中所面临的问题或矛盾，并认识到疾病会导致这些矛盾的激化并影响儿童心理的正常发展，借助此理论，护理人员可以准确认识到影响儿童健康的问题，采取有效的护理措施。在婴儿期，鼓励父母多陪伴婴儿，对住院的婴儿，护理人员应经常抱抱婴儿；在幼儿期，指导父母鼓励幼儿自己动手完成吃饭、穿衣、刷牙等活动，促进其自主感的发展；在学龄前期，鼓励儿童表达自己的感受，尊重儿童做出的决定；在学龄期和青春期，指导其积极应对学习压力，树立正确的人生观和价值观。

三、皮亚杰的认知发展理论

（一）理论产生背景

皮亚杰（Piaget），瑞士心理学家，他通过对儿童行为的长期观察，提出了儿童认知发展理论。该理论认为儿童的智力起源于他们的动作和行为，儿童对经常变化的外部环境不断做出新反应，促进了智力的发展。

（二）理论的主要观点

皮亚杰认为逻辑思维能力的发展有四个主要阶段，每个阶段的出现都有一定的顺序性和连续性，必须建立在前一阶段认知发育基础上。智力的发展过程是逐渐成熟的、程序化的，分为以下四个阶段。

1. 感觉运动阶段（sensorimotor stage）　指 0~2 岁，该阶段受感官活动指导，形成简单的学习过程，期间经历六个亚阶段，儿童从反射性活动逐渐形成简单的、重复的行为。本阶段的主

阅读笔记

要特征是形成自主协调运动,能够将自己同环境区分开来,形成自我观念的雏形。在感觉运动的后阶段,儿童开始运用语言和象征性思维。

2. 前运算阶段(preoperational stage) 指 2~7 岁,该阶段儿童能用语言、符号、象征性游戏等来表达外部事物,主要的认知发育特征是以自我为中心,此期的儿童只能够站在自身的角度看待事物,其行为往往没有明确的理由。该阶段儿童的思维是具体的,有形的,儿童会根据事物与自己的联系或其用途来解释事物。

3. 具体运算阶段(concrete operational stage) 指 7~11 岁,在该年龄阶段,儿童的思维逐步变得有逻辑性,能够对事物进行分类、整理、排序和组织,但尚不能进行抽象思维。此期儿童不再以自我为中心,而是能够考虑他人的利益,即开始有了社会化的概念。

4. 形式运算阶段(formal operational stage) 指 11~15 岁,该阶段以适应性和灵活性为特征,青少年可进行抽象思维,运用抽象符号,并能通过系列观察得出逻辑性的结论。尽管他们有时会将理想和现实相混淆,但仍然能够处理和解决一些现实的矛盾。

(三)理论的应用

皮亚杰的认知发展理论虽然过于强调人类发展的生物学因素,忽视了导致个体差异和认知发育差异的因素,但该理论为了解儿童的思维提供了框架。认知发展理论可帮助护理人员了解不同发展阶段儿童的思维和行为方式,根据儿童的认知发展特点,采取合适的语言和方式与其沟通,设计合适的活动及有激发性的健康教育方案。

如王妤将皮亚杰的认知发展理论应用于儿科护患沟通,作者根据不同发展阶段的儿童心理特征,运用不同的沟通技巧,取得良好效果。针对 0~2 岁即处在感觉运动期的婴幼儿,采取以非语言沟通为主的方式,如注意观察患儿的面色、精神状态、身体活动方式,在及时去除哭闹原因的同时,经常轻拍、抚摸、搂抱患儿,用柔和的语调与患儿沟通。对 2~6 岁即前运算期的患儿,针对其具有开始运用语言符号、词汇有限、思维多"以自我为中心"等特点,护理人员通过观察,读懂孩子的特殊语言、动作、表情及反应,从而满足患儿的合理需求;通过合理运用语言,鼓励患儿接受治疗;以色彩鲜艳的卡通装饰胸卡转移患儿注意力并通过游戏降低患儿的恐惧感。7~11 岁即处于具体运算期儿童,因其思维逐渐成熟,摆脱了"以自我为中心"的思维方式、开始具有逻辑思维能力,但思维及概念的形成仍依靠周围具体事物的帮助,所以在护理过程中,鼓励患儿参与疾病的治疗及护理,同时借助合适的材料,教会患儿基本的健康知识并给予患儿适当的学习辅导。在护理形式运算期,即 11~15 岁的儿童时,因其思维能力虽已接近成人水平,具有综合思维、逻辑推理及决策能力,但心理发展速度相对生理发展较慢,使其面临许多矛盾和心理危机,故护理人员应充分理解、接受并尊重患儿,并针对此期常见的问题作好健康教育和心理辅导。在《皮亚杰儿童心理发展阶段理论在儿科护患沟通中的作用》这一研究中,皮亚杰的儿童心理发展理论为护理人员理解儿童的心理、与患儿建立融洽和谐的护患关系提供了有价值的帮助。

四、库伯格的道德发展理论

(一)理论产生背景

库伯格(Kohlberg),美国儿童发展心理学家,他继承了皮亚杰的理论,提出了道德发展阶段理论。库伯格借助道德两难的问题情景,来探讨儿童对道德判断的内在认知心理历程。

(二)理论的主要观点

库伯格认为,儿童的道德判断随其认知发展的程度而改变,根据儿童至青少年的道德发展,按其道德推理思维的不同,分为三个时期六个阶段。

1. 前习俗阶段(1~6 岁) 该阶段儿童已具备关于是非善恶的社会准则和道德要求,但他们是从行动的结果及与自身的利害关系来判断是非的。该阶段又分为两个时期:①惩罚与服从导向期:儿童认为凡是权威就是好的,遭到权威的批评的就是坏的。他们道德判断的理由是根据是否受到惩罚或服从权力,而不考虑惩罚或权威背后的道德准则;②工具性的相对主义导向期:儿童首先考虑的是,准则是否符合自己的需要,有时也包括别人的需要。人际关系常被看成是交易的关系,对自己有利的就好,不利的就不好。好坏以自己的利益为准。

2. 习俗阶段(6~12岁)　在习俗阶段儿童有了满足社会的愿望,比较关心别人的需要。该阶段包括两个时期:①好孩子导向期:儿童认为一个人的行为正确与否,主要看他是否为别人所喜爱,是否对别人有帮助或受人称赞;②法律和规则导向期。遵守规则,完成任务,尊重权威,维持社会规则才是正确的行为。

3. 后习俗阶段(12~19岁)　在后习俗阶段,儿童开始对道德价值和道德原则做出自己的解释,而不受权威和规则制定者的控制。该阶段的两个时期:①社会契约导向期:在该阶段,个人看待法律较为灵活,认识到法律、社会习俗仅是一种社会契约,是可以改变的,而不是固定不变的;②普遍的道德原则导向期:该阶段个人在判断道德行为时,不仅考虑到适合法律的道德准则,同时也考虑到未成文的有普遍意义的道德准则。道德判断已超越了某些规章制度,更多地考虑道德的本质,而非具体的准则。

（三）理论的应用

库伯格从发展心理学的角度来论述道德发展,强调道德发展是认知发展的一部分,道德判断同逻辑思维能力有关,并且,社会环境对道德发展有着巨大的刺激作用。因此,在对儿童进行道德教育时,应根据儿童的认知和道德发展阶段,循循善诱地促进其发展,其次,学校、家庭和社会要创造良好的条件,通过开展各种道德教育活动,促进儿童道德判断能力的发展。

第三节　社区妇女儿童的健康管理

根据原卫生部颁布的《国家基本公共卫生服务规范(2011年版)》,妇女和儿童保健是公共卫生服务的重要内容之一,对孕产期妇女和儿童提供系统的保健管理,有利于降低孕产妇死亡率和婴儿死亡率,改善妇女和儿童的健康状况。

一、新生儿健康管理

（一）新生儿家庭访视

根据2012年原卫生部制定的《新生儿访视技术规范》要求,社区护士在新生儿出院后,根据"出生报告制"合理安排时间,及时进行家庭访视,并建立新生儿健康管理卡和预防接种卡。对于正常足月新生儿,访视次数不少于2次,若发现问题应酌情增加访视次数。首次访视在出院后7日之内进行,满月访视在出生后28~30日进行。对高危新生儿,根据具体情况酌情增加访视次数,首次访视应在得到高危新生儿出院(或家庭分娩)报告后3日内进行。每次访视要详细填写访视记录,评估新生儿的健康状况,并对家长进行健康指导。

1. 新生儿健康状况评估　了解孕期及出生情况、预防接种情况,在开展新生儿疾病筛查的地区了解新生儿疾病筛查情况等。观察家居环境,重点询问喂养、睡眠、大小便情况。观察精神、面色、呼吸、皮肤、五官、黄疸、脐部情况、外生殖器、臀部等。进行体格检查,为新生儿测量体温、身长、体重等。

2. 建立《0~6岁儿童保健手册》　记录儿童从出生至6岁时期的生长发育情况和各种健康状况,包括体格发育、智力发育、牙齿发育、喂养情况、听力、视力、疾病的转归等。该手册是以健康检查为基础的动态记录,为医生对孩子健康管理服务提供依据。

3. 提供保健指导　根据新生儿的具体情况,有针对性地对家长进行母乳喂养、沐浴、脐部护理、预防接种、儿童安全和常见疾病预防的指导。

阅读笔记

4. 异常新生儿的管理   对于低出生体重、早产、双多胎或有出生缺陷的新生儿根据实际情况增加访视次数。发现体温≥37.5℃或≤35.5℃、反应差伴面色发灰、吸吮无力、呼吸频率<20次/分或>60次/分、呼吸困难、呼吸暂停伴发绀、心率<100次/分或>160次/分，有明显的心律不齐、皮肤严重黄染等情况应立即转诊；发现有喂养困难、躯干或四肢皮肤明显黄染、单眼或双眼溢泪等情况则建议转诊。

（二）新生儿满月健康管理

新生儿满28天后，指导家长利用接种第二针乙肝疫苗的时机，带新生儿在乡镇卫生院、社区卫生服务中心进行随访。重点询问和观察新生儿的喂养、睡眠、大小便、黄疸等情况，对其进行体重、身长测量、体格检查和发育评估。

二、婴幼儿健康管理

婴幼儿的健康管理均应在乡镇卫生院、社区卫生服务中心进行，偏远地区可在村卫生室、社区卫生服务站进行，时间分别在3个月、6个月、8个月、1岁、1岁半、2岁、2岁半、3岁时，共8次。有条件的地区，建议结合儿童预防接种时间增加随访次数。

（一）婴幼儿健康状况评估

询问上次随访到本次随访之间的婴幼儿喂养、患病等情况，定期进行体格检查，测量身高、体重、胸围、头围等，以评估婴幼儿生长发育和心理行为发育状况。

（二）婴幼儿生长发育监测

1. 生长发育评价指标

（1）体重：体重是衡量儿童营养状况和生长发育的重要指标。儿童的体重可根据以下公式粗略计算：

$$1{\sim}6个月婴儿的体重(kg)=出生体重+月龄×0.7$$
$$7{\sim}12个月婴儿的体重(kg)=6+月龄×0.25$$
$$2{\sim}12岁儿童的体重(kg)=年龄×2+8$$

（2）身高（身长）：儿童出生时身长平均为50cm，出生后前半年平均每月增长2.5cm，后半年平均每月增长1.25cm，至6个月时身长平均65cm，1岁时身高平均75cm。2岁以后每年增长5~7cm。婴儿期身长的增长以躯干为主，幼儿期开始以下肢为主。至青春期，进入生长发育的第二个高峰，体格迅速增长。2~12岁儿童的身高可根据以下公式粗略计算：

$$身高(cm)=年龄×7+70$$

（3）头围：头围的大小反映了大脑和颅骨的发育。出生时头围为33~34cm，前半年每月大约增加1.5cm，后半年每月增加0.5cm。6个月时平均头围43cm，1岁时46cm，2岁时达48cm。

（4）胸围：胸围反映了肺与胸廓的发育。出生时儿童的胸围为32cm，比头围小1~2cm，1岁时胸围约等于头围，以后胸围超过头围。

（5）头颅：头颅由6块扁骨组成，骨与骨之间形成囟门。前囟是一菱形间隙，出生时大小约1.5~2cm（对边中点的连线长度），1岁半前闭合。后囟呈三角形间隙，在出生后6~8个月闭合。

（6）牙齿：儿童在4~10个月开始出牙，1岁尚未出牙视为异常，2~2.5岁出齐，乳牙共20颗。6岁左右开始出第一恒牙，7~8岁开始乳牙按萌出顺序开始脱落代以恒牙。

2. 生长发育的评价

（1）标准差法：又称均值离差法，是我国评价儿童体格生长状况最常用的方法。标准差法是用体格生长指标（按年龄）的均值为基准值，以标准差为离散度，划分评价等级，一般认为均值±2个标准差（包含95%的总体）范围内的被检儿童为正常儿。

（2）百分位法：是世界各国常用的评估儿童体格生长的方法。百分位数法是以体格生长指标（按年龄）的中位数（即第50百分位P_{50}）为基准值，一般认为第3~97百分位（包含95%的总体）

范围内的被检儿童为正常儿。

（3）曲线图法：即生长发育图法。根据儿童体格生长指标（按年龄）参考值得均值 ±2 个标准差（或第 3 及第 97 百分位的数值），绘制两条标准生长曲线。将被检儿童的体格测量数值按年龄标识，并连成一条曲线，与标准生长曲线进行比较，以评价个体儿童的生长发育状况及群体儿童的生长趋势。

（4）指数法：是对两项指标的相互比较，综合评价儿童的体格生长、营养状况和体型。儿童常用的指数是 Kaup 指数。Kaup 指数表示单位面积的体重数，<12 为营养不良，12~13.4 为偏瘦，13.5~18 为正常，19~20 为营养优良，>20 为肥胖。计算公式如下：

$$Kaup\ 指数 = \frac{体重(kg)}{[身长(cm)]^2} \times 10^4$$

（三）婴幼儿保健指导

对家长进行母乳喂养、辅食添加、心理行为发育、意外伤害预防、口腔保健、常见疾病防治等健康指导。

（四）进行贫血及听力筛查

在婴幼儿 6~8 个月、18 个月、30 个月时分别进行血常规检测。在 6 个月、1 岁、2 岁、3 岁时使用听性行为观察法进行听力筛查。

（五）定期预防接种

在每次进行预防接种前均要检查有无禁忌证，若无，体检结束后接受疫苗接种。我国免疫规划疫苗包括乙肝疫苗、卡介苗、脊髓灰质炎疫苗、百白破疫苗、麻疹疫苗和白破疫苗 6 种，2008 年原卫生部发布了扩大免疫规划，在以上 6 种规划疫苗的基础上，将甲肝疫苗、流脑疫苗、乙脑疫苗及麻腮风疫苗也纳入国家免疫规划，要求对适龄儿童进行常规接种。儿童免疫规划程序见表 4-1。

表 4-1　儿童免疫规划程序

疫苗	接种月/年龄	接种剂次	接种部位	接种途径	接种剂量	注意事项
乙肝疫苗	0、1、6 月龄	3	上臂三角肌	肌内注射	5μg/0.5ml	出生 24 小时内接种第一剂，第 1、2 剂之间间隔≥28 天，第 3 剂在第 1 剂接种后 6 个月（5~8 月龄）接种，与第 2 剂间隔≥60 天
卡介苗（减毒活结核菌混悬液）	生后 24 小时至 2 个月内	1	左上臂三角肌上端	皮内注射	0.1ml	2 个月以上小儿接种前做硬结核菌试验（1:2000），阴性方能接种
脊髓灰质炎减毒活疫苗糖丸	2、3、4 月龄，4 周岁	4	—	口服	每次 1 丸三型混合糖丸疫苗	第 1、2 剂次，第 2、3 剂次间隔均≥28 天。冷开水送服或含服，服后 1 小时内禁用热开水
百日咳菌液、白喉类毒素、破伤风类毒素	3、4、5 月龄，18~24 月龄	4	上臂外侧三角肌	肌内注射	0.5ml	第 1、2 剂次，第 2、3 剂次间隔均≥28 天
白破疫苗	6 周岁	1	上臂三角肌	肌内注射	0.5ml	—

续表

疫苗	接种月 / 年龄	接种剂次	接种部位	接种途径	接种剂量	注意事项
麻风疫苗（麻疹疫苗）	8 月龄	1	上臂外侧三角肌下缘	皮下注射	0.5ml	儿童 8 个月接种 1 剂次麻风疫苗，麻疹疫苗不足部分继续使用麻疹疫苗
麻腮风疫苗（麻腮疫苗、麻疹疫苗）	18~24 月龄	1	上臂外侧三角肌下缘	皮下注射	0.5ml	儿童 18~24 月龄接种 1 剂次麻腮风疫苗，麻腮风疫苗不足部分使用麻腮疫苗替代，麻腮疫苗不足部分继续使用麻疹疫苗
乙脑减毒活疫苗	8 月龄，2 周岁	2	上臂外侧三角肌下缘	皮下注射	0.5ml	—
乙脑灭活疫苗	8 月龄（2 剂次），2 周岁，6 周岁	4	上臂外侧三角肌下缘	皮下注射	0.5ml	第 1、2 剂次间隔 7~10 天
A 群流脑疫苗	6~18 月龄	2	上臂外侧三角肌附着处	皮下注射	30μg/0.5ml	第 1、2 剂次间隔≥3 个月
A+C 流脑疫苗	3 周岁，6 周岁	2	上臂外侧三角肌附着处	皮下注射	100μg/0.5ml	2 剂次间隔≥3 年；第 1 剂次与 A 群流脑疫苗第 2 剂次间隔≥12 个月
甲肝减毒活疫苗	18 月龄	1	上臂外侧三角肌附着处	皮下注射	1ml	—
甲肝灭活疫苗	18 月龄，24~30 月龄	2	上臂外侧三角肌附着处	肌内注射	0.5ml	2 剂次间隔≥6 个月

三、学龄前儿童健康管理

社区卫生机构为 4~6 岁儿童每年提供一次健康管理服务。散居儿童的健康管理服务应在乡镇卫生院、社区卫生服务中心进行，集体儿童可在托幼机构进行。

1. 学龄前儿童健康状况评估　询问上次随访到本次随访之间的膳食、患病等情况，进行体格检查，测量身高体重等，进行血常规检测和视力筛查，评估儿童生长发育和心理行为发育状况。

2. 学龄前儿童保健指导　对家长进行合理膳食、心理行为发育、意外伤害预防、口腔保健、常见疾病防治等健康指导。

3. 健康问题处理　对健康管理中发现的有营养不良、贫血、单纯性肥胖等情况的儿童应当分析其原因，给出指导或转诊的建议。对口腔发育异常（唇腭裂、高腭弓、诞生牙）、龋齿、视力异常或听力异常儿童应及时转诊。

四、学龄期儿童及青少年健康管理

社区卫生机构为学龄期儿童及青少年每年提供一次健康管理服务，包括健康状况的评估、保健指导及健康问题处理。

1. 儿童及青少年健康状况评估　询问上次随访到本次随访之间的营养、患病等情况，进行体格检查，测量身高体重等，进行血常规检测、口腔检查及视力筛查，评估儿童及青少年生长发育和心理行为发育状况。

阅读笔记

2. 儿童及青少年保健指导　对儿童及青少年进行合理膳食、心理行为发育、口腔保健、常见疾病防治、性知识教育等健康指导。

3. 健康问题处理　对健康管理中发现的有骨骼畸形、贫血、单纯性肥胖、性发育异常、学习困难等情况的儿童及青少年应当分析其原因，给出指导或转诊的建议。

五、孕前健康管理

社区卫生服务机构或医疗保健机构应为准备怀孕的夫妇提供健康教育与咨询、健康状况评估及健康指导等主要保健服务。

1. 健康教育与咨询　通过询问、讲座及健康资料的发放等，向计划怀孕的夫妇讲解孕前保健的重要性，介绍孕前保健服务内容及流程，提供健康教育服务。

2. 健康状况检查　通过询问既往疾病史、孕育史、家族史、营养、职业、生活方式、运动情况及社会心理等了解准备怀孕夫妇的一般情况；在知情选择的基础上进行孕前医学检查，主要包括体格检查，实验室检查如血尿常规、肝功能、阴道分泌物检查，以及辅助检查，如心电图、B超等，必要时进行激素和精液检查。与此同时，对可能影响生育的疾病进行专项检查，包括严重的遗传性疾病如地中海贫血；可能引起胎儿感染的传染病及性传播疾病，如乙型肝炎、结核病、弓形体、风疹病毒、巨细胞病毒、单纯疱疹病毒、梅毒螺旋体及艾滋病病毒等；精神疾病；其他影响妊娠的疾病，如高血压病和心脏病、糖尿病及甲状腺疾病等。

3. 健康指导　遵循普遍性指导和个性化指导相结合的原则，对计划怀孕的夫妇进行怀孕前、孕早期及预防出生缺陷的指导。

六、孕期健康管理

目前我国已建立了对孕产妇进行系统保健管理的三级网络，实行孕产期系统保健的三级管理。在城市，开展医院三级分工和妇幼保健机构三级分工，实行孕产妇划片分级分工，并健全转诊制度。在农村开展了由县医院和县妇幼保健站、乡卫生院、村妇幼保健人员组成的三级分工。通过三级分工，一级机构为孕产妇提供定期检查，一旦发现异常，及早将高危孕妇转诊至上级医院进行监护处理。

（一）孕早期健康管理

在孕12周前，孕妇居住地的乡镇卫生院、社区卫生服务中心为孕妇建立《孕产妇保健手册》，并进行第1次产前检查。

1. 孕妇健康状况评估　询问既往史、家族史和个人史等，观察体态、精神状况和面色等，并进行一般体检、妇科检查和血常规、尿常规、血型、肝功能、肾功能和乙型肝炎等检查，有条件的地区建议进行血糖、阴道分泌物、梅毒血清学试验、HIV抗体检测等实验室检查。

2. 孕早期保健指导　在对孕早期孕妇个人卫生、心理和营养保健指导时，要特别强调避免致畸因素和疾病对胚胎的不良影响，同时进行产前筛查和产前诊断的宣传告知。

3. 高危孕妇筛查　对孕妇进行高危因素筛查，对具有妊娠危险因素和可能有妊娠禁忌证或严重并发症的孕妇，及时转诊到上级医疗卫生机构，并在2周内随访转诊结果。

（二）孕中期健康管理

在孕16~20周、21~24周各进行1次产前检查，对孕妇的健康状况和胎儿的生长发育情况进行评估和指导。

1. 孕妇健康状况评估　通过询问、观察、一般体格检查、产科检查、实验室检查等，对孕妇健康和胎儿的生长发育状况进行评估，识别需要做产前诊断和需要转诊的高危孕妇。

2. 开展孕中期保健　进行孕期心理、运动及营养指导外，还应进行预防出生缺陷的产前筛查和产前诊断的宣传告知。

阅读笔记

3. 高危孕妇筛查 对孕妇进行高危因素筛查,发现有异常的孕妇,要及时转至上级医疗卫生机构。出现危急征象的孕妇,要立即转上级医疗卫生机构。

(三) 孕晚期健康管理

在孕 28~36 周、37~40 周各进行 1 次随访,指导孕妇去有助产资质的医疗卫生机构各进行 1 次产前检查。

1. 孕妇健康状况评估 通过询问、观察、一般体格检查、产科检查、实验室检查等,对孕妇健康和胎儿的生长发育状况进行评估。

2. 开展孕晚期保健指导 对孕产妇进行自我监护、促进自然分娩、母乳喂养等方法以及孕期并发症和合并症防治等指导。

3. 高危孕妇筛查 对随访中发现的高危孕妇应根据就诊医疗卫生机构的建议督促其酌情增加随访次数。随访中若发现有意外情况,建议其及时转诊。

七、产后健康管理

(一) 产后家庭访视

乡镇卫生院、村卫生室和社区卫生服务中心(站)在收到分娩医院转来的产妇分娩信息后,应合理安排时间,在产后 3~7 天、28 天分别进行家庭访视 1 次,出现母婴异常情况应当适当增加访视次数或指导及时就医。通过家庭访视,进行产褥期健康管理,加强母乳喂养和新生儿护理指导。

1. 产妇健康状况评估 通过观察、询问和检查,了解产妇一般情况,测量体温和血压,检查乳房、子宫、恶露、会阴及腹部伤口恢复等情况。

2. 进行产褥期保健指导 对产妇进行个人卫生、心理、营养、运动、康复及新生儿照护等指导。

3. 异常情况的处理 对母乳喂养困难、产后便秘、痔疮、会阴或腹部伤口等问题进行处理。发现有产褥感染、产后出血、子宫复旧不佳、妊娠合并症未恢复者以及产后抑郁等问题的产妇,应及时转至上级医疗卫生机构进一步检查、诊断和治疗。

(二) 产后 42 天健康检查

在产后 42~56 天,乡镇卫生院、社区卫生服务中心为正常产妇做产后健康检查,异常产妇到原分娩医疗卫生机构检查。

1. 产妇健康状况评估 通过询问、一般体检和妇科检查,必要时进行辅助检查对产褥期基本情况、子宫复旧及伤口愈合等情况进行评估。

2. 进行产后保健指导 对产妇应进行性保健、避孕、预防生殖道感染、婴幼儿营养等方面的指导。

八、围绝经期健康管理

社区卫生服务机构应为本社区的围绝经期妇女建立健康档案,定期进行妇科疾病的普查,并针对围绝经期妇女的生理和心理改变提供保健指导。

1. 完善健康档案 建立围绝经期妇女健康档案,根据围绝经期妇女健康危险因素,设计定期体检表,为妇女提供定期体检,以及早发现妇女的健康问题,提出针对性的防治措施。

2. 加强妇科疾病的普查 定期为围绝经期妇女提供妇科疾病的普查,每年一次宫颈细胞学检查,B 超检查,血、尿常规检查等。

3. 围绝经期保健指导 为围绝经期妇女提供关于日常保健、运动、自我监测、心理调适等方面的保健指导。

阅读笔记

九、社区妇幼保健的评价指标

社区妇幼保健的评价指标包括社区妇幼保健工作统计指标、社区妇幼保健质量指标及社区妇幼保健效果指标。

（一）社区妇幼保健工作统计指标

该指标用于衡量保健工作数量和质量，包括孕产期保健指标、儿童保健指标和妇科疾病普查普治指标等。

1. 孕产期保健指标

$$早孕建册率 = \frac{辖区内孕12周之前建册的人数}{该地段时间段内活产数} \times 100\%$$

$$孕妇健康管理率 = \frac{辖区内孕期接受5次及以上产前随访服务的人数}{该地段时间内活产数} \times 100\%$$

$$孕产妇产前检查覆盖率 = \frac{期内接受一次及以上产前检查的产妇数}{期内孕妇总数} \times 100\%$$

$$住院分娩率 = \frac{期内住院分娩的产妇数}{期内分娩产妇数} \times 100\%$$

$$产后访视率 = \frac{辖区内产后28天内接受产后访视的产妇数}{该地段时间内活产数} \times 100\%$$

2. 儿童保健指标

$$新生儿访视率 = \frac{年度辖区内接受1次及以上访视的新生儿人数}{年度辖区内活产数} \times 100\%$$

$$儿童健康管理率 = \frac{年度辖区内接受1次及以上随访的0{\sim}6岁儿童数}{年度辖区内应管理的0{\sim}6岁儿童数} \times 100\%$$

$$儿童健康体检率 = \frac{年度辖区内接受健康体检的儿童数}{年度辖区内应接受体检的儿童数} \times 100\%$$

3. 妇科疾病普查普治指标

$$普查率 = \frac{期内实查人数}{期内应查人数} \times 100\%$$

$$患病率 = \frac{期内患妇科疾病人数}{期内受检查妇女人数} \times 10万/10万$$

$$总治愈率 = \frac{治愈妇科疾病例数}{患妇科疾病总例数} \times 100\%$$

（二）社区妇幼保健质量指标

产后出血、产后感染及重度妊娠期高血压疾病是威胁产妇生命的三大主要并发症，儿童营养不良是影响儿童正常生长发育的重要并发症，加强这些并发症的防治，是社区妇幼保健的主要任务之一，也是衡量保健质量的重要指标。

1. 高危孕妇发生率 $= \dfrac{期内高危孕妇数}{期内孕（产）妇总人数} \times 100\%$

2. 妊娠高血压疾病发生率 $= \dfrac{期内患病人数}{同期产妇总人数} \times 100\%$

3. 产后出血率 $=\dfrac{\text{期内产后出血人数}}{\text{同期产妇总人数}}\times100\%$

4. 产褥感染率 $=\dfrac{\text{期内产褥感染人数}}{\text{期内产妇总人数}}\times100\%$

5. 死产率 $=\dfrac{\text{某地某时期孕 28 周以上死产数}}{\text{该地同期孕 28 周以上死产数 + 活产数}}\times100\%$

6. 5 岁以下儿童中、重度营养不良患病率 $=\dfrac{\text{某时期中、重度低体重儿童数}}{\text{同期 5 岁以下儿童数}}\times100\%$

(三) 社区妇幼保健效果指标

孕产妇死亡率和围生儿死亡率是衡量妇幼保健工作的两个主要的效果指标，为了促进母婴安全，降低这两个率不仅是妇幼工作的主要指标，也是衡量各国卫生系统绩效的主要指标之一。

1. 围生儿死亡率　围生儿死亡是指妊娠满 28 周至出生后 7 天内死亡的胎儿及新生儿。围生儿死亡率计算公式如下：

$$\text{围生儿死亡率}=\dfrac{\text{孕 28 足周以上死胎、死产数 + 生后 7 日内新生儿死亡数}}{\text{孕 28 足周以上死胎、死产数 + 生后 7 日内新生儿死亡数 + 活产数}}\times1000‰$$

2. 孕产妇死亡率　根据世界卫生组织的定义，孕产妇死亡是指妊娠开始至产后 42 天内，因各种原因引起的死亡，但意外死亡如车祸、自杀除外。计算公式如下：

$$\text{孕产妇死亡率}=\dfrac{\text{年内孕产妇死亡数}}{\text{年内孕产妇总数}}\times10\text{ 万}/10\text{ 万}$$

3. 新生儿死亡率 $=\dfrac{\text{期内生后 28 日内新生儿死亡数}}{\text{同期活产数}}\times1000‰$

4. 婴儿死亡率 $=\dfrac{\text{某时期内婴儿死亡人数}}{\text{同期活产婴儿数}}\times1000‰$

5. 5 岁以下儿童死亡率 $=\dfrac{\text{某时期 5 岁以下儿童死亡数}}{\text{同期活产数}}\times1000‰$

6. 妇女某病死亡率 $=\dfrac{\text{期内某病死亡人数}}{\text{同期平均妇女人数}}\times10\text{ 万}/10\text{ 万}$

第四节　社区妇女儿童保健指导

一、新生儿保健

新生儿期是指从胎儿娩出脐带结扎至出生后 28 天，是从完全依赖母体生活的宫内环境到宫外环境生活的过渡时期。因新生儿各系统、器官发育尚未完善，对外界环境适应性差，免疫功能低下，易患各种疾病，且病情变化快，新生儿期是儿童发病率、死亡率最高的时期。因此，加强社区新生儿保健、定期进行家庭访视具有重要意义。

1. 喂养指导　新生儿期的食物以乳类为主，可以有三种喂养方式：母乳喂养、人工喂养和混合喂养。根据产妇和新生儿的实际情况，建议产妇选择合理的喂养方式。

阅读笔记

（1）母乳喂养：母乳是新生儿最理想的食品。母乳喂养是最自然、最合理的喂养方式，若母亲和婴儿无禁忌证，应鼓励母乳喂养（母乳喂养的指导见后保健部分）。

（2）人工喂养：母亲由于各种原因不能喂哺新生儿时，可选用动物乳如牛、羊乳或其他代乳品喂养，称为人工喂养。人工喂养虽不如母乳喂养优质、经济、方便、卫生，但如果能选择优质乳品，合理调配，注意消毒，也能满足新生儿的营养需求，保证新生儿正常的生长发育。目前常用的人工喂养方法有牛乳喂养、配方乳喂养和羊乳喂养。

（3）混合喂养：在母乳不足或各种原因不能全部以母乳喂养时，需用部分牛乳、配方乳、羊乳或其他代乳品喂养婴儿称为混合喂养。有两种添加方法：①补授法：因为母乳不足需要添加一定量的牛乳或代乳品以满足小儿需要。采用补授法时应先给予母乳喂养，再添加乳品或代乳品，避免吸吮刺激减少而使乳汁分泌骤减。②代授法：由于母亲各种原因不能给小儿母乳喂养，因此在一天内有数次完全以牛乳或代乳品代替母乳喂养。采用代授法的母亲在无法哺乳期间仍要将乳汁挤出，并保证母乳喂养次数每天不少于 3 次，以免乳汁分泌减少。

2. 日常保健指导

（1）居住环境：社区护士通过评估新生儿的居住环境，指导家长使新生儿居住环境保持适宜的温度，大约在 22~24℃，湿度保持在 50% 左右。寒冷季节要注意保暖，使新生儿体温维持在 36~37℃。并注意开窗通风，避免长时间使用空调。教会家长正确使用热水袋或其他保暖用品，防止烫伤。

（2）衣着：新生儿的衣服应式样简单，采用柔软的棉布制作，不用纽扣。宽松易于穿脱，并使新生儿有自由活动的空间。

（3）臀部护理：新生儿由于小便次数较多，如果不及时更换尿布，不注意臀部护理，特别是一次性尿布的频繁使用，容易发生尿布疹。应指导家长在白天尽量使用棉质尿布，并及时更换，大小便后及沐浴后，涂护臀膏。在保暖措施得当的条件下，让新生儿每天晒屁股 1~2 次，每次 10 分钟左右，以预防尿布疹的发生。

（4）沐浴及抚触：指导家长掌握婴儿沐浴的方法及注意事项，调节好室温和水温，浴室温度控制在 25~28℃，水温控制在 38~40℃。沐浴后可指导家长为新生儿进行抚触，既可促进婴儿的生长发育，又有利于增进母子感情。

3. 预防新生儿感染指导

（1）预防脐部感染：新生儿脐带一般在出生后 7~10 天脱落。新生儿沐浴后脐部处理不当、一次性尿布使用不当等因素均易导致新生儿脐部感染，甚至败血症。所以社区护士应指导家长正确使用一次性尿布，并做好脐部护理：每次沐浴后，用棉签涂 75% 乙醇于脐部，并保持脐部清洁、干燥。若发现新生儿脐部红肿或有分泌物时，应及时就诊。

（2）预防新生儿肺炎：新生儿由于分泌型 IgA 的缺乏，呼吸道抵抗能力较差，发生上呼吸道感染时容易导致新生儿肺炎。因此，应指导家长在寒冷季节及开窗通风时注意保暖；家人感冒时，接触新生儿时应戴口罩；减少亲友探视以避免交叉感染；新生儿沐浴时调节好浴室温度，沐浴时间不宜超过半小时。

（3）预防肠道感染：新生儿由于免疫功能的不完善，容易发生肠功能紊乱及肠道感染，特别是人工喂养的新生儿。因此，应指导家长在母乳喂养前洗手，清洁乳头。人工喂养者正确调配牛奶的浓度，每次喂养后，及时清洁用具，用开水冲洗，有条件者定期消毒。指导家长正确判断母乳喂养及人工喂养新生儿的大便性状、次数。如果新生儿大便性状改变、次数增多时，应首先了解是否由于喂养不当，如牛奶浓度过浓或过早添加辅食。如果调整喂养仍未改善，并且伴新生儿哭闹、拒食或精神差等，应及时就诊。

4. 教会家长识别异常症状

（1）发热：教会家长正确使用肛表，新生儿出现体温过高时，应首先检查衣服是否穿得过多,环境温度是否过高。如确为发热,应及时就诊,在医生指导下服用药物。

(2) 黄疸:新生儿由于肝脏功能尚不完善,出生后体内大量的红细胞被破坏,释放的胆红素在短时间内无法排出,会出现生理性黄疸。部分新生儿由于母乳喂养不当(新生儿吸吮次数少,摄入量少而使肠蠕动减慢,肠肝循环增加使新生儿血液中胆红素浓度升高)使黄疸时间延长。因此,应教会家长正确识别生理性黄疸和病理性黄疸。生理性黄疸在新生儿出生后 2~3 天出现,黄疸仅限于面部,一般 10~14 天后逐渐消失。部分新生儿虽然黄疸时间较长,但停止母乳喂养后,黄疸很快消失。如果黄疸颜色加深、范围扩大,应疑为病理性黄疸,应及时就诊。

5. 促进新生儿信任感发展　新生儿与亲人之间良好的情感联结是小儿心理社会发展的基础。鼓励家长与新生儿进行交流、拥抱、抚触、说话等,帮助新生儿发展信任感,不仅有利于亲子感情的建立,也有利于小儿良好个性的培养和智力的发育。

二、婴幼儿保健

婴幼儿期是指出生后 28 天到 3 周岁,其中,婴儿期是从出生后 28 天到 1 周岁,幼儿期是从 1 周岁到 3 周岁。婴幼儿期儿童生长发育迅速,对营养需求高,开始添加辅食,但由于消化和吸收功能未发育完善,容易发生消化不良及营养紊乱;从母体获得的免疫力逐渐消失,而自身的免疫力低下,容易患感染性疾病。此外,此期儿童语言和动作能力明显发展,但缺乏自我保护意识,容易发生意外事故。因此,加强喂养指导,定期体格检查,加强生长发育监测,按计划预防接种,促进儿童感知觉发展,是该期的保健重点。

1. 合理喂养　婴儿期的食物仍然以奶及奶制品为主,继续鼓励母乳喂养,指导合理添加辅食和断奶,根据婴幼儿消化和吸收特点,合理安排断奶后的饮食,并从幼儿饮食逐渐过渡到普通饮食。

(1) 继续鼓励母乳喂养:根据中国营养学会膳食指南修订专家委员会妇幼人群指南修订专家工作组制定的《6 月龄内婴儿母乳喂养指南》和《7~24 月龄婴幼儿喂养指南》,对 6 月龄内的婴儿应给予纯母乳喂养。对于 7~24 月龄婴幼儿,母乳仍然是重要的营养来源,应继续母乳喂养,并可持续到 2 岁或以上。为了保证能量及蛋白质、钙等重要营养素的供给,7~9 月龄婴儿每天的母乳量不低于 600ml,每天母乳喂养不少于 4 次;10~12 月龄婴儿每天母乳量约 600ml,每天母乳喂养 4 次;13~24 月龄幼儿每天母乳量约 500ml,每天母乳喂养不超过 4 次。

(2) 合理添加辅食:婴儿满 6 月龄后,纯母乳喂养已无法再提供足够的能量以及铁、锌、维生素 A 等重要营养素,因而必须在继续母乳喂养的基础上引入各种营养丰富的食物。婴儿满 6 月龄时是添加辅食的最佳时机。少数婴儿因特殊原因需提前添加辅食,但一定不能早于满 4 月龄前。

1) 添加辅食的原则:添加辅食时应遵循由少到多、由稀到稠、由细到粗、由一种到多种的原则。辅食内不加盐和味精,不能以成人食物代替辅食。在患病期间,不添加新的辅食。

2) 添加辅食的顺序:根据婴儿生长发育的需要及消化吸收功能的情况,逐渐添加辅食。添加顺序见表 4-2。

表 4-2　添加辅食顺序

月龄	添加辅食
4~6 个月	米糊,强化铁婴儿米粉,稀粥,蛋黄,鱼泥,菜泥,果泥
7~9 个月	烂面,碎菜,蛋,鱼,肝泥,肉末,饼干,馒头片,熟土豆等
10~12 个月	厚粥,软饭,拌面,豆制品,碎菜,碎肉,带馅食品等

阅读笔记

3) 添加辅食的注意事项:开始添加辅食应在婴儿状况良好、情绪愉悦的时候,婴儿较容易接受。婴儿对食物的接受存在个体差异,一种新食物可能需要 1~2 天至 1 周的时间。而家长不要因为婴儿拒绝而不再添加辅食。在添加辅食的过程中,通过观察婴儿的大便情况,来判断添加的辅食是否得当。

(3) 断奶:随着辅食的添加,训练儿童使用杯子喝水或汤匙进餐,为断奶做好准备。婴儿8~12月时,逐渐减少母乳喂养的次数,先停止夜间母乳喂养,逐步停止白天母乳喂养,整个过程不少于1个月。切忌通过在乳头涂辣椒、药水或与母亲隔离等方式,强迫断乳,以免对婴儿的心理健康造成不良影响。如果婴儿体弱多病或母亲乳汁充足,可适当延缓断乳时间。

(4) 断奶后的饮食指导:断奶是指终止母乳喂养,但乳类(牛奶或配方奶)仍是婴儿期的主要食物,因为牛乳或配方乳是优质蛋白和钙的重要来源,所以断乳后,应添加牛乳或配方乳以满足婴儿的营养需求。此外,断乳后要安排好婴儿的辅食,一日三餐加上、下午点心,注意干湿搭配,食物的烹调宜碎、细、软、烂,平衡膳食。

2. 定期健康检查与生长发育监测按照《国家基本公共卫生服务规范》的要求,按期进行体格检查,了解儿童生长发育状况,及早发现影响生长发育的因素,及早处理。

3. 培养良好的生活习惯

(1) 饮食习惯:从婴儿期就应培养良好的饮食习惯,每次喂养时间不要过长,避免养成边玩边进食的习惯。从4个月开始,训练用小匙喂养。鼓励幼儿自己使用餐具,独立进餐,饮食逐渐过渡到多样化,避免挑食、偏食,创造愉悦的进餐环境,细嚼慢咽,避免进餐时责骂孩子。

(2) 排尿排便习惯:2~3个月开始训练排尿习惯,适当减少夜间的喂哺次数,以减少夜间的排尿次数,白天在小儿睡前、睡后或吃奶后给小儿把尿。9~12个月后,可以在早上醒来和晚上临睡前训练小儿坐便盆排便,时间不要过长,每次5分钟左右。1岁半训练不兜尿布,夜间按时将小儿叫醒排尿,避免尿床。应指导家长以鼓励和赞赏的方法来训练幼儿学习控制大小便。

(3) 睡眠习惯:充足的睡眠是婴幼儿健康成长的保证。2个月婴儿每天睡眠需要16~18小时,12个月婴儿每天需要13~14小时,其中包括1~2小时午睡。从婴儿起,养成良好的睡眠习惯,创造安静舒适的环境,早睡早起,避免养成夜间醒来玩耍的习惯。

4. 鼓励自理能力的发展　幼儿具有较强的自主意识,喜欢独立完成一些事情。家长应鼓励、帮助其自主性的发展,培养幼儿的自理能力,如进食、洗手、整理自己的玩具等。避免家长过分溺爱或替孩子包办,剥夺幼儿学习生活自理的机会,也造成幼儿过分依赖他人的个性。

5. 促进运动发展,培养良好的性格特征　根据婴幼儿的发育情况,鼓励和训练儿童爬、站、走以促进其运动功能的发展。通过与婴儿的哺养、抚触、关爱、护理,促进婴儿对亲人及周围环境的安全感的建立,并促进其情感、感知觉的积极发展。家庭是小儿出生后赖以生存的第一个环境,家人的行为及教养方式在小儿性格的形成上打下最初的烙印。因此,家长应为小儿提供良好的成长环境,培养婴儿良好的性格特征。

6. 预防意外损伤　婴儿尚无危险意识,因此,容易发生各种意外损伤,如烫伤、触电、高空坠落或从床上跌落、异物误入五官、误食药物等。因此,加强家长安全教育至关重要,做好居住环境及生活用品的安全管理,妥善看管孩子。

7. 按时预防接种及预防常见疾病　社区护士督促家长按计划完成基础计划免疫,预防传染病发生。此外,婴幼儿期是呼吸道疾病、胃肠道疾病、营养性疾病的好发时期,社区护士应指导家长做好婴幼儿肺炎、腹泻、营养不良、单纯性肥胖等疾病的预防保健。

三、学龄前儿童保健

学龄前期是指从3周岁至入小学前(6~7岁)的一段时期。此期大多数儿童进入学龄前教育,即幼儿园。学龄前期儿童智力发展快,自理能力和机体的抵抗力增强,是性格形成的关键时期。

阅读笔记

此期儿童大部分进入幼儿园,集体儿童的心理问题、传染病、食物中毒等发生率较散居儿童高。同时,学龄前期儿童独立意识逐渐增强,与外界接触增多和活动范围扩大,容易发生各种意外。继续监测儿童的生长发育、加强早期教育,预防意外伤害是此期儿童健康的重点内容。

1. 入园体检及定期体检　儿童在入园前必须到当地医疗卫生机构的儿童保健门诊进行全身体格检查,凭健康检查表和预防接种证入园或托儿所,儿童离园3个月以上,再入园则需要重新体检。患传染病儿童应该及时隔离,痊愈后入园前必须递交医疗单位的证明。对有传染病接触史的儿童,必须经过医学观察,观察期满且无症状再复查,正常者可入园。有下列疾患的儿童不宜入园:严重先天性心脏病、腭裂。而癫痫、中度以上智力低下的儿童可建议送专门机构进行系统康复锻炼。对学龄前期儿童定期进行体格检查,了解生长发育和健康状况,筛查近视、营养不良、贫血、寄生虫等常见病,及时进行治疗。幼儿园的工作人员入职前必须进行健康检查,持有健康检查单位签发的"健康证明书"方可上岗,之后每年进行一次体检。精神病病人、HBsAg阳性者,有严重生理缺陷者不可在托幼机构工作。患有国家法定传染病(包括急、慢性期)的人员不得在托幼儿机构工作,患有滴虫性及真菌性阴道炎、化脓性皮肤病的人员,经治疗痊愈后,须有医院或防疫部门的证明,才能恢复工作。工作人员如有传染病密切接触史,须向托幼机构负责人报告,暂时调离岗位,接受医学观察。

2. 晨间检查　日托儿童每天进班前,全托儿童每天晨起后由保健人员检查,观察儿童精神、脸色,必要时测量体温,重点检查咽喉部有无红肿,腮腺有无肿大,皮肤有无皮疹等,发现问题及时处理。

3. 营养指导　随着儿童活动量增大,对营养的需求增多。此期儿童要保证热量和蛋白质的摄入,每天三餐加上、下午点心,并培养健康的饮食习惯,不挑食、不偏食、少吃零食,做到均衡饮食。此外,注意培养儿童良好的进餐礼仪,鼓励儿童参与餐桌的布置,并进行用餐卫生和防止烫伤的教育。

4. 加强体格锻炼　此期儿童对各种活动及游戏有浓厚的兴趣,因此,开展安全、健康、积极的活动,特别是户外活动及游戏、体操、舞蹈,不仅能增强儿童体质,还可以寓教于乐,促进儿童智力的发育,陶冶情操。

5. 培养独立生活能力及良好的个性　此期儿童的自理能力逐渐增强,因此,是培养孩子良好的饮食、睡眠及大小便习惯的关键时期。此外,逐渐培养儿童独立穿衣、刷牙、洗脸、进食、洗澡等自理能力。而良好的家庭氛围及教养方式可以培养儿童懂礼貌、爱劳动、团结友爱、尊老爱幼的优良品质及积极的个性。

6. 预防龋齿　培养良好的口腔护理习惯是儿童时期重要的保健内容之一,是预防龋齿的重要手段。指导家长选择安全、有效的牙膏及软毛牙刷,并教会儿童正确的刷牙方法,牙齿的三个面中尤其是咬合面要仔细清洁,养成每天早晚刷牙、饭后漱口的好习惯。减少零食及含糖量高的食物摄入。定期进行口腔检查。

7. 预防接种和传染病的控制　按免疫程序按时进行各种预防接种,通过晨间检查、卫生检查、消毒工作等加强传染病的管理,杜绝急慢性传染病的流行。

8. 意外伤害的预防　学龄前期儿童是意外事故的高发人群,因此,安全教育是此期的重要保健内容。安全教育的内容主要包括:遵守交通规则、不在马路上玩耍、不玩电器、不到河边玩耍等。

9. 常见心理行为问题矫治　吮拇指、咬指甲、攻击性行为、破坏性行为、遗尿、手淫是此期儿童特别是托幼机构儿童常见的心理行为问题。社区护士应指导家长和老师正确对待儿童的心理问题,帮助其寻找原因,对吮拇指、咬指甲的儿童给予更多的关爱、呵护和安全感;对有攻击性行为和破坏性行为的儿童应讲道理、帮助其反省;对遗尿和手淫的儿童应提供充足的游戏机会,帮助其树立自信心,避免责怪、讽刺,以免造成儿童心理障碍。

阅读笔记

四、学龄期儿童与青春期少年保健

学龄期是指 6~7 岁至青春期,相当于小学阶段。学龄期儿童认知和心理发展非常迅速,是德、智、体全面发展的重要时期,同伴、学校和社会环境对其影响较大。进入青春期后,个体在激素作用下进入生长发育的第二个高峰,性发育逐渐成熟,同时在心理和社会方面也发生很大变化,是一生中体格、体质、心理和智力发展的关键时期。此期个体的认知、心理社会和行为发展日趋成熟,但由于神经内分泌尚不稳定,也会出现一些特殊的健康问题。因此,需要加强青春期生理和心理卫生教育,培养良好的品德。

1. 养成良好的生活习惯 在饮食上,培养儿童养成良好的饮食习惯,纠正偏食、喜欢吃零食、暴饮暴食的坏习惯。指导儿童学会合理安排学习、睡眠、游戏和运动时间,寒暑假制订计划表,避免终日沉溺于看电视、玩游戏中。此期儿童仍是龋齿的好发人群,因此,口腔卫生仍是重要的保健内容。

2. 定期体格检查及预防疾病和意外 至少每年进行一次体格检查,监测生长发育情况,及时纠正营养性疾病和贫血,按时进行预防接种。车祸、运动伤是此期常见的意外伤害,应继续加强安全教育。

3. 近视的预防 此期是近视眼的好发时期,应指导儿童青少年养成良好的用眼习惯。读书写字时眼睛要距离书本 30cm 以上,并保证良好的光线,避免躺着看书;连续看电视或用电脑时间不宜超过 1 小时,每隔 30 分钟应让眼睛休息一下;教会儿童一些简单有效的视力保健方法,如每天 2~3 次眼保健操;定期视力检查可及早发现弱视、斜视、近视,并及早纠正。

4. 培养良好的学习态度,防止学校或家庭虐待 与学习及教育相关的矛盾是导致此期亲子关系和师生关系紧张的重要因素。过度的学习压力或体罚不仅使儿童产生逆反心理、恐惧或拒绝上学,在上学或考试前表现出焦虑、呕吐、腹痛、腹泻、头痛等症状,甚至导致儿童情感障碍、离家出走、自杀等严重后果。因此,应指导家长和老师树立正确的养育观念,激发儿童青少年的学习兴趣,培养良好的学习态度,防止家庭或学校虐待。

5. 心理卫生及性教育 进行性生理、性心理、性道德、性美学等内容的健康教育是此期保健的重要内容,应增强对儿童、青少年心理卫生和健康行为的正确引导,使其了解生殖器官的解剖与生理、第二性征的发育、遗精、月经来潮等现象,解除其对性发育的神秘感和对遗精、月经来潮的恐惧,正确对待青春期的各种现象,建立起对性问题的正确态度,明确自己的性别角色,培养自尊、自爱、自强、自信的优良品质。

6. 正确对待青春期特殊行为问题 由于好奇、同伴劝诱或受电视网络的影响,青少年吸烟、饮酒、吸毒等有增加趋势。而手淫也是青少年常见的问题。此外,早恋在中学生中日益普遍,且容易发生不正当的性行为。有资料表明,我国青少年发生初次性行为的年龄在提前。妊娠和性病不仅影响青少年的身心健康,也带来诸多社会问题。因此,应引导青少年形成正确的人生观和价值观,培养广泛的兴趣和爱好,积极参加体育锻炼,进行安全性行为教育,以减少不良行为对青少年的身心损害。

五、孕前保健

孕前保健是指通过在孕前对育龄夫妇进行危险因素评估、孕前健康咨询和有效干预等保健服务,达到降低出生缺陷、低出生体重等不良妊娠结局的一级预防措施。孕前保健不仅可以促进妇女良好的避孕行为,显著降低非意愿妊娠率,还可改善育龄夫妇的不良行为或生活方式,如戒烟及饮酒后有效避孕等。同时,孕前保健还可以及早发现高危因素并采取适当的处理措施,确保育龄夫妇在孕前保持良好的生理、心理和社会状态,显著降低自然流产、出生缺陷发生率、早产率、低出生体重率,改善妊娠结局。此外,孕前保健可以显著节约医疗费用,具有良

阅读笔记

好的成本效果。卫生费用的降低来源于住院次数、住院时间和产后留院时间的减少及新生儿护理时间和护理密度的降低。基于孕前保健的重要性，因此，社区卫生工作者应该通过各种方式向育龄夫妇宣传孕前保健的重要性、时机和主要保健内容。

孕前保健至少在计划受孕前 4~6 个月进行，为计划怀孕的夫妇提供孕前检查和咨询。孕前保健主要是在风险评估的基础上，通过信息采集、体格检查及实验室检查，对育龄夫妇进行遗传风险、生育、患病及用药、致畸物接触、不良行为和生活方式、营养状况、心理状况等方面进行全面评估，了解备孕夫妇的健康状况，识别可能导致不良妊娠结局的危险因素，并判断其风险程度，为健康促进和医学干预提供依据。

1. 制订个性化生育保健计划　建议育龄夫妇根据家庭生育计划，制订适合自己的保健计划，包括孕前准备、孕早期最佳保健及孕期检查计划。孕前准备主要是妊娠前 3 个月的准备，育龄夫妇妊娠前应保持良好的生理、心理状态，选择适宜的妊娠时机和有计划的妊娠。目前的产前保健大多是从妊娠 8~12 周开始，忽视了妊娠早期关键时期的保健，因此，孕前的保健计划可提高育龄夫妇孕早期的自我保健意识，减少妊娠后最初 2 个月暴露于不良环境导致的胚胎发育异常的发生率。孕期检查计划主要包括孕期在何处建立保健手册，在何处进行产前检查以及是否进行母乳喂养计划。研究发现，很多妇女在孕前已经对是否进行母乳喂养做出选择。此时，专业人员的指导和建议会在一定程度上帮助妇女建立母乳喂养的意向。

2. 避孕和受孕时机指导

（1）避孕指导：针对暂无妊娠计划的育龄夫妇，指导其做好避孕。选择合适的避孕方法，宜选择短效口服避孕药或外用避孕工具，如安全套等避孕措施。同时，指导育龄夫妇关于紧急避孕的知识，在避孕失败后及时采取措施避免计划外妊娠和不必要的人工流产。长期服用避孕药的妇女，如需再生育时，应在停服避孕药 6 个月以后，待体内存留的避孕药完全排出体外后再妊娠。

（2）适宜的生育年龄：女性适宜的生育年龄一般为 24~30 岁左右，男性最佳生育年龄为 25~35 岁。在这一年龄阶段，男女双方生殖器官发育较完善，精子和卵子质量较好。35 岁以后卵巢功能逐渐衰退，卵子中染色体畸变的机会增多，畸胎、流产的几率增加。在我国计划生育政策指导下，建议育龄夫妇在婚后 2~3 年生育比较合适，有利于夫妇充分适应婚后生活，为生育做好精神和物质准备。

（3）最佳健康状况：选择夫妇双方工作和学习都不紧张的时期，在生理、心理都处于最佳状态的时机受孕。维持健康的生活方式，加强体育锻炼，营养均衡，远离烟、酒。避免在受孕期间患上肝炎、心脏病、肾病、糖尿病等慢性病，在日常生活中，应注意生殖系统的卫生和护理。同时，远离宠物，避免弓形虫感染。

（4）适宜的受孕季节：5~7 月是较适宜的受孕月份，一方面，该时期气候宜人，万物更新，男女双方精神饱满，有利于精卵细胞的发育，且此期有多种新鲜蔬菜瓜果供孕妇选择，为胎儿的发育提供了有利条件。另一方面，5~7 月受孕，预产期在次年的 3~5 月，婴儿出生可以避开酷暑和寒冬，孩子的护理比较容易。而冬末春初是各种病毒性疾病好发的季节，如风疹、流感、腮腺炎等，怀孕早期一旦感染容易造成胎儿畸形、流产等。

（5）最佳受孕时间：选择容易受孕的时间进行性生活能提高受孕的成功率。一般来说，排卵前 3 天至排卵后 1 天是女性容易受孕的时期。可通过基础体温测量法或宫颈黏液观察法预测"易孕期"：①基础体温测量法：排卵前体温一直维持正常水平，若体温突然下降，提示 24 小时内会发生排卵，排卵后基础体温会升高 0.3~0.5℃。通过基础体温测量，预测排卵的时间。②宫颈黏液观察法：宫颈黏液与激素水平有关，在激素水平较低的月经期前后，黏液量少而稠厚，提示不易受孕。当激素水平逐渐增加，黏液分泌越来越多，越接近排卵期，黏液量增多，清澈透明,拉丝度很高。

3. 健康行为及生活方式指导

(1) 合理营养,增补叶酸:合理补充叶酸可显著降低神经管缺陷儿的发生率。叶酸的补充应当从怀孕前 3 个月开始,无危险因素的妇女,建议每天补充叶酸 0.4mg,既往妊娠有神经管缺陷史者,建议每天补充叶酸 4mg。

研究历史

补充叶酸对神经管畸形的预防效果

在人类胚胎发育过程中,从受孕至孕后 28 天是神经管形成和发育完善的时期,也是预防神经管畸形(neural tube defects,NTDs)的有效时期。以往妇女一般在确认怀孕后才开始服用复合维生素,往往错过了这一重要阶段。美国公共卫生署于 1992 年建议,准备怀孕的妇女每天服用 400μg 的叶酸以预防胎婴儿发生 NTDs。为了证实单纯服用 400μg 叶酸对 NTDs 的预防作用,北京医科大学中国妇婴保健中心李竹教授领衔的研究组和美国疾病预防控制中心合作,并得到中国政府的大力支持,在中国 NTDs 高发的北方地区和低发的南方地区开展了一次大规模增补叶酸预防神经管畸形效果的评价研究。

研究组于 1993—1995 年在中国北方的 NTDs 高发地区和南方的 NTDs 低发地区妇女增补叶酸的推广项目中,共募集从孕前或孕后任何时间开始服药的妇女 130 142 名,未服药的妇女 117 689 名;设计的服药方法从婚检时开始到孕满 3 个月为止,每天服用单纯叶酸片 400μg;最后对妇女的分娩结局进行监测并进行预防效果的对比评价研究。结果显示,服药组妇女生育的胎婴儿中共发现 102 例 NTDs,对照组胎婴儿中共发现 173 例 NTDs。末次月经前募集的未服药妇女在孕 20 周以后分娩的胎婴中 NTDs 发生率,北方为 4.8‰ (16/3318),南方为 1.0‰ (28/28 265),而妊娠前后服药妇女组则分别为 1.0‰ (13/13 012) 和 0.6‰ (34/58 638)。与末次月经前募集的未服药妇女组相比,北方服药妇女 NTDs 发生率明显降低,其中依从性大于 80% 的服药组妇女预防率达 85%,南方地区服叶酸的预防率为 41%。该研究得出结论:妇女在妊娠前后每天服用单纯叶酸 400μg 在 NTDs 的高发地区和低发地区均能降低 NTDs 发生的危险性。

(2) 改变不良生活方式:计划受孕前 3~12 个月,停止吸烟(包括暴露于二手烟环境)、酗酒、咖啡因、违法药物等。为计划受孕夫妇提供相关信息,与其讨论上述危险因素及不良环境暴露对妊娠的影响,促进安全妊娠。

(3) 减少妊娠并发症的风险:合理饮食与运动,维持正常体重,避免由于体重过轻或过重带来的妊娠期并发症风险。

(4) 慎用药物:不论是处方药还是非处方药,甚至包括某些减肥药、保健品,都可能对胎儿造成影响,因此,怀孕前后所有药品的使用,均需仔细阅读说明书并咨询医生的专业建议。

4. 预防感染指导　提供怀孕前后预防感染的指导,为有需要的夫妇提供关于风疹、乙肝、水痘等疫苗的接种信息,至少在计划妊娠前 3 个月进行接种,特别是在流感季节,应为所有的妇女提供关于流感接种益处的信息。

5. 缓解压力指导　舒缓工作和生活压力,保持心理健康,保持孕前精神愉悦,预防孕期及产后心理问题的发生。

6. 识别怀孕指导　指导妇女识别怀孕的早期征兆。因怀孕的表现因人而异,因此,一旦怀疑自己怀孕,应尽早去医院确诊。明确是否怀孕有助于帮助妇女避免暴露于不良环境造成的

阅读笔记

风险。

（1）停经：生育年龄的妇女，平时月经周期规律，一旦经期推迟 10 日或以上，应疑为妊娠。若停经已达 8 周，妊娠的可能性更大。停经可能是妊娠最早与最重要的症状。但停经不一定就是妊娠，应予以鉴别。哺乳期妇女月经虽未恢复，仍可能再次妊娠。

（2）基础体温变化：受孕后，受体内孕激素的影响，体温持续生理性高温相超过 18 天。测量基础体温的妇女可由此判断是否妊娠。

（3）妊娠试验阳性：妊娠后，孕妇尿液含有绒毛膜促性腺激素（hCG），常用试纸法测定孕妇尿中 hCG 判断是否妊娠。若在白色显示区上端呈现一条红色线，为阴性。若在白色显示区上下呈现两条红色线，为阳性，表明受检者尿中含 hCG，可协助诊断早期妊娠。但仍需到医院就诊，以排除宫外孕等异常情况。

（4）早孕反应：约半数妇女于停经 6 周左右出现头晕、乏力、嗜睡、食欲缺乏、喜食酸物或厌恶油腻、恶心、晨起呕吐等症状，称早孕反应。可能与体内 hCG 增多、胃酸分泌减少以及胃排空时间延长有关。早孕反应多于妊娠 12 周左右自行消失，其严重程度及持续时间因人而异。

（5）排尿次数增多：妊娠早期增大的子宫，特别是前倾子宫，在盆腔内压迫膀胱导致孕妇出现尿频。一般在妊娠 12 周以后，当宫体进入腹腔不再压迫膀胱时，尿频症状自然消失。

（6）乳房变化：妇女怀孕后，受体内增多的雌激素及孕激素影响，乳腺腺泡及乳腺腺管增生发育，使乳房逐渐增大。孕妇自觉乳房轻度胀痛及乳头疼痛，初孕妇较明显，乳头及乳晕着色加深，乳晕周围有蒙氏结节显现。而哺乳期妇女一旦受孕，乳汁分泌明显减少。

（7）容易疲劳：怀孕后孕妇会感觉疲劳，甚至头重脚轻，中午容易犯困，这与体内激素水平的变化有关。

7. 异常情况的指导

（1）意外妊娠指导：意外妊娠存在很多潜在风险，如夫妇未做好心理、生理和经济上的准备、打乱工作和学习计划、怀孕前后服用了药物或接触了危险化学物品、合并疾病等，都可能影响妊娠结局。建议夫妇制订家庭生育计划，在无怀孕计划前采取有效避孕措施，以防止意外妊娠。在意外妊娠发生后，不要轻易选择人工流产，如果有医学相关问题，可咨询医生。

（2）高龄妇女受孕指导：由于经济的发展和生育观的改变，人们的平均生育年龄呈现明显上升趋势。年龄超过 35 周岁的初产妇称为高龄初产妇。女性的生育能力通常在 30 岁开始下降，母亲年龄超过 35 岁后，与新生儿染色体相关的出生缺陷、流产、产科并发症等风险会升高。因此，社区护士应向育龄夫妇宣传适宜的生育年龄，对高龄妇女，建议其在怀孕前进行孕前检查及咨询，怀孕后尽早进行产前检查，并提供出生缺陷、染色体疾病筛查及预防并发症的相关信息。

（3）流产史妇女受孕指导：很多因素可能会导致自然流产，如吸烟、酗酒、吸毒等不良生活方式，服用某些药物，孕期感染，合并疾病等。既往有过自然流产史的妇女在计划怀孕前，应提前进行孕前检查及咨询，明确可能导致流产的危险因素。在妊娠早期应保胎超过既往流产月份，并尽早进行产前检查。

六、产前保健

产前保健是围生期保健的核心内容，是贯彻预防为主，及时发现危及孕妇和胎儿健康的危险因素，减少妊娠合并症和并发症，保障孕妇和胎儿健康，确保孕妇顺利度过妊娠期，维护孕妇健康和胎儿正常生长发育，促进母亲、围生期及新生儿良好结局的重要措施。

（一）产前检查

1. 建立孕产妇保健手册　为加强对孕产妇的系统管理，我国建立了孕产妇系统保健手册制度，妇女确诊早孕后应尽早到社区卫生服务中心建立孕产妇系统保健手册。保健手册主要

阅读笔记

记录妇女从怀孕至产褥期结束的主要病史、体征及处理情况,是孕产期全过程的病历摘要,妇女凭保健手册在一、二、三级医疗保健机构定期作产前检查。每次作产前检查时均应将结果填写在手册中,去医院住院分娩时应提交手册,出院时需将住院分娩及产后母婴情况填写完整后将手册移交给产妇所在的基层医疗保健组织,社区卫生服务中心接手册后根据产妇的分娩信息进行产后访视,产后访视结束后将保健手册汇总送至县、区妇幼保健所进行详细的统计分析。

2. 明确孕周和预产期　妇女确诊妊娠后,要尽早明确孕周,以合理安排孕期重要的筛查及实施干预,并推算预产期。可通过末次月经日期来明确孕周和推算预产期。根据末次月经推算预产期的方法是:从末次月经第一日算起,月份减 3 或加 9,日数加 7(农历加 14)。若末次月经记不清楚或哺乳期无月经来潮而妊娠者,可根据早孕反应、胎动开始时间、宫底高度或 B 超测胎头双顶径等进行推算。

3. 系统的产前检查

(1) 妇女确诊妊娠后应尽早(孕 12 周内)进行初次产前检查,通过收集详细的信息、体格检查、产科检查、实验室检查等进行风险评估,对高危孕妇应尽早转诊,对低危孕妇,按照保健手册的要求按时进行随访和复查。

(2) 每次复查需要评估上次检查结果,询问有无出现异常状况,如有无头晕、头痛、眼花、阴道出血、水肿等症状;每次检查均要测量血压、体重、宫底高度、腹围,判断胎儿大小是否与妊娠周数相符;检查胎方位、胎心听诊,查尿蛋白,必要时复查血红蛋白,并将每次产前检查所得的各项数值记录于妊娠图上,绘制成曲线,观察其动态变化,以及早发现孕妇和胎儿的异常情况。同时进行孕期保健指导,并预约下次检查时间。

(二)孕期保健指导

1. 健康的生活方式指导

(1) 合理均衡的膳食:妊娠早期由于早孕反应,所以膳食以清淡饮食为主,避免油腻,多食新鲜的蔬菜和水果。从妊娠中期开始,因胎儿生长发育迅速,孕妇对各种营养素的需求增加,因此,膳食摄入的原则是以动物蛋白为主,鸡、鸭、鱼、瘦肉、牛奶、鸡蛋等都是动物蛋白的来源,同时增加植物蛋白,适当限制含脂肪、糖类较多的食物,多食新鲜的蔬菜、瓜果类等富含维生素的食物,适当限制食盐的摄入量。

(2) 适宜的活动与休息:指导孕妇每天应有 8~9 小时睡眠,午休 1~2 小时,睡眠时宜取左侧卧位,缓解增大的子宫对下腔静脉的压迫以促进血液循环;妊娠 28 周以前可坚持工作,28 周以后要适当减轻工作量;妊娠期进行适宜的户外活动以促进血液循环,改善睡眠和增加食欲,活动的原则是孕妇不觉得疲劳、保证母儿安全。散步是较好的活动方式,建议孕妇每天散步 2~3 次,每次 30 分钟为宜;此外,游泳、骑自行车也是孕妇较适宜的运动。运动量是否适宜的判断标准是:运动后心率超过 140 次 / 分,休息后心率降至 90 次 / 分以下,若休息 10~15 分钟后心率不能及时恢复,应降低运动强度;从妊娠中期开始,社区护士还可以采用发放宣传资料、观看录像、直接示范等方式指导孕妇做科学的产前运动操,但有流产、早产征象时应停止。孕期适当的盆底肌锻炼可以增强盆底肌的韧性,有利于分娩的顺利进行。

(3) 衣着与个人卫生:妊娠期穿着以宽松、舒适、柔软为宜;保持良好的卫生习惯,包括口腔卫生、勤沐浴、保持会阴部清洁。

(4) 适度的性生活:妊娠前 3 个月及末 3 个月,均应避免性生活,以防流产、早产及感染。妊娠中期应节制性生活,采取合适的体位,并注意性生活的卫生。对有习惯性流产或早产史的孕妇,在整个妊娠期间要禁止性生活。

(5) 居住和工作环境的安全:妊娠期避免长时间看电视或用电脑,家里避免饲养宠物,指导孕妇避免工作环境中的职业危害。

2. 孕期用药指导　多数药物可通过胎盘进入胎儿体内,妊娠早期是胚胎器官形成发育阶段,容易受某些药物的影响造成胚胎发育异常,因此,孕期用药应慎重,在医生指导下合理用药,也避免盲目服用保健品。但应避免由于担心药物对胎儿的不良影响而拒绝必要的药物治疗,造成病情加重,影响母儿健康。

3. 孕期常见症状的应对指导

(1) 消化系统症状:指导孕妇妊娠早期的饮食以高热量、易消化、清淡食物为主,避免油腻;多食新鲜蔬菜、水果;少量多餐,每天进餐 5~6 次,避免空腹状态,清晨起床时先吃些干的食物;保持愉悦的心情。必要时服用维生素 B_6 10~20mg,每日 3 次。

(2) 贫血:妊娠后期对铁需求量增多,在饮食方面,应多食含铁丰富的食物,多食新鲜蔬菜、瓜果类等富含维生素的食物,利于铁的吸收。若血红蛋白较低,应适量补充铁剂,如富马酸亚铁 0.2g 或硫酸亚铁 0.3g,每日 1 次口服。

(3) 腰背痛:妊娠期间由于关节韧带松弛,增大的子宫向前突使躯体重心后移,腰椎向前突使背伸肌处于持续紧张状态,常出现轻微腰背痛。指导孕妇穿低跟鞋,尽量保持上身直立,避免长时间弯腰,若工作需要长时间弯腰,妊娠期间可暂时调离岗位。若疼痛严重,应减少工作量,多卧床休息,局部可以热敷。

(4) 下肢及外阴静脉曲张:由于子宫增大压迫下腔静脉回流,妊娠晚期孕妇容易发生下肢及外阴静脉曲张。指导孕妇妊娠晚期应尽量避免长时间站立,下肢绑以弹性绷带,晚间睡眠时应适当垫高下肢以利静脉回流。

(5) 下肢肌肉痉挛:由于孕妇体内缺钙或钙、磷比例失调导致小腿腓肠肌痉挛,痉挛常在夜间突然发作,下肢着凉或过度疲劳常是诱发因素。指导孕妇从孕 20 周开始常规补充钙剂。若痉挛发作,指导孕妇将痉挛下肢伸直使腓肠肌紧张,并行局部按摩,痉挛常能迅速缓解。

(6) 下肢水肿:孕妇于妊娠晚期常出现踝部及小腿下半部轻度水肿,经休息后消退,属正常现象。指导孕妇睡眠时取左侧卧位,同时下肢垫高,促进下肢血液回流。但若下肢水肿明显,经休息后不消退,应考虑妊娠高血压疾病、妊娠合并肾脏疾病或其他合并症,应及时查明病因。

(7) 痔疮:由于增大的子宫压迫和腹压增高,痔静脉回流受阻和压力增高导致痔静脉曲张,孕妇在妊娠晚期容易发生痔疮,或原有的痔疮加重。指导孕妇多吃蔬菜,少吃辛辣食物,保持大便通畅,避免用力而加重痔疮。

(8) 便秘:受激素影响,妊娠期间肠蠕动及肠张力减弱,孕期运动量减少,孕妇容易发生便秘。指导孕妇每日清晨饮温开水一杯,养成按时排便的良好习惯,并多吃含纤维素多的新鲜蔬菜和水果,必要时口服缓泻剂,睡前口服果导片 1~2 片,或用开塞露、甘油栓,使大便滑润容易排出。

(9) 仰卧位低血压:妊娠晚期,孕妇若较长时间取仰卧姿势,由于增大的妊娠子宫压迫下腔静脉,使回心血量及心排出量减少,出现低血压。指导孕妇若出现仰卧位低血压,改仰卧位为侧卧位,血压即可恢复正常。

4. 孕期家庭监护指导　孕妇大部分时间是在家里度过,因此,家庭自我监护对孕期保健具有重要意义。指导孕妇及家属进行自我监测,不仅可了解胎儿的宫内情况,还可促进孕妇和家庭成员之间的融洽。自我监测包括以下几方面。

(1) 胎动计数:胎动是胎儿宫内情况良好的表现。孕妇一般在妊娠 18~20 周开始自觉有胎动,妊娠晚期(妊娠 28 周后),胎动明显增加。正常情况下胎动每小时 3~5 次。自测胎动时取左侧卧位,每日早、中、晚各测 1 小时,将 3 次的计数相加乘以 4 得 12 小时的胎动数。每小时胎动数不应少于 3 次,12 小时内胎动数不应少于 10 次。胎动减少(12 小时内胎动累计少于 10 次,或 1 小时内无胎动)或胎动突然频繁应及时就诊。告知孕妇一次胎动是胎儿一次运动过程,而不是以胎儿一拳一脚来计数,以免造成胎动过多的假象。

(2) 测量体重:妊娠期孕妇体重逐渐增加,妊娠早期体重增加较少,妊娠中期开始体重增加较快。一般从妊娠 20 周开始,平均每周增加 0.3~0.5kg。指导孕妇每天清晨起床后空腹测量体重,一般每周增长不超过 0.5kg,整个妊娠期约增加 10~12.5kg,若增长过快,提示可能双胎、羊水过多、胎儿过大或水肿。体重增长缓慢提示胎儿生长发育迟缓,孕妇摄入不足等。

(3) 测量宫底高度及腹围:根据宫底高度了解胎儿在宫内生长情况。妊娠 20 周后,指导孕妇家属每周测量宫底高度及腹围并记录,以了解胎儿生长发育情况。若宫底高度或腹围在 2~3 周内未增加或增加过快,提示可能胎儿宫内发育迟缓或胎儿过大或羊水过多。

(4) 听胎心:胎心音是否正常可以判断胎儿宫内情况。教会家庭成员在妊娠 20 周后每天听胎心音并记录,正常胎儿心率为 120~160 次 / 分。指导孕妇取仰卧位,胎心听筒与孕妇腹壁接触不留缝隙,听者耳朵贴近听筒,听到胎心音后,持续听 1 分钟并记录。若胎心超过 160 次 / 分、低于 120 次 / 分,或者胎心不规则,应及时送医院。

(5) 测量血压:在整个妊娠期间,孕妇血压应维持在正常水平,不高于 140/90mmHg。指导孕妇每天在相对固定的时间,在安静状态下测量血压并记录。如血压超过正常范围,休息半小时后重新测量,若仍然升高,应及时就诊。

5. 乳房护理的指导　良好的乳房护理可为产后成功母乳喂养做好准备。指导孕妇随着孕期乳房的增大,选择合适的全棉乳罩,罩杯的大小以覆盖整个乳房为宜,以支撑乳房避免下垂。保持乳房的清洁,指导孕妇每天淋浴时用软毛巾擦拭乳头,增加乳头对摩擦的耐受力,但避免使用肥皂类清洗乳头,以免哺乳时乳头发生皲裂。每天按摩乳房 5 分钟以增强乳房的韧性,并指导孕妇正确的按摩方法:用手掌的侧面围绕乳头均匀、轻柔的按摩乳房壁。对乳头扁平或凹陷的孕妇,社区护士应指导其做适当的纠正:①乳头伸展练习:将两拇指和示指平行放在乳头两侧,由乳头向外侧、上方或下方牵拉乳晕皮肤及皮下组织,每日两次,每次 5 分钟;②乳头牵拉练习:用一手托住乳房,另一手的拇指、中指和示指轻轻向外牵拉乳头,每日两次,每次 15~20 下。但既往有流产史、早产史、或出现早产倾向的妇女,刺激乳头会诱发子宫收缩,孕期要避免刺激乳头。

6. 及早识别并发症的指导

(1) 阴道流血伴有或不伴有腹痛:如果阴道流血发生妊娠早期,可能是流产或宫外孕。妊娠晚期发生阴道流血,可能是前置胎盘、胎盘早剥或早产。指导孕妇在妊娠任何时期出现阴道流血,都要及时就诊。

(2) 阴道流液:妊娠晚期,若孕妇感到突然有液体从阴道流出,可能是胎膜早破。指导孕妇采取平卧位并抬高臀部,以免脐带脱垂,同时保持外阴清洁,并及时送往医院。

(3) 头晕、眼花、视物模糊:孕妇在妊娠 20 周后,出现头晕、眼花、视物模糊等不适,可能是妊娠高血压疾病,建议尽早就诊。

(4) 剧烈呕吐:妊娠早期孕妇出现频繁呕吐,不能进食,或者孕 12 周后仍然严重呕吐,可能是妊娠剧吐的表现,应及时就诊。

(5) 持续皮肤瘙痒:妊娠晚期孕妇出现皮肤严重瘙痒,夜间加重,可能是肝内胆汁淤积症,指导孕妇及时就诊。

7. 适宜的胎教指导　胎教是有目的、有计划地为胎儿的生长发育实施的最佳措施。适宜的胎教可以促进胎儿宫内的良好发育,并增进母儿感情。胎教有多种途径,如倾听舒缓的音乐让胎儿安静、舒适;通过与胎儿的交谈和抚摸进行交流也是较好的方式,可以让胎儿体会到父母的关爱;此外,丈夫对妻子的温柔呵护及孕妇保持轻松愉悦的心情,对胎儿的良好发育也是非常有利的。但也有不同的观点,认为胎教的效果未得到证实。

8. 良好心理调适的指导　妊娠是妇女一生中较为重要和富于挑战性的事情,会给妇女带来一定的压力。对初为人母的担心、是否有充足的社会支持、经济负担过重、对妊娠带来的负担无所适从、对胎儿健康的担忧、对分娩的恐惧等,这些因素均有可能导致妇女一定程度的焦虑和情绪不稳定。指导孕妇保持良好的心态,不仅有利于胎儿的良好发育,也有利于产后亲子关系的建立,并促进孕妇母亲角色的转换。因此社区护士应评估孕妇的心理 - 社会状况,为孕妇提供充分的关于妊娠期保健、育儿等方面的信息支持,鼓励孕妇表达自己对妊娠的感受,调动孕妇的家庭支持系统,为孕妇提供良好的情感支持,以促进孕妇对妊娠的良好心理适应。

9. 分娩的准备及临产的识别

(1) 分娩准备教育:指导孕妇做好分娩前生理、心理和物品准备,并指导与分娩有关的知识,包括分娩的过程、合理应用放松技巧应对分娩时子宫收缩引起的疼痛和不适、合理运用腹压配合子宫收缩加快分娩的技巧等。此外,介绍分娩镇痛的方法及陪伴分娩的意义。

(2) 分娩方式的确定:在妊娠 38 周左右,进行分娩评估,通过评估产道和胎儿情况,确定合适的分娩方式,对无剖宫产指征的妇女,应进行分娩准备的教育,引导其树立对自然分娩的信心,促进自然分娩。

(3) 指导孕妇识别临产先兆:临产先兆包括:①子宫不规律收缩:分娩前子宫不规律收缩的特点为宫缩持续时间短且不恒定,间歇时间长并且无规律;子宫收缩的强度无进行性加强;常在夜间出现,白天消失;给予镇静剂可抑制宫缩。②见红:在分娩发动前 24~48 小时,因宫颈内口附近的胎膜与该处的子宫壁分离,毛细血管破裂经阴道排出少量血液。这是分娩即将开始的比较可靠的征象。但阴道出血量较多时应警惕是否为妊娠晚期出血。③胎儿下降感:妊娠晚期,随着胎先露下降入骨盆,宫底也随着下降,孕妇自觉舒适,呼吸轻快。同时由于胎先露下降压迫膀胱,孕妇出现尿频。

七、产后保健

产后保健包括产后访视和产后 42 天健康检查,是围生保健的重要组成部分,直接关系到产妇康复、婴儿健康成长及母乳喂养的成功。产褥期对妇女、新生儿、家庭而言,是一个重要的转折时期,在这一时期,妇女会经历强烈的生理和情感体验,并需要适应新的角色和家庭模式的转变,因此,此期易出现较多健康问题。良好的产后保健可以及早发现某些影响产妇和新生儿健康的问题,为有特殊需要的母婴提供转诊服务;提供母亲营养咨询和支持,改变不科学的产后饮食习惯,促进母亲的康复和新生儿的正常发育;为新生儿喂养、预防接种等提供咨询;提供母乳喂养的技能和信息支持,促进并维持成功的母乳喂养;提供避孕和性生活指导,减少哺乳期内意外妊娠的发生率;还可以提供心理支持和帮助,促进产妇的心理调适和新的家庭运作模式的形成。

1. 健康的生活方式指导

(1) 适宜的环境:保持居住环境适宜的温度和湿度,勤开窗,保持室内空气清新。适宜的环境不仅能使产妇得到良好的休息,也有利于新生儿的成长。

(2) 良好的卫生习惯:在尊重个人意愿的基础上保持良好的卫生习惯,勤擦身,勤换衣,用软毛牙刷刷牙,保持外阴清洁,产后四周内禁止盆浴。

(3) 均衡的营养:产妇不仅自身机体需要恢复,而且还担负着哺育新生儿的责任,因此,合理营养对产妇非常重要。产妇应增加高蛋白食物和营养丰富的汤类,如鱼汤、骨头汤、鸡汤等,以利于乳汁分泌;适当摄入高质量的脂肪不仅有利于婴儿大脑的发育,也有利于脂溶性维生素的吸收;适量摄入新鲜蔬菜水果,避免辛辣、刺激性饮食,禁止烈性酒类、咖啡,禁止吸烟,在医生指导下合理用药和使用保健品。

(4) 适宜的运动:自然分娩者产后 24 小时即可下床活动,行会阴切开术或剖宫产者可推迟至产后第 3 日起床适当活动。产后尽早活动有助于子宫复旧、体力恢复、排尿及排便,并能避

阅读笔记

免或减少静脉栓塞的发生,能使骨盆底及腹肌张力恢复,避免腹壁皮肤过度松弛。但应避免重体力劳动或蹲位活动,以防子宫脱垂。此外,自然分娩48小时后、剖宫产拆线后可进行产后康复操。产后康复操包括能增强腹肌张力的抬腿、仰卧起坐动作和能锻炼骨盆底肌及筋膜的缩肛动作。产后2周时开始加作胸膝卧位,以预防或纠正子宫后倾。上述动作每日3次,每次15分钟,运动量应逐渐加大。

2. 促进子宫复旧指导　产后哺乳、适宜的活动、产后康复操和良好的卫生习惯有利于子宫的良好复旧。产后1周,在耻骨联合上尚能触及宫底,产后10天左右子宫降至骨盆,在腹部已不能触及宫底。指导产妇识别异常恶露,正常恶露有血腥味但无臭味,持续4~6周。产后3天内为血腥恶露,之后转为浆液性恶露,2周后转为白色恶露。如果恶露时间延长或有异味,提示子宫复旧不良或感染,应及时就诊。

3. 外阴及腹部伤口的护理　检查外阴伤口或腹部切口愈合情况,有无红肿、裂开和感染迹象。指导产妇每天用水清洗会阴两次,保持会阴清洁。指导会阴部有伤口的产妇休息时尽量向伤口对侧卧位,以免恶露浸润伤口。

4. 母乳喂养技巧指导

(1) 宣传母乳喂养的优点和增强母乳喂养的信心:母乳喂养不仅有利于新生儿的生长发育和良好的情感发展及母子感情的建立,而且也有利于母体自身的恢复,还可以减少乳腺小叶增生、乳腺癌的发生几率。社区护士应向母亲及家属宣传母乳喂养的优点,评估影响母乳喂养的因素,为产妇提供母乳喂养的信息,并调动其家庭支持系统,以增强母乳喂养的信心。

(2) 指导正确的哺乳方法:哺乳前先给新生儿更换干净的尿布,清洗双手后,用温开水清洁乳房和乳头。指导产妇采取母婴均舒适的体位哺乳,使新生儿贴近母亲,让新生儿含住乳头和大部分乳晕,并注意不能堵住新生儿的鼻子。哺乳时,一般先让新生儿先吸空一侧乳房,再吸吮另一侧,下次哺乳时可以从另一侧乳房开始,这样可以保证新生儿吃到含蛋白质丰富的前乳,又可以吃到含脂肪丰富的后乳。哺乳完毕后,将新生儿竖抱起,轻轻拍其背部将胃内吸入的空气排出,以防溢奶。哺乳后指导母亲将新生儿右侧卧位半小时,以防溢奶或呕吐造成窒息。

(3) 哺乳时间指导:以按需哺乳为原则,但尽量减少夜间喂养次数,增加白天喂养次数,以免夜间频繁哺乳影响产妇休息,不利于乳汁分泌。此外,由于新生儿的大脑皮层处于抑制状态而需要较长的睡眠时间,若白天喂养间隔时间超过3个小时,则可唤醒新生儿进行哺乳。每次哺乳时间控制在15~20分钟,不要超过半个小时,避免养成新生儿含乳头睡觉的习惯。

(4) 促进乳汁分泌和提高乳汁质量:保持精神愉快、充足的睡眠、多食营养丰富的汤汁均有利于促进乳汁分泌;增加哺乳次数、多次反复吸吮也有利于乳汁分泌;勿过早添加辅食。此外,如果母亲发生乳腺炎或出现其他感染症状时,应暂停母乳喂养,但须定时用吸奶器吸出乳汁以防回奶,并在医生指导下服用药物。

(5) 教会母亲正确挤奶的技术:挤奶有利于母乳喂养的建立和维持。产后1~2天应教会母亲挤奶技术。指导母亲用拇指和示指放在乳晕处,先向胸壁方向轻按,再相对轻挤乳晕下面的乳窦,将乳汁挤出。在每次哺乳后挤出多余的乳汁不仅可促使乳汁分泌,还可预防乳房胀痛。

(6) 母乳是否充足的判断:指导母亲通过观测新生儿的喂养及排泄情况来判断母乳是否充足:①每天哺乳次数有8~10次;②哺乳时可看到吞咽动作及听到吞咽声;③两次喂养之间新生儿安静、满足,睡眠良好;④每天有1次量多或少量多次的软便,至少6次小便;⑤新生儿体重增加正常,出生后头3个月每月增长800~1000g;⑥母亲在哺乳前乳房肿胀感,哺乳时有下乳感,哺乳后乳房较松软。

5. 乳房护理指导

（1）哺乳期乳房日常护理：指导母亲佩戴合适的棉质胸罩，以支托乳房和改善血液循环；哺乳前柔和的按摩乳房，以刺激泌乳反射；切忌用肥皂或酒精等擦洗乳头，避免引起局部干燥、皲裂；哺乳结束后不要强行拉出乳头，应让婴儿张口使乳头自然从口中脱出。

（2）乳房胀痛、乳头皲裂的预防及护理：尽早哺乳及每次哺乳后挤出多余乳汁，可以预防乳房胀痛。一旦发生乳房胀痛，可采取以下方法：哺乳前热敷乳房；两次哺乳间按摩乳房或用生面饼外敷乳房以促进乳腺管畅通；每次哺乳时先让婴儿吸吮胀痛一侧的乳房；增加喂奶的次数，并注意饮食清淡。采取舒适的哺乳姿势，避免婴儿长时间吸吮乳头可预防乳头皲裂。一旦发生乳头皲裂，可增加哺乳次数，减少每次哺乳的时间，并让婴儿含住大部分乳头和乳晕。此外，每次哺乳后，涂少量乳汁于乳头上，起到抑菌及修复表皮的作用。乳头皲裂严重者可暂停哺乳，将乳汁挤出后再喂婴儿。

（3）平坦/凹陷乳头哺乳指导：凹陷乳头产前未能纠正或平坦乳头者，哺乳前热敷乳房3~5分钟，同时按摩乳房以引起排乳反射，并向外牵拉乳头，便于新生儿含接。对吸吮失败者，可用玻璃乳罩间接哺乳，或将乳汁挤出用汤匙喂养。

（4）退乳指导：对因疾病等原因不适宜哺乳或需要终止哺乳的妇女，社区护士应指导产妇合理退乳。指导产妇避免进食汤类食物，停止吸吮及挤奶。必要时用芒硝250g碾碎装布袋敷于两侧乳房上，受潮变硬后更换，同时可以生麦芽茶50g泡饮。或遵医嘱服用己烯雌酚，通过大剂量的雌激素抑制垂体生乳素的分泌而达到退乳的目的。

6. 产后计划生育指导　产褥期内禁止性生活，生产6周后采取妥当的避孕措施。对于产后妇女，不论是否哺乳，宫内节育器都是较好的避孕工具，一般在产后42天即可放置。对哺乳的妇女，不宜用含雌激素的避孕药，以免影响乳汁分泌。外用避孕工具如避孕套是可供选择的方法之一，单纯孕激素避孕如皮下埋植避孕也是较好的避孕方法。

7. 良好的心理调适指导　社区护士应为产妇提供充足的母婴保健信息支持，鼓励产妇表达自己的感受，并调动产妇的家庭支持系统，帮助其尽快进入独立期，完成心理调适的过程，并促进家庭尽快接受孩子出生后的新的生活方式，协助产妇完成母亲角色的转变，建立和谐的家庭生活。

八、围绝经期保健

围绝经期是指妇女从生育能力旺盛和性生活正常逐渐衰退到老年的一段过渡时期，即从卵巢功能开始衰退到完全停止的一段时期。此期间最突出的表现是绝经。绝经（menopause）是指月经完全停止1年以上。遗传、初潮年龄、孕产次、吸烟及妇科肿瘤等因素均会影响绝经年龄。由于此期卵巢功能衰退，激素水平下降，同时此阶段的妇女也是家庭的主要角色，受内分泌变化及社会和心理因素的影响，围绝经期妇女的保健已成为公共社会问题。因此，针对围绝经期妇女的生理和心理特点，提供基于社区的综合性保健服务，提高围绝经期妇女的健康水平，预防老年退化性疾病，维护妇女的身心健康，提高生活质量，对妇女、家庭和社会都有重要意义。

（一）围绝经期健康评估

1. 生理特点　进入围绝经期后，由于卵巢功能衰退，激素水平下降，妇女月经周期改变，并逐渐绝经，女性生殖器官萎缩，第二性征逐渐消退。因各系统功能开始退化，此阶段女性心血管疾病发病率上升，且易发生骨质疏松、泌尿系统感染等。受内分泌的影响，自主神经功能失调导致潮热、潮汗、心悸、眩晕等一系列血管舒张和收缩失调的表现。

2. 心理特点　围绝经期妇女常产生精神状态和心理状态的变化，容易出现心理疲劳、焦虑、悲观、个性行为改变及性心理障碍。

3. 生理和心理评估　为了解围绝经期妇女生理和心理症状的严重程度，评价预防措施及治疗措施的效果,可采用症状评分法进行评估。目前多采用改良 Kupperman 法。该方法的评价标准是:5~10 分为轻症,10~25 分为中症,25 分以上为重症。具体见表 4-3。

表 4-3　Kupperman 症状评分法

症状	基本分	程度评分			
		0	1	2	3
潮热出汗	4	无	<3 次/天	3~9 次/天	≥10 次/天
感觉异常	2	无	与天气有关	经常	感觉丧失
失眠	2	无	偶尔	经常、药物有效	影响工作生活
易激动	2	无	偶尔	经常	不能控制
抑郁	1	无	偶尔	经常	失去生活信心
眩晕	1	无	偶尔	经常	影响生活
疲乏	1	无	偶尔	上四楼困难	日常生活受限
骨关节痛	1	无	偶尔	经常	功能障碍
头痛	1	无	偶尔	经常	需服药
心悸	1	无	偶尔	经常	需治疗
皮肤蚁行感	1	无	偶尔	经常	需治疗
性交痛	2	无	性欲下降	性生活困难	性欲丧失
泌尿系症状	2	无	偶尔	>3 次/年,能自愈	>3 次/年,需治疗

(二) 围绝经期保健指导

1. 预测围绝经期的来临女性围绝经期的早期表现比较明显,可通过以下指标判断是否进入围绝经期。

(1) 家族史:妇女围绝经期的年龄与遗传有一定关系,所以,祖母、母亲、同胞姐姐进入围绝经期的年龄可以作为预测。

(2) 初潮年龄:妇女初潮年龄与进入围绝经期的年龄相关,初潮年龄越早,进入围绝经期年龄越晚。因此,可以根据初潮年龄预测围绝经期的到来。

(3) 月经紊乱现象:既往月经规律的妇女,在围绝经期年龄,如果出现月经紊乱,在排除器质性病变的情况下,应考虑是否进入围绝经期。

(4) 围绝经期征兆:妇女在进入围绝经期前会有一些症状出现,如既往正常的妇女,在月经前突然出现乳房胀痛、失眠多梦、肢体水肿等经前期紧张综合征,此外,精神状态和情绪方面也会发生一些改变,这些都提示围绝经期的到来。

2. 健康的生活方式指导

(1) 体育锻炼:适宜的体育锻炼不仅可以降低血浆中胆固醇和甘油三酯的水平,还可以促进机体代谢和血液循环,防止衰老。指导围绝经期妇女根据实际情况采取适宜的运动强度和运动方式,如散步、慢跑、太极拳、爬山、跳舞、打网球等运动,但避免过分剧烈的运动。

(2) 均衡的膳食:均衡的膳食结构是预防绝经后疾病的有效措施。均衡膳食的原则是:适当控制总热量,供给充足的优质蛋白,适当减少脂肪的摄入量,适量的碳水化合物,保证各种无机盐和维生素的充足供给。

1) 控制热量,预防肥胖:由于内分泌环境改变,围绝经期妇女容易发胖,肥胖会导致糖、脂肪代谢异常,促使动脉硬化症的形成和发展,增加心血管疾病的发病率,因此,饮食上要控制总热量,避免热量过剩引起肥胖。

2）低脂、低胆固醇饮食：由于围绝经期妇女体内激素水平下降，容易诱发高胆固醇血症，所以，饮食要清淡，减少脂肪和胆固醇的摄入。

3）增加蔬菜、水果、豆类的摄入：新鲜的蔬菜、水果含有丰富的维生素和纤维素，对缓解高胆固醇血症、促进铁的吸收有一定作用，因此，应增加蔬菜和水果的摄入。而豆类食品，含有高浓度的植物性雌激素，可以在一定程度上改善围绝经期症状，所以建议围绝经期妇女多吃豆类食物。

4）低盐饮食：由于内分泌改变，围绝经期妇女容易发生水肿，高血压等，因此，适当限制食盐的摄入，每天控制在 3~5g。

5）增加钙的摄入：由于激素水平下降，钙质流失增加和沉积减少，围绝经期妇女容易发生骨质疏松，因此，建议多吃含钙质丰富的食物，如乳制品、豆类、骨头汤、虾皮等，必要时补充钙剂，每天 1000mg，加服维生素 D，促进钙的吸收。

（3）性生活指导：指导夫妇双方了解围绝经期的生理、心理变化，并使配偶了解到，丈夫的理解、尊重、支持和良好的情感交流，对于围绝经期妇女的健康至关重要。并指导夫妇进行适度的性生活，维持家庭的和谐与幸福。

3. 开展妇科疾病普查 定期的妇女病普查能及早发现妇女的常见病和多发病，并通过健康教育提高妇女的自我保健意识，降低发病率，提高妇女的健康水平和生活质量。

（1）妇女乳腺癌筛查：40~49 周岁，适合机会性筛查，每年 1 次乳腺 X 线检查，推荐与临床体检联合，对致密型乳腺推荐与 B 超检查联合；50~69 周岁，适合机会性筛查和人群普查，每1~2 年 1 次乳腺 X 线检查，推荐与临床体检联合，对致密型乳腺推荐与 B 超检查联合。

（2）宫颈癌检查：指导妇女从有性生活开始，每半年到 1 年进行一次宫颈脱落细胞涂片检查，并及时治疗宫颈炎。

（3）常规体检：每年的常规体检主要内容包括体重、血压、胸部 X 线及实验室检查。实验室检查主要包括血脂、血糖等。

4. 围绝经期的避孕指导 由于围绝经期卵巢功能逐渐衰退，阴道分泌物相对较少，有时月经紊乱，但仍有可能意外妊娠。因此，围绝经期妇女应选择安全、有效和适宜的避孕方法。可选择屏障避孕、宫内节育器和避孕栓等避孕方法。原来使用宫内节育器的妇女，如无不适可继续使用至绝经后 1 年取出。但不宜再重新放置宫内节育器。

5. 促进良好心理调适的指导 围绝经期症状的发生除与卵巢功能衰退、激素水平下降有关外，还与个体的心理因素、文化水平、职业特征、社会支持系统等因素相关。所以，社区护士可以通过举办讲座、发放宣传资料、家庭访视等方式，对妇女进行有关围绝经期自我保健的健康教育，讲解围绝经期的生理、心理变化，使其意识到这些变化都是暂时的，绝经期是人生必经的正常阶段。同时，鼓励围绝经期妇女多参与社会活动，保持心胸宽阔，并调动其家庭支持系统，创造和睦的家庭氛围，以促进围绝经期妇女良好的心理调适，健康度过围绝经期。

第五节 热点问题

一、高危孕妇的筛查与管理

高危妊娠（high risk pregnancy）是指妊娠期某些并发症或合并症或某些个人、社会不良因素，可能导致难产或危及孕妇、胎儿及新生儿性命的妊娠。具有高危妊娠因素的孕妇即高危孕妇。妊娠期危险因素未得到及时识别和处理是导致孕产妇死亡的主要原因，因此在孕产妇系统管理中，高危孕产妇的管理是核心。在 2011 年原卫生部制定《孕产期保健工作管理办法》和《孕产期保健工作规范》中，都提到高危孕妇的筛查、监护和管理是孕产妇保健的重点。因此

阅读笔记

社区卫生服务机构通过系统的筛查,将具有高危因素的孕妇筛查出来,并通过规范的转诊和管理,以促进良好的妊娠结局,确保母婴安全,是产前保健的重要内容。

　　1. 高危孕妇筛查的时间　在确定妊娠后第一次检查时应对孕妇进行危险因素的初筛,以后每次检查或于妊娠早期、中期和晚期各进行一次筛查,及时发现高危孕妇,以加强随访和管理。社区卫生服务机构应按转诊规范,对符合转诊条件的孕妇进行规范的转诊,确保孕妇继续接受专业产科机构提供的服务。

　　2. 高危孕妇筛查的内容　高危孕妇筛查主要是针对孕妇进行危险因素的筛查,包括个人基本情况、社会经济因素、既往疾病史和孕产史、本次妊娠情况等。具体筛查的内容见表 4-4。

表 4-4　孕产期危险因素筛查表

项目		危险因素
一般情况	年龄	<16 岁,≥35 岁
	身高	<145cm
	体重	<45kg,>80kg
	婚姻	未婚
	社会经济	贫困
	文化教育	受教育时间 <6 年
	居住	偏远地区,交通不便
	烟、酒、毒嗜好	有
病史	既往病史	有高血压、贫血、心、肝、肾、内分泌等疾病
	营养	营养不良
	家族史	遗传病
	产次	1 次或≥5 次
	流产史	≥2 次
	孕产史	有并发症、难产、早产、死胎、死产、新生儿死亡、低体重儿、先天畸形史
	手术史	有
	生育间隔	<2 年
孕期情况	子宫	大于或小于月份
	贫血	Hb<90g/L
	血压	≥140/90mmHg
	心脏病	心功能 > Ⅰ级
	肝炎	活动期
	糖尿病	血糖增高或糖耐量异常
	阴道出血	有
	妊娠期高血压综合征	有
	骨盆	狭窄或畸形
	胎位	异常
	胎动	减少
	胎心	<120 次 / 分或 >160 次 / 分
	感染	有
	保健服务	不可及

阅读笔记

续表

项目		危险因素
产时产后情况	一般情况	急、慢性疾病
	孕周	<37 周,>42 周
	胎膜	早破
	妊娠期高血压综合征	有
	产前出血	有
	产程	>18 小时,宫缩乏力
	新生儿	窒息,先天畸形
	出生体重	<2500g
	产后出血	>500ml
	感染	有

3. 高危孕妇筛查的管理　对高危孕妇,基层医疗保健机构应专册登记,并在卡册上做好标记。对符合转诊条件的孕妇应开具三联单,转至上级医疗机构或专科医院诊治,对病情严重的孕妇,转诊时必须进行护送,并做好基本处理,以免转诊途中发生危险。基层单位需对转诊的孕妇进行随访。经上级医疗机构会诊后认为无危险因素或经治疗病情好转者,可转回基层医疗机构继续进行孕期保健管理。

二、激素替代疗法的保健指导

激素替代疗法(hormone replacement therapy,HRT)是由于围绝经期出现的一系列生理、心理改变与卵巢功能衰退、激素水平下降有关,因此,可以通过补充外源性激素使体内激素保持绝经前水平,从而减轻围绝经期症状,预防骨质疏松症、心血管疾病的发生。

1. 激素替代疗法的益处与不良反应　长期以来,激素替代疗法被公认为预防和治疗与绝经相关的症状与疾病的有效方法,能有效缓解围绝经期症状,减轻泌尿生殖器官萎缩,减少绝经后骨质的迅速丢失,降低缺血性心血管疾病危险性及病死率,减少老年性痴呆发生率等。短期服用通常无明显不良反应,少数妇女会出现血压改变、体重增加、乳房胀痛等,长期服用的不良反应与所用性激素的种类、剂量及使用时间有关,如子宫内膜癌、乳腺癌、血栓性疾病等。

2. 激素替代疗法的适应证与禁忌证　适应证主要包括:人工绝经和早发绝经症状明显者;围绝经期症状严重影响到正常工作和生活,并经一般治疗无效者;有导致骨质疏松症危险因素者。禁忌证主要包括:肿瘤病人,尤其是生殖系统肿瘤,如子宫内膜癌或乳腺癌;不明原因的子宫不规则出血;肝肾功能异常和胆囊疾患;血栓性疾病,如脑血栓、脑血管痉挛等;血液病和镰形红细胞贫血;系统性红斑狼疮。

3. 激素替代疗法的指导

(1) 激素替代疗法应遵循个体化的原则,用药前详细询问病史,包括家族史和既往史。进行全面的体格检查包括乳房、盆腔检查,以及实验室检查,包括宫颈刮片、血尿常规、肝功能、血脂检查,全面评估决定是否适用激素替代疗法。

(2) 服药期间要严格遵照医嘱定时定量服药,并定时随访和复查,以及时评估药物疗效。若服药期间症状消失,而停药 3~5 天后又出现,说明剂量合适。若停药 5~7 天后,潮红、潮热症状仍未出现,或伴有撤退性出血、宫颈黏液仍增加、乳房继续胀痛,说明剂量太大。若服药期间,症状缓解不明显,则说明剂量不足。

(3) 根据北美绝经学会(NAMS)关于绝经后使用激素替代疗法的建议,激素替代疗法的时间应尽可能缩短,剂量应尽量采取最低有效剂量。因此,围绝经期症状缓解后在医生指导下逐渐减少药量。

(4) 激素替代疗法应用小于4年相对安全,风险较低,超过4年相关风险可能增加,因此,建议妇女至少4年内进行一次个体化评估,以决定是否继续使用。

(5) 激素替代疗法是预防绝经后骨质疏松的有效方法,但不宜用于心血管疾病的一级和二级预防。

三、促进成功母乳喂养的研究

WHO的统计数据显示,全世界每年有超过1千万5岁以下儿童死亡,超过2/3的死亡发生在出生后1年内,其中,60%是由于直接或间接营养不良所致,且与不恰当的喂养方式有关。全世界儿童出生后4个月内纯母乳喂养率不超过35%,因此,WHO在全球发出倡议,强调对6个月以内的婴儿应进行纯母乳喂养,并建议6个月后添加辅食,同时继续母乳喂养至出生后2年或更长时间。

1. 母乳喂养的影响因素

(1) 人口统计学资料:母乳喂养率与种族、教育背景、婚姻状况、年龄及社会阶层等有关。如年龄低于20岁的妇女其母乳喂养率较低。

(2) 母乳喂养的意向:母乳喂养的意向影响着产妇是否采取母乳喂养及喂养时间。产前接受的喂养信息、产妇的责任感、对母乳喂养的态度、信心、所处的母乳喂养的氛围等,都影响着产妇母乳喂养的意向。

(3) 可利用的社会支持:产妇是否获得来自家人、朋友及同伴的支持,是否了解社区可利用的资源等,也影响其是否采取母乳喂养。

(4) 产妇周围人对母乳喂养的态度:卫生保健人员、家人、朋友对母乳喂养的态度,尤其是卫生保健人员关于母乳喂养的知识与态度对母亲影响很大。

(5) 生理因素:生理因素如乳房、乳头情况、婴儿健康状况等因素均对母乳喂养有一定影响。

(6) 既往母乳喂养史:包括产妇自己是否接受过母乳喂养及既往是否有过母乳喂养的经历。

(7) 儿童食品工业:特别是婴儿配方奶粉的发展及活跃的市场销售,使人们感受到人工喂养的便捷及益处,也影响了母乳喂养的选择。

2. 母乳喂养的评估　母亲往往会在妊娠过程中做出是否进行母乳喂养的决定,通过以下问题,可以评估母亲是否会选择母乳喂养。

(1) 你打算进行母乳喂养吗? ——评估母亲进行母乳喂养的意向。

(2) 你打算进行多长时间的母乳喂养? ——评估母亲对母乳喂养的奉献精神。

(3) 你对母乳喂养的感受如何? ——评估母亲对母乳喂养的态度。

(4) 你的家人支持你母乳喂养吗? ——评估母亲的家庭背景和家人的态度。

(5) 你所居住的社区是否支持母乳喂养? ——评估母亲的社会支持状况及对社区的了解状况。

(6) 你认识的母亲进行母乳喂养吗? ——评估母亲暴露于母乳喂养的氛围情况。

3. 母乳喂养效果的评价

(1) 母乳喂养率:通常在产妇出院时进行测量。指在一段时期内,出院时进行母乳喂养的产妇占同期出院的全部产妇的比例。

(2) 母乳喂养持续时间:通常在产后2周、4周、3个月、6个月时进行测量。

(3) 纯母乳喂养率:纯母乳喂养指除母乳外,不给婴儿吃其他任何液体或固体食物。纯母

阅读笔记

乳喂养率指一个地区某一时期内纯母乳喂养的婴儿占同期内全部婴儿总数的百分比,通常在产后4个月、6个月测量。

4. 促进成功母乳喂养的实践

(1) 爱婴医院计划:该计划是一项全球计划,由WHO和联合国儿童基金会于1992年发起,旨在促进卫生保健机构执行"促进成功母乳喂养的10项措施",以鼓励和帮助母亲成功地进行和维持母乳喂养。这十项措施包括:①制定促进母乳喂养的书面政策,并将其作为卫生保健人员的工作常规;②培训卫生保健人员以具备执行该政策的技能;③为所有孕妇提供母乳喂养好处和管理的信息;④帮助产妇在分娩后30分钟内进行母乳喂养;⑤向产妇示范如何进行母乳喂养及保持充足的乳汁,即使产妇和新生儿暂时分开;⑥除非有医学指征,否则不给予新生儿除母乳外的任何食物;⑦实行母婴同室,并使产妇和新生儿24小时在一起;⑧鼓励按需哺乳;⑨不给新生儿用橡胶奶嘴或安慰奶嘴;⑩帮助建立母乳喂养支持小组,在产妇出院后确保获得母乳喂养的有效支持。

(2) 护理人员在促进母乳喂养中的角色:护理人员在倡导和促进成功的母乳喂养方面扮演着极其重要的角色,因此需要培养专科护士,具备执行母乳喂养政策及促进母乳喂养的专业知识及技能。①护理人员在产前和产后对母亲、婴儿、家庭进行全面的母乳喂养评估,了解母亲对母乳喂养的态度、技能及家人的态度,明确影响母乳喂养的因素,并提供健康指导,以促进母乳喂养。②护理人员在产后进行家庭访视,持续评估母亲母乳喂养情况,以确保母亲在遇到问题时能得到专业的帮助。③促进母乳喂养的社区行动:包括成立社区母乳喂养支持小组、创造有利于进行母乳喂养的社区环境、鼓励母亲寻求支持性网络及专业人员的帮助、告知母乳喂养的母亲其拥有在公共场所哺乳的权利、在学校教育中纳入母乳喂养的教育内容等。④开展正式或非正式的健康教育,并鼓励同伴教育。

(3) 促进母乳喂养的健康教育:向育龄夫妇及其父母进行健康教育,可以有效促进母乳喂养。健康教育的内容包括:宣传母乳喂养的优点;指导母亲掌握母乳喂养的技能,包括促进乳汁分泌、正确的哺乳姿势、正确含接乳头、判断乳汁是否充足等;提供母亲在母乳喂养期间生活方式的指导,如服药、饮酒、吸烟及摄入咖啡因等方面的指导;提供乳房护理方面的指导,如乳头疼痛、皲裂,扁平或凹陷乳头,乳房胀痛,乳腺管不通,乳腺炎等;指导家庭何种情况、何时该寻求支持、到何处寻求支持,如婴儿体重持续下降超过7%、婴儿过度沉睡、婴儿拒绝吃奶、婴儿无效吸吮等。

四、儿童意外伤害的预防与管理

意外伤害是由突发事件造成的损伤或死亡,又称意外事故。意外伤害对生命安全和健康造成严重威胁,已成为0~14岁儿童的第一杀手,其中,1~4岁儿童意外伤害发生率最高。

1. 意外伤害的危险因素　①年龄,年龄与意外伤害的发生率呈倒U形相关。1~4岁儿童意外伤害发生率最高,这与此期儿童活动范围增大,好奇心增强,喜欢模仿和探索,但缺乏自我保护能力和自我控制能力有关;②性别:男性儿童意外伤害的发生率明显高于女性儿童,这可能与男性儿童能好动,且不易听从管教有关。③季节:春季和秋季是乡村儿童意外伤害发生的高峰季节。夏季是溺水的高发季节,而在冬季,窒息的发生率较高。④地区差别:意外伤害的发生有明显的地区差异。据统计,南方儿童意外伤害以溺水、车祸、窒息多见,北方儿童意外伤害以窒息、中毒、车祸多见。城市儿童意外伤害的首位原因是车祸,而乡村儿童则是溺水。⑤照护者因素:家长的安全意识与意外伤害显著相关。母亲年龄较年轻,学历较低,早婚或未婚者,儿童意外伤害的发生率较高。

2. 意外伤害的分类　意外伤害的分类目前尚不统一,常见的分类方法见表4-5。

表 4-5 意外伤害的分类

分类方法	意外伤害
按国际疾病分类标准（ICD-9）分类	交通事故；溺水；中毒；跌落伤；烧伤烫伤；窒息；砸伤；其他（他杀、自杀、医疗事故等）
按伤害的原因分类	窒息；淹溺；交通事故；中毒；跌落伤；烧烫伤；触电；自然灾害；砸伤；其他（烟花爆竹炸伤、器械伤、动物咬伤等）
按伤害的性质分类	物理性，如烧伤、烫伤、触电、跌落伤等 化学性，如药物中毒、农药中毒、一氧化碳中毒等 生物性，如食物中毒、动物咬伤、蜇伤等
按伤害发生的场所分类	家庭伤害；托幼、学校机构伤害；户外伤害

3. 意外伤害的预防措施 异物吸入、窒息、溺水、跌倒、烧伤或烫伤、交通事故等是导致儿童意外伤害最常见的原因，而且有 2/3 的意外伤害是发生在家里，儿童意外伤害的预防措施具体内容见表 4-6。

表 4-6 儿童意外伤害的预防措施

意外伤害	预防措施
异物吸入	（1）不要将爽身粉直接扑在婴儿身上，应先倒在手心，再抹到婴儿身上；爽身粉用完瓶子应关闭，放在婴儿拿不到的地方 （2）婴儿喂奶时应抱起，不要把奶瓶撑在枕头上喂，不要躺着喂食 （3）不要给婴幼儿喂食硬糖、有皮或有核的食物、有刺的鱼、口香糖、果仁豆子、爆米花、葡萄、果冻等 （4）给婴儿喂食固体食物时应注意小块食物 （5）婴儿安慰奶嘴应有安全链 （6）不给婴儿玩纽扣、珠子、花生、豆子、电池等，并将其置于婴儿拿不到的地方 （7）给婴儿的玩具应注意是否有可拆卸的零件 （8）掌握异物吸入的紧急处理方法，并将急救中心电话放在电话机旁
窒息	（9）床上不要罩塑料膜，不要让婴儿触及塑料袋，丢弃大的塑料袋之前先打一个结 （10）给婴儿磨牙饼干时应注意，因为大块饼干被咬断后可能会导致婴儿窒息 （11）不要单独将婴儿放在大人床上 （12）不要将安慰奶嘴链绕在婴儿头颈处 （13）婴儿床上用坚固的床垫和松软的毯子，婴儿床上不要有枕头 （14）婴儿 5 个月会爬时，摘掉床上悬挂的玩具 （15）家里的冰箱、前开式洗衣机、烤炉、洗碗机等的门保持关闭 （16）监督婴儿玩充气的气球，及时丢弃爆裂的气球残片，未充气的气球放在婴儿拿不到的地方 （17）掌握窒息的紧急处理方法
溺水	（18）不要将婴儿单独留在浴室里，并将浴室的门保持关闭 （19）家里的游泳池应设有围栏 （20）家里不要积攒不必要的水 （21）当婴儿接近水源时应密切关注，如水桶、浇水时

续表

意外伤害	预防措施
跌倒	（22）婴儿的床栏应保持拉上
	（23）不要将婴儿放在不加保护的高台上
	（24）当需要暂时放置婴儿时，最好放在地板上
	（25）在婴儿学会很好的坐之前不要将婴儿放在椅子上
	（26）当婴儿放在较高的婴儿椅上时，要系好安全带，并时刻注意婴儿的动作
	（27）给婴儿穿合适的鞋子和衣服（减少鞋带的使用，裙子、裤脚不要拖地）
	（28）窗户应有保护栏
	（29）浴室地板应有防滑护垫
烧烫伤	（30）微波炉加热后的奶或者食物应先试温度后才可喂给婴儿
	（31）洗澡水应先测量其温度，盆浴时应先放冷水，再放热水
	（32）将热的物体放在婴儿触及不到的地方，如热水瓶、饮水机、热的食物、蜡烛等
	（33）将火柴、打火机放在儿童无法触及的地方，不要随意丢弃
	（34）强调点火时的危险，教会婴儿什么是热的感觉
	（35）电源插座用塑料保护套保护
交通事故	（36）婴幼儿应坐在汽车的后座，并设有专门的婴儿座椅
	（37）坐轿车时不要将婴儿抱在大人膝上
	（38）不要将婴儿车放在停着的汽车后面
	（39）当儿童户外活动或骑童车时应监督其活动
	（40）当骑自行车时，大人和婴儿均应戴头盔
	（41）教会儿童遵守交通规则

五、孤独症儿童的管理

儿童孤独症（childhood autism）是发病于婴幼儿时期的心理发育障碍性疾病，以社会交往障碍、语言沟通和交流障碍、活动内容和兴趣的局限及刻板重复的行为方式为基本特征。多数患儿伴有不同程度的智力发展落后。1943 年，Kanner 首次报道了此病，1968 年 Rutter 审慎地分析并总结了儿童孤独症的基本特点。1978 年，美国儿童及成人孤独症学会顾问委员会提出了儿童孤独症的定义，指出儿童孤独症是起病年龄在 30 个月内，并具有以下四个基本特点的行为综合征：①发育速度与顺序的异常；②对任何一种感觉刺激反应的异常；③言语、语言认知及非语言性交流障碍；④与人、物、事的联系异常。

根据儿童孤独症的诊断标准，该病的患病率在 0.02%~0.13%。2007 年美国疾病预防控制中心报道，平均每 150 个美国儿童中就有一个孤独症患儿。2009 年中国残疾人普查报告数据显示，国内孤独症患病率已占各类精神残疾首位，平均每 500 个儿童中就有一个孤独症患儿。

1. 孤独症的病因　孤独症的病因不明，目前倾向于认为是多种生物学因素引起的广泛发育障碍的异常行为综合征，与遗传、出生缺陷、先天性神经异常、出生前后的不利因素等有关。

（1）遗传因素：遗传因素在孤独症的发病中起着重要作用。流行病学调查发现，孤独症儿童同胞的患病率为 2.5%~3%，是正常人群的 50~100 倍，单卵双胎较双卵双胎的患病率高，部分患儿伴有脆性 X 综合征，因此，提示该病可能与染色体异常相关。

（2）神经生物学因素：脑部组织结构、功能异常和神经递质的异常都可能影响患儿在语言、行为、社会认知等方面的发育。结构性脑影像学研究表明，孤独症患儿多个脑区灰质和白质异常增生，小脑浦肯野细胞减少以及边缘系统杏仁核发育畸形等。功能性脑影像学研究发现孤独症患儿大脑颞叶、额叶等局部血流灌注减少，血中血清素浓度升高，齿状核 - 丘脑 - 皮质通路

阅读笔记

5 羟色胺(5-HT)合成异常等。

(3) 孕产期因素:孕产期危险因素与儿童孤独症发病密切相关,但缺乏特异性。研究发现孕期情绪焦虑紧张、病毒感染史、用药史、高龄产妇、早产、难产、低体重、出生缺陷等都使儿童孤独症发病风险升高。研究结果在一定程度上支持遗传致病的观点,但不能排除孕产期的环境致病因素,孕产期危险因素并不作为儿童孤独症致病的一个独立因素来考虑,很可能是致病的辅助因素。

(4) 社会心理因素:Kanner 提出了孤独症的病因是由于父母亲在情感方面的冷漠和教养方式过分形式化所造成。但也有研究指出,儿童孤独症可发生在任何社会阶层的家庭,与家庭环境、父母职业、文化程度、教养方式等没有明显关系。尽管研究结果不一致,多数学者认为父母的经济文化水平、教养方式等都可能对儿童孤独症的发生、发展、早期诊断治疗造成一定影响。

2. 孤独症的临床表现　孤独症的基本特征是社会交往障碍、语言发育障碍和兴趣范围狭窄以及刻板、僵硬的行为方式。

(1) 社会交往障碍:孤独症儿童存在明显的社会交往障碍,对人缺乏兴趣和关注,对父母不能产生依恋,不会与他人交往和沟通,缺乏互动性社会交往,对周围的人或事缺乏关注,喜欢独自玩耍,表现得极其孤独。6~7 个月仍分不清亲人和陌生人,饥饿或疼痛等不舒服时,不会寻求食物或帮助,不会用语言来表达需求。

(2) 语言发育障碍:病人存在语言发育功能的障碍,对语言的理解能力差,语言发育较同龄儿晚,语言运用能力受损,甚至无语言,患儿中有一半终身保持缄默,甚至很少用点头、摇头或摆手等身体语言表达自己的意愿。有些患儿在 2~3 岁时出现语言功能,之后又逐渐减少,常以哭或者尖叫表达自己的需要。也有些患儿存在语言功能,但语言交流非常困难,不会与人交谈,也不理解别人的表达,对他人的呼唤缺乏反应。

(3) 兴趣范围狭窄及刻板、僵硬的行为方式:患儿对一般儿童喜欢的玩具或游戏缺乏兴趣,尤其不会玩具有想象力的游戏,但对某些东西,如发光的东西、旋转的风扇或车轮子有特殊兴趣。有些患儿对电视广告、天气预报等敏感且兴趣浓厚,能够很快记住和复述。还有些患儿对各类电器、开关、塑料袋等有执著的兴趣和偏好,但对有生命的东西很少产生依恋。患儿往往对环境、日常生活要求一成不变,如只吃固定的食物、坐固定的位置,穿固定的衣服或鞋子,如果改变,患儿会大发脾气。几乎所有的患儿都拒绝学习或从事新的活动。

(4) 感觉障碍和动作异常:患儿存在明显的感觉障碍和异常动作,对某些刺激过于敏感或麻木。如患儿对疼痛感觉迟钝,但对某些微弱声音或刺激有异常的应答。患儿常以摩擦、拍打、撞头、摇晃或旋转身体等引起自身感觉,这些动作不断重复,难以控制。患儿常出现旋转而不觉头晕,对一般儿童害怕的东西毫不畏惧。

(5) 智力障碍和认知偏异:大约 75% 左右的患儿存在不同程度的智力障碍,25% 左右的患儿智力可在正常水平,那些智力正常或轻度智力低下的患儿常被误认为脾气古怪而不作为病态到医院就诊。部分患儿在某些方面存在认知偏异、智力低下的同时表现出"孤独性才能",例如在音乐、计算、推算、机械记忆等方面呈现特异功能。

3. 孤独症的诊断　孤独症的诊断主要根据其临床表现。近年来常用的儿童孤独症诊断标准有美国精神病学会的精神障碍诊断与统计手册第 4 版(Diagnostic and Statistical Manual of Mental Disorders, 4th ed, DSM-Ⅳ)、世界卫生组织的国际疾病分类第 10 版(International Classification of Diseases, Tenth Revision, ICD-10)及中国精神疾病分类方案与诊断标准第 3 版(Chinese Classification of Mental Disorders, 3rd ed, CCMD-3)。其中 DSM-Ⅳ的儿童孤独症诊断标准应用最为广泛。

由于孤独症的诊断缺乏特异性的生物学指标,故临床上也常用一些量表作为辅助诊断,例

阅读笔记

如孤独症行为评定量表（autism behavior checklist，ABC）、儿童孤独症评定量表（childhood autism rating scale，CARS）、克氏孤独症行为量表（clancy autism behavior scale，CABS）。

4. 孤独症儿童的干预　目前常用的治疗方法主要是非药物治疗为主，药物治疗为辅。非药物治疗以教育和行为训练最为多见，且干预时间越早、持续时间越长，治疗效果越好。

（1）教育训练：孤独症儿童的教育属于特殊教育，其目的在于教会他们有用的社会技能，如日常生活自理能力，与人交往的方式和技巧，与周围环境的配合及行为规范，公共设施的利用等基本生存技能。教育训练应遵循个体化的原则，根据每个儿童的特点，制订适宜的训练计划，开始训练的年龄越小，效果越好。教育过程中要给家长提供良好的支持，使家长明白即使再简单的基本技能，孤独症儿童也需要很长时间才能领会，因此，教育和训练需要持之以恒。

（2）行为和心理矫治：行为和心理方面重点是促进孤独症儿童的社会化和语言发育。在行为上，尽量减少患儿出现的与学习不协调的病态行为，如刻板、自伤、侵害性行为等。语言训练的重点是促进患儿自发语言，并理解语言的含义，扩大其交往的范围和能力，促进患儿适应性行为的产生。

（3）社会心理支持：孤独症患儿的干预是个漫长的过程，很多家长都处于焦虑、痛苦、绝望、孤独之中，这种心态对患儿又产生不利影响，因此，对家长的社会心理支持非常重要。孤独症协会、社区内的同伴支持等都可以为家长提供良好的社会心理支持。

（4）药物治疗：目前尚无治疗儿童孤独症的特效药，药物治疗作为儿童孤独症治疗的辅助方法，在缓解孤独症行为症状方面有一定疗效。传统抗精神病药物（如氟哌啶醇）、非典型抗精神病药物（如利培酮、奥氮平）可在一定程度上控制患儿的多动、易怒、自伤等行为；抗抑郁药物（如氟西汀）可以减少患儿的重复刻板行为；中枢兴奋药物（如利他灵）可用于改善患儿注意力不集中、多动症等。这些药物存在一定的副作用，因此，应在医生指导下用药。

学科前沿

—— 应用行为分析法 ——

应用行为分析法（applied behavior analysis，ABA）又称行为训练法，是一种被用来对有发育障碍的儿童进行早期行为干预与训练的操作性方法体系。

19世纪60年代，美国心理学家洛瓦斯（Lvar Lovaas）教授率先应用ABA对自闭症儿童进行早期训练并取得突破性效果，之后，越来越多的学校、教育训练机构和家庭也都尝试这种方法对自闭症儿童进行干预。目前，ABA在欧美国家被认为是自闭症教育中最有效的介入策略。

ABA是将目标任务（即教学的知识、技能、行为、习惯等）按照一定的方式和顺序分解成一系列的较小的或相对独立的步骤，然后采用适当的强化方法，按照任务分解确定的顺序逐步训练每一小步骤，直到儿童掌握所有步骤，最终独立完成任务，并且在其他场合下能够应用其所学会的知识、技能。

ABA的基本原理包括行为改变原理、刺激-反应理论和操作性条件反射论。ABA的核心是分解式操作教学（discrete trial teaching，DTT）。DTT是一种具体的训练技术，它主要具有以下特点：①将每一项要教的技能分成小的步骤，然后一步步地练习；②强化性教学，反复训练每个步骤；③使用提示帮助孩子做出正确的反应；④使用强化物及强化手段。

小结

本章介绍了社区妇女儿童保健的重要性、社区妇女儿童保健的内涵及相关的政策与法规；对社区妇女儿童保健实践及研究现状进行了分析，对其发展趋势进行了展望。同时简要介绍了弗洛伊德的性心理发展理论、埃瑞克森的心理社会发展理论、班杜拉的社会认知理论等社区妇女儿童保健相关理论及其应用情况；重点、详细阐述了新生儿期、婴幼儿期、学龄前期、学龄期与青少年期、孕前、孕期、产后、围绝经期健康管理及保健指导；对高危孕妇的筛查与管理、促进成功母乳喂养、儿童意外伤害的预防与管理等热点问题进行了探讨。

（王卫红）

思考题

1. 余某，女，45 岁，大专学历，小学教师，体健，月经规律，丈夫 48 岁，商人。余某夫妇已结婚 20 年，育有一女，19 岁，大学生。随着国家二孩政策的实行，余某夫妇计划生育二孩，但对该年龄是否适合妊娠、对母亲和胎儿有无风险等有顾虑。作为社区护士，你将为余某提供哪些建议？

2. 请运用皮亚杰认知发展理论，对学龄前期及学龄期儿童认知发展特点进行分析，并运用该理论对儿童进行保健指导。

3. 具有攻击性行为的儿童好发年龄是学龄前期，请通过系统的文献分析，阐述攻击性行为的相关因素及有效的干预策略。

阅读笔记

第五章 社区老年人的保健与护理

社区情景

某市开展养老机构"五星级"评估工作,在某机构内,发现一位老人一直吸吮手指。检查发现老人口腔黏膜干燥呈脱水状态,老人已无法说话交流,无法行走和自行进食进水,大小便失禁。询问养老护理员:"今天给老人喝了几杯水?"养老护理员很认真地回答:"他不能喝水,喝水要解小便的。"查询过去一周的饮食情况,老人除了一日三餐及少量的菜汤以外,几乎没有额外进水情况。尿失禁者应比正常人更多地饮水以预防尿路感染等并发症,长期脱水状况将严重影响老人的生命质量。

"清洁、干燥、无异味"是目前养老服务的质量标准,此案例达到了服务标准,可是有服务品质吗?养老服务行业存在什么问题?社区护士在养老服务中应发挥什么样的作用?

随着科学技术和医疗卫生事业的迅猛发展,人民生活水平不断改善,人类寿命不断延长,社会人口老龄化日益加重。世界人口的快速老龄化,对社会养老保障及老年人医疗、长期照护等提出了严峻的挑战,如何维持和促进老年人健康,尽可能地延长老年人自理生活的能力,实现居家养老,促进社会和谐发展,是社区护理面临的重大课题。

第一节 概 述

一、社区老年人保健与护理的基础知识

(一)基本概念

1. 老年人与人口老龄化

(1)老年人:发达国家 65 岁以上,发展中国家 60 岁以上的人称为老年人(the elderly)。人的老化受遗传、环境和社会生活诸方面影响而有较大的差异,从生理、心理、社会全方位确切定义老年人确实比较困难,一般来说,老年人的概念按大多数人的变化规律从生理年龄上来定

阅读笔记

义。联合国于 1956 年将 65 岁作为老年人的划分标准,与许多国家的退休年龄一致,但由于发展中国家人口结构比较年轻,将 60 岁作为老年人的界限。

从 60 岁或 65 岁到死亡这段时间称为老年期。随着人类生活水平提高,平均寿命不断延长,老年期是一段较长的时期,而且老年期的不同阶段老年人的生理心理方面亦有很大差别,因此,通常将老年期划分为不同阶段。世界卫生组织把它划分为:60~74 岁为年轻老年人,75~89 岁为老年人,90 岁以上为长寿老年人。我国将老年期划分为:60~89 为老年期,90 岁以上为长寿期,而 45~59 岁为老年前期。

(2) 老年人口系数:老年人口系数(coefficient of aged population)是指老年人口占总人口的比例,即:

$$老年人口系数 = \frac{老年人口数量}{人口总数} \times 100\%$$

老年人口系数是判断社会人口是否老龄化和老龄化程度的指标。就一个国家或地区而言,老年人口系数越大,则老龄化程度越深,老年人口越多,老龄问题愈显重要。但就世界范围或各地区横向比较来说,由于人口的基数不同,各国老年人口系数与老年人口绝对数是不平衡的,我国有 13 亿多的庞大人口基数,虽然与其他发达国家相比,老年人口系数值不大,但老年人数量是世界上最多的,面对的问题就更多。

(3) 人口老龄化:社会人口中老年人口系数超过一定的水平,发达国家 7% 以上,发展中国家 10% 以上,称为人口老龄化(population aging)或人口老年化。社会人口达到了老龄化的标准,这个社会称为老龄化社会或老年化社会。根据老年人口系数的大小,将社会人口发展分为几个阶段,见表 5-1。

表 5-1　社会人口发展的划分标准(老年人口系数)

社会发展阶段	发达国家(%)	发展中国家(%)
青年型社会	<4	<8
成年型社会	4~7	8~10
老年型社会	≥7	≥10

(4) 老年人口负担系数:老年人口负担系数(burden coefficient of aged population)是指老年人口数量占劳动人口总数的比例,即:

$$老年人口负担系数 = \frac{老年人口数量}{15~60 岁的人口总数} \times 100\%$$

15 周岁以下和 60 周岁以上的人口数量占劳动人口的比例称为抚养系数,即抚养比,包括小儿人口负担系数和老年人口负担系数。这一指标只是根据年龄划分来计算的,并不一定反映实际抚养与被抚养的比例,故又称为年龄负担系数。老年人口负担系数,客观反映了老年人在劳动人口中的比重,用来反映社会负担情况的一个重要指标,也是计算和预测老年人经济负担和老年社会保障负担系数的基本数据。

2. 老年人失能与长期照护

(1) 失能与 ADL:老年人失能(disability of daily activity)是指其因各种原因导致的完全或部分丧失生活自理能力的情况。日常生活活动能力(activities of daily living, ADL),是指躯体为满足日常生活活动所需要的一种最基本、最具共同性的生活能力。ADL 量表是常用的自理能力评估工具,其中将老年人的日常生活自理能力分为工具性日常生活活动能力(使用交通工具、购物、做家务、洗衣、做饭、打电话、处理钱物、服药)和基本的日常生活活动能力(行走、洗澡、如厕、穿衣、梳洗、进食）。有些老年人平时可能从来不做饭、不洗衣等，因此基本的日常生活活动能力更能反映老年人自理能力和需要照护的情况。此外，评估自理能力的常用工具还有Barthel指数、Katz指数、功能活动问卷等，量表评估内容上各有侧重，测评结果需与老年人生理、心理和社会活动状态进行全面考虑，慎重判断。老年人失能状况的评估是养老机构入住资格评审、分级护理、居家养老服务补贴等的重要依据之一，可根据实际服务提供的现状和环境设施条件等来选择适当的量表作为评估的工具。此外，在评估工作中，还需结合老年人的失智情况进行综合考虑。

（2）长期照护：老年人长期照护（long term care）是指为完全或部分失能、失智的老年人，配合其功能或自我照顾能力，提供不同程度的照顾措施，使其保持自尊、自主及独立性和享有品质生活，既包括普通的日常生活照顾，也包括专业的保健护理服务。长期照护具有专业性、长期性、连续性等特点，是团队的整合性服务，需要专业的护理人员、非专业人员、社会工作者和家庭等积极参与，以帮助照护对象及其家庭维持生活和应对生活的问题。长期照护服务场所可以是医院、护理院、康复中心、临终关怀机构、养老机构、社区日托机构、家庭等。当前我国老年人长期照护服务主要来源于家庭，以生活照顾为主。

（3）正式照护：正式照护（professional care）主要是指由护士、养老护理员或其他通过正规培训持有相应的上岗证书的专业人员提供的专业照护服务。正式照护人员均接受过不同时间的专业培训和教育，提供安全有效的专业性服务。由于对正式照护人员的教育类型不同，其服务权限亦不同，如养老护理员主要提供以日常生活照料为主的各类养老护理服务，不能涉及医疗护理服务如注射、导尿等。

（4）非正式照护：非正式照护（non-professional care）主要是指由家庭成员、亲属、朋友、邻居、保姆等提供的照顾服务。他们通常没有经过专门的训练，主要协助日常生活照顾。家庭成员为主的非正式照护队伍是老年人长期照护的主要力量，他们承担了大部分繁重的日常照顾工作。为支持非正式照护队伍，一些国家实行了喘息服务（respite service）制度。

（5）社会养老与家庭养老：社会养老（social endowment support of the aged）是指养老费用由社会养老保障体系承担，包括各类商业保险。家庭养老（family support of old aged）是指养老费用由家庭承担，包括老年人个人储蓄。各国养老保障制度不同，我国老年人养老还是依靠家庭养老为主。

（6）机构养老与居家养老：机构养老（agency support of the aged）是指老年人居住在养老机构内，费用由家庭和（或）社会养老保障体系支付。居家养老（home-based senior care）则指老年人居住在家中，养老费用由家庭和（或）社会养老保障体系支付。我国机构养老床位不足3%，居家养老是主体，社区为依托的完善的养老服务体系有待逐步建立和完善。

学术争鸣

—— 喘息服务 ——

喘息服务是指任何提供给照护者短时间离开照护对象获得放松、休息的服务。喘息服务于1990年在美国获得立法支持，许多国家及我国的台湾地区设立了相应的喘息服务制度，对非正式照护者提供支持。我国台湾地区的喘息服务的形式主要有：家居式喘息服务（in-home respite service）和机构式喘息服务（institutional respite service），前者主要是社区服务人员上门提供照护服务，后者则主要是将照护对象暂时安置于机构内，由相关机构提供照护服务，从而使非正式照护者得以休息。也有根据失能程度采取经济补偿的形式提供帮助。

阅读笔记

喘息服务是一个人性化的制度设计,近年来国外对长期照护的喘息服务的内容、效果、影响因素及建议的相关研究较多,喘息服务对照护者的态度、照护关系、知识技能等产生影响,喘息服务主要有:提供服务信息、照护者职业生涯的早期支持、各种弹性服务的评估、照护津贴、各种活动提供、创造良好的环境等。研究表明,喘息服务可以降低照护者的负荷感,改善抑郁和健康状况,改善照护者与被照护者的关系,增进老人的社会化、康复、驱除伤感以及增进精神上的满足感等。但也有研究表明,接受喘息服务的照护者满意度虽高,但是照护者的心理卫生及负荷感或压力并无减少。照护者年龄、受教育程度等许多因素影响喘息服务政策的理解、使用及效果,有许多研究者提出,应重视对喘息服务内涵、政策制定与表述、使用方式等的研究。

我国家庭户均人口 3.02 人(第六次人口普查数据),家庭小型化,家庭照护资源减少,需要喘息服务对家庭照护者进行支持。目前养老服务实践探索中有对失能老年人进行经济补贴、对失能老人的照护者进行免费培训,也有提供日间照护中心的日托服务等,社区护士应在喘息服务制度设计、政策理论与喘息服务规范研究及喘息服务实践推进等工作中发挥作用。

（二）社区老年人保健与护理的目标

1. 增强老年人自我照顾能力　增强自我照顾能力是老年人护理始终贯彻的一个理念,是提高老年人生活质量的保证。社区护士通过社区健康教育和护理服务,提高老年人之间自护和互助的能力;老年人通过坚持正确的身体锻炼,合理的营养,延缓衰老,尽可能长地维持生活自理的能力;而伤残老人则通过适当的康复治疗,并提供适当的辅助设备,恢复自理能力。

2. 延缓恶化和衰退　老化使老年人器官功能退化,老年人多数患有慢性病,慢性病又促进器官功能老化。正确治疗、护理老年病人,预防并发症,尽量稳定病情,尽可能地延缓恶化和衰退。

3. 提高生活质量　协助老年人参与各种社区活动,并提供必要的帮助,使老年人在娱乐、社交、心理及家庭各方面的需要获得满足,以提高老年人的生活质量。

4. 支持濒死病人并保持其舒适及尊严　对濒死老年人以更多的身体、心理、社会支持,缓解疼痛,增加舒适度,让老年人能安详而宁静地离开人世。

（三）社区护士在社区老年保健与护理中的作用

社区护士是社区老年保健中的主要力量,负责组织并实施社区老年人健康教育计划、开展老年病人的护理服务、培训老年服务人员、参与社区老年保健的总体规划等工作。在不同的场合、不同的时间及不同的情况下,扮演着护理服务、咨询、教育、组织、管理、协作、研究等不同的角色,承担各种角色赋予的责任。

1. 社区老年人健康教育　社区护士与社区工作人员合作,了解社区老年人口组成特点、患病情况、社区经济、文化环境、生活习俗以及社区卫生资源等,确定优先干预的健康问题;制订健康教育计划;根据实际情况,通过各种途径如专题讲座、板报、图片、印刷资料、录像、示范、操作练习、个别指导、咨询、正反案例的现身教育等实施健康教育计划,向社区人群传播健康知识和技能;同时对健康教育过程和结果进行恰当的评价,不断反馈,提高健康教育的成效。通过健康教育,使老年人树立健康意识,获得健身防病及治疗康复知识,改变不良行为,减少行为危险因素,增进老年人健康。

2. 社区老年病人护理　社区护士在社区卫生服务机构、家庭或养老、托老机构中为老年人提供护理技术服务,如注射、换药、给氧、鼻饲、导尿、灌肠、压疮护理及各种专科护理。同时,在紧急情况下如老年人突然昏迷、骨折、脑血管意外等,社区护士还必须做好院前急救工作,这

阅读笔记

对维持病人生命、避免不应有的病情恶化以及对后续医院治疗、预后有着积极的意义。

3. 临终关怀　许多老年人都希望能在自己熟悉的居住环境中，在亲人陪伴下度过生命最后的日子，良好的社区护理是满足老年人临终需求的基础。社区护士开展社区死亡教育，为临终老年人提供各种护理，控制疼痛，缓解症状，实施心理支持，尽最大可能使老年人处于舒适状态，维护老年人尊严，使老年人安详而宁静地离开人世，并对家属哀伤心理提供心理支持。

4. 指导、培训工作　老年人有自身的生理、心理特点，老年人家属、保姆及为老年人服务的志愿者、养老护理员、社会工作者需要掌握有关老年知识及一般护理技能，社区护士承担相应的培训和指导工作。

5. 组织协调工作　社区老年保健工作需要协调多部门开展工作，如老年人之间，老年人与家庭之间、社区不同机构、不同组织之间以及为老年人服务的各种专业人员之间的协调。另外需要卫生部门、民政部门等多部门的相互配合。社区护士在社区老年保健工作中扮演组织管理角色，协调各方关系，与社区工作人员合作，对老年保健工作中人员、物资及各种活动进行指导、安排。

6. 研究工作　社区护士需要有敏锐的观察力，以发现老年人疾病的早期表现、心理变化及社区中的环境问题、家庭问题、威胁健康的各种危险因素等，积极开展社区护理研究工作，研究老年人身体、心理健康及影响因素，研究社区老年人健康干预策略、干预实施和干预效果，研究社区老年保健制度建设和保障决策等问题。

二、老年人社会保障制度

国家建立养老保险制度和多种形式的医疗保险制度，保障老年人的基本生活和基本医疗需要。无劳动能力、无生活来源、无赡养人和抚养人的，或者其赡养人和扶养人确无赡养能力或者扶养能力的，城市老年人由当地人民政府给予救济，农村老年人由农村集体经济组织负担保吃、保穿、保住、保医、保葬的五保供养。此外，救助制度还可以在一定程度上对老年人的基本生活和基本医疗进行保障。

根据我国目前老年人的养老保障可分为五个层次：自我保障、政府保障、差别性职业养老保险、劳动单位负责以及市场提供。自我保障（self-security）包括家庭保障和个人保障，也就是养老经费和服务来源于家庭或个人的储蓄，是养老保障的基础，是中国数千年来的历史文化传统，是当前中国社会现实格局的必然选择。政府保障（government security）是指由政府作为直接的责任主体，向所有老年人提供最基本的收入保障，是普惠式（universal）的国民养老保障制度，可以让老年人分享社会经济发展的成果，覆盖面广，体现了社会保障的公平性，如满足最低生活需要的贫困救济、老年津贴等。差别性职业养老保险（differential professional pension）是指政府主导，统一政策规范、统一税制优惠，由雇主与雇员分担缴费责任，缴费高低与个人工资水平和缴费年限有关，待遇标准与缴费多少而有所不同，个人缴费又与就业情况相关，是一种兼顾公平与效率的制度安排。补充保障（complementary security）是职业福利的重要组成部分，是指劳动者所在单位提供的补充养老保险，包括企业年金和非企业单位补充养老保险，缴费由雇主或者雇主与雇员共同承担，政府实施鼓励政策，不具体干预，我国目前实施的企业补充养老保险属于这一层次的保障。市场提供（market provided security）主要是指各种商业保险公司提供的商业人寿保险服务，完全是市场行为，通过市场提供的产品以市场交易的方式来完成，政府在商业保险的法律框架内进行监管，缴费由个人或家庭承担，是一种社会化的自我保障。第一、第二层面的养老保障是基础，越向高层次发展，保障水平越高。我国老年人目前自我保障层面的人口占大多数，包括家庭保障在内的自我保障在今后较长的时间内仍将发挥重要作用。

（一）养老保险

养老保险（endowment insurance）是社会保障制度的主要组成部分，是老年人社会保障的核

阅读笔记

心内容。养老保险是社会为了防止老年风险而建立的社会保险制度,其核心就是向老年人支付养老金(pension),养老金是养老保险的产物,是在政府立法规定的范围内,依法征缴的用于支付劳动者老年退休、丧失劳动能力与生活能力时维持生活、代替工资的延期支付资金,是养老保障得以建立并正常运行的物质基础和前提保证。

我国从 20 世纪 80 年代开始实行养老保险制度,经历了从无到有,逐步改革、完善的过程。在社会养老保险体系中,包括了城镇企业职工基本养老保险、城镇居民养老保险和新型农村居民养老保险三项基本制度,也体现了我国社会养老保险三个发展阶段。2011 年 7 月 1 日,《中华人民共和国社会保险法》正式实施,为老年人的社会保障提供了法律依据。该法规定,基本养老保险实行社会统筹与个人账户相结合,基本养老金由统筹养老金和个人账户养老金组成,国家建立基本养老金正常调整机制,根据职工平均工资增长、物价上涨情况,适时提高基本养老保险待遇水平。个人跨统筹地区就业的,其基本养老保险关系随本人转移,缴费年限累计计算,个人达到法定退休年龄时,基本养老金分段计算、统一支付。

(二) 社会救济与社会福利

社会救济是国家对无劳动能力和生活来源以及自然灾害或其他经济社会等原因导致生活困难者,给予临时或长期物质帮助的一种社会保障制度。主要包括自然灾害救济、失业救济、孤寡病残救济和城乡困难户救济等。社会救济是社会保障体系的组成部分,是社会成员享有的基本权利,是国家应履行的保证公民在非常时期生活权利的法律责任,是政府解决特殊社会问题的重要手段,是稳定社会和经济秩序的一种重要机制,也是社会和谐的必要保证。

社会福利所包含的内容十分广泛,老年人的社会福利主要是指政府出资为生活困难、无依靠或残疾等特殊老年群体提供生活保障而建立的制度,内容涉及医疗护理、娱乐健身、生活照顾、社区服务等。国家颁布的《中华人民共和国老年人权益保障法》(1996 年)、《农村五保供养工作条例》(2006 年)等法律法规为老年人的基本生活提供了保障。有关法律法规规定:对城市孤寡老人、符合供养条件的残疾人实行集中供养,对农村孤寡老人、符合供养条件的残疾人实行集中供养与分散供养相结合,集中供养一般通过举办社会福利院、敬老院、疗养院等福利机构来实行。社会福利制度也在不断改革,近年来积极推进社会福利社会化,开展基本养老服务体系建设。此外,部分省市建立了高龄老人生活补贴制度,以保障老年人的基本生活。

(三) 社会互助

社会互助(social mutual aid)是指在政府鼓励和支持下,社会团体和社会成员自愿组织和参与的扶弱济困活动,是社会保障体系的补充。社会互助有提供资金与提供服务两个方面。资金来源包括国内外社会捐赠、互助基金和义演、义赛、义卖等活动筹资;服务提供包括邻里互助、团体互助和慈善事业等。社会互助主要形式包括:工会、妇联、老年协会等群众团体组织的群众性互助互济活动;民间公益事业团体组织的慈善救助活动;城乡居民自发组成的各种形式的互助组织活动等。

老年人的社会互助一直是我国政府积极倡导的,自 2003 年始,全国老龄委发起了"银龄行动",组织老年知识分子开展为老年人服务的志愿活动,在此基础上,一些地区开展"银龄互助"项目,利用基层老年协会的力量,组织和发挥年轻老年人的作用,为社区高龄老年人提供服务。另外,一些社区组织离退休老年人,组成社区老年人互助队,为老年人提供探访、心理慰藉等服务。

(四) 老年人长期照护保障

上述老年人社会保障,特别是养老金保障制度是我国老年人长期照护保障的基本来源,但就目前老年人的养老金收入来看,不足以支付其失能时的长期照护费用。2016 年 7 月 8 日,人力资源社会保障部印发《关于开展长期护理保险制度试点的指导意见》,在全国 15 个城市开展长期护理保险制度试点,并对试点相关工作做了部署。对开展长期护理保险试点的指导思想

阅读笔记

和基本原则、目标和任务、基本政策、管理服务等做了规定,要求相关地方按照以人为本、基本保障、责任分担、因地制宜、机制创新、统筹协调的基本原则,探索建立以社会互助共济方式筹集资金,为长期失能人员的基本生活照料和与基本生活密切相关的医疗护理提供资金或服务保障的社会保险制度。利用 1~2 年试点时间,积累经验,探索适应我国社会主义市场经济体制的长期护理保险制度政策体系,以及相应的标准体系、服务规范和管理办法。社区护士应在此领域积极开展理论研究和实践探索,促进老年人长期照护保险制度的建立和完善。

三、人口老龄化现状与面临的社会问题

(一) 人口老龄化现状

1. 世界人口老龄化现状　联合国《世界人口政策 2007》中的数据显示,世界人口发展普遍从高出生率、高死亡率向低出生率、低死亡率过渡,其结果是全世界人口年龄构成明显提高,近二十年来,所有发达国家及包括中国在内的一批发展中国家,都面临前所未有的老龄化浪潮。据联合国统计,全球目前有将近 7 亿人口的年龄在 60 岁以上,这一数字预计到 2025 年将翻一番,并在 2050 年达到 20 亿,占全球总人口的比例将超过 20%。到 2050 年,非洲老龄人口将从 4200 万上升到 2.05 亿;亚洲从 3.38 亿增加到 12.27 亿;欧洲从 1.48 亿增加到 2.21 亿;美洲从 9600 万增加到 3 亿。在欧洲,目前每 100 名劳动人口需扶养 36 名老年人口,到 2025 年,将达到每 100 名劳动人口抚养 52 名老年人口。2005 年,发展中国家 60 岁以上人口已达 8.1%,预计 2050 年将增加到 20.1%。

世界上许多国家老龄化程度不断加深,有些国家人口出生率下降,人口出现负增长,养老负担不断增大。为减轻老龄化带来的巨大社会经济压力,欧洲、日本等国主要采取以下三方面的政策:①增加劳动力总量:鼓励更多女性参加工作,提高法定退休年龄,不提倡甚至不允许提前退休,从 2002 年至 2006 年,全世界共有 41 个国家提高了法定的退休年龄,在发达国家中,60% 的国家将男性退休年龄提高到 65 岁以上。②减缓社会福利系统压力:建立更全面的强制性参保制度,提高享受社会福利的门槛,收紧保障范围,有 40% 的国家将女性能够享受老龄人口福利的年龄标准提高到 65 岁以上。③鼓励多生育:提高对婴幼儿的补贴标准,使年轻父母能够将养育子女与维持或提高生活水准相互结合,以鼓励多生育,如俄罗斯、法国、德国等都采取了这项措施。我国目前也开放了"二孩"政策,女性干部、女性高级知识分子可以延迟到 60 岁退休。

人口老龄化是社会进步的表现,是社会经济不断发展、医疗卫生条件不断改善、科学和文明程度不断提高、人口平均预期寿命不断延长的结果。然而,老年人口的增多,必然会对社会经济发展产生巨大的影响,国际经验表明,随着老龄化的进展,养老金支出、医疗保险金支出增加,社会矛盾全面显现,社会负担显著增加。由于未富先老,发展中国家所面对的老龄化问题将更为严峻。

2. 我国人口老龄化现状　我国 2010 年第六次人口普查显示,60 岁以上老年人口数量已达 1.78 亿,占人口总数的 13.26%,较 2000 年普查上升了 2.93 个百分点,其中 65 岁以上老年人口占 8.87%,比 2000 年普查上升 1.91 个百分点。从历次人口普查来看,我国处在老龄化逐步加快的阶段。与世界人口老龄化相比,我国人口老龄化有以下特点:

(1) 老年人口数量多:虽然我国的老年人口系数与发达国家相比要低得多,但由于人口的庞大基数决定了我国老年人的数量是世界上最多的。目前中国的人口老龄化问题主要是老年人口的数量问题,而非老年人口在总人口的比例高低。

(2) 人口老化速度快:随着我国计划生育政策效果的凸显以及平均预期寿命的延长,加快了人口的老龄化。1998 年联合国卫生组织人口资料显示,65 岁以上人口比例从 7% 上升到 14%,法国用了 127 年,瑞典 85 年,美国 72 年,日本 24 年,而中国将用 25 年左右的时间。我国是世界上人口老化速度最快的国家之一。

阅读笔记

(3) 各地区人口老化程度极不平衡：我国地域广大，各地区经济发展不平衡，人口老化各地区差异较大。上海于 1982 年老年人口系数即已达 11.5%，表明上海 80 年代即已进入老龄化社会；而青海在 1990 年仍属青年型社会，老年人口系数为 5.13%。此外，城乡人口老化程度也不一样，据第五次全国人口普查，2000 年全国共有 65 岁及以上的老年人口 8811 万人，城乡分别为 2873 万人和 5938 万人；从老年人口占各自总人口的比重看，城乡分别为 6.30% 和 7.35%。从第六次人口普查数据来看，人口流动增加，农村劳动人口的城市迁移，农村老龄化、空巢化加重，再加上农村老年人社会保障水平的不足，农村老龄化问题更应引起重视。此外，劳动人口向发达地区的流动，导致各地老龄化趋势的变化也需引起人口决策部门的重视。

(4) 未富先老：我国人口老龄化超前于经济社会的现代化，是在人均收入水平较低、综合国力有限、社会保障体系不健全的条件下提前进入老龄化社会的，这与发达工业化国家形成了明显的反差。我国现有经济发展还不能适应如此迅速的人口结构变化，人口快速老化缺乏强有力的经济和社会发展方面的支持，老年人的供养、保健将面临挑战。

(5) 其他：由于历史的原因，我国老年人口的文化素质低，文盲半文盲比重高，受传统观念影响，女性老年人受教育程度和经济独立性都较男性老年人低。

(二) 我国人口老龄化面临的社会问题

社会人口老龄化所带来的问题，不仅是老年人自身的问题，它牵涉到政治、经济、文化和社会发展诸方面的问题。"未富先老"，国家财力薄弱，缺乏解决老龄问题的经济基础，人口的快速老龄化和庞大的老年人口数量会对中国的社会关系、经济发展、文化传统、价值观念、道德规范等各方面带来冲击。

1. 社会负担加重　随着老年人口数量的增加，我国老年人口负担系数增大。2000 年，老年人口扶养比约为 6：1，2010 年，这个比例已经变为 5：1，预计到 2030 年，这个数据将刷新为 2：1，即 20 年间纳税人与老年人的比例，会从 5：1 降至 2：1，也就是说 2 个左右的劳动人口就要供养一个老年人，社会负担加重。

2. 家庭养老功能减弱　家庭户规模继续缩小，第五次人口普查，我国内地平均每个家庭户的人口为 3.44 人，比 1990 年人口普查的 3.96 人减少了 0.52 人。而 2010 年第六次普查显示，全国平均每个家庭户人口为 3.10 人，比 2000 年普查少 0.34 人。大家庭已逐渐为核心家庭所代替，养老负担将越来越多地依赖于社会。

3. 社会文化福利事业跟不上老年人的需要　我国经济不发达，社会福利及社会保障体系不完善，远远不能满足老龄化社会中老年人日益增长的需求。首先，人口快速老龄化对养老保险和医疗保险基金支出影响巨大，现有的养老保障体系中，养老保险资金主要来源于基本养老保险、企业年金和个人储蓄，由于我国现行养老金制度还不完善，历史负担沉重，养老保障体系覆盖面窄，且存在着养老资金来源单一、收入不稳定、个人社会保障账户不充实及转制成本、隐性债务及基金缺口等问题。此外，老有所乐、老有所为、老有所学、老有所教的社区福利文化事业也亟待建设和完善。

4. 医疗护理不能满足老年人日益增长的需要　老年人慢性病患病率高，恢复慢，日常的医疗、保健、康复等卫生服务需求大。但由于我国老年人经济收入水平低，特别是农村老年人没有退休金和医疗保障，往往不能承受医院的高额医疗服务费用。而我国社区医疗护理服务尚难以提供快捷、经济、有效、全程的服务。随着老年人口的快速增长、高龄老年人的增多，医疗护理系统直接面临挑战。

第二节　老化的相关理论与应用

老化的生物学理论对衰老机制的阐述有遗传学说、免疫学说、自由基学说、神经 - 内分泌

阅读笔记

学说、体细胞突变论、差错灾难论、应激论等,这些已在老年护理学等相应课程中学习。老化的社会学理论如撤退理论、活动理论、社会情绪选择理论等,对于老年人保健的科学研究与老年人福利政策的制定、老年人健康教育与服务提供有着重要的影响。

一、撤退理论

(一) 理论产生的背景

撤退理论(disengagement theory)由堪萨斯市的成年生活研究(Kansas City Studies of Adult Life)中分析出来的学说。最早由 Cumming 和 Henry 于 1961 年在《变老》一书中提出,后经其他社会学家、老年学家发展完善。撤退理论概括了老年人口参与社会生活的总趋势,成为有影响的老年社会学理论。

(二) 理论的主要观点

1. 老人与社会相互脱离具有代表性　随着年龄的增长,社会与个人之间的往来关系减少,这是不可避免的。撤退的主要形式有两个方面:①来自社会方面的撤退:即社会通过一定的退休制度,使老年人口退出原来从事的工作岗位,由成年人口接替,达到撤退的目的;②来自个人的撤退:即人在成年期形成的各种社会关系,在进入老年期后,因为社会工作的撤退,许多社会关系减弱,逐渐从原有的社会角色中撤退以适应老年期的社会生活。

2. 撤退过程有其生物的和心理的内在原因并且不可避免　伴随老化,老年人体力、智力衰退,记忆能力、创造性思维能力及参与社会的活动能力下降,难以适应先前的高负荷的角色功能,保持他们的社会地位动机逐渐减弱,再加上社会对老年人角色期待的影响,老年人自身接受撤退或按撤退规则来指导自己的行为规范是合情合理的,也是必然的。社会紧缩老年人的编制则是因为要把老年人占据的位置和承担的角色让给年轻人。

3. 撤退过程不仅使老年人欢度晚年,同时也是社会的需要　伴随衰老,老年人参与社会活动减少,撤退成为一个自我循环的过程。社会也须采取一定的撤退措施,将权限由老年一代转交给成年一代。老人在原有的社会角色中撤离,晚年生活得到满足,老年人与社会相互疏远的过程,保证了个人的满足感和社会制度的延续性。当个人或社会不准备撤离,可能会产生一种脱节现象,但在大多数情况下,社会需要首先倡导撤离。

(三) 撤退理论在社区护理中的应用

老年人必定要从一定的社会角色中退出,社会也必然需要一定的撤退机制。老年人个人与社会同步撤离,有较好的协调机制,才能使个人与社会处于一种和谐状态,老年人安享晚年生活,社会代际交替和谐发展。当个人和社会撤离不同步,则会影响老年人个人的心身健康和发生社会角色的冲突,就可能使老年人患"离退休综合征"。因此,社区护士可以借鉴撤退理论做好老年期角色转换过程中的身心健康服务。

1. 引导个人角色撤退顺应社会期待　人的社会角色的转换是一个自然的过程,一定社会制度下,个人社会角色撤退是可期待的,如退休年龄、退出政坛的年龄等,有一个普遍的、明确的撤退时间。在这一时限内,社区护士在社区健康教育中可利用撤退理论,促进老年人在社会机制下提前做好撤退准备,从心理上接受撤退现实,并作好撤退后的准备,以适应社会角色变迁,避免离退休综合征的发生。此外,除离退休这样一个跨度较大的角色变迁以外,老年期还将面临其他角色的变换,如丧偶、患病、失能等情况,老年人还需不断从原有角色中撤退,如何选择新角色功能,撤退理论提供较好的理论指导。

2. 根据个人角色撤退现状改善社会功能　由于身体、心理及文化和专业修养的不同,个人从社会角色中撤退的愿望和社会对其的期望有个体差异,虽然退休了,有部分老年人仍然选择继续工作、参与社会活动等,有些老年人虽然离开了工作岗位,但仍然希望有一定的空间发挥他们的社会作用。因此,社区可以创造一定的社会活动条件,培育老年人组织,如老年人志

阅读笔记

愿服务组织、老年人书画协会等,社区护士可以根据老年人的身心状况,做好康复护理,协助老年人参与社会活动,满足老年人的社会心理需要。

二、活动理论

(一)理论产生的背景

撤退理论在老年社会学理论研究中具有重要意义,产生了很大的影响。十年后,迪克大学老年和人类发展研究中心对老年人进行研究,提出了与撤退理论完全相反的结论,认为老年人无论是生活的满足程度或者活动水平都没有或者很少减退。许多调查结果也表明,多数人在老年期,并不是完全从他们的社会角色中撤离,而是继续他们在中年期就已建立的社会职务与角色,从事生活与社会活动,照样倾向于维持他们原先的生活方式,尽可能保持早年养成的习惯、人格特征、生活方式等。活动理论(activity theory)以欧内斯特·W·伯吉斯为代表的社会学家们逐步发展起来,与撤退理论相反,该理论认为老年人若要获得使他们感到满意的老年生活,就必须维持足够的社会互动。

(二)理论的主要观点

1. 大多数老年人仍然保持活动和社会参与　活动理论认为社会与个人的关系在中年期和老年期并没有截然的不同,老年期同样有着活动的愿望,个体在社会中的角色并不因年龄的增长而减少。一个人只要在生理上和心理上有足够的能力,他便可以扮演其角色、履行其义务。老年人活动水平,参与活动的次数或者与社会疏远的情况受过去生活方式和社会经济状况的影响,而不是一个不可避免的,内在的必然过程。例如一个经常是被动、退缩的人,不会因为退休而变得更为活跃,一个经常参加许多社会活动的人,也不会因为退休后或移居他地时全部停止活动。

2. 活动是老年期生活的需要　维持或开展适当的体力、智力和社会活动,可促进老年人晚年生活幸福。老年人继续参加经济活动、社会活动、健身活动对老年人心身健康与生活满足产生正面的影响,老年人的社会参与层面越高,他的精神和生活满意度也会随之增加。活动理论强调参与活动、社会互动,认为老年人应该积极参与社会,用新的角色取代因丧偶或退休而失去的角色,通过新的参与、新的角色替代以改善老年人因社会角色中断所引发的情绪低落,将自身与社会的距离缩小到最低限度。老年人应该尽可能地保持中年人的生活方式以否定老年的存在,积极参与力所能及的一切社会活动,保持活力,赢得社会的尊重。对于一个正在变老的人,活动变得尤其重要,因为其健康和社会福利有赖于继续参加活动,并在社会互动中找到生活的意义、人生的价值,取得积极的、恰当的自我形象,获得良好的生活满足感。

3. 老年人有责任保持自身的活动程度　进入晚年,不一定变得"没有角色可扮演",老年人应当有新的角色,同其他生命周期一样,在社会活动中做出应有的贡献。老年人退休后的社会角色及其社会发展都有赖于老年人自己的活动程度,老年人有责任去保持自己的活跃程度,新角色的建立,要靠他们自身的努力,而不是社会提供更多的机会让老年人去保持自己的社会活跃程度。

(三)理论的应用

1. 协助开创其他补偿性角色来取代失落的角色　由于现实生活中往往剥夺了老年人期望扮演的社会角色的机会,使得老年人所能活动的社会范围变窄,活动程度变小,从而使老年人对自身存在的价值产生迷茫,因此应有补偿性的活动来维持老年人在社会及心理上的适应。如老年人退休,就应有职业以外的活动补充,如老年人丧偶或亲友死亡,就应有其他人际交往的弥补。活动理论可以帮助我们理解、尊重社区老年人在社区生活中的各种表现,有针对性地开展健康服务,指导老年人参与社区活动,如老年人参与活动中心、老年大学、老年服务中心、志愿者组织等的活动。

阅读笔记

2. 尽可能长地维持老年人的活动能力　　活动是保证老年期生活质量的基础,社区护理中应从心理上充分调动老年人的主观能动性,从身体功能上,做好保健和康复服务,尽可能长地维持老年人的肢体功能,并提供必要的辅具和设施,帮助老年人参与社区活动,维持老年人健康。另外,对于"活动"的理解,并不仅仅指躯体的行为活动,也包括心理活动和心灵的领悟,对于完全失能的老年人,也应该从心理的角度,促进老年人保持积极的态度,以获得良好的生活满足感。

三、社会情绪选择理论

(一) 理论产生的背景

由于年龄的增长,老年人在生理和一些心理机能方面呈现下降趋势,尤其是在某些认知能力方面趋于减退,但老年人在情绪方面,并不像认知能力那样呈现出减弱的趋势,许多研究表明,整个成年人阶段情绪幸福度是上升的。个体这种在身体健康、认知能力等方面的下降,而情绪及幸福感却维持在较高水平的矛盾现象称为"老化的悖论(paradox of aging)"。个体如何在生理机能下降情况下将情绪和幸福感维持在较高水平? 在未来时间洞察力改变的情况下,又如何调整社会目标及选择社会同伴? 以斯坦福大学的 Carstensen 教授为代表的学者提出了社会情绪选择理论(socioemotional selectivity theory),对此提供了全面、合理的解释。

(二) 理论的主要观点

1. 老年人偏向于选择以情绪管理为目标　　人类的社会目标有两大类:知识获得目标和情绪管理目标。当人们知觉到未来时间很充足时,更多地关注未来导向的目标(future-oriented goals),即与知识追寻有关,追寻新知识同,学习获得性行为。当感到时间非常有限时,表现为情绪导向的社会目标,通过与他人交往来实现情绪状态的优化,包括寻找生活意义的欲望,获得亲密的情感和追求生命的真谛以及体验情感上的满足,是现时导向的目标(present-oriented goals)。一般而言,年轻人知觉到未来时间比较充裕,优先选择以获取知识为目标。而老年人则相反,偏向选择以情绪管理为目标。情绪调节目标旨在控制纷繁的情绪状态,关注生命的意义和情感的亲密性,表现为回避消极情绪状态,趋向积极情绪状态。

获取知识和调节情绪的动机共同组成了生命过程中激发社会行为目标的动力系统,在具体情境中,知识相关的目标与情绪调节的目标会相互竞争,个体在权衡两类目标的重要性后才能做出选择,进而产生相应的行为反应。

2. 未来时间洞察力影响社会目标选择　　未来时间洞察力是个体对未来时间的认知、体验和行动倾向的一种人格特质。社会情绪选择理论中,未来时间洞察力侧重于个体对将来一段时间的有限性或无限性的知觉,这种知觉会对个体当前行为产生影响。个体的一生都由各种社会目标指导,如寻求新奇事物、感情需要、扩展个人视野等,不同社会目标的相对优先性随个体对未来时间的洞察力的变化而变化。当知觉到生命中(或事件)剩余时间很充裕,知识获得目标放在首位,人们更愿意结识新朋友、扩大社交圈子,努力为自己的未来建立广泛的人际关系。当感到未来时间很有限时,情绪管理目标变得相对重要,优先选择与较为熟悉的社会伙伴在一起,年龄越大,个体越喜欢与熟悉、亲密的同伴接触。

3. 老年人偏向选择较小的社会关系网络　　老年人对未来时间洞察力的改变,偏向选择以情绪管理为导向的社会目标,势必影响老年人社会网络的组织结构。研究发现,老年期个体的社会网络会缩小,情绪亲密的社会伙伴会继续维持而次要的社会伙伴慢慢被排除在外,年龄越大,越趋向于与相对亲近的人保持联系,如家庭成员、亲密朋友等。随年龄增大,个体缩小社会关系网络,优先选择亲密的社会伙伴,是因为他们能够提供可信赖的情感回报,对老年人自身健康和主观幸福感是有益的。研究证实,家庭支持和朋友支持对提高老年人的主观幸福感和生活满意度都有重要作用,但家庭支持比朋友支持的作用更大,特别是在情感支持上。

阅读笔记

4. 老年人更重视积极情感体验 社会情绪选择理论认为,个体越接近人生终点,就越关注社会互动的质量,越有目的地改善社会关系中的情感成分,关注事件的积极信息,关注自己的情绪满意度。虽然老年人总体认知资源较少,但他们用目标一致的方式分配认知资源,从而成功地管理情绪,并保持积极的情绪体验。如果老年人不太关注将来,那么他们晚年生活将是高质量的,诸如退休、死亡之类的事件不会对他们造成过大的负面影响。

(三)理论的应用

1. 社区健康管理中重视与老人的情感交流 社会情绪选择理论认为,老年人优先选择情绪管理目标,更重视其中的情感体验。在老年人社区健康管理中,健康知识学习、健康行为建立的健康教育干预方面,需要社区护士与老年人有更多的沟通,特别是情感上的交流。如戒烟,对于戒烟带来的不确切的好处与吸烟带来的实际身体和人际交流情感上的体验相比,权衡未来时间的有限性,老年人往往选择后者而拒绝戒烟,在老年人戒烟干预上,需要对戒烟带来的不良体验予以补偿,包括生理上和情感上的补偿,重视情绪管理策略,才能促进健康目标的达成。

2. 加强社区支持 社会情绪选择理论认为,随年龄增大,老年人社会关系网络缩小,优先选择亲密的社会伙伴,趋向于与相对亲近的人保持联系。随着家庭的小型化,空巢、独居老人增多,社区活动、邻里互助为老年人提供了一定的社会活动空间,促进老年人建立一定社交网络,补偿家庭支持的不足。社区护士一方面在健康服务上促进老年人参与社区活动,同时,社区护士应成为老年人社会网络的一员,经常与老年人交流治疗、康复、保健活动的心得,提高老年人的情绪满意度。

3. 重视积极信息的作用 社会情绪选择理论认为,老年人的注意、记忆和情绪的选择上更关注积极信息和积极情感的体验。在老年人健康管理中,重视积极信息对老年人健康行为的促进作用,如老年糖尿病病人的管理上,善于发现老年人一些积极的因素,如血糖较前控制要好、能注意饮食、开始运动锻炼等,比经常说老年人没有控制好血糖、饮食还不规范、运动量不够等负面的信息,其效果要好。另外,在健康教育的榜样作用上,也应多选择一些正面的案例,比如,介绍某百岁老人的生活方式,比用某老人吸烟导致肺癌而死亡的个案信息,更能引起老年人的积极情感体验,更能促进教育目标的达成。另外,长寿老人的介绍也使老年人对未来时间洞察力发生改变,延长对未来时间的预期,有利于健康积极行为的建立。

第三节 社区老年人的健康管理

为深化医药卫生体制改革,促进基本公共卫生服务逐步均等化,自 2009 年以来,国家启动实施基本公共卫生服务项目,免费为城乡居民提供建立居民健康档案、健康教育等 11 类 41 项服务,社区老年人健康管理是其中内容之一。本节主要介绍《国家基本公共卫生服务规范》(2011 年修订)中社区老年人的健康管理内容、流程、要求及考核指标,梳理当前社区老年人健康管理现状,思考社区老年人健康管理的发展。

一、国家老年人健康管理服务规范

(一)服务对象

辖区内 65 岁及以上常住居民。

(二)服务内容

每年为老年人提供 1 次健康管理服务,包括生活方式和健康状况评估、体格检查、辅助检查和健康指导。

1. 生活方式和健康状况评估 通过问诊及老年人健康状态自评了解其基本健康状况、体

阅读笔记

育锻炼、饮食、吸烟、饮酒、慢性疾病常见症状、既往所患疾病、治疗及目前用药和生活自理能力等情况。

2. 体格检查　包括体温、脉搏、呼吸、血压、身高、体重、腰围、皮肤、浅表淋巴结、心脏、肺部、腹部等常规体格检查，并对口腔、视力、听力和运动功能等进行初步测量、判断。

3. 辅助检查　包括血常规、尿常规、肝功能(血清谷草转氨酶、血清谷丙转氨酶和总胆红素)、肾功能(血清肌酐和血尿素氮)、空腹血糖、血脂和心电图检测。

4. 健康指导　根据体检情况，告知健康体检结果并进行相应健康指导，主要有：①对发现已确诊的原发性高血压和 2 型糖尿病等病人纳入相应的慢性病病人健康管理；②对体检中发现有异常的老年人建议定期复查；③进行健康生活方式以及疫苗接种、骨质疏松预防、防跌倒措施、意外伤害预防和自救等健康指导；④告知或预约下一次健康管理服务的时间。

（三）服务流程

社区老年人健康管理服务的流程示意见图 5-1。

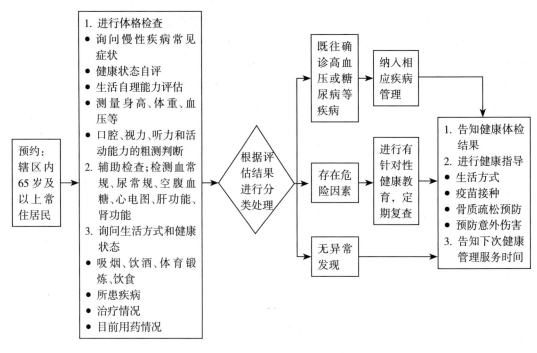

图 5-1　社区老年人健康管理服务流程

（四）服务的基本要求

1. 开展老年人健康管理服务的乡镇卫生院和社区卫生服务中心应当具备服务内容所需的基本设备和条件。

2. 加强与村（居）委会、派出所等相关部门的联系，掌握辖区内老年人口信息变化。加强宣传，告知服务内容，使更多的老年人愿意接受服务。

3. 每次健康检查后及时将相关信息记入健康档案。具体内容详见《城乡居民健康档案管理服务规范》健康体检表。对于已纳入相应慢性病健康管理的老年人，本次健康管理服务可作为一次随访服务。

4. 积极应用中医药方法为老年人提供养生保健、疾病防治等健康指导。

（五）考核指标

阅读笔记

1. 老年人健康管理率

$$老年人健康管理率 = \frac{接受健康管理人数}{年内辖区内65岁以上常住居民} \times 100\%$$

2. 健康体检表完整率

$$健康体检表完整率 = \frac{抽查填写完整的健康体检表数}{抽查的健康体检表数} \times 100\%$$

二、社区老年人健康管理现状与展望

（一）社区老年人健康管理现状

1. 普遍开展老年人健康信息管理　随着各地公共卫生服务均等化相关政策的实施,社区卫生服务普遍建立了有关慢性病管理、健康档案管理的信息化管理平台,开展相关信息的管理,其管理人群中老年人占有很大比例。另外,各地全面启动老年人健康体检工作,通过开展健康体检,掌握老年人健康状况及主要危险因素,逐步为老年人建立个人健康档案,实施老年人健康管理,实现无病早预防,有病早发现、早干预、早治疗,提高健康水平,改善老年人生活质量的目标。

2. 老年人健康干预工作逐步开展　老年人健康管理的目的是促进老年人健康,当前有关利用社区老年人体检资料分析老年人健康问题及危险因素、对某一类型的老年人群进行护理方面的研究报道较多。但如何利用老年人健康信息,对社区老年人开展规范化的群体与个体健康干预相结合的健康教育研究不多。除国家老年人健康管理规范以外,健康管理技术标准、健康干预评价标准及老年人健康风险预测、转诊规范等研究尚需不断深入。

3. 老年人参与健康管理的积极性有待提高　随着国家卫生体制改革,社区卫生服务快速发展,队伍素质较快提升,社区慢性病管理和老年人体检工作较好开展,相关工作逐步得到社区老年人的信任,但离"健康守门人"的目标还有距离。在社区健康管理工作中,老年人还处于被动接受阶段,相互联系、沟通的渠道并不十分密切,老年人对健康管理意义的认识和主动参与活动的积极性还有待提高。

（二）社区老年人健康管理展望

1. 健康管理信息技术与网络服务技术平台有望得到建立和完善　目前,社区老年人健康体检信息逐步实现计算机管理,各地区局域网络在不断建立和完善中,为老年人健康信息的利用提供了技术基础。社区卫生服务健康信息管理逐步规范发展,结合网络信息技术,社区老年人健康档案网络化将逐步推进。同时,在信息录入途径方面也将更加便捷,可以利用手机等工具随时随地与网络沟通。当然,随着互联网技术的发展和完善,隐私保护也会得到加强。

2. 网络化健康信息管理为老年人健康服务　老年人健康信息管理逐步网络化,各级医疗机构及老年人自身可以共享信息,为老年人的日常保健和医疗、护理提供方便。随着社区卫生服务工作的完善,人一生的健康信息通过网络实现系统化的信息管理,信息可以随着户籍迁移,使之更好地为健康服务。

3. 老年健康管理产业发展　以健康管理为平台,理论研究与实践探索相结合,互联网技术和医疗、护理技术相互渗透,以学术、技术引领,健康管理产业将得到发展。有关老年人健康产品、相关软件与设备以及中医为特色的预防保健体系将会得到进一步发展。

4. 老年人健康水平提高　利用健康管理平台,老年人与社区卫生服务人员关系更加密切,整合社区资源,以健康信息管理为中介的常规化的老年人健康干预工作不断推进,社区老年人健康评估、健康干预计划、干预措施实施与干预效果评价过程不断循环,最终达到老年人健康水平的提高。

第四节 老年人常见健康问题及护理

老年人伴随各系统器官功能老化,身体、心理及社会活动功能减退,由此可带来各种健康问题,影响老年人的生活质量。居家安全问题及便秘、尿失禁、皮肤瘙痒、体位性低血压、骨质疏松等常见健康问题的护理和预防是社区老年保健的重要内容。

一、老年人居家安全问题及护理

跌倒、误吸、噎食是老年人常见的意外事件,可导致老年人骨折、吸入性肺炎、甚至危及老年人生命,是老年人居家的重要安全问题。

（一）临床特征

原卫生部《老年人跌倒干预技术指南》中指出,跌倒(fall)是指突然的、不自主的、非故意的体位改变,倒在地上或更低的平面上。据报道,65 岁以上老年人中有 1/3 的人、80 岁以上中有 1/2 的人每年有过一次跌倒,在这些跌倒的人中,约有一半发生反复跌倒,其中约 1/10 的人发生严重后果,如髋关节骨折、其他骨折、软组织损伤、头颅损伤等。跌倒是活动受限、日常生活活动能力下降和入住机构或医院的独立危险因素。虽然跌倒频繁发生并有潜在的严重后果,但却往往被人们忽视,因此,社区护士在社区健康护理中需要强调跌倒的预防。

老年人易发生误吸、噎食,尤其是脑卒中、帕金森病、老年痴呆等慢性病病人更易发生。误吸(aspiration)是指进食时在吞咽过程中有数量不一的液体或固体食物进入到声门以下的气道。误吸可引起剧烈咳嗽、吸入性肺炎,甚至窒息死亡。噎食(choke feed)通常是指食物堵塞咽喉部或卡在食管的第一狭窄处,引起窒息。发生噎食主要表现为:①进食突然中断;②不能说话;③呼吸停止而迅速发生缺氧症状;④用手按住喉部并用手指指向口腔。

（二）相关因素

1. 跌倒的相关因素 引起老年人跌倒的原因主要是老年人自身生理病理方面的因素和环境因素,如运动功能失调、虚弱、眩晕、视力障碍、体位性低血压、药物不良反应、饮酒过量等,还可因为环境光线过暗或强光刺激、扶手不稳、地面不平整或潮湿打滑、家具摆放位置不当、室内外障碍物等跌倒。

2. 误吸、噎食的相关因素 老化和疾病因素导致吞咽功能障碍是误吸、噎食的基础,同时食物性状、进食习惯也是影响因素。引起误吸、噎食主要因素有:①吞咽功能减退:正常吞咽动作需口、咽、食管共同参与,在神经、肌肉的协调下完成。随着年龄的增长,老年人咽喉部感知觉减退,神经肌肉的协调功能变差,吞咽反射减低,再加上咀嚼功能下降,唾液分泌减少致食物润滑作用降低,容易发生噎食;同时,吞咽过程中防止异物进入气道的反射性动作减退,容易发生误吸;此外,脑血管意外等疾病也是重要的影响因素。②进食习惯不良:坐位略前倾位进食,便于吞咽。仰卧进食、边进食边谈笑、进食速度过快、大口进食等不良习惯易导致误吸,也容易发生噎食。③食物性状影响:进食过于黏稠、粗糙、干燥的食物易发生噎食,如牙齿不好的老年人大口进食糯米团子,由于食物本身的黏性使老年人难以嚼碎而吞咽块状食物,易发生噎食;另外,水和汤类食物可使一些高龄老年人和脑血管意外的病人发生误吸。

（三）护理措施

1. 预防跌倒

(1) 评估老年人跌倒的危险因素:对老年人身体状况如视力、平衡能力、活动能力、疾病、用药及居住环境中外在影响因素如照明不良、地面不平或有障碍物、桌椅家具不稳、设施不全或缺陷等进行评估,根据具体情况跟进措施,改善环境,尽量减少跌倒的影响因素,避免老人跌倒。

阅读笔记

（2）做好心理护理：老年人常有不服老和不愿麻烦别人的心理,对一些力所不能及的事情,也要自己尝试去做,如爬高、搬重物等,这会增加老年人跌倒等意外事件发生的可能性。因此,要做好心理疏导工作,使老年人正确掌握自己的健康状况和活动能力。

（3）活动柔和：老年人日常活动或体育锻炼时动作要柔和,避免突然转身、闪避、跳跃等,外出行走步伐要慢,尽可能用双脚来支撑身体重心。

（4）防止体位性低血压：老年人从卧位或蹲位站立时,动作要慢,平时避免长时间站立。

（5）消除环境中的危险因素：如地板防滑,桌椅不摇晃,照明设施良好且方便,衣、裤、鞋大小合适,拐杖、轮椅等设施完好。

（6）提供必要的帮助：如提供拐杖,专人扶持,在浴盆、便池边安装扶手,高龄老人外出有人陪伴。

（7）坚持锻炼：坚持有规律的锻炼活动,保持良好的骨骼、关节和肌肉功能,提升机体的平衡能力。

2. 跌倒应急处理

（1）不急于搬动老年人：老年人跌倒不首先扶起,以免不当措施导致二次损伤。

（2）迅速检查伤情：检查意识是否清楚,询问跌倒过程、受伤部位、是否有口角歪斜、偏瘫等;检查局部组织是否有淤血、出血、肿胀、压痛、畸形;检查肢体活动,注意有无骨折和脊柱受伤;检查有无头痛、胸痛、腹痛等。

（3）求救并保持呼吸道通畅：有意识不清或疑有骨折、内脏损伤的情况,迅速拨打急救电话。对意识不清的老年人,注意清理老年人口腔的分泌物、呕吐物,头侧转,解开衣服领扣,保持呼吸道通畅。心跳、呼吸停止者迅速进行心肺复苏。

（4）正确处理局部伤情：有骨折者予以固定;出血者予以止血;扭伤、挫伤者局部制动、冷敷;脊柱有压痛疑有骨折者,避免搬运时脊柱扭曲。在初步的处理下,迅速送往医院处理。

（5）做好病情观察：无明显组织损伤的老年人,扶老年人起来,并观察血压、脉搏等情况。

3. 预防噎食、误吸

（1）尽量坐位进食：老年人宜坐立、上身略前倾位进食。尽量协助卧床老年人坐位进食,不能坐位者抬高床头,头转向一侧进食。

（2）细嚼慢咽：小口进食,细嚼慢咽,不催促或限制老年人进食时间。

（3）养成良好的进食习惯：进食期间集中注意力,勿谈笑,避免边看电视边进食。咳嗽、多痰、喘息病人,进食前协助排痰、吸氧,减少喘息,避免进食中咳嗽。

（4）合理加工和选择食物：老年人食物宜细、软,避免过于干燥、粗糙及大块的食物,食物去刺、剔除骨头。喝稀食易呛咳者,可将食物加工成糊状。

4. 噎食急救　如病人坐位或立位,抢救者站在病人身后,一手握拳顶住上腹部,另一手握在拳头外,用力向后向上冲击。如病人意识不清,则行卧位上腹部冲击法,病人平卧头侧转,施救者双手置病人上腹部,向下向上冲击。

二、老年人便秘及护理

便秘（constipation）是老年人常见的胃肠道健康问题,慢性便秘病程至少6个月。据报道老年人群便秘发生率为15%~20%,随年龄增长,患病率增加,女性患病率高于男性,男女患病率之比为1∶1.77~1∶4.59。尽管便秘在老年人群中发病率较高,但年龄并未成为便秘的独立危险因素。

（一）临床特征

老年人便秘通常主诉排便需要用力,或排便次数减少或者排不尽并出现粪便干结、粪量减少,出现腹胀、腹痛、食欲下降等相关症状。流行病学调查发现,在慢性便秘者中只有少数病人到医院就诊,不少便秘者自行服用泻药。滥用泻药可造成泻剂依赖、泻剂结肠(cathartic colon)等不良反应。便秘与肛门直肠疾病(如痔、肛裂等)关系密切,在大肠癌、肝性脑病、乳腺疾病、阿尔茨海默病等的发生中可能起重要作用,老年人用力排便可引发急性心肌梗死、脑血管意外,严重慢性便秘还可引起粪性结肠穿孔(stercoral perforation)。便秘的诊断可借鉴罗马Ⅲ标准:①排便费力,想排而排不出大便,干球状便或硬便,排便不尽感;②排便次数<3次/周,排便量<35g/d或排便过程有25%以上时间出现排便费力;③全胃肠道或结肠传输时间延长。

(二)相关因素

慢性便秘与多种因素有关,包括心理、活动、饮食、环境、用药及疾病等因素。老年人由于老化,肠道蠕动功能下降,容易发生便秘。老年人便秘特别要注意是否有以下可控因素:①饮食不当:老年人饮食量过少,或由于牙齿原因,咀嚼不便而使饮食过于精细、缺少膳食纤维而引起便秘;②饮水不足:老年人去脂组织重(fat free mass,FFM)减少,储水能力下降,易发生脱水,脱水可使肠内粪质水分充分吸收,造成大便过干而不易排出;③排便习惯不良:平时经常忽略便意,或因老年人认知功能受损不能按时如厕,没有养成定时排便习惯;④缺少体力活动和不良心理状态:老年人缺少活动或长期卧床是便秘的常见原因,同时紧张、抑郁、焦虑心理也是影响排便的因素;⑤用药情况:许多药物可引起便秘,如阿片类镇痛药、抗精神病药、钙通道阻滞药等均可导致便秘。

(三)护理措施

1. 避免用力排便 由于动脉硬化,老年人用力排便可能导致脑血管意外,因此老人便秘不宜用力排便。

2. 排出积便 如直肠内有干结的粪便,可用人工取便法清除沉积的大便,遵医嘱使用通便药物。常用的通便方法有:①容积性通便:利用加工或合成的含纤维素制剂(如小麦麸皮、玉米麸皮、车前子和甲基纤维素等),服用后在肠道吸收水分,增加粪便体积,刺激肠蠕动,缩短通过肠道时间,增加排便次数,达到通便目的。②渗透性泻剂通便:有不被吸收的糖类、盐类泻剂和聚乙二醇。不被吸收的糖类增加肠腔内粪便容积,促进肠蠕动;盐类泻剂(如硫酸镁)不易被肠道吸收,服后使肠腔内渗透压增高,使粪质含水量增加,促进排便。③刺激性泻剂通便:常用的有酚酞、蒽醌类药物、蓖麻油等,能刺激肠蠕动,增加肠动力,减少吸收,促进排便。但此类药物易出现药物依赖,长期使用可引起结肠黑变病(melanosis coli,MC)。④软化通便:利用矿物油(如液状石蜡)口服或灌肠,通过乳化粪便而改变粪便的物理性状,润滑肠壁,使粪便易于排出。长期使用可导致脂溶性维生素吸收不良,影响肠黏膜和局部淋巴结对异物的反应性。⑤灌肠通便:利用灌肠液使直肠内粪便软化而起到通便作用。不当灌肠可引起直肠黏膜损伤和水、电解质失衡。

研究历史

──────────── 结肠黑变病 ────────────

结肠黑变病是指结肠黏膜固有膜内巨噬细胞有脂褐素样物质,即黏膜色素沉着所引起的非炎症性、可逆性病变。1825年Billiard等首先描述了结肠黏膜黑色素沉着现象,1857年Vichow将其命名为黑变病,1928年Bartle提出了MC可能与服用蒽醌类泻药有关。随着便秘发病率的增高,MC检出率明显升高。国外对MC较为重视,西方国家报道总人群中约有10%患有本病,老年人群约20%,国内患病率较低,报道在0.06%~5.90%。

阅读笔记

MC至今病因与发病机制尚不清楚,当前有不少假说和推论,认为MC与老年人、便秘及长期服用蒽醌类泻剂有关,许多研究认为MC与细胞凋亡有关,发病可能是肠黏膜内固有的巨噬细胞发生某些功能障碍,不能正常处理异源性次级溶酶体,从而使其变为不能消化的脂褐素,后者逐渐积聚,形成持久病变。一些流行病学研究证实,MC与结直肠肿瘤有关。

MC一般不引起特殊症状,属可逆性、良性疾病,处理上亦无特效方法。停用泻剂、培养良好的排便习惯,提倡生物疗法治疗便秘,能有效减轻MC的程度,甚至达到治愈的效果。

3. 补充水分　便秘者增加饮水量是基础治疗,如无禁忌证,应充分补充水分,减少粪质中的水分的吸收,软化大便。

4. 饮食调节　饮食上多选择富含纤维素的食物,如未经过度加工的谷物、水果和蔬菜。另外,饮食选择上可多食用一些寒性食物,如菊花茶、蜂蜜、西瓜、梨、苦瓜等,鲜石斛榨汁饮用有较好的通便效果。

5. 肠功能训练　每天在餐后留出一定的时间进行排便训练,餐后肠道反射活动活跃,有利于形成排便反射。早餐后是如厕最佳时间,晨起喝一杯水,可起到刺激肠蠕动、促进排便的作用。平时生活有规律,每天定时如厕,养成规律性的日常排便活动。对有轻度认知损害的老人,督促肠功能训练尤其重要。

6. 保持良好的心理状态　帮助老人充分认识导致便秘的原因,解除对排便的紧张心理,避免对泻药的依赖,有抑郁、焦虑等心理问题的老人及时进行心理治疗。帮助老年人多参加社区活动,积极参加有规律的健身锻炼,维持良好的身体状态。

7. 加强日常锻炼　平常坚持自理生活,增加体力活动量,根据自身兴趣有规律地参与健身活动,延缓器官功能老化。每天早晚用手掌作腹部环形按摩,同时进行肛门和会阴的舒缩锻炼,以促进肠蠕动,锻炼肛门外括约肌、肛提肌及耻骨直肠肌的收缩能力,促进排便。

8. 解除影响排便的各种因素　为老年人创造独立、隐蔽、宽松、方便的如厕环境,提供坐式便器,排便时不看书报或听广播,精神集中。遵医嘱用药,避免滥用药物。

三、老年人尿失禁及护理

尿失禁(urinary incontinence)是指可证实的尿液不受控制自动流出。尿失禁多见于老年人,但尿失禁非正常老化结果。患病率随年龄、残疾及制动的增加而增加,尿失禁是导致压疮的一个重要危险因素。由于尿失禁涉及羞耻感,老年人常不愿提及,护士在平常的护理活动中应加以注意。

（一）临床特征

老年人由于老化,肾功能减退,肾小球滤过功能、肾小管的排泄和重吸收功能、膀胱储尿功能、尿道括约肌功能等都会产生不同程度的退化,加上排尿的神经调节系统老化、男性老年人前列腺增生等尿道梗阻因素,都可影响老年人的排尿功能。尿失禁是老年人泌尿系统常见的健康问题,其原因较为复杂,可由局部或全身因素引起,如尿道括约肌无力、前列腺增生、尿道狭窄、老年性阴道炎、膀胱结石、膀胱炎症或肿瘤、神经中枢失调以及精神因素等。尿失禁给老年人带来很大的心理压力和诸多生活上的不便,直接影响老年人的生存质量。

尿失禁按病因分类有:神经源性、梗阻性、创伤性、精神性、先天性尿失禁。按失禁特点分类有:持续性、间断性、完全性、夜间性尿失禁。根据国际尿控协会制定的标准,尿失禁分为以下类型:真性尿失禁、压力性尿失禁、急迫性尿失禁、混合性尿失禁、充溢性尿失禁、反射性尿失禁、不稳定性尿道、完全性尿道关闭功能不全。临床可根据病史、临床表现、尿道压力试验、尿流动力学测定、残余尿量测定、B 超、内镜检查等作出诊断,老年人的尿失禁是短暂性失禁还是慢性过程(确诊性尿失禁),需要详细询问病史,明确原因。

压力性尿失禁是常见老年疾病,据估计占女性老年人尿失禁发病率的 50% 以上。脑卒中、帕金森病、阿尔茨海默病的病人中,逼尿肌痉挛引起的急迫性尿失禁较多见。区分压力性和急迫性尿失禁很重要,因为它们的治疗方法不同。压力性尿失禁与急迫性尿失禁鉴别见表 5-2。

表 5-2　压力性尿失禁与急迫性尿失禁的鉴别

鉴别点	压力性尿失禁	急迫性尿失禁
定义	在腹压增加下不自主漏尿,不伴尿急	不自主漏尿伴尿急
症状和体征	在咳嗽、大笑、打喷嚏或机体用力时不自主漏尿	漏尿伴强烈的尿急、尿频和夜尿症
病因	括约肌功能不全,如多次分娩、结缔组织薄弱等	"特发的"或大脑退化,泌尿道炎症或肿瘤
尿流动力学	逼尿肌"稳定",但是受相应刺激时尿道内部闭合压力不足	运动型急迫性尿失禁:逼尿肌不稳定收缩。感觉型急迫性尿失禁:膀胱容量下降、对充盈过度敏感
治疗	盆底肌肉锻炼,理疗,必要时雌激素替代治疗	药物治疗(抗胆碱能药),雌激素替代治疗

在日常护理工作中,护士可利用尿失禁评估表对老年人进行评估,以指导进一步治疗。国际尿失禁咨询委员会尿失禁问卷简表(ICI-Q-SF)见表 5-3。

表 5-3　国际尿失禁咨询委员会尿失禁问卷简表(ICI-Q-SF)

许多病人时常遗尿,该表将用于调查尿失禁的发生率和尿失禁对病人的影响程度。仔细回想您近 4 周来的症状,尽可能回答以下问题。

1. 您的出生日期:　　□□□□年　　□□月　　□□日
2. 性别(在空格处打√)　　□男　　　　□女
3. 您遗尿的次数?(在一空格内打√)
　0 □ 从来不遗尿
　1 □ 一星期大约遗尿 1 次或经常不到 1 次
　2 □ 一星期遗尿 2 次或 3 次
　3 □ 每天大约遗尿 1 次
　4 □ 一天遗尿数次
　5 □ 一直遗尿
4. 在通常情况下,您认为自己遗尿的量是多少?(不管您是否使用了防护用品)
　0 □ 不遗尿
　2 □ 少量遗尿
　4 □ 中等量遗尿
　6 □ 大量遗尿
5. 总体上看,遗尿对您日常生活影响程度如何?
　请在 0(表示没有影响)~10(表示有很大影响)之间的某个数字上画圈
　　0 1 2 3 4 5 6 7 8 9 10
　没有影响　　　　　　　　　　　有很大影响
6. 什么时候发生遗尿?(请在与您情况相符合的那些空格打√)
　□ 从不遗尿　　　　　　　□ 未能到达厕所就会有尿液漏出
　□ 在睡着时遗尿　　　　　□ 在咳嗽或打喷嚏时遗尿
　□ 在活动或体育运动时遗尿　□ 在小便完和穿好衣服时遗尿
　□ 在没有明显理由的情况下遗尿　□ 在所有时间内遗尿

注:ICI-Q-SF 评分(第 3、4、5 个问题的分数相加):0 分:无症状,不需要任何处理;1~7 分:轻度尿失禁,不需要佩戴尿垫,到尿失禁咨询门诊就诊或电话咨询尿失禁康复师进行自控训练;8~14 分:中度尿失禁,需要佩戴尿垫,到尿失禁门诊就诊进行物理治疗或住院手术治疗;15~21 分:重度尿失禁,严重影响正常生活和社交活动,到专科医院或者老年医院治疗

（二）相关因素

老年人发生尿失禁，往往很少由单一原因引起，年龄、性别、妊娠及产次、体重指数、疾病、药物、手术等都是影响因素。各种原因引起逼尿肌痉挛（或膀胱不自主收缩）、逼尿肌松弛、尿道口关闭不全、下尿路梗阻等都可引起尿失禁。护理尿失禁的老年人应特别注意以下一些因素：①盆底肌肉松弛：老年人特别是女性老年人由于多次分娩，易发生盆底肌肉松弛导致尿道口关闭不全，在咳嗽、大笑、打喷嚏、弯腰等情况下发生尿失禁。②尿路梗阻：尿路结石、尿道黏膜脱垂、男性老年人前列腺增生等引起下尿路梗阻，可导致充盈性尿失禁。③尿路感染：老年人尿路感染可无典型的尿急、尿痛症状，特别在一些认知损害的老年病人，尿失禁有时是尿路感染的唯一症状。④活动受限：老年人常可因为体弱、活动不便或因活动受限、如厕不便或老年人认知受损等原因不能及时如厕，发生功能性的尿失禁。老年人突然站立的体位性低血压也有可能引起短暂尿失禁。⑤疾病和药物因素：脑卒中、帕金森病、阿尔茨海默病的病人中，逼尿肌痉挛引起的急迫性尿失禁较多见。神经系统疾病、前列腺或妇产科手术、慢性咳嗽以及利尿剂、抗抑郁药、镇静催眠药、钙通道阻断剂等也可引起尿失禁。

（三）护理措施

老年人尿失禁的治疗主要是抓住主导原因，多种治疗方法相结合，改善症状，提高生活质量。同时减肥、处理便秘、预防和治疗尿路感染、戒烟、积极治疗慢性咳嗽、糖尿病、神经系统疾病、脑血管疾病等。针对尿失禁的原因有药物治疗、注射治疗、电刺激治疗及手术治疗等。日常护理主要是进行功能锻炼，做好生活照料和心理护理。

1. 心理护理　尿失禁老人因衣被常尿湿而有臭味，自卑心理较重。护士应尊重和理解老人，维护老人尊严，不在人前谈论，不能有嘲笑厌恶的情绪表现。同时转变老人观念，尿失禁是伴随机体器官生理性老化的病理现象，不是难以启齿和令人羞愧的事，解除老人的心理压力。同时让病人建立信心，只要祛除原因，积极配合治疗，尿失禁是可以得到控制的。

2. 排尿功能锻炼　根据老年人尿失禁的类型，开展有针对性的排尿功能训练。常用方法有盆底肌肉锻炼、膀胱训练、重复排尿训练等。

（1）盆底肌肉锻炼（pelvic floor muscle training）：指盆底肌肉收缩练习，即紧缩肛门的运动（提肛运动），方法：选择平卧位或坐位，在不收缩下肢、腹部及臀部肌肉的情况下自主收缩耻骨、尾骨周围的肌肉，即收缩会阴和肛门，尽量收紧提起盆底肌肉并维持 10 秒，然后放松休息 10 秒，收缩和放松为 1 次，如此反复进行 20~30 次为 1 组，每天做 3~4 组。盆底肌肉锻炼使尿道外括约肌、肛提肌等盆底肌肉得到锻炼，对于压力性尿失禁及混合性尿失禁病人均有良好的疗效。

（2）重复排尿训练（double voiding）：即排尿结束后，暂等几分钟，再作一次排尿动作，尽量排尽尿液，减少残余尿量，对于充盈性尿失禁病人有一定的作用。

（3）膀胱训练（bladder training）：对于急迫性尿失禁病人，如果病人每 3 小时尿裤 1 次，就应当接受训练。根据尿失禁时间长短而确定如厕时间，如 3 小时失禁一次，则可让病人每 2 小时排尿 1 次，缓解尿急症状，然后逐步延长排尿间隔，反复训练。许多老年尿失禁病人不能配合此项训练，可以用促进排尿来代替，不管病人是否需要，都要求间隔 2 小时排尿 1 次，可改善尿失禁症状。

3. 保持会阴部皮肤清洁干燥　及时更换衣裤，勤洗会阴部，必要时使用尿垫。同时加强支持系统的支持作用，协助生活护理，准备足够的衣被和烘干设施。

4. 祛除诱因　积极治疗慢性咳嗽、尿路感染，避免紧张运动，穿宽松衣裤，裤腰处最好用松紧带，以方便排尿。认知损害老年人，定时督促、协助如厕。同时避免饮用刺激性饮料如咖啡、浓茶、碳酸饮料等。提供良好、方便的如厕设施。

5. 白天多饮水，晚间控制饮水　由于尿失禁，尿道失去正常的冲洗自净功能，再加上会阴部常处在尿湿的环境中，感染机会增加。同时老年人常会怕尿湿而控制饮水，更增加了泌尿道

阅读笔记

感染的危险,因此要解除老年人的顾虑,在白天喝足量的水。晚间适当控制饮水量,以免影响睡眠。但如果老年人有血栓形成的风险,则不应控制饮水量。

6. 协助老年人做好排尿日记   为评估尿失禁的原因、程度及治疗效果,协助老人记录每次排尿时间、每次排尿量、每次饮水时间、每次饮水量、每次排尿的伴随症状、尿失禁时间等。

四、老年人直立性低血压及护理

直立性低血压是老年人常见的一组临床综合征,主要表现为在体位突然变换为直立时易发生头晕、乏力,甚至跌倒、晕厥,导致骨折及心脑血管事件等,严重影响老年人生存质量。

(一) 临床特征

直立性低血压又称体位性低血压(orthostatic hypotension,OH),是指从卧位转为立位时收缩压下降 20mmHg 或舒张压下降 10mmHg 以上,并出现相应的脑供血不足或自主神经症状。这种直立性低血压可能不是立即发生,故需要站立 2 分钟后重复测量。另外,事实上血压下降和症状的严重程度并不总是一致的,临床上应加以注意。另有研究显示,直立性低血压可以预测其总死亡和冠状动脉事件的风险,高血压病人合并直立性低血压更易发生高血压靶器官的损害。

根据血压及脉率的变化,人体对直立性低血压的反应可归纳为 3 类:①血压下降同时脉搏加快是正常的生理反应;②血压下降但脉搏无加快或加快不足 10 次/分,提示血管迷走反射或自主神经系统功能障碍(神经源性);③血压下降同时脉搏减慢则为血管迷走反射。

(二) 相关因素

人站立时由于重力的作用,静脉回心血量减少,心输出量减少,血压降低引起脑血供不足。正常情况下,此血流动力学的变化通过位于心、肺及颈动脉窦和主动脉弓的压力感受器,信息传达到心血管中枢,通过中枢调节,增加交感神经信号传出并降低迷走神经活动,从而增加外周阻力、心率加快、心肌收缩力加强,使血压在短时间内恢复正常。而老年人由于老化,自主神经功能下降、感受器敏感性下降、血管硬化、心力储备降低,对此的调节能力降低,再加上降压药等因素,老年人容易发生直立性低血压。

年龄、疾病及药物等都是影响直立性低血压发生的因素:随年龄增长,调节血压的能力下降,有研究报告 65 岁以上人群直立性低血压患病率约为 24%,而 75 岁以上患病率可达 30%,直立性低血压的发生率与年龄成正比。脱水、失血、肾上腺功能不全、自主神经功能障碍(包括多系统萎缩、帕金森病、路易体痴呆及糖尿病、淀粉样变、免疫介导的神经系统疾病等)及老年人患有脑血管病、高血压、心脏病等,影响血压的调节功能,都可导致直立性低血压。吩噻嗪类药物、抗精神病类药物、三环类抗抑郁药物、单胺氧化酶抑制剂、多巴胺受体激动剂及老年人常用的药物如钙通道阻滞剂、利尿剂、β 受体拮抗剂、硝酸酯类、血管紧张素转换酶抑制剂等均可诱发直立性低血压。

避免以下相关因素,预防老年人直立性低血压:①体位改变速度过快:卧位、蹲位或坐位情况下突然快速站立,都可能引发直立性低血压,特别是早晨起床过快更易发生。②长期卧床:长期卧床者心血管反应性降低,血压自我调节功能减退。③昼夜节律:由于经过一夜的空腹,而且利尿剂和降压药常规在早上服用,故一天中直立性低血压最容易发生于上午。④环境温度过高:高热天气、暖气使用、洗热水澡等情况下,可引起外周血管扩张而引发直立性低血压。⑤胸膜腔内压升高:用力排尿、排便及剧烈咳嗽等使胸膜腔内压增高,影响心血管的反射活动而易引发直立性低血压。⑥饱餐或饮酒:饱餐或饮酒后,胃肠道血管扩张而使循环血量减少引发直立性低血压。⑦姿势和体位:较长时间的向前弯腰、腹部受压、盘腿、下蹲等动作后突然站立,易发生受压部位的放松、血液积聚,调节系统不能充分对此作出迅速反应,引发直立性低血压。夜间平卧会加速压力相关尿钠丢失,减少肾素释放导致血容量减少,因此早晨起床更易发

阅读笔记

生直立性低血压。另外,长时间站立,因不用肌肉泵,而比行走时易致低血压。⑧体力活动及过度换气:过度的体力劳动或剧烈的体育锻炼可使肌肉血流量增大,可能导致血压下降,另外过度换气导致呼吸性碱中毒及迷走神经兴奋,可引发直立性低血压。

（三）护理措施

1. 缓慢起床　老年人清晨起床宜慢,可用三个半分钟起床:床上肢体活动半分钟,床上坐半分钟,床沿腿下垂坐半分钟。护士可根据老年人身体情况编一套起床操,指导老人床上肢体的伸屈活动,一方面利用肌肉泵的作用促进静脉回流,另外,增加交感神经的兴奋性,增强心血管的调节能力,避免直立性低血压的发生。

2. 改变体位宜慢　老年人如厕应坐位,尽量避免长时间蹲位,从蹲位、坐位到站立的速度要慢,久卧或久坐后应慢慢从床上或椅子上站起来,在站立前稍作一些活动。同时亦应尽量避免弯腰后突然站起,可借助器械取东西尽量减少弯腰的程度。

3. 少食多餐　餐后发生低血压的老人,应少食多餐,避免过饱,餐后休息1小时后再活动。

4. 维持有效循环血量　老年人去脂组织重量减少,储水能力下降,肾脏调节水电解质平衡能力下降,再加上脱水症状不明显,失水致口渴而寻求喝水的动机受影响,易引起脱水,老年人应注意补充水分。另外,无充血性心力衰竭史的老人,根据平时摄盐量的情况,可稍增多盐的摄入量。告诫老年人晚间避免俯卧,可将床头抬高5°~20°,避免晚间水钠过多丢失。

5. 促进血液回流　老年人避免长时间站立,站立时多做下肢的伸屈活动,必要时使用齐腰长筒弹性袜或腹带。

6. 防意外　老年人洗澡,必须准备好浴垫、浴池椅子,水温及室内温度不宜太高太低,浴室门口放标识,浴室门不宜倒锁,以防发生意外。

7. 坚持适宜的体育锻炼　合适的体育锻炼可以促进人体新陈代谢,增强和改善机体的功能。它能锻炼心肌,增强心脏的收缩力,增加心力储备及血管弹性,促进血液循环。但由于老年人运动系统、心血管系统及神经系统等功能老化的影响,老年人运动有自己的特殊要求,要根据老年人自身情况选择合适的锻炼强度和运动种类,避免憋气及剧烈运动。

护理创新

—— 健康知识传播策略 ——

老年人晨间缓慢起床是预防直立性低血压的重要措施,那么如何能使老年人做到缓慢起床呢?上述提到的用"三个半分钟起床"、起床前先做"起床操"是具体举措。目前,有关养老服务团队正在结合中医原理和老年人生理特点编制起床前的"起床养生操",既满足老年人的养生需求,又有效预防起床时的直立性低血压,更重要的是可以促使这一行为成为老年人日常生活的一个部分。从缓慢起床→三个半分钟起床→起床操→起床养生操,体现了健康知识传播的策略和智慧。社区护士在社区健康教育中需不断探索、研究健康知识传播的方式方法、媒介和卫生经济效益等。

五、老年人皮肤瘙痒症及护理

皮肤瘙痒症(skin pruritus)是指病人自觉全身或局部皮肤瘙痒而不见原发性皮肤损害,是老年人常见的健康问题,瘙痒可局限于某一部位,也可泛发及全身。

（一）临床特征

全身性瘙痒:最初瘙痒仅局限于某部位,进而逐渐扩展至全身,也可全身同时发作,或从一处转移到另一处,此起彼伏。局限性瘙痒:好发于肛门周围、会阴、小腿及头部等部位。起病时

阅读笔记

仅感皮肤瘙痒,瘙痒程度可轻可重,轻者仅为夜间瘙痒,不影响日常生活,重者不论白天黑夜都瘙痒难忍,常不自觉搔抓直至皮肤破损,可继发皮肤感染。由于不断搔抓,出现抓痕、血痂、色素沉着及苔藓样变化等继发损害。不断搔抓不仅可使皮肤增厚,反过来又加重了皮肤瘙痒,因此会形成愈抓愈痒、愈痒愈抓的恶性循环,也往往因休息不好而诱发心脑血管疾病的发生。长期的瘙痒烦恼往往伴随一定的精神紧张,引发一定的心理问题。

老年性皮肤瘙痒症,多因老年人皮脂腺功能减退,末梢循环差,皮肤保水功能减弱,致使皮肤干燥,易受周围环境冷热变化的刺激而引起瘙痒。另外老年人激素水平降低,也是引起皮肤瘙痒的原因之一。发病机制上,皮肤瘙痒可分为由于存在于真皮和表皮交界处的感觉神经纤维(C类神经纤维)受到物理或化学的刺激而产生的末梢瘙痒,以及类鸦片肽 - 类鸦片受体系统的活化而产生的中枢性瘙痒两类。有研究显示,皮肤中有多种神经介质与瘙痒有关,其中P物质(substance P,SP)与β- 内啡肽在瘙痒发病机制中占有重要地位。

(二) 相关因素

老年人皮肤瘙痒与皮肤老化和各种理化因素、饮食、心理及各种慢性疾病有关:①皮肤老化:老年人皮肤老化,皮肤血液循环功能变差而营养不良、皮脂腺萎缩而分泌功能下降,使皮肤缺乏皮脂保护、含水量减少,这是引起皮肤瘙痒的主要生理基础;②洗澡过勤:老年人皮脂分泌减少,洗澡过勤,洗澡水过热,可使皮肤表面失去皮脂的保护,易受各种因素的刺激而引发瘙痒;③寒冷干燥气候:秋冬季节气候干燥、寒冷,致皮肤干涩粗糙,再加上老年人洗澡过勤,使皮肤失水过多,易诱发皮肤瘙痒;④其他理化因素刺激:过热的水烫洗,使用碱性大的洗涤剂或某些化学消毒剂浸洗衣物,过多使用洗洁精、洗手液,贴身穿化纤类、毛类、羽绒类衣物、夏季汗液刺激等均可刺激皮肤诱发瘙痒;⑤饮食因素:进食虾、蟹、鱼等易致敏的食物及酒、浓茶、咖啡、辛辣、煎炸等刺激性食物可诱发或加重皮肤瘙痒;⑥心理因素:有研究显示焦虑、抑郁可引起皮肤瘙痒,皮肤瘙痒可随着情绪好坏加重或减轻;⑦慢性疾病:糖尿病、肝胆疾病、代谢障碍、尿毒症、肿瘤等都可引起皮肤瘙痒,据文献报道有 20% 的糖尿病病人发生皮肤瘙痒。

(三) 护理措施

1. 处理皮肤瘙痒症状　去除各种刺激因素,采用拍打方式缓解瘙痒症状,夜间影响睡眠、皮肤有伤口及皮疹者遵嘱用药。

2. 预防皮肤损伤　勤剪指甲,避免用力搔抓损伤皮肤。平时注意皮肤保护,做到五忌:①忌摩擦:不断地搔抓摩擦可使皮肤浸润、肥厚、苔藓样变,进入愈抓愈痒、愈痒愈抓的恶性循环中。②忌热水烫洗:热水烫洗可使一些急性湿疹、皮炎病情加重,烫洗后皮肤毛细血管扩张,红肿、糜烂及渗出等更为严重。热水烫洗也使皮脂过多清除,使皮肤干燥而易受各种因素影响导致瘙痒。③忌肥皂洗:尽量避免使用肥皂等碱性洗涤剂,以免加剧瘙痒,老年人洗澡应使用刺激性小的洗浴液,或不用清洁剂。④忌搽化妆品:化妆品中含有的香精、色素、防腐剂及一些重金属如铅、汞以等,会刺激皮肤,增加刺痒感,一些成分还会引起过敏,从而加重症状。⑤忌乱涂药物:有些药物本身就可刺激皮肤引起瘙痒,因此应遵医嘱局部或全身用药,忌擅自乱涂药物。

3. 保持皮肤湿润　避免洗浴过勤、水过烫,老年人冬季洗澡次数适当减少,一般每周 1 次为宜,浴后涂无刺激性的润肤油脂。

4. 维持室内一定的空气湿度　冬季气候干燥、寒冷,在使用暖气或空调时,使用加湿器,维持室内空气湿度在 50%~60%,春季室内潮湿者可用除湿器除湿,减少霉菌生长。

5. 选择无刺激性的棉质衣被　棉被、床单及内衣选择纯棉或丝绸质地,宽松舒适、透气吸湿性好,避免化纤织物。

6. 进食富含维生素易消化的食物　多食新鲜蔬菜水果,注意补充含维生素 A,可经常食用动物肝脏、胡萝卜及其他红黄色蔬果,经常食用适量养血润燥的食物如芝麻、花生等。多饮水,保持大便通畅。避免饮酒。

7. 心理支持　给老年人以心理安慰和支持,鼓励老人积极参加各类社区活动或看电视、听音乐、聊天等,保持愉快的心情,分散注意力,减轻症状。

8. 坚持锻炼　进行适当的体力劳动和体育锻炼,以改善皮肤的血液供应,促进汗腺和皮脂腺的分泌,可在一定程度上改善皮肤干燥情况。起居有规律,创造良好的生活环境,保持精神愉快、心情舒畅,提高身体素质。

六、老年人骨质疏松及护理

老年性骨质疏松症(senile osteoporosis,SOP)又称退行性骨质疏松症,是生物衰老在骨骼方面的特殊表现。1993 年世界卫生组织提出了骨质疏松的诊断标准和明确的定义,即骨质疏松是一种以骨量减少、骨组织微结构破坏为特征,导致骨脆性增加,易于骨折的全身性骨代谢疾病。2001 年美国国立卫生研究院(NIH)提出本病是以骨强度下降、骨折风险性增加为特点的骨骼疾病。女性在 40 岁以后,男性在 50 岁以后都有不同程度的骨质丢失。

(一) 临床特征

据估计,全球有 2 亿人患骨质疏松症,女性发病率高于男性。骨质疏松主要特征有三点:①以骨单位或骨量丢失为主所造成的低骨量;②骨组织结构破坏,骨小梁断裂消失;③骨折发生率高,通常伴有一处以上骨折。

老年人骨质疏松主要表现为骨痛、骨折、身高缩短。腰背疼痛是出现较早的症状,也是临床上常见的主诉,成为许多病人就诊的直接原因,还有一些伴有骨关节的疼痛。身高缩短和驼背是老年人骨质疏松症的重要临床表现。常见的骨折部位为椎体、股骨、前臂等,其中椎骨骨折最常见,髋部骨折的后果最为严重,一旦发生髋部骨折,一年内将有 15% 死亡,余者约有50% 发生残疾。女性骨折发生率高于男性,超过 70% 的髋部骨折发生于女性。

骨质疏松症分为原发性和继发性两大类。原发性骨质疏松症是以骨量减少并伴有微结构破坏和容易发生骨折为主要特征,此类病人占 95%,老年性骨质疏松属于此类;继发性骨质疏松症是指伴随某些疾病的发生而出现骨代谢失调,继而导致骨质疏松,如甲状腺功能亢进、库欣综合征、糖尿病、垂体功能低下症、多发性骨髓瘤、性腺功能低下等疾病。此外,一些药物也可引起骨质疏松,如肾上腺皮质激素类药物等。

(二) 相关因素

老年性骨质疏松的发生与遗传及环境因素均密切相关,是多种因素作用的结果,主要有:①遗传因素:迄今为止,有近 100 种骨质疏松基因被分析,但目前并无明确的基因多态性位点更能代表老年性骨质疏松的遗传标志,不同人种、身高、体型、生活习惯及其他环境因素均可能对骨质疏松的遗传造成影响,需要综合考虑各种遗传的异质性、人口的混杂性及其他因素的影响。②雌激素水平下降:雌激素在骨代谢中起着重要的调节作用,绝经后雌激素水平明显下降,是女性老年人易患骨质疏松的原因之一,有研究表明男性骨量的丢失主要与雌激素水平降低有关,其次与雄激素水平的降低有关。③低负荷体力活动:伴随着衰老,体力活动减少,骨骼的应力刺激减少,当骨组织长期处于低应变状态,骨重建激活率升高,出现骨质的高转换,使骨量减少。④日光照射不足:老年人室外活动减少,特别是一些行动不便或长期卧床的老年人,由于接受阳光照射不足,使老年人皮肤内 7- 脱氢胆固醇转变为维生素 D_3 的量减少,导致维生素 D 缺乏,引起钙代谢障碍,导致骨质疏松。⑤钙代谢障碍:尽管钙摄入量与骨折发生率之间的关系尚不清楚,但钙摄入量与骨含量有直接关系,老年人饮食中长期缺乏钙质,或不良的饮食习惯影响钙质吸收,如饮食缺乏奶类、豆制品,餐后饮浓茶、咖啡等,同时也由于消化道的老化、维生素 D 的缺乏或体内激素水平变化导致代谢异常而影响钙的吸收。⑥其他生活方式影响:低体重通常伴随着低骨密度;肥胖可能通过增加雌二醇的产生、提高维生素 D 在脂肪组织中的

阅读笔记

贮存量来保护骨骼,骨骼负重增加也使骨骼变得粗大;吸烟能够直接抑制骨母细胞功能,女性吸烟者可能比非吸烟者提前进入绝经期,并增加雌激素的代谢;饮酒过量能够对蛋白质和钙的代谢、性腺和成骨细胞功能产生不利影响。⑦药物因素:肾上腺糖皮质激素可降低成骨细胞形成、胃肠道钙吸收、肾小管钙重吸收,同时增加钙的排泄,常规剂量的类固醇激素可在最初治疗的 6 个月内,导致脊柱骨密度降低,抗惊厥药物、肝素等也可引起骨质疏松。

（三）护理措施

骨质疏松预防是关键,且其预防和治疗贯彻于一生骨量变化与骨折发生的过程之中,防治应从青少年抓起,进入老年期,在骨量丢失的过程中仍未失去预防之机。一些研究显示,健康人骨密度峰值出现在 29~39 岁期间,是个人生命过程中获得的最大的骨密度,一般规律是在高峰期之后,随年龄增长骨量逐渐丢失,骨密度降低。有人将此种变化喻为骨矿的"储蓄"和支出,如果年轻时注意营养、运动和健康的生活方式,"储蓄"就多,使骨质疏松不易发生或延迟发生。防治强调以确保足量钙和维生素 D 摄入及定期的负重和肌肉强化运动,减少跌倒风险等。

1. 适宜的运动　体力负荷和骨骼的机械应激已被证实能够增加骨质密度,运动时的"张力"和"压力"可对骨骼造成一种良好的刺激,增强肌肉的张力和骨密度。从年轻时开始就应参加适宜的、有规律的体育锻炼或体力活动,进入老年期,则要根据老年人心血管功能现状,选择适宜的有氧运动方式,既要有一定的运动强度,使心肺功能、骨骼得到锻炼,同时也要预防心脑血管事件的发生。对于卧床或瘫痪的老年人则要在环境、设施上创造条件,帮助其进行被动或辅助主动活动。对于严重骨质疏松的老人,则要在医生医嘱下进行锻炼,循序渐进,预防活动中发生骨折。另外,运动能增加老年人的平衡能力和灵活性,减少跌倒的发生。

2. 摄入足量的钙和维生素 D　美国防治骨质疏松症医师指南建议每个人每天至少摄入膳食钙 1200mg,老年人、不能出门的人或养老院的老年人摄入 800IU 维生素 D,安全上限是钙2500mg/d,总维生素 D 为 2000ID/d。中国人的膳食结构中钙含量低,应鼓励老年人每天喝牛奶,喝纯奶或酸奶制品是最佳选择方案,不宜饮牛奶者可豆浆代替。牛奶中的钙含量高,易被吸收利用,大约 1ml 奶含钙 1mg,一天饮牛奶 250~500ml,加上正常膳食中的钙,这样每日摄取钙基本能够接近 800mg。对于牛奶摄入量不足的病人,应遵医嘱补充钙剂。

长期卧床者遵医嘱补充维生素 D,此外,帮助高龄老年人及活动不便者经常进行户外活动非常重要,阳光中的紫外线照射皮肤,使皮肤中的 7- 脱氢胆固醇转变为维生素 D_3,维生素 D_3再在肝肾羟化酶的作用下,形成具有活性的 1,25-(OH)$_2D_3$,从而促进肠道钙磷的吸收及肾小管钙的重吸收,促进骨钙沉积。但过多接受紫外线照射,易诱发皮炎、皮肤癌、白内障、老年斑和角膜炎等疾病。老年人可在上午 9 时以前和下午 4 时以后,坐在阳台上晒太阳或外出活动,因为此时的太阳光比较柔和,不会对人体产生危害,同时多吃富含维生素 C 的蔬菜、水果,可增强皮肤抗紫外线损害的能力。避免在烈日下暴晒。

3. 预防跌倒　老年人跌倒易致骨折,骨折使骨骼活动受影响而易引发骨质疏松,两者互为因果。预防跌倒是老年人护理中十分重要的基础内容。

4. 雌激素替代治疗　必要时雌激素替代治疗,防止骨质流失。雌激素补充疗法对于绝经后骨质疏松是一种有效的治疗方法,不但可以防止骨质流失,而且可以减少绝经后血脂代谢异常,降低心血管病的患病率,但要在医生指导下服用。

5. 减少其他影响因素　适度饮酒,戒烟,少食精制糖类食物及食盐,少喝咖啡、浓茶及碳酸饮料,尤其是餐后不宜立即饮用,以免影响钙的吸收。此外,食物中植酸盐和草酸盐会与钙结合,降低钙的生物利用度,饱餐后饮牛奶或补钙剂会影响钙的吸收。

6. 髋关节保护　对于骨质疏松且跌倒风险较大的老年人,在治疗的过程中,穿着髋关节保护装置,可作为一个临时的预防股骨颈骨折的措施。

阅读笔记

第五节　热点问题

国外一些发达国家老年人的长期照护以及医疗服务有较好的社会保障体系支撑,家庭护理、老年护理的人才培养、老年人的健康服务等方面发展较成熟。但制度不同,我们需要探索符合各地实际情况的社区老年人健康服务模式,提升老年人的健康素养和生活质量。

一、社区老年人护理模式

(一) 社区老年人护理现状

1. 社区老年人服务内涵不断扩展　近年来,由政府统筹规划,政府、社区、家庭和个人共同参与,逐步建立了以社区为基础的老年人社会服务体系,组建了老年经济、老年医疗和护理、老年教育、老年精神文化生活、老年社会参与、老年法律、老年心理等多种老年社会服务体系。

根据居家老人对社区服务的多种迫切需求,加大社区为老服务设施建设,建立老年互助组织,利用社区资源,动员社会力量参与,培育老年服务市场,引导为老服务事业向产业化方向发展。同时建立、完善支持居家养老服务的有关政策,支持家庭非正式照护队伍。建立社区老年人医疗保健服务网,建立老年人健康档案,为老年人提供送医药、定期体检、大病转诊、医疗咨询和健康教育等多种形式的上门服务。

2. 社区老年人护理形式、护理内容有待拓展、完善　社区护士为老年人服务的形式逐步从基本医疗服务向公共卫生服务拓展,主要形式有社区卫生服务中心或站、家庭病床的基本医疗服务及家庭访视、慢性病监测、老年人健康管理、社区健康教育等。但目前家庭护理体系建设不健全,缺少社区托老和社区老年护理院的机构建设,社区护士与社区其他为老服务人员联系松散,没有发挥应用的培训、指导等作用。社区老年人护理内容方面,社区护士除在社区卫生服务中心或站、家庭病床等开展基本医疗服务以外,也逐步深入老年人健康管理工作中,开展老年人健康调查和社区干预工作,但全面的、系统的社区老年人护理服务模式有待建立和完善。

3. 社区老年护理研究有待深入　社区老年护理,①在研究方法上:以现状调查最多,此类研究多见于使用自设问卷或利用量表等(ADL、MMSE、PSQI、焦虑量表、抑郁量表)进行横断面研究;调查对象选择多为方便取样,大部分样本集中在服务的社区,有较好代表性的大规模的社区随机抽样不多;也有一部分社区护理干预方面的研究,多集中于对某一类老年病人的护理措施和健康教育干预,缺少创新和较好的对照设计与影响因素控制,效果的评价指标客观性方面亦存在一些不足。②在研究范围和研究内容上:常见于老年人生存现状、健康知识掌握、健康行为建立、疾病现状、家庭功能、护理需求与服务提供等方面的研究,也有少量某一方面评价指标的研究。多数研究体现在老年人身体健康层面,如对老年人跌倒、认知损害、失能等的研究,以老年人心理和社会健康为主的研究有待加强,尤其是对老年人护理社会学领域关注较少,一些交叉学科的研究少见报道,如将老年护理学与心理学和社会学性融合的研究等。

(二) 社区老年人护理服务模式的创新

1. 社区护士在创新性老年护理服务中的作用　随着国家卫生体制的改革,社区卫生服务得到快速发展,各地社区护理服务领域在不断拓展,除社区基本医疗服务以外,社区护士参与社区公共卫生领域的工作不断深入,社区护士在社区健康教育、社区特殊人群保健、慢性病管理、职业卫生、食品卫生、环境卫生等方面的服务模式不断建立和完善。在此基础上,随着老龄化的进展和国家对社区居家养老服务体系建设的重视,社区为老服务队伍(如社会工作者、志愿者、养老护理员、家庭照护者)和各类老年护理机构(如社区托老机构、老年护理院、养老机构、老年康复机构等)得到发展,社区护士在其中的作用和服务模式需要探索和完善。社区护士在

阅读笔记

政府推动、市场提供的社区养老服务体系中，除提供医疗护理服务以外，应该承担人员培训、老年护理评估、协调老年人转介等工作。社区护士的工作单位也会得以延伸，不仅在社区卫生服务系统或医院，也可以在各类所有制的老年护理机构或居家服务机构中工作。因此，在今后一段时间内，社区老年护理服务模式研究仍是一个值得探讨的话题。

2. 社区老年护理服务规范推进   国家卫生计生委在公共卫生管理方面相继出台了管理的规范，其中的一些数据采集标准的统一推进，将有利于效果的评价和纵横比较，促进公共卫生政策的完善。国家社区老年人健康管理服务规范对社区老年人服务的内容、流程、考核指标等都作了规定，有利于社区老年人健康服务的规范化推进，但此规范还是比较粗放的，细化的管理规范需要不断研究、建立和完善。另外，老年人家庭护理、养老护理的服务规范以及为老年人服务的社会工作者、家政人员、志愿者及其他人员的服务规范都亟待研究、建立、完善和推进。

3. 社区老年护理服务效果评价   如何选择恰当的指标客观地评价社区老年护理服务的现状、效果及其与卫生政策的匹配，一直是亟须解决的问题。社区老年人健康管理是社区公共卫生服务的一个方面，也是社区护理的重点内容之一，国家"老年人健康管理服务规范"中只有两个考核指标，即老年人健康管理率、健康体检表完整率。通过管理，老年人身体健康素质、心理健康水平、医疗费用支出、住院率、疾病控制率等是否改善、改善多少、应设立怎样的评价指标等都亟须解决。另外，开展一些社区健康促进、健康教育项目，实施相关的社区干预后，也需要对相关效益进行评价。因此，社区老年护理服务评价指标体系研究、服务效果与政策效益评价工作实施等将进一步得到重视。

4. 社区老年人健康促进   健康老龄化、成功老龄化是国家老龄政策的重要内涵，以居家养老为主体的社会养老服务体系建设也围绕这一目标展开，随着老年人服务队伍建设、机构建设、制度建设的不断完善，综合利用各方面资源，通过社区老年人健康管理的平台，以下的研究内容将会进一步得到重视和发展，即各类老年人健康促进项目包括社区死亡教育和临终关怀等，特别是以老年人群如失智老年人群、失能老年人群、高龄老年人群、患某类疾病的老年人群的健康干预方面的研究。同时，有关老年人长期照护的政策研究、护理社会学研究、长期照护保险研究将得到拓展。此外，老年人照护者的健康、社会支持将受到关注。

二、以社区为基础的老年人长期照护体系建设

（一）社区老年人长期照护问题

1. 家庭照护功能弱化   中国在几千年来养儿防老的传统观念影响下，老年人养老主要依靠家庭，但随着我国计划生育政策效应的凸显，以及人口流动性增强，出国留学、务工、移民潮的出现，家庭平均规模逐渐缩小，空巢家庭和单身家庭特别是女性单身老年人家庭迅速增加，家庭养老功能弱化。

2. 长期照护缺乏保障   我国从 20 世纪 80 年代开始提取养老金，而且只是在有限的人员中提取，实行养老金制度的时间不长，保障制度不完善。另外，老年人长期照护没有纳入社会保障范围。长期以来，我国社会福利由国家和集体包办，存在资金不足、福利机构少、服务水平较低等问题，难以满足人民群众对养老照护服务需求日益增长的需要。近年来，政府在老年人社会保障服务体系建设方面进行了许多有益的探索，充分依靠当地政府的组织领导，动员社会参与，挖掘社区资源，逐步建立和完善社区老年福利服务网络，为居家养老提供支持，为社区照护提供载体，为老年人活动提供场所。但目前社区托老、社区老年护理院等机构建设不足，社区护士人员编制少，养老护理队伍建设不健全，难以全面开展家庭护理，社区老年人长期照护缺乏较好的保障。

阅读笔记

3. 长期照护队伍建设存在问题   老年人长期照护的专业照护人员有护士和养老护理员；

非正式照护人员主要有:配偶、子女、孙子女、亲戚、朋友、保姆等;此外,社区志愿者服务组织、老年互助组织等也为老年人居家养老提供辅助服务。目前,社区护士岗位培训及相关学历教育得到较好的开展,但社区护士数量仍然是制约较好开展家庭护理和社区托老的因素之一。养老护理队伍持证上岗制度确立,在各地财政支持下广泛开展职业培训,但由于养老护理工作辛苦、待遇差,从业意向较低,队伍不稳定。非正式照护队伍的支持和培训没有得到重视。此外,低廉的护理服务收费又难以维系社区老年人照护的人力资源成本,专业化、社会化的照护体系难以建立。

（二）以社区为基础的老年人长期照护体系建设

1. 以社区为基础的老年人长期照护模型　为应对老龄化问题,近年来有关老年人长期照护成为研究的热点,以居家养老为主体,社区为依托,机构为补充的养老模式得到肯定。以社区为基础的老年人长期照护模型见图 5-2。

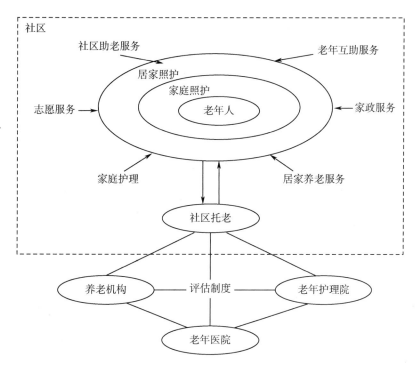

图 5-2　以社区为基础的老年人长期照护模型

要实现社区老年人长期照护的有序发展,必须建立相关制度和完善运作的方式:①制度建设:设立居家养老服务补助制度或喘息服务制度、长期照护保险制度、老年护理机构准入和转介制度、老年护理评估制度等;②运作方式:在上述制度导向下,有照护需求的老年人及其家庭向社区提出长期照护服务的相关申请;长期照护评估组织根据评估标准,对老年人生理、心理及社会功能作出正确评估,并结合社区老年人长期照护资源、相关政策情况,就老年人长期照护的服务层次、服务内容提出建议;在社会化养老服务体系健全的前提下,老年人可根据自身需要,选择合适的老年护理服务机构为其服务,但目前照护资源紧张,入住机构需要等候,因此需要评估制度的设立,对老年人长期照护需求进行有效协调;③社区老年人长期照护服务沟通平台:建立老年人长期照护的网络信息系统,社区一方面把与居家老年人联系的社区应急呼叫系统、监控系统、电话联系等与该网络信息系统对接,另一方面与社区各类为老服务机构、为老服务组织相联系,建立老年人长期照护需求与服务提供对接的信息沟通平台。

2. 政策扶持　养老护理服务行业是一个非营利性或微利的行业,且具有一定的风险性,难以完全按照市场化运作,需通过制定一系列行业优惠和扶持的政策来激励和带动老年人长

阅读笔记

期照护行业的发展。研究表明,老年人特别是高龄老人,长期照护需求大,而家庭非正式照护者照护知识、照护技能缺乏,寻求社会帮助的意识不足,还有社会化照护的费用支出超过老年人的预期支付能力,这些因素都直接影响居家老年人长期照护的社会化运作机制的建立。

3. 服务机构建设促进　居家养老是绝大多数老年人的必然选择,为居家老年人提供的服务机构主要是:家政服务、养老服务、家庭护理及互助服务等,需促进下列机构的建设:①家庭护理机构:目前家庭护理费收费低、风险高,难以促进社会力量来兴办家庭护理机构,家庭护理主要由政府办的社区卫生服务中心提供,要使家庭护理得以较好发展,还需要政府进一步提高社区护士的编制、制定家庭护理规范、设立家庭护理风险保险制度及家庭护理补助政策等。②居家养老护理服务机构:当前社区日间照料中心硬件建设逐步到位,有些以此为基础引进社会组织来经营居家养老服务。但居家养老服务内容、服务目录、老年人服务信息管理及服务监管体系有待较好建立。③家政服务机构:家政服务公司提供较好的家庭卫生、维修等家政服务,家政服务公司如能调整服务格局,拓展老年人生活照料的居家服务,并对其进行正规培训,在原有市场的基础上开展多元化的服务,不失为当前解决居家养老护理服务的有效途径。④社区互助组织:社区老年人互助组织、志愿服务组织在居家养老护理服务、家政服务、家庭护理服务、社区托老服务信息互通的平台上,在社区的协调管理下,在一定的经费和政策支持下开展工作,社区可利用这些资源开设类似于"人力银行"的机构,发挥年轻老年人的作用,建立可持续发展的长效互助机制。

4. 质量和风险管理　家庭护理规范、居家养老服务规范、家政人员服务规范、志愿者服务规范需逐步建立和完善,尽量避免因为护理方式方法认知和技能掌握水平差异而引起的责任风险,这些行业规范也是对护理质量考核、评估的依据。为避免一些不必要的纠纷,老年人居家养老护理服务、家庭护理服务、托老服务中,有必要建立规范的服务协议,对服务的范围、双方责任等进行规定。此外,护理人员从事老年人护理服务的过程中,具有一定发生概率并由护理人员承担的、与护理业务相关的风险,包括经济风险、法律风险、人身安全风险,相关职业保险需要研究和建立。

5. 收益与专业化队伍建设　目前家庭护理费的收取参照医院护理费的标准执行,价格非常低廉,居家养老护理的护理费目前尚无收费标准,老年人的居家生活照护费用容易以保姆照护、家政服务为参照,护理费的收益不足以支撑护理人员的工资。低工资就难以吸引高素质的老年护理队伍,老年人居家照护是"劳动密集型"的工作,居家一对一的服务难以从人力资源上挤效益,缺乏效益就难以支撑机构的长效运行,但提高服务的费用又与当前老年人的支付情况相悖,容易陷入"低收益 - 低工资 - 低素质的服务人员 - 低水平服务"的恶性循环。

当前养老护理人员待遇低,从事这项工作的年轻人缺乏,专业化培养体系还没有建立,人力资源与社会保障部门设立了考证制度,民政部门近年来给予一定的财政支持对机构的养老护理员进行培训。养老护理员和护士是社区老年人长期照护队伍的主要力量,是其专业化建设的核心内容,如何吸引这些人才参与社区老年人长期照护服务中来,机制、体制建设是基础,提升工资层次和提供专业发展空间是吸引人才的关键,对从事社区老年人长期照护工作人员的职称晋升和相应待遇亟须理顺。从当前状况来看,"高工资 - 吸引高素质护理人才 - 高水平的护理服务 - 高收益"这样一个完全的市场利益博弈机制还难以建立,政府部门从中应承担什么样的责任亦需要研究。

6. 服务项目创新　社区老年护理的目标是尽可能地促进老年人健康和维持生活自理能力,一些护理工作者开展有针对性的研究,设计一些护理项目,以延缓相应的功能衰退,促进康复,同时也使一些失能失智老人也能有较高的生活质量。如"听力保健对听力受损老人听力影响的研究、主动手指操对高龄老人手握力的研究、被动手指操对失智老人认知功能及精神症状的影响研究"等,其中编制并经过实验验证的"听力保健操、主动手指操、被动手指操"作为服

阅读笔记

务的项目,满足老年人不同层次的服务需求,类似的实践探索有利于提高护理人员的成就感和经济效益。

小结

本章主要介绍社区老年人、老龄化、长期照护等基本概念、老年人社会保障的相关制度与政策、人口老龄化现状与面临的社会问题、老化的相关理论、社区老年人健康管理、老年人常见健康问题及护理、社区老年护理研究热点问题等,通过学习基本知识、老龄化现状、相关制度与政策及社区老年人健康管理等,思考社区护理在应对老龄化工作中的作用,对社区护士在社区老年人健康护理中的工作内容、工作范围、工作开展形式有较好的理解,拓展思维的广度,能结合各地社会、经济实况开展创新性的护理活动和研究工作。

(陈雪萍)

思考题

1. 某社区有一家约 200 张床位的国办养老机构,环境、设施较好,价格实惠,社区内有许多老人希望入住。一些老人因为脑卒中等疾病因素,急需入住机构,但没有办法解决,因为等候入住者有 1000 余人排队,经常还有一些领导干部的父母开后门进入,由此也带来一些社会问题。你觉得这个问题的根源是什么? 如何解决? 社区护士在其中应起到什么样的作用?

2. 某社区护士在社区老年人健康管理中发现,高龄老年人患骨质疏松症较多见。因此,该护士想组织一些老年人参加一些社区的运动项目,以防治老年人的骨质疏松。请结合你曾经生活或熟悉的社区情况,帮助护士设计该方案,包括设计运动种类、运动强度、运动频率、效果评价及风险预防等内容。

3. 由于社区一些老式的楼房没有电梯,一些老年人活动不便,家庭护理需求增长。但由于家庭护理目前经济收益低、风险高等因素影响,没有很好开展,常常引发一些护患矛盾。如果你是社区护士,你觉得应该如何去解决此类问题?

第六章　社区慢性病病人的护理

社区情景

　　病人,男,52岁,某高校教师,因"反复发作头昏、头痛半年余,伴心悸、胸闷、心前区不适2个月",于2016年5月17日入院。该病人长期从事脑力劳动,体型肥胖,其体重指数(BMI)等于26.29,明显超重,有长期吸烟史。该病人有高血压家族史,其父亲死于高血压脑出血。临床特点:①起病缓慢、隐匿,为非特异性临床表现,即头痛、头昏,休息后症状自行缓解;②体征:BP 170/100mmHg,心尖区抬举样搏动,心音有力,主动脉瓣区第二心音亢进。临床诊断:高血压2级。经两周的住院治疗,病人血压维持在130/90mmHg左右,现该病人已出院回到某社区的家中休养。医生给予病人的出院处方之一是改变生活方式:指导病人制定相应措施,减轻体重,增加体力活动,如每日坚持有氧运动半小时(步行或慢跑),使BMI下降至正常范围;减少钠盐摄入,最好每日食盐摄入量不超过6g,多食富含钾和钙的饮食,减少脂肪摄入;戒烟限酒。作为社区护士,你将如何帮助该病人制订切实可行的计划以达到维持理想血压的目标?如何增强病人的自我健康管理能力以提高病人的生活质量?

　　带着这些问题,我们学习本章的内容——社区慢性病病人的护理。

　　目前在我国,慢性非传染性疾病及其危险因素均呈快速上升趋势。我国居民心脑血管病、癌症和慢性呼吸系统疾病为主要死因,占总死亡的79.4%,其中心脑血管病的死亡率271.8/10万,癌症死亡率为144.3/10万,慢性呼吸系统疾病的死亡率为68/10万。慢性病的发病率和死亡率的迅速上升,给人民健康和社会经济发展带来严重影响。慢性病的发生与人类的不良行为和生活方式及环境中存在的多种因素有关,是多因素长期作用的结果,目前尚无有效的特异性预防措施,患病后无法彻底治愈。社区护士在慢性病管理中担任重要角色,一方面通过预防性和促进健康性的干预措施,来改变人们的不良行为方式以减少慢性病的发生;另一方面为慢性病病人提供健康教育、康复锻炼指导,提高病人的自我管理能力,最终达到降低致残率和死亡率,改善病人生活质量的目的。

阅读笔记

第一节　概　　述

现代医学模式的转变,使人们认识到疾病的发生不仅仅由单纯的生物病原体引起,还与许多社会环境因素、个人行为、生活方式等有关。慢性病即为多因素长期影响所致。慢性病的危害主要是造成脑、心、肾等重要脏器的损害,易造成伤残,影响劳动能力和生活质量,且医疗费用极其昂贵,增加了社会和家庭的经济负担。因此慢性病的防治显得尤为重要。

一、慢性病的基础知识

(一) 慢性病的概念及分类

慢性病(chronic disease)是慢性非传染性疾病的简称,是对一类起病隐匿,病程长且病情迁延不愈,病因复杂,健康损害和社会危害严重疾病的概括性总称。慢性病可依据其发病急缓、病程的分期以及疾病对病人的影响程度和造成的损伤等不同,将慢性病分成不同类型。如依疾病造成的损伤可分为三类:①认知障碍型慢性病:指慢性病造成记忆、判断、语言等能力的障碍,如老年性痴呆、脑卒中等;②感觉障碍型慢性病:指慢性病造成失明、耳聋等感觉障碍;③运动障碍型慢性病:指慢性病造成运动功能障碍,如脑卒中导致的瘫痪、帕金森病等。

(二) 慢性病的特征及危险因素

慢性病没有明确的病因,早期没有明显症状,在目前的医疗条件下难以治愈,其主要有五项特征:①发病隐匿缓慢、潜伏期长;②病因复杂、病程长;③发病初期的症状和体征不明显;④病理改变不可逆而不易治愈;⑤需要长期的治疗和护理。慢性病的主要危险因素可分为不健康的生活习惯、精神心理因素、环境因素和个体固有因素四大类,其危险因素中,除个体固有因素(遗传和家族倾向)外,通过干预和个人努力是可以控制的。

二、我国慢性病管理的现状与问题

(一) 我国慢性病的流行病学现状

19 世纪初,随着医学科学的发展和社会文明的进步、环境及饮食卫生的改善、平均期望寿命的延长、老龄人口的增加,以及工业化和郊区及农村城市化进程的加速等,导致人们疾病谱发生变化和一些生活方式的改变,急性传染性疾病和肺炎等感染性疾病的发病率和死亡率降低,而慢性病的发病率和死亡率呈逐年上升的趋势,慢性病已成为全球首要的死亡原因,其影响力还在不断扩大。《中国居民营养与慢性病状况报告(2015 年)》数据显示,全国 18 岁及以上成人高血压、糖尿病患病率已分别达到 25.2% 和 9.7%,居民慢性病死亡已占总死亡人数的 86.6%。

我国对高死亡率、死亡率上升幅度快、资源消耗大的五种慢性病提出重点防治措施,这五种慢性病是肿瘤、脑血管病(脑卒中)、心脏病(冠心病)、高血压和糖尿病。2011 版中国高血压指南中显示,我国人群高血压患病率呈增长趋势,每 5 个成年人中就有 1 人患高血压。2011 年《中国慢性病报告》指出,我国死因构成比显示,非传染性疾病导致的死亡约占我国所有死亡的 83%,其中心血管疾病占 38%,其次为癌症、呼吸系统疾病、其他非传染性疾病、糖尿病。根据国际糖尿病联盟(International Diabetes Federation, IDF)2015 年统计,我国是世界上糖尿病病人最多的国家,糖尿病病人超过 10 900 万例。如果趋势不变,2035 年中国的糖尿病病人数量将达到 1.43 亿。中国正面临慢性病的严峻挑战。

(二) 我国社区慢性病管理现状

我国为应对慢性病的挑战,2002 年,中国疾病预防控制中心(CDC)成立,内设慢性非传染性疾病预防控制中心,以组织和开展全国慢性病的防治工作。自 1997 年发布了《全国慢

阅读笔记

性非传染性疾病综合防治草案》(试行稿)以来,原卫生部先后组织专家制定并颁布了一系列指南、纲要,以指导和促进全国各地慢性病管理的科学化和规范化,如《中国成人超重和肥胖预防控制指南(2003)》、《中国癌症预防与控制规划纲要(2004—2010)》、《中国脑血管病防治指南(2010)》,2011年原卫生部对基层卫生服务机构颁发了《国家基本公共卫生服务规范(2011年版)》,将高血压、糖尿病纳入公共卫生服务范畴,依托基层卫生服务机构开展这两个主要慢性病的规范管理。2012年原卫生部等15个部委联合下发了《中国慢性病防治工作计划(2012—2015年)》,这是慢性病防治工作的首个国家级中长期规划。2013年国家卫生和计划生育委员会和国家中医药管理局颁发了《中医药健康管理服务规范》《中国高血压防治指南(2013)》《中国2型糖尿病防治指南(2013)》《2型糖尿病患者合并下肢动脉病变的筛查与管理规范(2013)》等。2015年国家卫生计生委颁发了《结核病患者健康管理服务规范》,将结核病病人纳入管理范畴。2015年国家卫生计生委又在2011年版的基础上,组织专家根据服务内容重新修订,拟出台《国家基本公共卫生服务规范(2016年版)》。国家卫生计生委2015年12月印发《中国公民健康素养——基本知识与技能(2015年版)》,以推动提高全民健康素养水平。

最新研究结果

――――――――――　基层签约服务与慢性病管理　――――――――――

　　建立全科医生制度,开展签约服务,为居民提供综合、连续和协调的基本医疗卫生服务是国际上大多数以初级卫生保健为主导国家的通行做法和经验。2011年,国务院印发《关于建立全科医生制度的指导意见》,首次提出推行全科医生与居民建立契约服务关系。2012年,全国确定10个市(区)开展全科医生执业方式和服务模式改革试点。2013年,国家卫生计生委办公厅印发《关于开展乡村医生签约服务试点的指导意见》,要求各地以县(市、区)为单位,在已开展乡村卫生服务一体化管理、实施基本药物制度的村卫生室先行开展乡村医生签约服务试点工作。各地积极落实文件精神,制定相应政策制度,创新实践,推动基层签约服务工作不断深入。本研究利用34个基层卫生综合改革重点联系点的实践经验和数据分析,得出结论:签约服务使全科医生职责更明确,服务更主动,慢性病管理更加人性化,加强了慢性病病人对健康的关注、认识和参与,提高了慢性病防治效果。签约服务面临的问题及挑战有:全科医生队伍尚不能满足签约服务;签约服务的激励机制尚未建立;签约服务吸引力不足,居民对签约服务认识不清晰;配套改革不到位。

（三）社区慢性病防治、管理和护理上的问题

　　由于慢性病病人不可能长期住院接受治疗和护理,更多时间是生活在社区和家庭,如何使慢性病病人在社区、家庭也能接受高质量的防治、管理和护理服务,维持慢性病的稳定,提高慢性病病人的生活质量,已成为社区护理工作的重要组成部分。社区在慢性病防治、管理和护理上存在的问题主要有以下几个方面。

　　1. 社区慢性病管理的双向转诊制度尚不完善　①双向转诊的"转出"与"转入"仍存在一定的差距。目前仅有部分社区卫生服务中心与相应的医院签订了双向转诊协议,这些社区卫生服务中心的医护人员对难以做出正确诊断及急、危、重的病人能较好地转入上级医院;而上级医院对社区卫生服务中心转入的病人在做出诊断及具体的治疗和护理后,在需要继续治疗和护理或复查的病人中,仅有一小部分转回了社区卫生服务中心。导致了"转入"和"转出"的失衡;②双向转诊网络不够畅通:定点医院部分专科医师不了解双向转诊的程序和运行方式,

阅读笔记

双向转诊意识不强。部分慢性病病人首选大医院而不在社区卫生服务中心就诊,病人质疑社区卫生服务中心的诊疗质量或因中心人员配备不足而未能对辖区所有慢性病病人进行健康管理。由于慢性病病程长,医疗费用大,慢性病的防治应由医院为中心向社区为中心转变更显出其重要性及优势。慢性病病人的双向转诊是合理利用卫生资源,为社区居民提供连续服务的重要形式。应在提高社区医疗质量的基础上建立统一的社区医师首诊制,加强社区医师"守门人"作用,形成双向转诊的制度化。

2. 社区卫生服务机构人员不足与慢性病管理技能缺乏　我国慢性病病人众多,而社区医务人员相对不足,社区卫生工作的繁重导致医务人员弱化了自身技能的提升以及慢性病管理质量的改进。相对于辖区的人口和慢性病病人数,社区护士不足且缺乏专业的慢性病管理培训,对于慢性病管理往往缺乏深入的认识,不能积极主动地针对慢性病提供个体化、特色化的服务以满足社区群众需求。慢性病病人由于日常生活能力下降、病程长,需提供及时、连续和良好的护理支持服务,包括家庭病床、日间护理、康复护理及指导等。

3. 社区慢性病防治的经费不足,医疗设备短缺　依据《2015 中国卫生和计划生育统计年鉴》:我国卫生费用筹资总额从 2000 年的 4586.63 亿元增长为 2014 年的 35 312.4 亿元,年均增长率为 17.00%;2000—2014 年,我国卫生总费用各构成部分均有不同程度的增长。2000年政府卫生支出为 709.52 亿元,占卫生总费用的 15.47%;2014 年政府卫生支出为 10 579.23亿元,占卫生总费用的 29.96%。个人现金卫生支出由 2000 年的 2705.17 亿元增加到 2014 年11 295.41 亿元,增加了 8590.24 亿元,占卫生总费用比例由 2000 年的 58.98% 下降到 2014 年的 31.99%。尽管个人卫生支出比例呈逐年下降的趋势,但全球经验表明若个人卫生支出占卫生总费用的比例在 30% 以上,则难以实现基本卫生服务的全民覆盖。由于慢性病防治的难度比传染病更为困难,因此在卫生资源紧缺的情况下,慢性病防治常得不到固定的经费和人力保证。每年拨出作为慢性病防治的经费较少,主要用于在社区开展几种主要慢性病和危险因素的管理和干预项目。除了基本医疗,社区卫生服务机构还没有找到更多的补偿渠道。部分慢性病病人对医疗保险制度认识不足,未能充分利用门诊特殊病种、社保住院医疗等有关医疗保险政策来降低慢性病的治疗费用,需要社区护士加强对慢性病病人的指导。大多数社区卫生服务中心的最基本的诊疗设备与医院共享,基础医疗设备的不足,给慢性病防治工作的开展带来一定的难度。

4. 社区健康档案管理不完善　目前,在社区健康档案管理方面也存在着一些问题:①慢性病管理的人群数量大,对慢性病病人、重点病人缺乏动态管理,即使建立了健康档案,追踪随访管理仍相当困难。②领导及从业人员没有很好地利用居民健康档案。为社区居民建立健康档案,需要耗费大量的人力、物力、财力,而很多档案不能发挥作用,成为摆设、死档案。③很多健康档案设计过于理想化,不易被医师及社区居民接受;同时,社区居民对建立健康档案的认识不足,对上门服务的医护人员有抵触心理。④健康档案记录不全,参考利用价值不高。⑤由于受到软件设计的局限性,信息资源缺少共享,此外,建档人员技术水平较低,制约了社区卫生信息化的建设,难以实现多渠道信息动态收集。

5. 社区缺乏有效的健康教育措施　①健康教育程序缺乏科学性、合理性。居民健康信息资料收集得不够全面、系统、准确,特别是心理状况方面,在进行健康教育诊断时,没有完全通过社会、流行病学以及行为、环境、教育和管理、政策等方面信息综合分析做出诊断。目前的社区健康教育在相当多的地区仍停留于卫生宣传的水平,缺乏系统的健康教育需求评估和效果评价;②缺乏专业健康教育知识和技术,中心现有的全科医师和护士,虽然具备一定专业技术水平,但是多数没有经过健康教育的专业培训,缺乏演讲、说服能力和沟通技巧,影响了与居民之间的沟通交流;③教育内容程序化,缺少个性特点。健康教育内容简单、抽象,病人不易理解,接受性和可行性差。教育方法以单纯的说教式为主,缺少形式多样、生动活泼的教育手段,不

阅读笔记

能激发病人主动参与的积极性。因而，难以起到提高居民健康素质，降低疾病发病率、患病率的作用。

三、社区慢性病护理研究

社区慢性病护理的研究主要集中在慢性病管理模式、常见慢性病病人护理、慢性病的危险因素及干预、慢性病自我管理、慢性病病人的家庭及社会支持、慢性病护理的工作方法等方面。

（一）研究领域与研究课题

1. 社区慢性病管理模式的研究　慢性病管理模式的研究主要有：慢性病保健模型、慢性病自我管理计划模型、慢性病创新照护框架、慢性病信息化管理模式、家庭医生制健康管理模式，以及全科团队管理模式等。

2. 常见慢性病病人护理的研究　包括高血压、糖尿病、阿尔茨海默病等病人的护理，通过家庭访视、健康教育、建立病友俱乐部等方式提高病人的生活质量和生活满意度，减少并发症的发生。

3. 慢性病的危险因素及干预　包括生活方式等患病危险因素对慢性病患病影响的调查、分析及干预，建立病人及高危人群筛查与干预体系，针对性地制定病人干预措施并对高危人群实施规范化管理。

4. 慢性病病人的自我管理　自我管理方法的研究强调病人在管理所患慢性病方面的责任和潜能，干预措施旨在提高病人自我效能，包括症状管理自我效能和疾病共性管理自我效能等方面，干预的方法和策略包括有健康教育、认知行为干预、动机谈话等。

5. 慢性病自我管理支持　是指医护人员、照顾者和卫生保健系统为帮助病人管理慢性病所提供的支持服务。目前国际上采取的方法和策略很多，引起广泛关注的有：斯坦福模式（the Stanford course）、弗林德斯模式（the Flinders program）、5A 模式（the 5A model）、动机谈话（motivational interviewing）、健康教练（health coaching）等。

6. 慢性病非专业照护者的教育与支持　家庭成员、社会工作者、志愿者是慢性病长期照护人力资源的重要组成部分。针对非专业照护人力队伍的专业化服务能力建设的研究应加强。

7. 慢性病护理的工作方法　包括护理程序、家庭访视、居家护理、健康教育等。如家庭访视的服务内容、管理体系、运作方式、人员素质，家庭访视在慢性病护理中存在的问题及对策等。

（二）研究的注意事项

1. 在进行慢性病护理研究中，应充分调动慢性病病人和家属参与的积极性，特别是在质性研究中，注意尊重研究对象的生活习惯、文化背景和价值观，以取得他们的理解和配合。

2. 采用问卷调查进行研究时，为了便于比较测量的结果，应根据研究目的选择应用较为广泛的测量工具。鉴于慢性病病人可能以老人居多，存在花眼或阅读障碍，调查者向协助调研的医生和护士讲解问卷填写注意事项，必要时协助老年人填写问卷。问卷收回时，对问卷进行仔细检查，尽量保证问卷完成质量。

3. 尊重慢性病病人及其他研究对象的知情同意权，保护个人隐私，避免将研究者的观念强加于研究对象，研究成果要及时反馈给研究对象，遵守护理研究的伦理原则。

第二节　社区慢性病病人护理的相关理论与应用

在社区慢性病管理的护理实践中，需要理论与模式来指导实践，以提高实践的科学性、可行性和有效性。本节主要介绍在慢性病管理中常用的理论和模式。

阅读笔记

一、社会认知理论

(一) 理论产生的背景与主要观点

早在20世纪60年代,美国著名心理学家班杜拉(Bandura)提出了社会认知理论(social cognitive theory),主要用于帮助解释人类复杂行为的获得过程。班杜拉认为,人们对其能力的判断在其自我调节系统中起主要作用,并由此于1977年首次提出自我效能感(perceived self-efficacy)的概念。班杜拉在总结前人的研究时发现,过去的理论和研究把主要注意力集中于人们知识获取或行为的反应类型方面,而忽视了支配这些知识和行为之间相互作用过程。班杜拉提出的社会认知理论认为,通过操控个体的个人因素、行为归因以及环境因素来影响行为本身的变化,其核心思想是强调人类的行为是个体与环境交互作用的产物。可归纳为以下四个观点:

1. 观察学习 班杜拉认为来源于直接经验的一切学习现象都可以依赖观察学习而发生。在观察学习的过程中,人们获得了示范活动的象征性表象,并引导适当的操作。他把观察学习分为注意、保持、动作再现、动机四个过程。①注意过程:注意是观察学习的起始环节,也是学习者在观察时将心理资源开通的环节。在该过程,学习者集中注意观察所要模仿的行为示范。在注意过程中,示范者的行动特征、观察者本人的认知特征以及观察者和示范者之间的关系等诸多因素影响着学习的效果。②保持过程:保持是把观察得到的信息进行编码,即把示范行为以符号的形式表象化并保存在长时记忆中。在该过程,示范者虽然不再出现,但其示范行为仍给观察者以影响。③动作再现过程:再现是指观察者把符号表象转换为适当行为,即再现以前所观察到的示范行为。④动机过程:即有目的地模仿行为在适当的时候(如有奖励时)表现出来。动机过程影响和制约前三个过程。班杜拉认为,外部强化、自我强化和替代性强化是学习者再现示范行为的动机力量。

2. 自我效能感 是指人们关于自己是否有能力控制影响其生活的环境事件的信念,即个体对自己能否在一定水平上完成某一活动所具有的能力判断、信念或主体自我把握与感受。自我效能感是社会认知理论的核心内容。该理论认为,从个体的认知到行为的转变主要取决于自我效能感和预期结果。预期结果是指对采纳健康行为的益处的感知。自我效能感对行为的形成、改变极为重要,自我效能感越强,行为形成、改变的可能性就越大。

班杜拉认为有四个方面的因素影响自我效能感的形成和改变。包括:①个体的行为结果:以往的成功经验能够提升个人的自我效能感,而多次的失败会使之降低。②模仿或替代:在社会生活中,许多知识经验不是通过亲身实践获得,而是通过观察与模仿他人行为而习得。榜样的行为和成就给观察者展示了达到成功所需要采取的策略,以及为观察者提供了比较与判断自己能力的标准。当看到与自己接近的人成功能促进自我效能感的提高,增加了实现同样目标的信心。③他人评价及言语劝说:在直接经验或替代经验的基础上进行劝说和鼓励的效果最大,而缺乏事实依据的言语劝告对形成自我效能感效果不明显。④身心状态:个体对生理、心理状态的主观知觉影响着自我效能感的判断。疲劳或疼痛、焦虑、害怕或紧张等易降低个体的自我效能感。其他如个人的性格、意志力等对自我效能感也有影响。

3. 交互决定论 根据社会认知论的观点,个体的行为既不是单由内部因素驱动,也不是单由外部刺激控制,而是由行为、个人、环境三者之间交互作用所决定的,因此社会认知理论又被称作交互决定论。班杜拉指出,人既不是完全受环境控制的被动反应者,也不是可以为所欲为的完全自由的个体,行为、环境与个体的认知之间的影响是相互的,不能把某一个因素放在比其他因素重要的位置,尽管在有些情境中,某一个因素可能起支配作用。

4. 自我调节理论 班杜拉认为自我调节是个体通过将自己对行为的计划和预期与行为的现实成果加以对比和评价,来调节自己行为的过程,是个人的内在强化过程,即人能依照自我确立的内部标准来调节自己的行为,具备提供参照机制的认知框架和知觉、评价及调节行为等能力。人的行为既受外在因素的影响,也受内在因素的调节。个体经过自我观察、自我判断和自我反应三个过程完成内在因素对行为的调节。

(二) 理论的应用

社会认知理论阐述了健康行为改变的社会心理学机制及促进其行为改变的方法,从理论上解释了人类复杂的行为,强调了认知性因素在行为改变中的作用。该理论作为一个实用的理论框架,广泛应用于解释健康行为的发生及影响因素,以及设计、实施改变健康行为的干预项目。该理论已被广泛应用于戒烟、成瘾行为、体育锻炼、疾病预防和康复等各行为干预领域。例如,某社区护士想帮助一组肥胖妇女减肥,护士指导她们要减少食物的摄入量,选择健康食品,以及加强体育锻炼。通过介绍有关均衡饮食和积极锻炼方面的可靠信息,一起分享真实的案例和成功减肥前后的照片对比,以此帮助她们形成减少食物摄取量和增加运动量能够达到减肥的预期结果,并维持其动机水平,以促成她们的目标行为。

自我效能感的提高广泛应用于关节炎、糖尿病、心脑血管疾病、高血压、终末性肾病、癌症、精神疾病等慢性病的康复治疗和护理中。目前国内外许多学者认为在自我效能感的基础上,进行慢性病的自我管理很重要,包括发展基础练习、认知训练、解决问题能力、思想交流能力等各个方面。如对慢性病病人进行健康教育时,以自我效能感理论为依据,帮助病人学习自我管理知识、技能和提高自信心,以及针对病人自我效能感水平和活动表现来制订个体化的护理干预措施等。

从班杜拉对自我效能感的定义可以看出,自我效能感可通过特定的任务、活动或具体的情景来测量。以自我效能理论为框架编制的一般自我效能感量表(general self-efficacy scale,GSES)是应用最为广泛的测量工具。该量表是由德国临床和健康心理学家 Ralf Schwarzer 和他的同事最早于 1981 年编制的,共 20 个测试题,后经修改缩减为 10 个测试题,现已被译成 25 种文字得以广泛使用,并被证实有较高的信度和效度,在不同的文化背景中具有普遍性。

二、Orem 自理缺陷护理理论

(一) 理论产生的背景与主要观点

Orem 自理缺陷护理理论(Orem's self-care deficit theory of nursing)是由美国著名护理理论家 Orem(Dorothea E.Orem)提出的。20 世纪 50 年代末,Orem 在美国健康 - 教育 - 福利部教育工作办公室从事护理咨询工作,曾参加了如何完善及提高护理教育的研讨会,并深受启发和鼓舞,开始了对护理现象及本质的探讨。她逐渐认识到,当人们无法照顾自己时就需要护理。正是基于这种思想,Orem 创立和发展了自理缺陷护理理论,并在 1971 年出版的《护理:实践的概念》(Nursing:The Concept of Practice)一书中首次公开阐述,并多次再版使该理论内容更加完善。Orem 理论由三个相互联系的理论组成:即自理理论、自理缺陷理论和护理系统理论,分别阐明了什么是自理,何时需要护理,以及如何提供护理三个方面的问题。

1. 自理理论(the theory of self-care) 解释了什么是自理,人有哪些自理需求,以及影响满足自理需求的因素。主要包括以下概念:

(1) 自理(self-care):自理即自我护理,指个体为维持生命和健康所采取的一系列调节活动。正常成年人能进行自理活动,对于依赖他人照顾的个体,如婴幼儿、老年人和残疾人等则需要他人协助或代替完成自理活动。

(2) 自理能力(self-care agency):指个体完成自理活动的能力。个体的自理能力通过学习和实践而不断得到提升。自理能力存在个体差异,同一个人在不同的生命阶段或处于不同的健康状况下,自理能力也会有所改变。

(3) 治疗性自理需求(therapeutic self-care demand):指个体应该采取行动以满足自己当前

阅读笔记

正面临的维持生命和健康的所有自理需求。自理需求包括三个方面：①普遍的自理需求：是指所有人在生命周期的各个发展阶段都存在的，与维持自身正常结构和完整功能有关的需求，如摄入足够的空气、水和食物，维持正常的排泄功能等；②发展的自理需求，指人生命发展过程中，各阶段特定的自理需求或在某特定的情况下出现的新需求，如婴儿期或失业时的特殊自理需求等；③健康不佳时的自理需求：指个体在疾病受伤或残疾时，或者在诊断或治疗过程中产生的需求，如高血压病人要定时测量血压、遵医嘱服药等。

2. 自理缺陷理论（the theory of self-care deficit） 自理缺陷是指个体受到部分或全部的限制，而使个体自理能力无法满足部分或全部的自我照顾。这是 Orem 护理理论的核心部分，阐明了个体什么时候需要什么样的护理。Orem 认为，在某一特定的时期内，个体有特定的自理能力和治疗性自理需求，当这种自理需求大于自理能力时就需要护理活动的参与。自理缺陷是这部分的核心，当个体的自理需求超过了自理能力或依赖性照顾能力时，就出现了自理缺陷。由于自理能力与自理需求之间的平衡被破坏，个体需要借助外界力量——护士的帮助来恢复平衡。因此，自理缺陷的出现是个体需要护理的原因。

3. 护理系统理论（the theory of nursing system） Orem 在理论中阐明了如何通过护理帮助个体满足其治疗性自理需求。护士根据个体的自理需求和自理能力的不同，分别采用三种不同的护理系统，即全补偿系统、部分补偿系统和辅助 - 教育系统。对于同一个病人，可能会在不同的阶段，依据其自理能力和治疗性自理需求的变化而选择不同的护理系统。

（1）全补偿系统（wholly compensatory nursing system）：指个体不能参与自理活动，由护士完成其治疗性自理需求，个体处于完全被动状态。在此系统中，需要护士进行全面的帮助，以满足个体在氧气、水、营养、排泄、个人卫生、活动及感官等各个方面的需求。该系统适用于病情危重需绝对卧床休息、昏迷、高位截瘫的病人等。

（2）部分补偿系统（partly compensatory nursing system）：指在满足病人治疗性自理需求的过程中，病人有能力进行部分自理活动，其余部分需要由护士提供护理来完成。如会阴侧切产后，产妇可以自己进食，但需要护士提供会阴伤口消毒等。

（3）辅助 - 教育系统（supportive-educative system）：指病人能进行自理活动，但必须在护士提供咨询、指导或教育的条件下才能完成。如高血压病人，需要在护士的帮助下，正确监测血压、遵医嘱服药、控制体重等。

（二）理论的应用

在应用 Orem 理论的实践中，社区护士应注意发挥理论的指导作用，全面评估慢性病病人的自理需求和自理能力，才能根据个体的不同状况采取不同的护理系统。如对于社区中患有高血压、糖尿病等慢性病病人的护理中，社区护士应侧重发挥教育、支持和指导等作用，帮助病人树立自理意识，积极调动和激发其主观能动性，最大限度地挖掘其自理潜能，尽可能让其作为一个独立自主的个体参与到家庭和社会生活中去。Orem 理论的应用有利于发挥慢性病病人在维持、促进和恢复健康中的主体作用，提高自理能力，进而使其通过有效的自我护理达到控制疾病、预防并发症和改善生活质量的目标。

三、行为改变的相关理论与模式

（一）理论与模式产生的背景与主要观点

随着健康心理学领域对疾病的关注点从治疗和干预转向对疾病的预防，以及全球性和区域性健康促进战略的全面制定和实施，健康行为以及健康行为改变理论越来越受到护理学、心理学、公共卫生学、社会学等多学科研究者的重视。健康行为指个体为了预防疾病、保持自身健康所采取的行为，包括：改变健康危险行为（如吸烟、酗酒、不良饮食以及无保护性行为等）、采取积极的健康行为（如经常锻炼、定期体检等）以及遵医行为。行为改变理论可指导行为干

阅读笔记

预和健康教育,逐步改变人们的不良行为,建立健康的行为习惯,最终达到提高健康的目的。从心理社会角度构建的健康行为改变理论对健康行为的预测、预防和干预起到极其重要的作用,而有效的行为干预必须建立在相应的理论基础之上。自 20 世纪 50 年代研究者建立健康信念理论模式以来,健康行为改变理论经历了蓬勃发展的时期,经过专家学者们的不断探索和扩展,先后提出了多种理论或模式,有代表性的健康行为改变理论有理性行动理论/计划行为理论、健康信念模式、健康促进模式和跨理论模式,目前广泛应用于各个领域之中。

1. 理性行动理论/计划行为理论产生的背景与主要观点　理性行动理论(theory of reasoned action,TRA)/计划行为理论(the theory of planned behavior)的理论源头可以追溯到菲什拜因(Fishbein)的多属性态度理论(theory of multiattribute attitude)。该理论认为行为态度决定行为意向,预期的行为结果及结果评估又决定行为态度。后来,美国学者菲什拜因和阿耶兹(Ajzen)发展了多属性态度理论,于 1975 年提出了理性行动理论。理性行动理论认为行为意向是决定行为的直接因素,它受行为态度和主观规范的影响。由于理性行动理论假定个体行为受意志控制,严重制约了理论的广泛应用,因此为扩大理论的适用范围,阿耶兹于 1985 年在理性行动理论的基础上,增加了知觉行为控制变量,初步提出计划行为理论。阿耶兹于 1991 年发表了《计划行为理论》一文,标志着计划行为理论的成熟。理性行动理论/计划行为理论的理论模型见图 6-1。

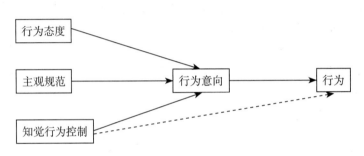

图 6-1　理性行动理论/计划行为理论的理论模型

计划行为理论有以下几个主要观点:①非个人意志完全控制的行为不仅受行为意向的影响,还受执行行为的个人能力、机会以及资源等实际控制条件的制约,在实际控制条件充分的情况下,行为意向直接决定行为;②准确的知觉行为控制反映了实际控制条件的状况,因此它可作为实际控制条件的替代测量指标,直接预测行为发生的可能性,预测的准确性依赖于知觉行为控制的真实程度;③行为态度、主观规范和知觉行为控制是决定行为意向的三个主要变量,态度越积极、重要他人(如配偶、家人、朋友等)支持越大、知觉行为控制越强,行为意向就越大,反之就越小;④个体拥有大量有关行为的信念,但在特定的时间和环境下只有相当少量的行为信念能被获取,这些可获取的信念也叫突显信念,它们是行为态度、主观规范和知觉行为控制的认知与情绪基础;⑤个人以及社会文化等因素(如人格、智力、经验、年龄、性别、文化背景等)通过影响行为信念间接影响行为态度、主观规范和知觉行为控制,并最终影响行为意向和行为;⑥行为态度、主观规范和知觉行为控制从概念上可完全区分开来,但有时它们可能拥有共同的信念基础,因此它们既彼此独立,又两两相关。下面具体解释计划行为理论三个主要变量的含义,以进一步阐明理论的内涵。

(1) 行为态度:是指个体对执行某特定行为喜爱或不喜爱程度的评估。依据菲什拜因和阿耶兹的态度期望价值理论,个体拥有大量有关行为可能结果的信念,称为行为信念。行为信念包括两部分,一是行为结果发生的可能性,即行为信念的强度,另一个是行为结果的评估。行为强度和结果评估共同决定行为态度。

(2) 主观规范:是指个体在决策是否执行某特定行为时感知到的社会压力,它反映的是重

阅读笔记

要他人或团体对个体行为决策的影响。与态度的期望价值理论类似,主观规范受规范信念和顺从动机的影响。规范信念是指个体预期到重要他人或团体对其是否应该执行某特定行为的期望;顺从动机是指个体顺从重要他人或团体对其所抱期望的意向。

(3) 知觉行为控制:是指个体感知到执行某特定行为容易或困难的程度,它反映的是个体对促进或阻碍执行行为因素的知觉。它不但影响行为意向,也直接影响行为本身。知觉行为控制的组成成分也可用态度的期望价值理论类推,它包括控制信念和知觉强度。控制信念是指个体知觉到的可能促进或阻碍执行行为的因素,知觉强度则是指个体知觉到这些因素对行为的影响程度。

2. 健康信念模式产生的背景与主要观点　健康信念模式(the health belief model)是由霍克巴姆(Hochbaum)于1958年在研究了人的健康行为与其健康信念之间的关系后提出的,1974年经贝克(Becker)及其同事修改、发展、完善成为健康信念模式。健康信念模式强调信念是人们采取有利于健康的行为的基础,人们对健康、疾病持有什么样的信念,就会采取相应的行为,从而影响个体健康。此模式主要用于预测人的预防性健康行为和实施健康教育,健康信念模式成为欧美国家健康促进的最常用理论模式之一。健康信念模式主要包括三部分内容:个人感知、修正因素、行为的可能性(图6-2)。

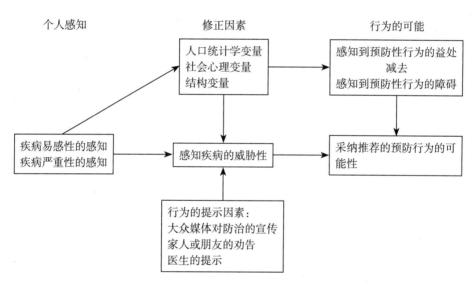

图 6-2　健康信念模式示意图

(1) 个人感知:包括对特定疾病易感性、严重性和威胁性的认识。个体对疾病的易感性和严重程度的认识共同决定了个体对疾病威胁性的感知,当个体相信有严重后果时,才会感到该疾病对自己的威胁,进而才有可能采取健康行为。个体对疾病威胁性评价越高,采取健康行为的可能性就越大。

(2) 修正因素:是指影响和修正个体对疾病感知的因素。包括:人口统计学变量,如年龄、性别、民族等;社会心理变量,如个性、社会阶层、同伴间的影响等;结构变量,如个体所具有的疾病和健康知识、此前对疾病的了解等;修正因素还包括行为的提示因素,即健康行为产生的诱发因素,如媒体对疾病防治的宣传、家人或朋友的劝告、医师的警示等。修正因素越多,个体采纳健康行为的可能性就越大。

(3) 行为的可能性:个体是否采纳预防性健康行为,取决于感知到行为的益处是否大于行为的障碍。其理论的中心是个体信念影响个体的行为。一个人如果认为某一疾病的易感性及严重程度高,预防措施的效果好,采取预防性措施的障碍少,则其健康信念强,易采取医护人员所建议的预防性措施。

阅读笔记

3. 健康促进模式产生的背景与主要观点　健康促进模式(the health promotion model)由美国护理学者娜勒·潘德(Nolar J. Pender)于1982年提出,并分别于1996年和2002年进行了修订。该模式提出了影响个人进行健康促进活动的生物 - 心理 - 社会因素,强调了认知因素在调节健康行为中的作用。模式中包含三大要素:个人特征和经验、对行为的认知和情感以及行为结果(图6-3)。

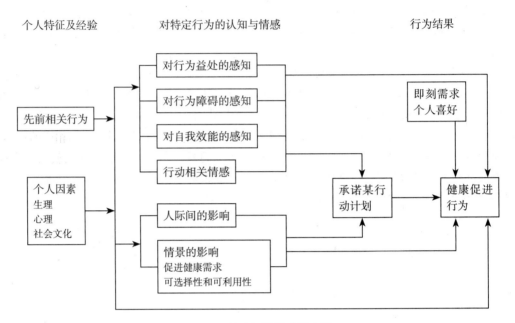

图 6-3　健康促进模式示意图

(1) 个人特征和经验:包括先前相关行为和个人因素。先前相关行为是指通过感知的自我效能、益处、障碍及与该活动相关的情感来影响后续的行为;而个人因素则分为生理、心理和社会文化三个方面,如年龄、性别、种族、文化程度、自我激励、对健康的定义等。

(2) 对行为的认知和情感:在该模式中,这部分是最主要的行为促成因素,由对行为益处的认知、对行为障碍的认知、对自我效能的认知、行动相关情感、人际间的影响及情景的影响共同组成,包括了个人、社区和社会在健康促进中的地位和影响方式,这些因素可以由护理活动来修正,从而影响健康促进行为。

(3) 行为结果:包含了行动计划的承诺、即刻需求和个人喜好、健康促进行为。整个健康促进模式的最终目标是使个体形成健康促进行为,并整合为健康促进生活方式。

4. 跨理论模式产生的背景与主要观点　跨理论模式(the transtheoretical model,TTM)是由美国心理学教授普洛查斯卡(Prochaska)于20世纪80年代初,在整合了若干行为干预理论的基本原则和方法的基础上提出的。跨理论模式是一个有目的的行为改变的模式,它把重点集中在行为改变方面的个体决策能力,而非社会的、生物学的影响力。它是在综合多种理论的基础上,形成的一个系统地研究个体行为改变的方法。该理论模式提出,个体的行为变化是一个连续的过程而非单一的事件,人们在真正做到行为改变之前,是朝向一系列动态循环变化的阶段变化过程发展。对所处不同阶段的个体应采取不同的行为转换策略,促使其向行动和保持阶段转换。该理论模式试图去解释行为变化是如何发生的,而不仅仅是为什么会发生。它描述了人们如何改变一个不良行为和获得一个积极行为的过程。

跨理论模式的内容架构分为四个部分:变化阶段、变化过程、自我效能和决策平衡。跨理论模式的四个组成部分结合了三个维度的变化,即变化阶段、变化过程和变化水平。通过变化阶段反映了人们在何时产生行为改变,通过变化过程体现了人们的行为改变过程,通过贯穿于

阅读笔记

变化阶段和变化过程中的自我效能和决策平衡反映影响人们行为改变的因素,这些因素体现了不同的变化水平。

(1) 变化阶段:是跨理论模式的核心,指的是行为发生的时间,各行为变化阶段的划分参考了行为改变的时间性、动机和恒心层面。跨理论模式把人的行为改变过程分为五个主要行为变化阶段,揭示了被其他行为改变理论所忽略的关键环节。这5个行为变化阶段是前意向阶段、意向阶段、准备阶段、行动阶段和保持阶段。这些变化阶段反映了个体行为变化的意图,不同个体可能会以不同的变化率通过各个阶段向前变化,也可能会退回,并且可能会选择在行为变化统一体的不同变化点重新进入,通过这些阶段的运动可以被看作循环往复的。

(2) 变化过程:包括内隐性与外显性的活动,是个人为修正其行为所运用的认知、情感、行为和人际策略和技巧,既为问题行为者提供了改变行为的重要策略,也提供了群体健康行为产生的干预方法和策略。了解变化过程是促使问题行为者成功进行行为变化的关键,是了解个体处在哪个行为变化阶段,然后运用恰当的策略或变化过程来促进其行为转变。

(3) 自我效能:跨理论模式中运用的自我效能结构,整合了班杜拉的自我效能感理论和施夫曼(Shiffman)的对行为改变的故态复萌阶段与保持阶段的应对模型。环境性诱因与自信心是自我效能中两个重要的伴随结构。其中,自信心代表了在特定情景下人们拥有的信心使其能应对高危险而不是回退到不健康行为或者高危险习惯中。环境性诱因反映在中等困难情形下参与一个特定行为的欲望强度。环境性诱因和自信心在变化阶段中的作用是相反的。环境性的自信心在预测个体进入准备阶段和行动阶段的能力上胜过其他人口统计学变量。环境性诱因始终是预测行为的故态复萌和退回到早期变化阶段的最好变量。

(4) 决策平衡:描述了个体行为改变发生与否的原因及其重要性,它是跨理论模型的决策部分。跨理论模型通过经验测试,逐渐形成了决策平衡的稳定结构:即正面因素和负面因素,也称为行为改变的知觉益处和知觉障碍,这是跨理论模式中两个重要的中间结果变量。知觉益处是行为改变的积极方面,或者是行为改变的益处和理由(行为改变的原因);知觉障碍是行为改变的消极方面,或者是行为改变的障碍(不发生改变的原因)。一般来说,个体决定从一个阶段发展到下一个阶段的行为变化是建立在对采取健康行为的知觉益处和知觉障碍权衡的基础之上。在行为变化阶段的早期,对健康行为的知觉益处较低,并且随着行为变化阶段的发展而增长,知觉障碍在行为变化的早期则较高,并且随着阶段的发展而降低。

(二) 理论与模式的应用

1. 理性行动理论/计划行为理论的应用　理性行动理论主要用于分析态度如何有意识地影响个体行为,关注基于认知信息的态度形成过程,其基本假设认为人是理性的,在做出某一行为前将综合各种信息来考虑自身行为的意义和后果。例如,某糖尿病病人如果认为她的丈夫或孩子希望她进行体育锻炼,而她又有遵从他们意愿的动机,使她坚信体育锻炼对控制自身的病情有积极的效果,她就会早点儿起床,每日从繁忙的日程安排中抽出时间锻炼。

计划行为理论不仅可以用来解释和预测行为,还可以用来干预行为。在应用计划行为理论的研究中发现,行为态度、主观规范和知觉行为控制对行为意向的预测率保持在40%~50%,行为意向和知觉行为控制对健康行为改变的贡献率为20%~40%。该理论已经在饮食、锻炼、吸烟、饮酒等健康相关行为的研究中得到了广泛的应用,并成功地预测了佩戴汽车安全带、定期体检和自我检查乳腺等健康行为的发生。

2. 健康信念模式的应用　该模式最初用于解释人们的预防保健行为,特别是分析哪些因素影响慢性病病人的遵医行为,后被广泛应用于各种健康相关行为的改变上,如饮食控制、个人卫生行为、乳腺癌及宫颈癌的常规检查等领域。此模式考虑了个体的认知水平和影响个体认知的内外因素,也考虑了传媒和医护工作者对个体的影响。社区护士的目标和职责是使个

阅读笔记

体对自身及所患的慢性病有正确的和充分的认识,促进慢性病病人实施健康行为。

3. 健康促进模式的应用　这个模式可以用来解释生活方式或探究特定的健康促进行为,并对健康促进行为的决定因素提出实证的支持。健康促进生活方式包含的健康行为有两种:一种是健康保护行为,其目的是消除或降低疾病发生的几率如交通事故的预防、环境污染的控制等;另一种是健康促进行为,其目的是积极地增加个体健康、自我实现和自我满足,以促使个体趋于正向且适度的安适状态。健康促进行为包括:规律运动、休闲活动、休息、适当营养、压力管理、负起健康责任、发展适当的社会支持系统以及达到自我实现等。

4. 跨理论模式的应用　跨理论模式改变了传统的一次性行为事件的干预模式,为分阶段的干预模式,根据行为改变者的需求提供有针对性的行为干预策略和方法。该模式应用于慢性病管理领域主要包括两个方面:一方面,用于改变人们的不良行为如戒烟、戒酒、戒除药物滥用、控制体重、减少饮食中的高脂肪的摄入量等;另一方面,用于帮助人们培养有益健康的行为如定期锻炼身体、合理膳食、压力管理等。

行为改变理论存在广泛的适用领域,在解释和预测行为方面有非常重要的指导作用。但是,每种理论都只是从某一角度来阐明行为改变的规律,不可能解决行为干预的所有问题,在行为预测和预防干预上均存在着一定的不足和局限。现在越来越多的研究已经尝试将两种或者多种理论结合,并开始逐步应用于行为改变上。如有研究提出,综合运用健康信念模式和理性行动理论解释结核病筛检行为。因此,在进行行为干预时应先分析可能影响目标行为的因素,找出能更好解释这一行为的一种或几种理论模型,从而在这些理论模型的指导原则下进行行为干预,以取得更有效的干预结果。此外,各种行为是受社会、文化、经济等诸多因素影响的,理论在实践中应用时,需要充分考虑到各种影响因素的差异,制定出适合我国或当地情况的理论框架。

第三节　社区慢性病病人的健康管理

健康管理(health management)是一种对个人及人群的健康危险因素进行全面监测、分析、评估、预测、预防、维护和发展个人技能的全过程。其实质是发现和排查个人和群体存在的健康危险因素,提出有针对性的个性化的个体或群体健康处方,帮助其保持或恢复健康。实践证明,开展社区健康管理有利于对社区慢性病重点人群的监控,利于开展慢性病的分级诊疗和双向转诊服务,从而调整基层卫生服务模式,真正落实"三级预防"。

一、社区慢性病病人健康风险评估

健康风险评估作为健康管理的核心环节,是对个人的健康状况及未来患病和(或)死亡危险性的量化评估。

(一) 确定危险因素

慢性疾病的发生和发展往往是由一个或多个危险因素长期累积共同作用的结果,确定危险因素已成为预防与控制慢性疾病的核心问题。危险因素(risk factor)是指机体内外存在的增加其疾病发生和死亡的诱发因素。如生活方式、行为习惯、生物遗传因素、生态环境因素和卫生保健因素等许多方面。

1. 生活方式和行为习惯　人们很早就认识到生活方式和行为习惯与慢性病之间的关系,如高盐、高脂肪、高热量食物的摄入、低膳食纤维饮食;吸烟、酗酒、滥用药物等不良嗜好;久坐的生活方式、缺乏体育锻炼;精神和情绪紧张且应变能力差、心情孤僻和心理适应能力差等。

阅读笔记

2. 生物遗传因素　包括病毒和细菌长期感染、家族遗传史、个体体质等。

3. 生态环境因素　　包括生物以外的物理、化学、社会、经济、文化等因素,如社会环境包括社会经济发展水平、城市化、工业化、人口老龄化、社会居住条件、居民社会地位、文化水平、食品和环境卫生等。自然环境包括水质、大气污染等。

4. 慢性病之间互为危险因素　　大量前瞻性研究结果表明,多种慢性病之间互为危险因素,如高血压与心血管疾病和糖尿病、肥胖与胰岛素抵抗、胰岛素抵抗与糖尿病和心血管病等可以互为危险因素。

(二) 危险因素的分布水平

慢性病的危险因素分布常随人群的不同特征如职业、年龄、性别、种族等不同而有差异,这些因素也称为不可控因素。因素中有些特征是固有的,如性别、种族等;有些可随时间、环境的变化而变化,如年龄、职业等。研究慢性病的危险因素在各人群中的分布水平,有助于确定危险人群。

1. 职业　　慢性病的分布存在职业间差异,这与职业性有害因素接触、工作强度及工作方式有关。如从事脑力劳动或精神高度紧张的职业人群,心血管病发病率高于其他职业人群。

2. 年龄　　随着年龄的增长,大多数慢性病的发病率、患病率与死亡率明显上升。如高血压、冠心病、脑卒中、肿瘤等。但一些疾病也有其特定的发病年龄段,如儿童时期心血管疾病以先天性心脏病多见;乳腺癌好发于女性青春期及围绝经期。

3. 性别　　多数慢性病存在性别上的差异,如乳腺癌、子宫肌瘤、卵巢癌等是女性固有的疾病,而消化道肿瘤、肺癌和膀胱癌等的发病则男性高于女性。

4. 种族　　不同国家、地区与民族间慢性病的发病率、患病率和死亡率有所差异,提示种族遗传与地理环境在慢性病发病中起到一定作用。如鼻咽癌多见于广东本地人群。

(三) 评估健康危险度

健康危险度评估(risk assessment)是研究致病危险因素和慢性病发病率及死亡率之间数量依存关系及其规律性的一种技术。它将生活方式等因素转化为可测量的指标,预测个体在一定时间发生疾病或死亡的危险,同时估计个体降低危险因素的潜在可能,并将信息反馈给个体,进行一级和二级预防。

危险分数(risk score)是代表发病危险的指标,是针对个体某一疾病的危险分数而言。危险分数为该个体发生该疾病的概率与同年龄同性别人群发生该疾病的概率的比值。个体评估,需要计算以下三种危险分数:①目前的危险分数:根据目前的情况所计算的现实的危险分数。②一般人群的危险分数:同年龄、同性别个体的危险分数。作为评估对象的参照,因此都为 1。③目标危险分数:由于有些与行为方式有关的危险因素是可以改变的,因此,计算出全面建立健康行为的理想生活方式下个体的危险分数。目标危险分数应小于或等于目前的危险分数。

对于大多数慢性病来说,其危险因素往往不是单一的,因此,需要计算组合危险分数,即把每一项危险因素对某病发病或死亡的影响进行综合。组合危险分数计算方法为:危险分数大于或等于 1 的分别减 1,小于 1 的各危险因素相乘然后求和。公式为:$P_z=(P_1-1)+(P_2-1)+\cdots+(P_n-1)+Q_1\times Q_2\times\cdots\times Q_m$。$P_z$:组合危险分数;$P_i$:大于或等于 1 的危险分数;$Q_i$:小于 1 的各项危险分数。预测未来一定时间内个体的发病危险,建立个体危险度评价模型:发病危险 = 人群总发病率 × 组合危险分数。

评估健康危险度,能够计算目标人群中目前发生疾病的危险以及在建立健康行为后可以减小的危险。同时,根据各因素目前带来的危险和减少危险的潜在可能,确定需要干预的危险因素的次序,从而为制订健康计划提供参考。

案例分析

————— 健康危险度评估举例 —————

一名23岁的男性,每天吸烟20支,酗酒,血压130/90mmHg,超重,不参加锻炼。无糖尿病史。请对该个体发生脑卒中的危险性进行评估。

首先需要查20~24岁组男性个体的危险分数表,获得各项因素所对应的危险分数。案例男性目前的各项危险分数分别为:1.25,1.23,0.99,1.05。目前的危险分数为:1.25+1.23+1.05−3+0.99=1.52。如果戒烟可使舒张压降低10mmHg,而参加体育锻炼则危险分数分别为:0.98,0.74,0.99,0.61。目标危险分数为:0.98×0.74×0.99×0.61=0.44。也就是说,目前该个体发生脑卒中的危险是同年龄组男性的1.52倍,如果该个体能够建立健康的生活方式并控制血压,发生危险降低为0.44倍。

二、社区慢性病病人健康管理的方法

根据《国家基本公共卫生服务规范(2011年版)》的要求,社区慢性病病人健康管理的方法包括:筛检、随访评估、分类干预和健康体检等四项内容。

(一)筛检

1. 筛检的定义　筛检(screening)是运用快速简便的实验室检查方法或其他手段,主动的自表面健康的人群中发现无症状病人的措施。其目的主要包括:①发现某病的可疑病人,并进一步进行确诊,达到早期治疗的目的。以此延缓疾病的发展,改善预后,降低死亡率;②确定高危人群,并从病因学的角度采取措施,延缓疾病的发生,实现一级预防;③了解疾病的自然史,开展疾病流行病学监测。

2. 筛检的分类

(1)按照筛检对象的范围:分为整群筛检和选择性筛检。整群筛检(mass screening)是指在疾病患病率很高的情况下,对一定范围内人群的全体对象进行普遍筛查,也称普查。选择性筛检(selective screening)是根据流行病学特征选择高危人群进行筛检,如对矿工进行矽肺筛检。

(2)按筛检项目的多少:分为单项筛检和多项筛检。单项筛检(single screening)即用一种筛检试验检查某一疾病,多项筛检(multiple screening)即同时使用多项筛检试验方法筛查多个疾病。

3. 筛检的实施原则　1968年,Wilse和Junger提出了实施筛检计划的10条标准。概括起来包含三个方面,即合适的疾病、合适的筛检试验与合适的筛检计划。具体如下:①所筛检疾病或状态应是该地区当前重大的公共卫生问题;②所筛检疾病或状态经确诊后有可行的治疗方法;③所筛检疾病或状态应有可识别的早期临床症状和体征;④对所筛检疾病的自然史,从潜伏期到临床期的全部过程有比较清楚地了解;⑤用于筛检的试验必须具备特异性和敏感性较高的特点;⑥所用筛检技术快速、经济、有效、完全或相对无痛,应易于被群众接受;⑦对筛检试验阳性者,保证能提供进一步的诊断和治疗;⑧对病人的治疗标准应有统一规定;⑨必须考虑整个筛检、诊断与治疗的成本与效益问题;⑩筛检计划是一连续过程,应定期进行。最基本的条件是适当的筛检方法、确诊方法和有效的治疗手段,三者缺一不可。

4. 筛检的伦理学问题　实施时,必须遵守个人意愿、有益无害、公正等一般伦理学原则:①尊重个人意愿原则:作为计划的受试者,有权利对将要参与计划所涉及的问题"知情",并且研究人员也有义务向受试者提供足够的信息;②有益无害原则:如筛检试验必须安全可靠,无创伤性、易于被群众接受,不会给被检者带来肉体和精神上的伤害;③公正原则:要求公平、合

阅读笔记

理地对待每一个社会成员。使利益分配更合理,更符合大多数人的利益。

（二）随访评估

1. 随访的定义　随访(follow-up)是医院或社区卫生服务中心等医疗机构对曾在本机构就诊的病人在一定时间范围内的追踪观察,以便及时了解其病情的变化,合理调整治疗方案,提高社区慢性病病人的治疗依从性。

2. 随访的方式

（1）门诊随访(outpatient follow-up):是病人在病情稳定出院后的规定时间内回到医院或社区卫生服务中心进行专科复查,以观察疾病愈后专项指标,通过定期的门诊复查,及时评估发现早期并发症,了解化验检查数据的变化,重新审视治疗方案是否合理。一旦发现问题可以及时处理,减少并发症的发生并将其导致的损害控制在最低限度。

（2）远程随访(remote follow-up):是指医护人员以电话、信函、网络等方式与出院后的社区病人进行沟通,根据病人在其他医院做的检查结果在治疗方案及生活细节上给予指导,同时收集术后信息。这种方式适用于在外省市或省内偏远地区久居的病人。常用的远程随访方法有电话随访与信函调查,其他的方法还有入户随访、电子邮件等,但因各自的局限性只能作为前两种方法的补充。

3. 随访的步骤

（1）建立随访卡:病人的基本信息如姓名、性别、年龄、出生日期、居住地址、联系方式、疾病诊断、诊断日期、诊断单位、诊断依据、诊断分期、组织(细胞)学类型、入院日期、出院日期、治疗方案、死亡日期、死亡原因、随访结果日期等。

（2）评估慢性病病人:①身体方面:包括专科生化指标、饮食情况、用药情况、疾病危险因素、日常生活自理能力、个人行为和生活方式等方面的评估;②心理方面:慢性病病人是否存在控制感消失、自尊心受伤害、负罪感等情况,是否有不良情绪反应(焦虑、抑郁、易怒等);③社会方面:疾病对病人家庭造成的影响,如经济负担;对照顾者的躯体影响,因照顾与被照顾关系而产生的情感矛盾;病人因病被迫休息或能力的下降,参与工作和社会活动减少,对事业的影响等。

（3）评估医疗服务可及性:包括本地医疗保险覆盖率,儿童计划免疫接种率,政府预算卫生费用等。

（4）计算发病率或患病率:包括慢性病的患病率和知晓率等。

（5）评估环境:包括空气质量达到二级以上的天数、生活饮用水抽样监测合格率、食品卫生抽样监测合格率、高等教育人口率及人均住房面积等。

（三）分类干预

做好卫生资源的信息收集,包括疾病监测及卫生人力监测,进行分类干预。包括用药、控烟、限酒、加强体育锻炼、合理膳食及保持适宜的体重等,从而降低患病率、提高知晓率,加强疾病的控制。同时,进行社会不良卫生行为调查,为卫生行政部门提供决策依据。

（四）健康体检

1. 健康体检的定义　健康体检(physical examination)是在现有的检查手段下开展的对主动体检人群所做的系统全面检查,是社会的健康人群和亚健康人群采取个体预防措施的重要手段。健康体检是以人群的健康需求为基础,基于早发现、早干预的原则设计体检项目,并可根据个体年龄段、性别、工作特点、已存在和可能存在的健康问题而进行调整。其目的包括:①早期发现潜在的致病因子,及时有效的治疗;②观察身体各项功能反应,予以适时调整改善;③加强对自我身体功能的了解,改变不良的生活习惯。避免危险因子的产生,达到预防保健和养生的目的。

2. 健康体检的内容　主要包括一般状况、躯体症状、生活方式、脏器功能、查体、辅助检查、中医体质辨识、现存主要健康问题、住院治疗情况、主要用药情况、非免疫规划预防接种史、健康评价及健康指导等。

三、社区慢性病病人健康管理的考核

对社区居民进行健康管理,其宗旨是进行三级预防,对一般人群,通过监控教育和监控维护,进行危险因素的控制,促进身体健康而不发生慢性病;对于高危人群,通过体检等早期发现、早期诊断和早期治疗,并进行治疗性生活方式干预等阻止或延缓慢性病的发生;对于已患慢性病的病人,应进行规范化管理和疾病综合治疗,阻止慢性病的恶化或急性发作以及维持和最大限度发挥其残存功能。

(一)社区慢性病病人患病率

社区慢性病病人患病率:慢性病病人患病率 = 某时期的慢性病人数 / 同时期平均人数(患病包括新旧病例,常通过调查获得)。

(二)重点疾病病人签约率

从统计公报或根据当地公安部门提供的数据,确定评价年度当地的人口数、常住人口数、年龄分布。检查机构重点疾病病人签约合同,统计数量,根据其计算签约率。

重点疾病病人签约率 = 重点疾病病人签约数 / 当地常住人口重点疾病病人总人数 × 100%。

(三)社区慢性病病人健康管理率

社区慢性病病人健康管理率:慢性病病人健康管理率 = 年内已管理慢性病病人人数 / 年内辖区内慢性病病人总人数 ×100%。

注:辖区慢性病病人患病总人数估算:辖区常住成年人口总数 × 慢性病病人患病率(通过当地流行病学调查、社区卫生诊断获得或是选用本省(区、市)或全国近期该慢性病病人患病率指标)。

(四)社区慢性病病人规范管理率

规范管理率:随机抽样纳入管理的慢性病病人 10 人,统计获得签约、健康体检、规范随访等服务的病人数量,计算规范管理率。

规范管理率 = 规范管理的慢性病病人数 / 调查人数 ×100%

(五)社区慢性病病人疾病控制率

1. 血压控制率　上述抽样检查纳入管理的高血压病人 10 人,入户测量其血压值,统计血压达正常值人数,计算血压控制率。计算公式:

血压控制率 = 血压达正常值病人数 / 调查人数 ×100%

2. 血糖控制率　上述抽样检查纳入管理的糖尿病病人 10 人,入户测量其血糖值,统计血糖达正常值人数,计算血糖控制率。计算公式:

血糖控制率 = 血糖达正常值病人数 / 调查人数 ×100%

第四节　社区慢性病病人的自我管理

慢性病自我管理(chronic disease self-management)是指病人学会管理自身所患疾病必需的一些技能之后,在卫生专业人员的支持下,承担一些管理慢性病的医疗和预防性保健活动。慢性病自我管理的主要内容包括:①所患疾病的医疗和行为管理:如按时服药、加强锻炼、就诊、改变不良饮食习惯等;②角色管理:即病人应维持日常的角色,像正常人一样,要承担一些任务,如工作、做家务并进行一定的社会交往等;③情绪的管理,应如何控制自己的情绪等心理方面的护理。有效的自我管理,能够使慢性病病人积极主动地参与到自己的健康管

阅读笔记

理中,借助互动式的帮助使参与者成功地树立管理自我健康和保持主动及充满意义的生活能力的信心,在卫生保健专业人员的协助下,依靠自己解决慢性病给日常生活带来的各种躯体和情绪方面的问题,从而改善病人的生活质量和提高他们独立生活能力,以达到促进人群健康的目的。

一、社区慢性病病人的自我管理过程

在自我管理过程中,护士的责任是进行病人自我管理的指导,并监督病人自我管理过程中,对疾病的系统观察、反应的处理和疗效评价等。另外护理人员还应研究激发病人自我管理的动机和积极性。自我管理方法的实施者是病人,所涉及的有关知识和技能需要护士进行讲授、训练和反复强化。

(一)评估阶段

1. 健康体检　定期健康体检可以全面了解各器官功能,为早期健康行为干预提供科学依据。体检的次数和项目根据个人的身体状况和医疗条件决定。自我管理要求慢性病病人通过阅读体检报告知道自己哪项检查正常,哪项检查处于边缘状态,哪项检查不正常,通过与社区卫生服务人员沟通,了解自己的患病情况,目前存在的危险因素有哪些等。此外,应指导慢性病病人对自身所患疾病的自我监测方法,如糖尿病病人的自测血糖、高血压病人自我监测血压等,以提高病人对自我健康管理的信心。

2. 健康危险因素　评估自身存在哪些慢性病危险因素,包括不健康的生活习惯、环境因素、精神心理因素和个体固有因素等。

(二)制订计划阶段

1. 制订计划的方法　社区护士应指导慢性病病人通过健康评估,了解自己的身体状况,根据其严重程度,明确哪些问题是最先需要解决的,哪些问题是最容易解决的,哪些问题是需要观察的。然后按照主次的优先次序进行排序。如果护士发现病人对自己的能力持怀疑态度,应指导其将最容易解决的问题放在前面,通过对问题的解决过程来提高自我管理的信心;如果发现其自我管理能力较强,就将最迫切需要解决的问题放在首位。然后,可将健康问题分类,如营养、运动、心理等,找出生活中需要改变的不利于健康的行为,根据掌握的预防保健知识,结合个人的饮食习惯、生活方式和健康意愿,制订出适合病人的健康计划。

2. 制订计划的原则

(1)切合实际的原则:在制订计划时,社区护士要指导病人结合自身情况,制订出通过努力可以实现的目标,避免制订脱离实际、无法做到的计划。如让每天吸一盒烟的病人突然完全戒烟,多数人很难做到,其戒烟计划应该是每天吸烟量逐渐减少,直到彻底戒除。

(2)循序渐进的原则:改变多年的不良生活习惯不是一蹴而就的。如果平时不喜欢运动的病人,应逐渐增加运动量,以达到应有的主动运动标准。

(3)持之以恒的原则:开始自我管理慢性病时会遇到一些困难,社区护士应帮助病人认识到,为了改善其健康状况,实施健康计划是贯穿一生的行为,只有坚持下去形成习惯,才能达到促进健康和提高生活质量的目的。

(4)相互支持的原则:社区护士指导慢性病病人的家庭成员,在病人改变不良生活习惯的过程中,应及时给予支持和鼓励,切忌责怪抱怨。对正在戒烟的病人不能责备“你怎么还吸烟?”而应鼓励病人“你这阶段吸烟量减少了,下一步的计划一定能顺利完成”。有了家庭的支持和帮助,自我管理计划才能圆满完成。

(三)实施阶段

1. 社区动员　与街道有关领导、社区卫生服务中心领导面谈及会议讨论,以获得社区领导、社区卫生部门的参与和支持。可聘请有关专家分别对社区卫生干部和社区医务工作者培

阅读笔记

训有关"慢性病自我管理"的内容。使他们对这部分工作内容深入了解,并能积极参与和支持病人的自我管理活动。动员活动包括人际口头宣传,社区居委会卫生干部对慢性病病人的动员,以及发放慢性病自我管理宣传单等。

2. 开展培训和授课　对社区慢性病病人进行慢性病自我管理知识和技能的培训和指导,授课内容包括:学习如何进行慢性病自我管理,指导慢性病病人完成自我管理的任务,照顾好自己所患的疾病(按时服药、加强锻炼、就诊、改变饮食习惯);完成自己的日常活动(做家务、工作、社会交往等);管理自己因患病所致的情绪变化等。

（四）效果评价阶段

自我管理是一个漫长的过程,社区护士应指导慢性病病人通过写日记的方式,把自己日常生活中已经改变的行为,有待改变的行为分别记录下来,以督促自己按计划完成。每次查体后进行小结,重新修订其自我管理计划。对目前的自我管理效果评价。国内外研究将效果评价分成病人疾病控制和医疗服务利用两大方面,评价因疾病不同往往采用其中一种或多种指标。

1. 病人疾病控制的评价指标　包括:临床和实验室评价(如糖化血红蛋白,肺功能测定等)、自觉症状评价(如疼痛、气短等)、自我功能评价(如健康评估和日常活动能力评估等)、心理状态评价(如抑郁、焦虑、生活质量中有关心理方面的内容)、生活质量和行为评价(如锻炼、饮食、预防措施等)。

2. 医疗服务利用的评价指标　主要指是否减少卫生资源的利用,如病人急诊就诊次数减少、住院时间缩短、住院次数减少等。

3. 病人生活质量的评价指标　健康调查简表(SF-36)广泛用于评价慢性病病人与健康相关的生活质量改善情况,包括总分和9个项目分,分别是躯体功能、身体状况、躯体疼痛、总体健康、生命活力、社会功能、情绪状况、心理健康和自述健康状况。总分越高表明健康状况越好。SF-36用于评定与多种慢性疾病相关的生活质量,具备较好的信度及效度。大量研究表明,慢性病病人由于病症对躯体和心理的长期影响,与健康相关的生活质量受到相应影响和降低,加之活动减少、心理抑郁、治疗和控制疾病等诸多生活限制等,加重病人日常生活的负担和内容,扰乱病人的生活秩序。

二、社区慢性病病人疾病自我监测与就医指导

慢性病的治疗是一个长期、连续和动态的过程。为了提高慢性病病人的自我管理能力,社区护士应指导他们主动与医务人员配合做好自身所患疾病的监测,合理安排日常生活,并依病情变化及时就诊。

（一）慢性病病人的疾病自我监测

1. 用药的监测　慢性病病人通常需要长期服用某些药物,社区护士应指导病人将用药的时间、药名、剂量、效果等情况记录下来。因为病人即使是严格"遵医嘱服药",由于长期服药后体内产生的耐药性或抗药性各自差异很大,如果病人能够通过自己长期而细心的监测,把服药的情况提供给医务人员,就能达到安全用药和提高疗效的目的。

2. 临床表现和体检结果的监测　指导病人监测慢性病的临床表现,如糖尿病的"三多一少"、全身乏力、低血糖症状等。因为许多慢性病的体征都会在生理的各方面得到表现,它是医师对症治疗的重要依据。在家庭环境中,病人自己可以监测的生理项目,如心率、体温、排便与排尿。有些项目需要通过医院的技术与设备才能获得监测结果,如定期到医院做心电图,肝功能、血常规、尿常规等检查。这些资料积累起来,就是非常详细的有依据的病史,正确地向医生提供病情变化对医师的诊断和治疗有很大帮助。

阅读笔记

3. 生活方式的监测　指导病人每天记录饮食量、营养量、工作量、活动量等。对一些反常

气候造成的身体不舒服,也应予以记录在案。饮食起居、生活方式往往是反映疾病的一面镜子。病人通过对生活内容的监测,可以及时判断自己的身体状况和病情,以便医师采取相应的治疗措施。

(二)慢性病病人的就医指导

1. 慢性病病人就诊时的注意事项

(1)要备用一份当地各大医院相关科室、专家门诊时间表、预约挂号电话以及相关网上信息等,以了解各大医院专家出诊的时间,有目的性地进行咨询、电话预约及网上预约等。

(2)慢性病病人一般病情比较稳定,可以自主选择就诊时间,避开门诊上午以及每周一、二的高峰时间,可选择周三下午的时间看病;而且没有必要非得选择专家门诊,除非病情出现大的变化。

(3)既然慢性病病人初诊已在大医院诊断明确,可以选择社区医院继续诊治、检查、复查,带上在大医院专家诊治的病历。

(4)在平日诊疗过程中,向医师汇报自己的健康情况,如疾病的诊断、药物剂量、效果、饮食习惯等,使医师加深了对自己病因、病情的了解,还能得到他们及时、正确的指导和帮助。

2. 慢性病病人急诊就医指征　慢性病在某些因素的影响下,可以出现一些急诊指征,护士指导病人一旦发现应及时去医院急诊就医。

(1)糖尿病病人:当病人发生感染、手术、心肌梗死、脑血管意外(脑卒中)、暴饮暴食、中断或突减胰岛素等降糖药治疗时,均可诱发病情危重的酮症酸中毒,需要及时抢救。指导病人认识酮症酸中毒的特征:①软弱无力,精神极差、表情淡漠、嗜睡;②病情突然加重,多饮、多尿;③原来食欲较好,突然食欲下降,并有轻度恶心、呕吐;④病人出现高热;⑤少数病人腹痛剧烈,酷似急腹症。

(2)高血压病人:病人在情绪波动、酒后、饱餐、劳累、寒冷刺激等影响下,可能会出现高血压危象,需要及时抢救。指导病人认识高血压危象的特征:①明显头晕,剧烈头痛;②鼻出血、视物模糊;③短暂意识不清;④一侧肢体麻木,活动障碍;⑤语言混乱;⑥恶心、呕吐等。

(3)冠心病病人:指导病人认识下列冠心病危急情况的特征:①睡眠中突然呼吸困难;②不能平卧,坐起症状稍缓解;③喘息伴咳嗽;④咳泡沫样痰或粉红色泡沫样痰(左心衰);⑤持续性胸前区绞痛、压榨感,伴呼吸困难、出冷汗、脉律不齐(急性心肌梗死)等。当出现上述症状之一时,及时去医院急诊就医。

(4)慢性肾炎病人:指导病人认识下列慢性肾炎危急情况的特征:①头痛剧烈,血压明显升高;②水肿加重,尤其是全身水肿明显,伴呼吸困难,多为心力衰竭;③病人高热,呼吸急促;④消化道症状加重,频繁恶心、呕吐、厌食、呃逆;⑤尿量显著减少,每日尿量400ml以下;⑥皮肤出现瘀斑、鼻出血、牙龈出血等;⑦精神极差,神志朦胧或不清。当出现上述症状之一时,及时去医院急诊就医。

(5)慢性阻塞性肺疾病病人:指导病人认识下列慢性阻塞性肺疾病危急情况的特征:①发热;②咳嗽加剧,咳脓样痰;③气促加重;④下肢水肿;⑤精神极差,嗜睡等。当出现上述症状时,及时去医院急诊就医。

三、社区慢性病病人的用药指导

社区护士在指导慢性病病人进行服药自我管理时,重点要帮助病人理解服药的种类越多其副作用和危险性越大,病人切记按医嘱服药,不能擅自服药。服药时要记住自己服用药物的名称,包括商品名称和化学名称,了解服用药物的机制和副作用,正确进行自我服药的管理。

(一)慢性病病人服药特点

慢性病病人往往服用多种药物,而且服药的时间较长,所以容易产生药物的副作用及药物

阅读笔记

中毒等不良反应,因而病人难以坚持连续服药,或忘服、漏服以及不能按要求时间服药等现象。此外,由于药物种类复杂,含有同种成分的药物较多,如果自行购买药物服用,不注意药物成分,很有可能导致重复用药,使累加用药量增大,这样会产生更大的副作用,严重时甚至会威胁病人的生命。总之,社区护士要评估慢性病病人服药存在的问题,帮助病人认识这些问题,以提高病人用药的依从性和安全性。

（二）慢性病病人服药的注意事项

1. 服药与饮水　任何口服药物无论是片剂、胶囊、丸剂等,都要溶解于水中才易于吸收产生药效。特别是长期卧床的病人和老年人,应指导在服药时和服药后多饮水（不少于100ml）,以防止药物在胃内形成高浓度药液而刺激胃黏膜。有的病人行动不便,服药干吞或喝水很少,如入睡前或深夜采用这种方法服药就更危险,因为药物会黏附在食管壁上或滞留在食管的生理狭窄处,而食管内的黏液可使药物部分溶解,导致药物在某一局部的浓度过高,有些药物在高浓度时对黏膜有很大的刺激和腐蚀作用。慢性病病人常用的药物,如阿司匹林、维生素C、碳酸氢钠等,如黏附于食管壁的时间过长,轻者刺激黏膜,重者可导致局部溃疡。

2. 抗酸药物与某些药物的相互作用　胃酸分泌过多者常服用的抗酸类药物,如复方氢氧化铝片、碳酸氢钠等,不能与氨基糖苷类抗生素、四环素族、多酶片、乳酶生、泼尼松、地高辛、普萘洛尔（心得安）、维生素C、地西泮（安定）、铁剂等合用,因为合用后有的可使药物疗效降低甚至丧失药效,有的会增强药物的毒性作用。

3. 服药间隔　服药时间间隔不合理也会对疗效产生不良影响,要做到延长药效,保证药物在体内维持时间的连续性和有效的血药浓度,必须注意合理的用药间隔时间。尤其是抗生素类药物,如口服每日3次或4次,应安排为全天24小时均匀分开,以8小时给药1次为例,可将用药时间定在早7时,下午3时及晚上11时（或睡前）。

4. 口服药物与食物的关系　一般服用西药不用忌口,但有的食物中的某些成分能与药物发生反应,会影响药物的吸收和利用,应给予指导。如补充钙剂时不宜同时吃菠菜,因菠菜中含有大量草酸,后者与钙剂结合成草酸钙影响钙的吸收,而使药物疗效降低。更不能单纯依赖药物,忽视生活调节。

四、社区慢性病病人的运动指导

生命在于运动。规律的运动可增强心肺功能,抑制血栓的形成,促进骨骼的健康,加快脂肪代谢,缓解紧张、焦虑和抑郁等不良情绪,以及增强机体的抵抗力。国内外多项研究表明,积极的运动对健康具有诸多益处,包括减少过早死亡的危险,降低各类慢性病的患病风险,如心血管疾病、脑卒中、2型糖尿病、高血压、癌症（如结肠癌、乳腺癌）、骨质疏松和关节炎、肥胖、抑郁等。因此,加强体育锻炼,提高人群健康水平,也是慢性病病人自我健康管理的重要内容。

（一）慢性病病人运动的种类及特点

慢性病病人运动锻炼应选择有氧运动,主要分为三种类型,其一是侧重于身体柔软性的运动锻炼,身体柔软性是指关节和肌肉在正常活动领域内灵活运动的能力。这种运动锻炼常见的有体操、舞蹈、太极拳、五禽戏等。其二是侧重于增强肌力的运动锻炼,如果坚持锻炼,低下的肌力能逐渐恢复。常见的运动锻炼有举杠铃、仰卧起坐、腰背肌练习等。其三是增强机体耐力的运动锻炼,这种锻炼可通过增加肺活量,来维持活动的能力。常见的运动锻炼有慢跑、快步行走、骑车、游泳等。

（二）慢性病病人运动的指导

1. 选择适合慢性病病人的运动项目　社区护士应指导慢性病病人依据自己的年龄、身体状况、爱好、经济文化背景等选择适宜的有氧运动项目,如步行、慢跑、爬楼梯、骑自行车、游泳、健身操、打太极拳、跳交谊舞、扭秧歌等。下面介绍几种常见的运动项目。

阅读笔记

（1）步行：步行是一种既简便易行又非常有效的有氧运动。步行可在上下班或工作之余进行，步行的动作柔和，不易受伤，非常适合慢性病病人，一般速度应控制在 80~100m/min。

（2）慢跑：有运动基础者，可以参加慢跑锻炼。一般慢跑的速度为 100m/min 比较适宜，锻炼时步幅要小，要放松，尽量采用使全身肌肉及皮下组织放松的方式跑步，不主张做紧张剧烈的快跑。运动时间在 30 分钟以上，跑步和走路可以交替进行。

（3）爬楼梯：每天爬楼梯不但能增强心肺功能，而且能增强肌肉与关节的力量，还能提高髋、膝、踝关节的灵活性。这是由于爬楼梯时加强了心肌的收缩，加快了血液循环，促进了身体的新陈代谢。另外，静脉血液回流的加快，可以有效防止心肌疲劳和静脉曲张。以正常的速度爬楼梯，其热量消耗是静坐的 10 多倍，比散步多 3 倍，因此，爬楼梯也是值得推荐的运动方式。

（4）太极拳：是一种合乎生理规律轻松柔和的健身运动。练习太极拳除全身各个肌肉群和关节需要活动外，还要配合均匀的呼吸，以及横膈运动。在打太极拳时还要求尽量做到心静，精力集中，这样可对中枢神经系统起到积极的放松作用，同时由于有些动作比较复杂，需要有良好的支配和平衡能力，从而提高了大脑和神经的调节功能。慢性病病人可依据自身的具体情况选择拳术动作的快慢和重心的高低。

2. 慢性病病人参加体育锻炼应掌握的原则

（1）在参加体育锻炼前，要进行体格检查，以了解身体发育和健康情况，尤其是心血管系统和呼吸系统功能状况和疾病的组织器官情况。

（2）在制订体育锻炼计划时，要根据自己的年龄、性别、身体健康状况、兴趣爱好、体格检查结果、锻炼基础以及气候条件等选择运动的种类，适当安排运动方式和运动量，有条件时请专业人员帮助设计。

（3）必须遵守循序渐进的原则，体育锻炼的运动量要由小到大，动作由易到难，使身体逐渐适应。运动量应在自己的承受能力之内，运动结束后，有轻松爽快的感觉。如果突然做大运动量的活动，容易损害病人的身体功能，甚至加重病情。

（4）坚持锻炼，持之以恒。长期坚持，规律进行，建立良好的锻炼习惯，才能使疗效逐渐积累，以恢复和提高自理能力。

（5）慢性病病人应当按照运动处方锻炼或在医务人员的监督指导下进行锻炼；在锻炼时要特别注意自身疾病征象的变化，发现不良反应，应立即停止运动并及时咨询医务人员改变锻炼方法或调整运动量；还要接受定期检查，以了解和评定治疗效果。

3. 慢性病病人运动锻炼的要求

（1）自由选择有氧运动，有效而简便易行的运动方式有步行、慢跑、爬楼梯、骑自行车、打太极拳等。身体活动量的调整应循序渐进，逐渐增加活动量，如每两周增加一定的活动量。定期检查身体，以观察锻炼的效果或是否有不良影响。

（2）运动场地要平坦，运动环境中要保持一定的空气对流，一般选择在空气新鲜的室外。避免在过冷或过热环境中运动，注意补充水分。一般选择在进餐后 30~60 分钟进行运动，避开饥饿或饱餐后的运动。

（3）运动前热身，做 5~10 分钟的准备活动。运动结束时至少有 5~10 分钟的放松运动，做舒展动作如散步等。在运动时要注意穿松颈、宽袖、宽身和棉织物等有利于散热的衣裤，选择适合于步行、慢跑的运动鞋。

（4）运动持续时间可自 10 分钟开始，逐步延长至 30~40 分钟。运动频率和时间为每周至少 150 分钟，如 1 周运动 5 天，每次 30 分钟。运动强度为 110~130 步/分，心率 110~130 次/分。运动过程中如果身体感到不适，应立即停止运动。参与某项运动时，遵守该项运动的基本规则，掌握运动的基本技术，如出现运动损伤时，及时处理。

阅读笔记

五、社区慢性病病人的饮食指导

合理的膳食和营养是预防和治疗慢性病的重要手段之一。社区护士应指导慢性病病人科学地调配饮食，帮助他们依个人的疾病情况、饮食习惯、经济状况等制订合理的膳食计划。

（一）甲状腺病病人的饮食指导

1. 甲状腺功能亢进病人的饮食指导

（1）高热量和高蛋白饮食：结合临床治疗需要和病人进食情况而定，一般总热量约为12 550kJ/d，蛋白质供给量为 1.5~2.0g/（kg·d）。

（2）少食多餐、饮食搭配合理：注意补充 B 族维生素和维生素 C，钾、镁、钙等矿物质；适当控制高纤维素食物，尤其腹泻时。补充充足的水分，每日饮水量 2500ml 左右。忌暴饮暴食，忌烟酒、咖啡、浓茶、辛辣食物等。

（3）禁食含碘高的食物：禁食海带、紫菜、海鱼、海蜇皮、海参、虾等海产品。对于含碘食盐，由于碘在空气中或受热后极易挥发，故只需将碘盐放在空气中或稍加热即可食用。

2. 甲状腺功能低下病人的饮食指导

（1）补充适量碘：食用碘盐，国内一般采用每 2~10kg 盐加 1g 碘化钾的浓度用以防治甲状腺肿大，使发病率明显下降，适用于地方性甲状腺肿流行区。此外，对生育妇女更要注意碘盐的补充，防止因母体缺碘而导致子代患克汀病。

（2）供给足量蛋白质：保证充足的蛋白质摄入量，才能维持机体蛋白质平衡，氨基酸是组成蛋白质的基本成分，甲状腺功能低下的病人消化吸收功能下降，酶活力下降，故应补充必需氨基酸，供给足量蛋白质，改善病情。

（3）膳食调配合理：选用适量海带、紫菜，可用碘盐、碘酱油。炒菜时要注意，碘盐不宜放入沸油中，以免碘挥发而影响碘摄入。蛋白质补充可选用蛋类、乳类、肉类、鱼类；优质植物蛋白，如各种豆制品等。摄入新鲜蔬菜及水果补充维生素。有贫血者应摄入富含铁的饮食、补充维生素 B_{12}，如动物肝脏、瘦肉、绿色蔬菜等，必要时还要供给叶酸等。

（4）限制和忌选食物：甲状腺功能低下病人常伴有高脂血症，故应限制脂肪摄入。每日脂肪供给量占总热量 20% 左右，并限制富含胆固醇的饮食，如动物内脏、鱼子、蛋黄、肥肉等。忌食生甲状腺肿物质，如卷心菜、白菜、油菜、木薯、核桃等。

（二）痛风病人的饮食指导

1. 限制嘌呤类食物的摄取　禁用高嘌呤食物，每 100g 食物含嘌呤 100~1000mg 的高嘌呤食物有，肝、肾、心、脑、胰等动物内脏，肉馅、肉汤、鲤鱼、鲭鱼、鱼卵、小虾、蚝、沙丁鱼等；限用含嘌呤中等量的食物，每 100g 食物含嘌呤 90~100mg 中等量嘌呤的食物有，牛肉、猪肉、绵羊肉、菠菜、豌豆、蘑菇、扁豆、芦笋、花生、豆制品等。

2. 鼓励摄入碱性食物　增加碱性食品摄取，可以降低血清尿酸的浓度，甚至使尿液呈碱性，从而增加尿酸在尿中的可溶性，促进尿酸的排出。应鼓励病人多摄入蔬菜和水果等碱性食物，既能促进排出尿酸又能供给丰富的维生素和无机盐，以利于痛风的恢复。

3. 避免烟酒及刺激性食物　酒精可刺激嘌呤合成增加，升高血清和尿液中的尿酸水平。辣椒、咖喱、胡椒、芥末、生姜等食品调料，浓茶、咖啡等饮料均能兴奋自主神经，诱使痛风急性发作，应尽量避免应用。

4. 摄入充足水分，保持足够尿量　如病人心肺功能正常，应维持尿量每天 2000ml 左右，以促进尿酸排泄。伴肾结石者最好能达到每天尿量 3000ml，痛风性肾病致肾功能不全时应适当控制水分。因此，一般病人每日液体摄入总量应达 2000~3000ml。液体应以普通开水、茶水、矿泉水、汽水和果汁为宜。

（三）慢性肾脏病病人的饮食指导

1. 控制蛋白质的摄入　慢性肾脏病应根据肾功能减退程度决定蛋白质的摄入量及性质。肾功能正常时,蛋白质一般不宜超过 1g/(kg·d);轻度肾功能减退,蛋白质 0.8g/(kg·d);中重度肾功能减退,蛋白质摄入严格限制,0.4~0.6g/(kg·d)左右。在低蛋白饮食中约 50% 蛋白质应为优质蛋白,如鸡蛋、牛奶、鱼及精肉。低蛋白饮食时,可适当增加碳水化合物的摄入,以满足机体能量需要。低蛋白饮食是慢性肾脏病治疗的重要手段,低蛋白饮食可以改变慢性肾脏病的病程,延缓慢性肾脏病的进展速度,减少并发症。

2. 限制盐和脂肪的摄入　摄入盐过多会使血压增高,而高血压是慢性肾脏病及肾功能不全进展的主要原因。有高血压或水肿的病人应限制盐的摄入,建议低于 3g/日,特别注意食物中含盐的调味品,少食盐腌食品及各类咸菜。高脂血症是促进肾脏病变加重的独立危险因素,慢性肾脏病易出现脂质代谢紊乱,因此应限制脂肪摄入,尤其应限制含有大量饱和脂肪酸的肥肉、脑、蛋黄等。

3. 适当补充维生素及叶酸　补充维生素尤其是 B 族维生素、维生素 C 以及叶酸等,每日饮食中摄入足够的新鲜蔬菜和水果等。

（四）骨质疏松症病人的饮食指导

1. 补充钙质　指导病人从膳食中补充钙,每日摄取钙不少于 850mg,以满足机体骨骼中钙的正常代谢。含钙丰富的食物有牛奶、酸奶及其他奶制品,饮用牛奶不但钙含量丰富、吸收率高,而且还可提供蛋白质、磷等营养成分,是一种良好的补钙方法。牛奶最好饮用脱脂奶或低脂肪奶,因为饮食中热量和脂肪过量会干扰钙的吸收。其次,排骨、脆骨、豆类、虾米、芝麻酱、海藻类、深绿色蔬菜也是钙的良好来源。

2. 饮食结构合理　应荤素搭配、低盐为准。蛋白质是组成骨基质的原料,可增加钙的吸收和贮存,应摄入足够的蛋白质如肉、蛋、乳及豆类等。多食碱性食物,如蔬菜、水果,保持人体弱碱性环境可预防和控制骨质疏松症。不吸烟、不饮酒,少饮咖啡、浓茶,不随意用药,均可避免影响机体对钙的吸收。

3. 补充维生素 D　维生素 D 能促进食物中钙磷的吸收,促进骨骼的钙化。含维生素 D 较高的食物有鱼肝油、海鱼、动物肝脏、蛋黄、奶油等。

六、社区慢性病病人压力应对的指导

由于社会竞争的日趋激烈,生活节奏的不断加快,人们受到的心理、社会因素的挑战也明显增加,各种类型压力在慢性病的发生、发展及控制过程中具有重要的影响。压力一方面引起慢性病病人的心理痛苦,另一方面通过影响神经内分泌的调节和免疫系统的功能等,使机体产生器官结构改变和功能障碍。社区护士应帮助慢性病病人认识压力并有效应对压力,以维护和促进其心理健康。

（一）慢性病病人常见的压力源种类

一切使机体产生压力反应的因素均称为压力源,包括生理、心理、环境和社会文化因素等多方面。慢性病病人常见的压力源有三类,其一是与生活环境改变相关的压力源,如患病打乱了家庭正常的生活节奏、患病不得不改变的饮食习惯等;其二是与医护行为相关的压力源,如不清楚治疗的目的和效果而对预后的担心、侵入性操作带来的恐惧以及对医务人员过高的期待等;其三是与疾病相关的压力源,如长期用药、需要经常监测病情、医疗费用使家庭支出增加、不清楚疾病的预后、疾病致自我概念变化与紊乱等。

（二）压力对慢性病病人的影响

1. 生理影响　由于压力源的影响,慢性病病人机体产生一系列的生理变化,肾上腺释放大量的肾上腺素进入血液,表现为心跳加快、血压升高、呼吸加快、血糖增加、胃肠蠕动减慢、肌

阅读笔记

张力增加、敏感性增强等。如机体持久或重复地面临压力源,又不能很好地适应,导致器官功能更加紊乱,机体抵抗力进一步下降,加重原有疾病或产生新的不适或疾病。

2. 心理影响　压力对心理的影响,由于个体的遗传、个性特征、年龄、文化、健康和情绪的不同,其对压力产生的心理反应和应对也不同,大致可分为两类:有的病人具有坚定的意志品质能够面对现实,采取适当对策,改变对压力的认识,稳定自己的情绪,从而较快适应病人角色,并积极配合治疗。而有的病人出现消极的心理反应,表现为焦虑、震惊、否认、怀疑、依赖、自卑、孤独、羞辱、恐惧、愤怒等,常采取无效的应付行动。由于神经-体液调节的作用,生理反应必然影响到情绪,而人的情绪又影响生理反应,生理反应所引起的躯体症状,反过来又加重情绪的恶化,两者互为因果并形成恶性循环,导致疾病更加复杂。

(三) 帮助慢性病病人正确应对压力的指导策略

应对是人们持续地通过意识和行为的努力去应付某些来自内部和(或)外部的、超过了个人原有储备能力的特殊需求的过程,是处理问题或缓解由问题带来的情绪反应的过程。当人们面对某种压力时,总要采用各种方式来缓解自身的压力感。社区护士要首先评估慢性病病人所承受压力的程度、持续时间、过去所承受压力的经验以及可以得到的社会支持等,协助其找出具体的压力源,然后指导其采取有效的应对措施。

1. 协助适应病人角色　社区护士不仅自身做到也要指导其家属对病人表现出接纳、尊重、关心和爱护。病人通常容易对自身所患疾病有很多顾虑和担忧、害怕和不安,或将疾病看得过于严重,看不到希望。社区护士要向病人详细介绍病情,要设法了解病人的真实感受,倾听他们的诉说,并给予适当的解释、诱导和安慰。通过心理疏导,启发病人接受现实,找出对自己有利的方面,劝导病人以积极的态度和行为面对疾病,还可以介绍成功战胜疾病的真实案例,以促进其积极主动地进行自我健康管理。当病人理解并积极去做时,其焦虑程度会减轻、自信心也会逐渐提升,并由依赖向独立转变。同时,还应鼓励病人自立,对过度安于"病人角色"者,社区护士要启发其对生活与工作的兴趣,逐渐放松保护,使病人感受到医务人员及家人对他的信任和鼓励。

2. 协助病人保持良好的自我形象　慢性病病人经常处于不舒适的状态,其穿着、饮食、活动等受到一定限制,由于疾病影响不能自我照料时,更会使病人感到失去自我而自卑。社区护士应尊重病人,主动真诚地与病人交谈,了解他们的需求,帮助病人改善自我形象。如协助病人保持整洁的外表,适当照顾病人原来的生活习惯和爱好,使病人身心得到一定的满足,从而使病人获得某种自尊和自信。

3. 尊重病人的选择　慢性病病人在患病过程中,总会面临各种问题和困境,在不断应对各种压力因素的活动中,每个人都有自己的经验和教训。当病人再次面临疾病所带来的压力时,他们仍然会针对自己的身心状态和环境条件作出选择。社区护士有责任评估病人采取措施的有效性,并尊重病人的选择。还应帮助病人认识到人生中的压力是不可避免的,促使病人坚定而自信地采取行动,在成功地应对压力的过程中积累经验,进而增强自身的压力管理能力。

4. 指导病人采用积极的应对方式　病人所采取的措施有积极和消极两种,乐观、积极面对、寻求支持、依赖自我等都是积极的应对方式,而逃避、听天由命、掩饰等都是消极的应对方式。研究表明,积极的应对方式更有利于身心健康。因此,社区护士应指导和帮助病人充分认识自身的状况,提供治疗、护理、疾病预后等方面的相关信息,增强病人的自我控制感。同时,帮助病人保持乐观的心态,采取积极的应对方式,以获得更大的应对有效性。

阅读笔记

第五节　双向转诊与分级诊疗

一、双向转诊

双向转诊(two-way referral system)是根据病情和人群健康的需要而进行的上下级医院间、专科医院间或综合医院与专科医院间的转院诊治过程。双向转诊分为纵向转诊(vertical referral system)和横向转诊(horizontal referral system)。通常指的双向转诊是社区卫生服务双向转诊,是纵向转诊形式。它是指下级医院对于超出其诊治范围的病人或在本院诊治、治疗有困难的病人转至上级医院就医,而上级医院对病情得到控制的、情况相对稳定的病人转至下级医院继续治疗。

(一) 双向转诊的目的与意义

双向转诊是我国于20世纪90年代末期推出的一项政策,是要求社区卫生服务机构与当地的三级或二级医院签订协议,辖区的疑难病、急危重症病人转诊到协议医院,而协议医院要将出院需要继续诊治和护理的病人转交给社区卫生服务中心,从而使医疗资料供医院和社区互用,以此达到对病人的连续诊治,促进卫生资源的合理使用,减少医疗费用的支出,减轻国家、家庭和个人的经济负担的目的。

有效开展双向转诊,实现了小病进社区和大病进医院的格局,对于提高现有医疗资源的有效利用、提高卫生服务的社会效益、控制日益增长的卫生费用、解决目前老百姓"看病难、看病贵"等问题具有积极的意义。具体表现在:优化卫生资源,促进病人合理分流;降低医疗费用,节约医保资金,减轻病人负担;使社区卫生服务工作的特点适应人口老龄化和疾病谱的改变;使各级医疗机构职能分明,各司其职;加强各级医疗机构间的协作和优势互补,促进其业务发展;有效利用专科、全科两种资源。

(二) 双向转诊的条件与流程

1. 双向转诊的条件

(1) 向上级医院转诊的条件:社区卫生服务中心对以下情况的病人向上级医院转诊。条件包括:不能确诊的疑难复杂病例;重大伤亡事件中处理能力受限的病例;有手术指征的危重病人;因技术、设备条件限制不能诊断、治疗的病例;由上级支援医院与受援社区卫生服务中心共同商定的其他转诊病人。

(2) 向社区卫生服务中心转诊的条件:上级医院对以下情况的病人向社区卫生服务中心转诊。条件包括:①急性期治疗后病情稳定,具有出院指征,需要继续康复治疗的病例,例如脑血管意外、冠心病、糖尿病、骨科及神经外科术后康复等病人。②诊断明确且需长期治疗的慢性病病例、老年需要护理病例、需建立家庭病床的病例、由上级支援医院与受援社区卫生服务中心共同商定的其他转诊病人。

2. 双向转诊的流程　社区向上级医院转诊是在病人自愿的前提下,优先转向对口支援(签订双向转诊协议)的大医院。具体转诊时,应视病人的不同病情做一般转诊和住院转诊。一般转诊是指社区转入大医院门诊就诊,住院转诊是指直接进入大医院住院治疗。上级医院向社区卫生服务中心转诊也是优先向签署协议的社区转送病人,主要是出院后继续治疗和护理的信息交换。双向转诊的流程分为上转流程和下转流程两种。

(1) 向上级医院转诊的流程是:①与上级双转医院双向转诊办公室联系;②提供转诊病人的情况;③告诉病人要转诊的医院和要转诊的科室甚至医生;④病人同意转诊后,由有关人员或者社区医生亲自护送到上级转诊医院。

(2) 向社区卫生服务中心的转诊流程是:①与社区卫生服务中心联系;②提供转诊病人的

阅读笔记

住院情况；③告诉病人要转诊的社区机构和医生；④病人同意转诊后，由有关人员或者医院医护人员亲自护送到下级转诊的社区机构。

（三）双向转诊存在的问题和对策

我国的双向转诊制度，各地都在积极探索中，尚处于起步阶段，相应的医疗体制、医疗政策改革及社区居民意识改变、社区职能转化等都有待于逐步建立和完善。由于我国卫生体制和卫生资源等问题，国家没有做硬性要求，因此各地的实际执行情况并不乐观，尚存在很多问题需要解决。

1. 目前双向转诊存在的问题和原因

（1）双向转诊的作用不明显，出现"转上不转下"的现象：从目前已开展双向转诊的情况看，下级医院转入上级医院的病人较多，而上级医院转至下级医院的较少，没有形成顺畅的双向转诊的通道，双向转诊作用不明显。这主要是医院之间经济利益关系还没有完全理顺；医务人员及居民对双向转诊制度认知度不足，观念落后；社区卫生服务模式未被重视，对现有的社区医疗机构的医疗条件及医务人员的业务水平不信任等原因造成的。

（2）医疗机构定位不准确，特色不明显：三级医院凭借其实力与社区医院竞争，很多专家忙于一些常见病的诊治，不仅造成了资源的浪费，还造成了服务态度和水平的下降。社区卫生服务机构提供的医疗服务基本上与传统的医院一致，即医务人员被动等待病人上门，服务种类基本上以医疗为主，康复和保健服务很少。

（3）缺乏规范化的转诊流程和统一的标准及制度和监督机制，一体化程度低：目前社区医疗机构的发展水平参差不齐，没有形成统一的转诊程序和标准，没有一定效力的行业标准限制和有效的考核及评价机制，仅仅让病人和医务人员自由选择，双方很难做出完全理性的选择。社区卫生机构的自身能力，也制约着双向转诊制。目前城市中的社区诊所或医院，普遍存在医生水平不高、卫生环境差、设备落后等问题。许多人因此担心在社区医院"首诊"是否会误诊。

（4）医疗保险对社区医疗的支持不足：社区卫生机构的生存环境，是双向转诊制的障碍。医疗保险定点多集中在三级和二级医院，对社区医疗机构支持不足。此外，目前的双向转诊仅在医疗技术的支持与合作、病员的交流与互动上有明确和详细的安排，而在诸如医保衔接通用、化验单检查互认、医疗收入分配等关键问题上都存在许多问题。

2. 实施双向转诊的对策

（1）改革医疗及保险政策，确保双向转诊真正有效实施：双向转诊政策的关键是医疗保险，通过医疗保险政策确定社区卫生服务中心为"守门机构"，同时给"守门机构"六大政策：①首诊政策；②扩大"守门机构"的医疗保险覆盖面；③提高"守门机构"医疗保险的给付比例；④完善"守门机构"相关服务项目：将服务项目如家庭保健合同、家庭病床等纳入医疗保险；⑤实行收支两条线；⑥改革考核评价体系：建立基本医疗和预防保健量化考核体系，以考核情况作为向社区下拨经费的依据。

（2）制定和完善双向转诊相关制度，让医院和社区实现双赢：转变综合性医院领导的意识，促进综合性医院主动与社区卫生服务机构建立双向转诊关系。同时，卫生行政部门应牵头建立双向转诊制度。转诊双方加强业务往来，综合性医院方面，医护人员定期到社区，协助社区处理疑难杂症，免费进行健康教育、保健咨询、义务培训社区医护人员。社区医护人员定期去综合性医院进修、学习。建立较好的信息交流平台，使综合性医院能及时从社区健康档案中了解转入病人的有关健康信息，而社区医护人员则能从网络信息交流平台中及时了解综合性医院的基本情况和转出病人的诊治过程、康复计划等。

（3）明确流程和考核标准，确保双向转诊制度有序实施：双向转诊制度的评价指标应分为医院评价指标和社区评价指标，由卫生行政部门根据实际情况，制定相关的考核指标，对医院和社区卫生服务机构进行双向考核。

阅读笔记

（4）提高社区功能和服务水平，合理进行区域卫生规划：健全社区卫生服务网络布局，增强服务的可及性。加大政府对社区卫生服务机构人力、物力和财力上的投入力度，加强社区卫生服务机构标准化建设，优化就诊流程，改善服务环境。完善社区卫生服务模式，完善家庭病床制度，建立家庭档案，开展临终关怀，提供健康咨询，开展健康教育等众多人性化的服务方式。全面推行社区责任医生和责任护士制度，强化综合服务、连续服务、上门服务，不断提高社区卫生服务人员的业务素质、诊疗水平和服务质量。加强对社区服务机构的业务指导和技术力量支持。

（5）加大宣传力度，引导社区居民树立正确的医疗消费理念：各社区卫生服务机构，要通过义诊、健康教育、咨询、讲座、健康检查、上门服务等形式大力宣传社区卫生服务。通过广泛的宣传，政策引导和优质服务，引导社区居民树立科学的就医观念。

（6）加快信息化管理，加速双向转诊的实施：要实现双向转诊的关键之一就是信息共享与沟通，这有赖于信息化建设。国际上针对医学信息共享制定了一套标准，这套标准可以支持不同地区不同的管理方法。目前国内很多地区都在尝试，但还不成熟，就是在国外，还没有见到非常成功的、大规模的、使用效果非常好的这种系统。但信息化建设是趋势，双向转诊也会得到快速发展。

二、分级诊疗

针对双向转诊存在的问题，近年来，国家推出了分级诊疗制度，即构建层级分明、分工合理的诊疗体系。这一概念最早由世界卫生组织（WHO）提出，建议按照疾病危重程度和复杂性将诊疗服务分为三级，三级服务主要针对疑难杂症和急危重症病人，二级服务针对一般性复杂疾病和常见多发病诊治，一级服务由基层医疗机构提供，主要包括常见病、多发病诊治，慢性病管理及恢复期康复治疗等。三级服务体系相互配合，为病人提供连续、有序的诊疗服务。

（一）分级诊疗的目的与意义

分级诊疗是国际上先进、成熟的就医模式。2006年我国政府在加强社区医疗的政策中首次勾勒了分级诊疗制度内涵，试图通过发展城市地区社区医疗，发挥社区在疾病诊治过程中的核心地位，将常见病、多发病稳定在社区接受治疗，调整医疗服务体系布局，加强医院和基层机构协作，引导病人有序就诊。2014年政府工作报告将分级诊疗制度作为深化医改的核心战略提出，通过调整资源布局，加强基层建设和机制建设，引导病人在基层机构首诊，并通过基层机构与医院的对接合作，建立有序、顺畅的转诊体系。国家政策的出台，有力地推动了基层医疗的发展。

建立完善的分级诊疗体系有利于促进优质医疗服务资源向医疗服务领域中的"三基（基层、基础、基本）"环节的配置，促进城乡基层医疗机构基础建设与基本能力的提升，推动以全科医生培养与专科医师制度为基本构成的医疗服务人才队伍建设，为有效缓解群众"看病难、看病贵"的问题奠定坚实基础，最终实现方便群众就医和减轻其医药费用负担的目的。

（二）分级诊疗的目标任务

分级诊疗的时间表是：到2017年，分级诊疗政策体系逐步完善，医疗卫生机构分工协作机制基本形成，优质医疗资源有序有效下沉，以全科医生为重点的基层医疗卫生人才队伍建设得到加强，医疗资源利用效率和整体效益进一步提高，基层医疗卫生机构诊疗量占总诊疗量比例明显提升，就医秩序更加合理规范。到2020年，分级诊疗服务能力全面提升，保障机制逐步健全，布局合理、规模适当、层级优化、职责明晰、功能完善、富有效率的医疗服务体系基本构建，基层首诊、双向转诊、急慢分治、上下联动的分级诊疗模式逐步形成，基本建立符合国情的分级诊疗制度。

分级诊疗的最终目标是建立"基层首诊、双向转诊、急慢分治、上下联动"的制度。①基层

阅读笔记

首诊:是坚持群众自愿、政策引导,鼓励并逐步规范常见病、多发病病人首先到基层医疗卫生机构就诊,对于超出基层医疗卫生机构功能定位和服务能力的疾病,由基层医疗卫生机构为病人提供转诊服务。②双向转诊:是坚持科学就医、方便群众、提高效率,完善双向转诊程序,建立健全转诊指导目录,重点畅通慢性期、恢复期病人向下转诊渠道,逐步实现不同级别、不同类别医疗机构之间的有序转诊。③急慢分治:是明确和落实各级各类医疗机构急慢性病诊疗服务功能,完善治疗、康复和长期护理服务链,为病人提供科学、适宜、连续性的诊疗服务。急危重症病人可以直接到二级以上医院就诊。④上下联动:是引导不同级别、不同类别医疗机构建立目标明确、权责清晰的分工协作机制,以促进优质医疗资源下沉为重点,推动医疗资源合理配置和纵向流动。

(三) 实施分级诊疗的难点问题及政策建议

1. 分级诊疗工作的难点问题

建立分级诊疗制度面临诸多问题,包括定价、医保等政策不配套,大医院分级诊疗动力不足,基层机构能力较差,病人不信任等。但这些问题都是表象问题,深层次的问题主要包括以下四个方面。一是由于财政投入少、医疗服务定价不合理和医保支付制度不完善,公立医院缺乏有效的补偿机制,长期以来采用了以规模求效益、求发展的战略,单体规模大的医院在分级诊疗体系建设中难以“调转船头”。二是大医院不仅在规模上无序扩张,而且产生了对资源、人才和病人的“虹吸现象”,在资源配置上形成了“倒三角形”的格局,在服务提供上形成了与基层医疗机构的不公平竞争,这对分级诊疗体系建设形成阻力。三是长期以来,对基层首诊、双向转诊的制度建设未给予足够的重视,在分配、激励、病例管理和诊疗技术管理上没有把基层医疗机构和大医院在提供服务方面整合思考,对病人也缺乏正确的引导。四是多数医生和病人对于分级诊疗制度内涵的认识不足,缺乏落实社区首诊和有序转诊的主动性,给制度落实造成人为阻力。

2. 实施分级诊疗的政策建议

(1) 增强病人教育,转变就医理念:政府各相关部门要大力推动公民健康教育,通过大众媒体对政策宣传和解读,使社会了解社区首诊、有序转诊对维护健康,降低疾病经济负担的重要性。转变群众传统的就医理念,引导病人自觉下沉就医。

(2) 加强人才培养,提升基层能力:通过基层在岗医师转岗培训、全科医生定向培养、提升基层在岗医师学历层次等方式,多渠道培养全科医生。并加强全科医生规范化培养基地建设和管理,规范培养内容和方法,提高全科医生的基本医疗和公共卫生服务能力,发挥全科医生的居民健康“守门人”作用。建立全科医生激励机制,在绩效工资分配、岗位设置、教育培训等方面向全科医生倾斜。加强康复治疗师、护理人员等专业人员培养,满足人民群众多层次、多样化健康服务需求。

(3) 控制医院规模,明确功能定位:政府相关部门需要据此优化医疗资源结构和布局,控制医院规模,明确各级各类医疗机构功能定位,弱化大型医院普通门诊,强化其急诊和专科门诊服务。同时,要完善不同层级、不同类别医疗机构之间的分工协作机制和利益共享机制。

(4) 整合信息系统,提供有力支撑:对各级医院和基层医疗机构病人信息系统整合,建立区域性医疗卫生信息平台,为分级诊疗体系运转提供强有力的支撑。首先,可通过促进区域医疗信息化平台建设,实现医疗机构、检验机构、疾病控制机构和医保经办机构间的信息共享,借助信息平台,共享专科医师资源和检查资源,提高服务的协调性和连续性。其次,提升远程医疗服务能力,鼓励二、三级医院向基层医疗卫生机构提供远程会诊、远程病理诊断、远程影像诊断、远程心电图诊断、远程培训等服务,利用信息化手段促进医疗资源纵向流动,提高优质医疗资源可及性和医疗服务整体效率,促进跨地域、跨机构就诊信息共享。

阅读笔记

(5) 健全保障机制,促进分级诊疗:①完善医疗资源合理配置机制:制定不同级别、不同类别医疗机构服务能力标准,通过行政管理、财政投入、绩效考核、医保支付等激励约束措施,引导各级各类医疗机构落实功能定位。②推进医保支付制度改革:按照分级诊疗工作要求,及时调整完善医保政策。发挥各类医疗保险对医疗服务供需双方的引导作用和对医疗费用的控制作用。③健全医疗服务价格形成机制:合理制定和调整医疗服务价格,对医疗机构落实功能定位、病人合理选择就医机构形成有效的激励引导。根据价格总体水平调控情况,按照总量控制、结构调整、有升有降、逐步到位的原则,在降低药品和医用耗材费用、大型医用设备检查治疗价格的基础上,提高体现医务人员技术劳务价值的项目价格。理顺医疗服务比价关系,建立医疗服务价格动态调整机制。④构建医疗卫生机构分工协作机制:以提升基层医疗卫生服务能力为导向,以业务、技术、管理、资产等为纽带,探索建立包括医疗联合体、对口支援在内的多种分工协作模式,完善管理运行机制。

第六节 社区临终护理

生与死是生命发展的自然规律,死亡是人生命过程的最后阶段。生命的临终阶段同生命的其他阶段一样需要细心呵护。国内外研究表明,大多数临终病人希望在家中度过生命的最后阶段,因此社区护士系统了解和掌握临终病人的生理、心理反应,向其提供科学、适当的护理服务,可提高临终病人的生命质量,维护其生命尊严;同时为临终病人家属提供必要的支持和帮助,使其身心得到保护,和家人一起安详地走完人生的最后历程。

一、社区临终护理概述

临终关怀服务是新型的医疗卫生服务项目,是以生物-心理-社会医学模式为指导的,为临终病人及家属提供的全面照护,涉及医学、护理学、心理学、社会学、宗教学等多学科多领域的基本理论和实践技术,目的是提高临终病人的生活质量,保障临终病人家属的身心健康。

(一)临终关怀的概念

临终关怀一词译自英文 hospice care,其英文同义词是 palliative care。目前我国香港地区将其译为"善终服务",台湾地区译为"安宁照顾",也有学者将其译为舒缓疗护。临终关怀(hospice care)是 20 世纪 60 年代发展起来的一种新兴医疗保健服务项目,指由医生、护士、心理学工作者、社会工作者、宗教人员和志愿者等多学科专业人员组成的团队提供的对临终病人及家属的全面照护,宗旨是提高临终病人的生命质量,使其能够舒适、安详、无痛苦和有尊严地走完人生的最后旅程,为人生画上完美的句号;同时使临终病人家属的身心健康得到保护和增强。临终关怀学与医学、护理学、心理学、社会学、伦理学、宗教学和管理学、经济学等学科均有密切联系,并形成紧密的交叉关系。临终关怀的分支学科有"临终医学"、"临终护理学"、"临终心理学"、"临终社会学"、"临终关怀管理学"等。

临终关怀的服务对象既包括临终病人也包括临终病人家属。临终病人的确定,采用国际上通用的生命预期不超过 6 个月为标准。临终关怀服务内容包括医疗、护理、心理咨询与辅导、健康教育、死亡教育、精神和社会支持、居丧照护等多学科和多领域的综合性服务,是医疗保健服务高度专业化和全科化的统一,其服务范围通常包括疼痛和其他症状的控制、心理和精神关怀、社会支持、居丧照护等 4 个方面。临终关怀的服务机构最常见的有三种形式,即独立临终关怀机构、隶属医院或其他医疗保健机构的临终关怀病房或单元以及家庭临终关怀机构等。

(二)社区临终护理的涵义

社区临终护理(community nursing of hospice care)是一种组织化护理方案,注重团队精神照顾,为社区临终病人及其家属提供缓和性和支持性的全面照顾。社区临终护理具有三个层面的含义:其一采用姑息护理、心理护理及社会支持等理论和技术为临终病人提供全面照护。其

阅读笔记

二以社区护士为主体,医生、家属及亲友和社会工作者为成员的团队向临终病人提供全方位服务。其三向临终病人提供心理精神、社会关系方面的支持和临床症状控制。在实施护理服务过程中将临终病人及家属视为统一的护理整体,对家属同样给予专门照顾。临终护理追求接受死亡和提高临终阶段的生命质量,使病人的死亡过程呈现健康状态。

（三）社区临终护理内容与原则

1. 社区临终护理的内容　社区临终护理主要包括以下5方面内容:①帮助临终病人及家属了解生命和死亡的意义,接受濒死和死亡现实;②减轻或消除临终病人的生理和心理痛苦,缓解濒死前的紧张和压力;③支持和促进临终病人维持正常生活形态,保持原有生活习惯;④尊重临终病人尊严,维护其权利,满足其精神心理方面的需求;⑤协助临终病人修复和重建以家庭为核心的人际关系和社会支持系统,享受人生最后的亲情。现代临终关怀运动的创始人桑德斯博士将临终护理的核心服务内容归结为:消除内心冲突、重建人际关系、实现特殊心愿、安排未竟事业、向亲属和朋友道别等5方面。

2. 临终护理的原则　社区开展临终护理应遵循以下原则。

（1）适应性原则:改革开放以来,虽然我国在政治、经济、文化、和社会发展等方面有了显著的发展和进步,但是我国目前仍然是一个发展中国家,社会经济发展不均衡,人均收入不高。虽然临终护理是临终关怀目标的具体体现,但在我国发展临终护理服务应与所在地区的实际发展状况相符合,不可盲目照搬发达国家和地区的临终护理模式,坚持发展适合我国国情,具有中国特色的临终护理模式的原则。

（2）适度性原则:临终护理采用医学、心理和社会支持为主的全面照护和适度治疗的原则。临终护理不主张为了延长临终病人的生命过程,大量采用昂贵的特殊治疗,而是以解除病人的躯体和心理痛苦的姑息性治疗为主。

（3）整体性原则:临终护理是针对临终病人及家属的全方位服务,既为临终病人及其家属提供护理服务,病人去世后还向家属提供居丧照护服务。

（4）人道主义原则:在对临终病人实施护理服务时,社区护士关心、理解和帮助临终病人,维护其权利和尊严;同时向临终病人及家属提供精神心理和社会支持等方面的慰藉和帮助。

（四）社区临终护理服务模式

临终关怀服务的"多学科 - 整体性 - 姑息照护模式"同样适用于社区临终护理服务。在社区,护士除了向临终病人提供缓解疼痛和其他症状的舒适性照顾外,还向其提供心理支持和改善人际关系等社会学、心理学领域的帮助,以及向临终病人家属提供忧伤辅导等居丧照护领域的服务,以维护临终病人的生命尊严,提高其临终阶段的生命质量,同时也为临终病人家属提供心理精神支持。

二、社区临终病人症状管理原则

临终症状控制(symptom control)是临终病人在生命终末期出现的生理不适症状。临终护理服务的基本内容,不仅涉及医学问题,还涉及临终病人的基本需求、临终病人的权利和尊严、临终病人家属在相关医疗决定中的角色和作用以及社会卫生资源的公正分配等社会和伦理道德问题。因此在对临终病人进行护理时应遵循临终症状控制原则。

（一）医学和方法论原则

1. 姑息性原则　以"姑息性服务"为基本治疗原则,以提高临终病人舒适度为基本任务,尽量避免因实施诊断或治疗等不必要的复杂措施而增加临终病人的痛苦。

2. 客观原则　社区护士要重视临终病人的主诉,在收集其资料时,护士应尽量避免主观的判断。

阅读笔记
3. 整体论原则　用"整体论"的方法分析和处理临终病人的各种症状,即在对临终病人实施护理服务时,应充分考虑病人的心理精神状态和社会功能与社会适应状况,从生理、心理、社会等方面对病人实施全面照顾。

4. 调整原则 临终病人的病情会随着时间的推移不断恶化,症状护理的措施和方法须根据病情变化及时调整。

5. 清醒原则 清醒原则指对病人进行临终护理时应尽可能保持临终病人的意识处于清醒状态。

(二) 生命伦理原则

1. 统一原则 坚持"生命神圣论"、"生命质量论"与"生命价值论"相统一的生命伦理原则,尊重临终病人的生命和生活,把提高临终病人的生存质量作为临终症状控制的基本宗旨。

2. 权利原则 尊重临终病人的自主能力,尊重临终病人及家属的权利,坚持"知情同意"的原则,各种医疗护理决定,均须有临终病人及家属的参与。当临终病人与家属对治疗和护理的意见不一致时,应坚持临终病人权利第一的原则。

3. 公平原则 坚持社会卫生资源公正分配原则,在努力满足临终病人舒适的基本需求前提下,注意节约卫生资源,不应把临终护理服务作为营利的手段。

(三) 症状护理原则

1. 质量原则 对每一个临终病人实施临终关怀服务时,要有明确的团队负责人以确保病人的症状得到很好的处理。

2. 舒适原则 在对临终病人的临床症状采取措施前,必须进行科学准确的评估,在此基础上制定科学的护理方案,力求使临终病人在护理过程中承受最少的痛苦和损伤,获得最大程度的舒适。

3. 个体化原则 护理方案采用与临终病人当时身体精神状况相适应的护理原则,并根据病人的病情及时调整护理方案。

4. 同意原则 社区护士应经常与临终病人及家属讨论护理方案,并随时听取病人及家属对治疗方案的感受和意见。

5. 告知原则 告知原则主要是指社区护士应随时将病人的状况和可能出现的症状及时告知病人和家属。

三、社区临终病人护理

社区护士在社区所从事的临终关怀工作主要包括临终病人的疼痛护理、症状护理、心理护理、居丧照护等临终关怀核心服务内容。

疼痛护理

疼痛是临终病人的常见症状,是最痛苦的感受和体验。疼痛会给临终病人带来生理、心理精神、社会关系等诸多方面的损害,能否有效地控制临疼痛症状直接关系到临终病人的生命质量,同时也对临终病人家属的身心有重要影响。为了科学准确地理解临终病人的痛苦,桑德斯博士提出了"整体疼痛"(total pain)概念。整体疼痛是多种身体疼痛(骨浸润痛、便秘、呼吸困难等)、心理疼痛(对死亡的恐惧等)、社会疼痛(离婚、亲人去世、失业等)、灵魂疼痛(自责)和经济疼痛(如谁来养活我的家庭,谁来偿还债务)等综合作用的结果。因此,缓解病人的疼痛和痛苦应采取综合措施。

1. 疼痛健康教育 社区护士对临终病人进行与疼痛相关的健康教育有:①在评估前向临终病人及家属提供通俗易懂的量表,并进行简单培训,使其了解为什么要测量疼痛、如何测量、如何使用合适的测量工具。②帮助临终病人了解止痛药物的疗效、服用方法和副作用等;使临终病人了解疼痛的危害。③告诉临终病人缓解疼痛是临终关怀最重要的工作,他可以随时向医生、护士求助,以便找到合适的止痛药用量。④帮助临终病人消除对耐药和成瘾的顾虑。

阅读笔记

2. 心理护理　社区护士在对临终病人进行心理护理时应着重做好以下两方面工作：①了解并相信临终病人提供的信息。临终病人往往对疼痛的恐惧超过对死亡的恐惧，疼痛恐惧以及相伴的抑郁症状会使临终病人痛阈下降，对轻微疼痛都会感到难以忍受，恐惧和抑郁情绪会加重疼痛感受，因此需要社区护士适时开展心理护理，帮助其摆脱恐惧并有效配合治疗。鼓励临终病人说出自己的痛苦，及时准确了解病人疼痛特征、部位、诱发因素等信息，以便采取有效措施减轻痛苦。②采用科学有效的心理护理方法。一般采用认知 - 行为疗法，如疼痛加剧时指导病人在进行缓慢的深呼吸、全身肌肉放松时聆听相关音乐，采取暗示疗法、鼓励病人共同讨论其感兴趣的问题分散其注意力，转换思维方式淡化临终病人角色认知。

3. 营养支持　疼痛会严重影响临终病人的消化吸收功能，使其对营养素的利用率降低，因此在护理过程中应注意评估临终病人是否有食欲减退、厌食、摄入量不足、体重减轻、活动时心率增快、血清蛋白降低、水及电解质代谢失调等症状。社区护士应重视导致临终病人营养状态下降的相关因素，增加营养摄取适应机体新陈代谢需要，还应协助营养师改进临终病人饮食结构刺激其食欲，增加蛋白质摄取量，允许病人按照个人嗜好选择食物，鼓励家属制作病人喜爱的餐食。临终病人服用吗啡类止痛药物后，在最初几天易引起恶心、呕吐等症状，社区护士应协助病人少量多次进食碎冰或清凉饮料或气味较小的冷食、饭后 2 小时避免平卧位以缓解恶心呕吐症状，必要时协助其服用止吐类药物。

4. 睡眠评估　由于疼痛及镇痛药的副作用会干扰临终病人的正常睡眠。社区护士及临终病人家属应注意评估病人的面部表情、眼圈是否发黑、眼睑是否下垂、是否经常打呵欠或变换体位，有无难以入睡和难以维持正常睡眠状态（常醒或早醒、昼夜颠倒的睡眠情况）等问题。适当增加病人白天的活动量，消除致痛因素，必要时加大镇痛药剂量以保证病人的睡眠。

5. 止痛效果观察

（1）用药效果观察：在临终病人疼痛管理过程中，社区护士的作用是协助医生缓解病人疼痛症状，观察和记录疼痛治疗效果。社区护士应在用药 24 小时内对病人进行多批次个性化疼痛评估并记录止痛效果，及时与医生讨论止痛效果。为了准确及时了解止痛效果，社区护士应指导临终病人家属或陪护者学会记录和评估病人疼痛状况，由社区护士汇总后通知医生。以保证临终病人的疼痛程度维持在满意水平。

（2）药物副作用观察：辅助镇痛药常见的副作用有：肾功能不全、肝脏损伤、出血、消化道溃疡等。阿片类止痛药最常见的副作用是恶心、呕吐、便秘和尿潴留，上述症状都可以通过对症处理得到缓解。阿片类药物的另一副作用是呼吸抑制，临终病人服用阿片类止痛药后，意识清醒时或有痛感时不会引起呼吸抑制。当痛感消失或增加阿片类药物用量时通常会出现嗜睡，逐渐发展到意识模糊或昏迷。呼吸抑制出现的时间与阿片类药物的剂型有关，如吗啡静脉给药 5~10 分钟后、肌内或皮下给药 30~90 分钟后、服用盐酸吗啡粉及盐酸吗啡片 15 分钟后均可引起呼吸抑制，当血药浓度达到高峰时可能还会引起强烈的呼吸抑制，时间可长达 4 小时。

由于多数病人意识状态改变出现在呼吸抑制症状前，因此护士或临终病人家属监测病人的意识状态是预防呼吸抑制的关键。使用临终病人意识评估表，定时评估和记录病人意识变化，有助于早期发现呼吸抑制。临终病人意识状态变化评估分为 0~5 分，0 分：完全清醒；1 分：轻微改变：易睡、易唤醒；2 分：中度改变：常睡、易唤醒；3 分：重度改变：嗜睡、不易唤醒；4 分：难以唤醒；5 分：昏迷。当护士发现病人的意识状态评分在 3 分及以上，或出现瞳孔缩小、呼吸次数小于 10 次 / 分、血氧饱和度降低时，需及时与医生联系停止用药。

四、临终心理关怀

临终心理关怀（psychological aspects of hospice care）是临终关怀工作的核心部分，指临终关怀团队成员运用心理学理论和技术，为临终病人提供精神心理方面支持，使其在生命终末阶

阅读笔记

段最大程度地接受死亡现实,平静走完人生,同时使临终病人家属提升心理健康水平的护理过程。临终心理关怀的主体是护士,临终心理关怀的对象是临终病人和家属。不论临终病人还是家属其心理发展不是完全独立过程,是人体心理发展总过程的一个特殊阶段。

（一）临终病人心理特征

临终病人面对死亡的心理反应非常复杂,从 20 世纪 60 年代末开始不同学科领域的学者进行了许多富有成果的研究,具有代表性是临终心理学创始人库伯·罗斯(Kübler Ross)提出的临终病人心理发展理论和帕蒂森(Pattison)的临终病人心理过程理论。

1. 临终病人心理发展理论　1969 美国临床心理学家库伯·罗斯出版了《论死亡和濒死》(On Death and Dying),库伯·罗斯通过对 200 名临终病人进行深入系统访谈以及细致观察,总结出临终病人心理发展规律。库伯·罗斯还系统研究了医护人员对临终病人的态度,以及态度对临终病人的影响等。1975 年库伯·罗斯又出版了具有重要影响的临终心理专著《死亡:成长的最后阶段》(Death:The Final Stage of Growth),提出了濒死和死亡的 5 个心理阶段,即当个体得知自己患有不治之症或疾病已经发展到晚期,没有治愈希望面临死亡时,其心理发展大致经历否认(震惊)(denial/shock)、愤怒(焦虑)(anger/emotion)、讨价还价/协议(bargaining)、抑郁(preparatory depression)和接纳(acceptance)5 个阶段。这 5 个阶段虽然被认为是临终病人心理发展的疾病模式,但在实践中有些学者对该模式提出了批评和修正,认为不同性质疾病可能影响临终病人面对死亡时的情感体验,从而影响其心理反应的临床表现。由于临终病人的文化背景、社会地位、人生观(尤其是生死观)及年龄、性格、所患疾病种类、病程长短等方面的不同,其心理发展和行为反应的个体差异很大,并不是所有临终病人的心理发展都呈现为上述 5 个发展阶段。即便某些临终病人的 5 个发展阶段都存在,但其表现顺序也不尽相同,甚至有些临终病人的心理发展往往会停留在某一阶段直至生命终点。

2. 临终心理发展过程理论　帕蒂森的临终病人心理发展过程的理论是在威斯曼(Weisman,1974)的临终病人心理发展三阶段模式的基础上提出的。威斯曼的临终病人心理发展三阶段模式是在慢性生存至濒死期后还有一个“末期”(即临终期,terminal phase)被称为“死亡抛物线(death trajectory)”,此时的临终病人已经准备好如何面对死亡。

（1）急性危机期(acute crisis phase):此阶段的临终病人已经觉察到自己将面临死亡,其心理反应以焦虑为主,并且其焦虑水平将在这一期内达到峰值。临终病人的焦虑具体有以下五个特征:①情境压力和危机无法解决;②所遇到的问题超越了个人的承受能力;③死亡威胁着自我实现的目标;④危机的发展随着心理防御机制的形成出现先上升后下降的趋势;⑤危机引发了未解决的其他心理冲突具有复合性。

（2）慢性生存至濒死期(chronic living-dying phase):该期是从临终病人意识到即将到来的死亡威胁直至死亡发生的心理阶段。此时临终病人的焦虑水平开始逐渐降低并学会如何面对恐惧,慢慢接受濒死的事实。

（二）临终病人心理护理策略

开展临终病人心理护理的目的在于使临终病人实现平静的基础上有效控制焦虑和抑郁症状,促进临终病人心理成长。

1. 发展姑息性临终心理关怀模式　临终关怀的服务内容是为临终病人及其家属提供高质量的姑息性照护,必须发展一种姑息性临终心理关怀模式,尽最大努力帮助临终病人从疼痛和不适症状中解脱自己,从心理和精神的不安与痛苦中解脱自己,以实现生命发展最后阶段的“健康成长”。

2. 具有“初学者头脑”　社区护士为临终病人提供心理护理服务时没有任何偏见。临终病人和家属都是护士值得关心和爱护的人。

3. 做到“四多”和“四少”　即①多“促进”(facilitating),少治疗(treatment & curing);②多

"倾听"(listening),少解决问题(problem solving);③多"理解"(understanding),少"诊断"和"判断"(diagnosis & judging);④多"同理心"(empathy),少"同情心"(sympathy)。

（三）临终病人心理护理方法

1. 面对死亡陪伴旅行　"陪伴人生最后阶段的旅程"是现代临终心理护理的基本方法之一。这里蕴涵着一个人在濒临死亡之际所需要的人与人之间的坦率与信任。此时社区护士应尽量陪护在临终病人身边倾听其诉说,与其共同体验生命和死亡的意义。

2. 促进渡过危机　危机对于晚期按病人和家属具有双重含义即面对的危险和战胜危险的机遇。"危险"和"机遇"二者结合而成"危机"。危机代表了环境对个体自我结构的威胁,迫使其必须做出选择:或是尽力保持自我的原状态,或将危机作为发展自我的机会。临终病人和家属所有的危机都涉及痛苦与焦虑。临终病人存在着潜意识水平(level of the shadow)、自我水平(level of ego)和超验水平(level of the transcendent being)等三种不同水平的痛苦与焦虑。

临终心理护理需要从不同层次提供关怀与帮助,促进临终者面对危机,发展自我和超越自我。临终心理护理是发展一种真正的人际关系。社区护士应学会如何平等坦率地同临终病人及家属发展人际关系,帮助病人和家属超越现有意识水平,最终达到促进心理发展的目的。

五、居丧照护

居丧照护(Bereavement care)是社区护士帮助丧亲者顺利渡过悲伤阶段,恢复日常生活的过程,是在临终病人去世前后向临终病人家属提供的一种社会支持,时间周期一般为临终病人去世后一年内。亲人特别是自己心爱的人去世导致的悲伤,是人类经历的痛苦经验中最强烈的一种,因此居丧照护服务在临终护理服务中尤为重要。

（一）悲伤的概念

悲伤(grief)是由于失去亲人或对自己非常重要的人所造成的"自我"丧失,而产生的心理反应。悲伤有两种经典理论,即悲伤反应四阶段论和悲伤反应七阶段论。

1. 悲伤反应四阶段论　是由心理学家派克斯(Parkes)首创,该理论认为个体悲伤过程可分成4个不同的阶段,不同阶段的转换是逐渐推进的,阶段与阶段间没有明显的界限。①麻木:丧失亲友的第一个反应是麻木和震惊,特别是突然和意料外的亲友死亡。产生麻木反应的时间可能会持续几分钟、几个小时、甚至几天。此时个体不能通过正常渠道宣泄悲伤。②渴望:麻木反应过后是个体发自内心的悲痛,常常表现为渴望见到已经逝去的人,真切地希望死去的人能够回来。居丧者虽然接受逝者已逝的事实,但仍反复回忆死者去世前发生的事情,试图找出并纠正错误使死者重生。有时甚至会强烈感觉到死者的存在,认为看到死者或听到死者的声音。③颓丧:悲痛程度随着时间的推移渐渐消减,与此同时居丧者会变得颓丧,感到人生空虚没有意义,表现出对周围的事物没有任何兴趣。④复原:随着时间推移,悲痛逐渐被削减到可以接受的程度,居丧者开始积极探索如何面对新生活。此时居丧者会意识到只有放弃原来的"自我",放弃不现实的希望才能开始新的生活。

研究表明,居丧者经历上述4个阶段大体需要一年时间。经历过上述悲伤发展阶段的居丧者,虽然在亲友去世后很长一段时间仍然会偶然触景生情,再度思念逝者并重新出现悲伤反应,但此"悲伤"已经融进许多快乐思念,居丧者会回忆其与逝者在一起的美好时光,或回忆逝者对自己难忘的关怀和帮助,这种思念与感觉会成为居丧者新生活的一部分。

2. 悲伤发展七阶段论　罗伯特·卡文诺夫(Robert Kavanaugh)通过研究提出了人悲伤发展的7阶段理论。七个阶段分别是:震惊(shock)、解组(disorganization)、反复无常的情绪(volatile emotion)、罪恶感(guilt)、失落与寂寞(loss and loneliness)、解脱(relife)和重组(reorganization)等。

（二）正常悲伤和病态悲伤

1. 正常悲伤(normal grief)　又称"自然悲伤(natural grief)"或"非复杂悲伤(uncomplicated

阅读笔记

grief)"。美国哈佛大学医学院精神科教授沃尔登（Worden）从情感、生理、认知和行为四个方面论述了正常悲伤的一般临床表现。由于悲伤表现的个体差异很大，悲伤程度和持续时间如果在正常范围则都被视为正常悲伤。

（1）情感（feeling）：包括忧愁、愤怒、罪恶感（自我谴责）、焦虑、孤独、疲乏、无助感、怀念、解放、解脱及麻木等十二种表现。

（2）生理感觉（physical sensation）：包括胃部不适、胸部不适、喉部不适、对声音过分敏感、呼吸短促、自身解体感、乏力及口干等九项。

（3）认知（cognition）：包括无法接受死亡事实、混乱、全神贯注思念死者、强烈感觉死者的存在及幻觉等五项。

（4）行为（behavior）：包括失眠、食欲缺乏、心不在焉的行为、害怕提及死者、寻找、叹息、坐立不安、过度活动、哭泣、停留在死者常去的地方、保留死者遗物或佩戴一些物品怀念死者等。

2. 病态悲伤（unnormal grief）　在悲伤过程中由于某些因素使正常悲伤过程过度延长或无法完成会导致病态悲伤。病态悲伤会对个体的身心健康造成极大危害，会导致很多生理和心理疾患发生，严重者可导致死亡。瑞斯和路得金（Rees & Lutkins）的研究表明，丧失至亲者在第一年居丧期内的死亡率比年龄和性别相同的其他居民组高7倍。情感压力（emotional stress）除了能够降低人体对疾病的抵抗力外，还能够影响个体的生存意愿，甚至有悲观厌世的倾向。病态悲伤可大体分为以下4类。

（1）长期的悲伤（chronic grief）：指悲伤持续的时间过长，仍不能基本缓解。长期悲伤的原因主要是"分离的冲突（seperation conflict）"。

（2）延迟的悲伤（delayed grief）：延迟的悲伤又称"压抑悲伤"，指悲伤未能充分表达，而受到压抑，哀伤的情感显露较晚。

（3）过度的悲伤（exaggerated grief）：居丧者能认知其对死者去世的反应，但其反应非常强烈达到非理性程度，甚至表现为对死亡的极大恐惧。

（4）掩饰的悲伤（mask grief）：悲伤者的经验能够使其了解自己被悲伤困扰的行为和症状，但不能意识到这些行为和症状与丧失有关，而采取自我防卫方式，未能在外显行为表达其悲痛情绪，造成适应不良行为、生理疾患和精神症状。

（三）居丧照护的内容与方法

临终关怀服务中的居丧照护服务通常由护士、社会工作者和志愿者完成，从临终病人进入濒死期，即开始协助临终病人家属做好后事准备，在临终病人去世后开始协助办理丧葬事宜，并重点做好家属居丧照护服务。根据国外经验，对家属的居丧照护一般需持续一年左右。居丧照护的内容（含居丧照护方法）可分为以下5个方面：

1. 陪伴与聆听　通常悲伤者需要一位善解人意和具有同情心的"听众"，因此对社区护士而言，其重要工作是如何适时引导其说出内心的悲伤和痛苦，并用同理心耐心倾听。

2. 协助办理丧事　包括协助悲伤者筹备葬礼，筹备葬礼的目的有：①帮助悲伤者接受"死者已逝"的事实；②为悲伤者提供表达内心悲痛的机会；③向悲伤者表达关怀与爱并提供支持与帮助；④肯定死者的社会地位和影响。正是由于上述原因悲伤者通常在办理丧事过程中宣泄内心的悲痛。

3. 协助表达内心情绪　哭泣是悲伤者最普通的情感表达方式，悲伤者需要哭泣，哭泣是其纾解内心悲伤情绪的最有效方式。社区护士应协助悲伤者自由、痛快地哭出来，不刻意压抑内心的悲痛。有时社区护士还应协助悲伤者表达愤怒情绪和罪恶感，护士既要给予悲伤者表达罪恶感的机会，同时还应适时澄清悲伤者非理性的和不实际的想法。

4. 协助处理实际问题　亲人去世后丧亲者家中会出现许多实际问题需要处理，社区护士应深入了解其具体困难，提供相应的支持和帮助。同时还应帮助丧亲者适应新生活，鼓励其积

阅读笔记

极参与社交活动,重建社会支持系统。

第七节 热点问题

为了应对慢性病对人类健康、卫生保健和社会资源的严重挑战,世界各国都在积极寻求解决方案。社区慢性病管理模式和慢性病病人自我管理支持模式的探讨一直受到广泛关注。随着医疗技术的不断进步,无法挽救的生命可以通过生命支持治疗得以维持,所接受的治疗是否符合病人本人的意愿却无从得知。开展预立医疗照护计划可以了解病人将来的治疗意愿,以保障病人的自主权。

一、社区慢性病管理模式

慢性病管理(chronic disease management,CDM)是指组织与慢性病相关的医护人员,为慢性病病人提供全面、连续、主动的管理,以达到促进健康、延缓疾病进程、减少并发症、降低伤残率、延长寿命、提高生活质量并降低医药费用的一种科学管理模式。其特点是以人群为基础,以生物-心理-社会医学模式为出发点,把消除危险因素作为管理的首要任务,同时重视疾病的临床治疗、康复锻炼、并发症的预防及治疗,全面评估病人存在的健康问题,全方位、多视角为慢性病病人提供卫生服务。我国学者在慢性病管理方面做了大量的探索和研究,但至今仍未形成行之有效且普遍认可的慢性病管理模式。国外对慢性病管理模式的研究起步较早,已开发设计了多种慢性病管理模式,下面介绍慢性病保健模型(chronic care model)和慢性病创新照护框架(innovative care for chronic conditions framework),这两种模式在国外得到了较为广泛的认可和应用。

(一)慢性病保健模型

慢性病保健模型(chronic care model,CCM)是 Wagner 等人于 1998 年首次提出,2002 年进行了修订。CCM 模型包含卫生系统、服务提供系统、决策支持、临床信息系统、自我管理支持和社区资源和政策等六大基本要素,这六大要素要共同发展,提倡在病人和医师团队之间建立更高效的互动关系,最终目的是改善病人的健康结局。该模式成功的关键在于需要"知情、主动参与的病人"和"有充分准备、主动服务的团队"之间的"有效互动",通过接受适当的培训和临床健康团队的支持,很多病人能够成为疾病良好的管理者(图 6-4)。

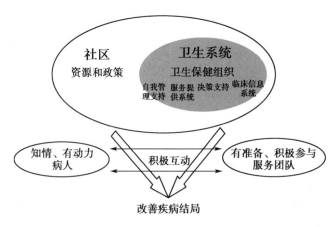

图 6-4　慢性病保健模型

阅读笔记

1. 卫生系统　良好的卫生系统旨在建立一个促进提供安全和高质量的慢性病管理服务文化体系、组织体系和运行机制体系。这一要求的实现,需要从上层领导者开始,在慢性病管理组织的各个水平上提供明确的支持,并为全面和系统的改革制定有效的策略。对服务质量上做出的改进提供激励措施,以维持持续改进的动力。建立组织内和跨组织的合作来促进不同组织机构间的协作。

2. 服务提供系统 在提供卫生服务的过程中,确保所提供服务的效果和效率,并提供强有力的自我管理支持。明确规范慢性病管理团队成员的角色、功能及任务,提供个案管理和跨文化照护,有计划、有规律地对慢性病病人进行随访,提供可以被他们所理解并接受的慢性病管理服务。

3. 决策支持 确保提供的临床服务符合循证依据和病人的偏好。服务机构应当针对临床实践制定循证的治疗方案。在对病人进行诊疗过程中,耐心与其沟通交流讲解这一治疗方案,帮助他们获得基本的知识和技能,树立战胜自身疾病的信心,并鼓励他们积极地参与。对病人治疗的决定需要基于由临床研究证实的,明确有效的指导方针。

4. 临床信息系统 通过建立并合理利用病人和人口数据来促进快速高效的服务。临床信息系统应当能够为卫生服务提供者和病人提供及时的提醒,确定需要提供前瞻性服务的相关人群,促进制订和实施个性化的病人服务计划,在病人和医生之间分享信息以促进医患之间的相互配合,及时反馈信息,监测慢性病管理团队的工作质量。

5. 自我管理支持 授权病人进行自我管理,并通过健康教育,让病人具备管理自己健康和卫生服务的能力。卫生保健人员通过帮助其设立目标、制订行动计划、解决问题和随访来支持病人的自我管理。同时利用卫生组织内部资源和社区资源为病人提供持续的自我管理支持。

6. 社区资源和政策 该因素强调充分调动社区的资源来满足病人的需要。鼓励病人参加有意义的社区活动。卫生组织应当与社区形成有效的合作伙伴关系,支持和开发干预措施以补充所需服务项目的缺口。同时倡议并促进社区制定能够为病人提供服务的社区政策。

CCM 为分析慢性病防治提供了很好的参考标准,获得较多的认可与应用。美国是最早研究及初步应用 CCM 的国家,动员政府、医护人员、病人均参与到管理活动当中,政府在政策上支持,将慢性病管理工作作为公共卫生服务重点投入的项目。此模式覆盖面广,调动了个人、集体、社会的积极性,增强了全民健康意识,强调医疗资源的优化配置,满足了慢性病病人的健康需求,从根本上延缓并发症的发生、发展,降低了医疗费用,提高了美国整体的健康水平。慢性病管理模式的建立主要基于美国、芬兰、瑞士、澳大利亚、荷兰等高收入的发达国家,在发展中国家的适应性有待进一步探讨。

(二)慢性病创新照护框架

慢性病创新照护框架(innovative care for chronic conditions framework,ICCC),是 WHO 于 2002 年结合发展中国家及地区的卫生体系发展和人群健康状况,在对 CCM 某些要素进行调整的基础上,提出的 ICCC 框架。该框架或框架中的某些要素在南非、美国、秘鲁、巴西、芬兰等不同卫生系统和社会经济环境的国家得以应用。与 CCM 相比,ICCC 框架更加具体,操作性更强,且更加适合中低收入国家。ICCC 框架具体包含宏观、中观和微观三个层面。宏观层面主要指积极的政策环境,包括加强领导和宣传、综合政策、资金保障、人才培养和激励、立法支持和加强伙伴关系;中观层面主要指社区资源和卫生保健组织,社区强调提高认识、通过领导的支持和鼓励获得更好的结果、筹集和协调资源以及提供补充服务等,卫生保健组织强调促进保健的协调性和持续性,通过领导鼓励提高质量、组织和装备卫生保健工作团队、支持自我管理和预防以及使用信息系统;微观层面指病人及其家属、社区伙伴以及卫生保健工作团队,强调三方的知情、积极主动和有准备(图 6-5)。

ICCC 框架从宏观、中观和微观三个层面纳入了很多慢性病防治相关的基础要素,构建适应于慢性病防治的卫生保健系统。ICCC 强调政府及政策参与、支持及卫生系统内外相关部门

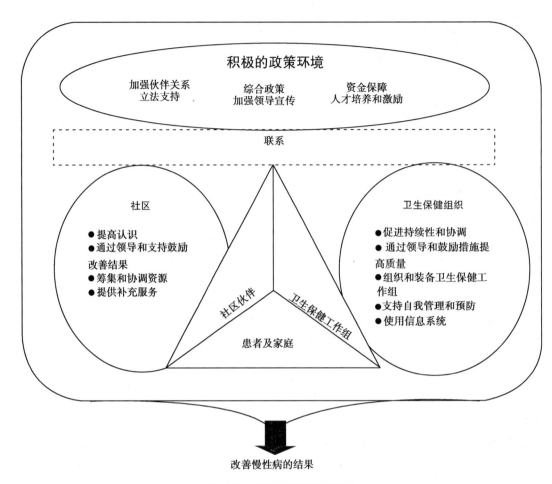

图 6-5   慢性病创新照护框架

的协作、协调筹资,增加慢性病管理经费来源,规范培养慢性病管理的全科医生。开展签约服务,主要以慢性病管理为切入点,以慢性病病人为重点签约对象并辐射至其家庭成员,以社区为单元,对签约慢性病病人及家庭成员提供基本诊疗服务、相关随访、健康教育等。将慢性病随访、健康教育、康复指导等基本公共卫生服务落到实处,调动慢性病病人积极性,加强自主监测意识,熟知自身慢性病病程、可能出现的并发症及管理策略,同时开展慢性病病人健康分享会,加强慢性病病人间互帮互动及经验分享,提高病人的自我管理能力。另外,通过不同级别的医疗卫生机构分工合作,建立双向转诊平台,转诊同时将慢性病病人相关信息转诊,节省病人等待时间,保障慢性病管理的连续性及协调性。这种模式以预防为重点,为慢性病病人提供一体化、综合化的管理,增强自主管理意识及自我管理技能,从根本上实现初级卫生保健工作的目标。

(三)基于慢性病管理模式构建社区慢性病管理服务体系的思考

1. 建立政府领导下多部门共同合作的综合干预机制   通过政府部门制定慢性病管理相关的综合政策和计划,保障慢性病管理的资金投入,为病人、社区和进行慢性病管理的卫生保健组织建立可持续发展的支持环境,促使社区人群采取健康生活方式并能坚持下去。在政策环境内,政府各部门之间强有力的伙伴关系具有影响慢性病管理质量的巨大潜力。加大宣传力度,提高卫生保健组织的管理者、卫生保健工作者、社区人群、病人和家庭对慢性病管理的认识。建立健全法律法规,不仅能保护慢性病病人的权利,也能保障卫生保健机构和工作者的合法权益不受伤害。

阅读笔记

2. 加强社区卫生人才队伍建设   社区卫生人力资源,是承担慢性病管理工作的重要力量,是社区卫生服务水平的决定因素。逐步完善全科团队的规范化和系统化培养,充分利用综合医院的技术力量,注重结合社区卫生服务的功能和特点,充分考虑到知识和技能培训、执业人员的职业素养以及持续性职业发展等方面,加速培养慢性病自我管理支持团队的相关人才,尝试社区志愿者等人才建设,为开展持续性的慢性病自我管理提供有力保障。恰当的人才激励机制如绩效工资分配能够吸引优秀的卫生保健专业人员从事慢性病管理并激发他们的工作积极性和潜力,从而提升慢性病管理的质量。

3. 建立健全网络化的慢性病管理信息系统　通过建立慢性病管理专用信息网络,建立专项档案及健康交流平台,动态、实时更新相关信息,促进社区信息和资源共享。对慢性病病人开展规范、持续的常规监测,实时上传病人疾病状况以及病人的饮食、运动等情况,一旦出现异常,相关数据将上传至服务终端,医务人员接收信息后,通过综合分析,及时调整治疗方案,若社区医务人员不能确定病人病情时,可通过网络平台上级医疗机构提供远程协助,实现多级医生参与慢性病管理,将轻病、疾病保健放在社区,重病放在二级以上医院,达到分级诊疗的目的,提高工作效率。重视医患沟通及定期随访,通过医务人员的动态指导,减少入院次数、延缓并发症发生、降低医疗成本,提高慢性病病人生活质量。

4. 大力开展基于全科团队的签约服务,促进分级诊疗　签约服务是实现社区首诊和双向转诊的重要基础,是全科医生与社区居民在相互信任的基础上,以契约方式在双方间建立的一种固定关系。建立以全科医疗科为基础的双向转诊平台,在慢性病急性发作期或病人出现严重并发症时,社区、基层医护人员将慢性病病人就诊记录及病人转诊到综合性三级甲等医院,采取及时治疗,待疾病稳定达康复期后,再转回基层医院或社区,完成后期康复锻炼及后续治疗,在综合性三级甲等医院各专科-全科医疗科-基层医院或社区卫生服务中心模式下共同携手推进分级诊疗制度,真正实现“基层首诊、双向转诊、急慢分治、上下联动”的目标。

5. 促进社区支持、卫生保健工作组和病人参与的主动性　将社区慢性病管理纳入街道办事处、社区居委会的日常工作中,促进病人参与离不开社区机构在知识、技能和硬件等方面的支持。加强宣传,提高病人对参与慢性病自我管理重要性的认识。与急性病病人不同的是,慢性病病人大多数的时间是需要进行自我管理,包括遵医嘱服药、定期监测生理指标、健康饮食、合理运动等。社区工作组包括所有来自预防、临床、护理等不同专业,社区医院、专科医院等不同级别的卫生保健提供者,注重的是团队服务。只有当病人和家庭、社区伙伴以及卫生保健工作组知情、积极主动、有准备并共同努力时,才能取得慢性病管理的最佳效果。

二、慢性病自我管理支持的模式和方法

慢性病自我管理支持是指医护人员、照顾者和卫生保健系统为了帮助病人管理慢性病所提供的支持服务。目前国际上采取的方法和策略很多,引起广泛关注的有:斯坦福模式(the Stanford course)、弗林德斯模式(the Flinders program)、5A 模式(the 5A model)、动机谈话(motivational interviewing)、健康教练(health coaching)等。

(一) 斯坦福模式(the Stanford course)

斯坦福模式(the Stanford course),也称斯坦福大学模式,是由 Lorig 及其同事发展形成的,以同辈引导、小组为基础的模式,通常有 10~15 个参与者参加结构化的项目,持续时间为 6 周。该模式需要一名医护人员和一名同辈作为项目的指导者,指导者先参与为期 3 天的培训,使他们能教给参与者一般的技能,包括:①解决问题的能力;②制订行动计划;③设立目标;④应对不良情绪;⑤保持健康的生活方式;⑥药物治疗和症状管理;⑦沟通能力;⑧与医护人员以伙伴的关系开展工作等。

同辈支持模式越来越引起同行的兴趣,在慢性病管理和自我管理领域其研究也成为热点。通过他们的生活经历,同辈们置身其中来帮助慢性病病人。该模式的优点主要有:①整个过程是同辈引导:多数与病人的生活体验有关,主要是以病人的观点而不是依医护人员的看法来设定目标和解决问题,因此病人自我管理的动机会更高;②以小组的形式开展工作:可减少隔离感,提升病人的自我效能;③缓解紧张压力:对于不愿意接受医护人员专业服务的病人,或者对医护照顾不信任的病人可能会感到这种方式没有威胁感,更容易接受这种支持方式。该模式的缺点主要有:①这种结构化的形式和内容,使病人的个体学习需要、学习方式和学习速度受到影响,降低解决个性化问题的能力;②对个人隐私和保密性的担忧,并不是每个人都愿意在小组氛围下分享他们的健康问题;③一些病人在小组环境中会感到受挫,因为小组环境需要一定程度的社交技能、自尊、自信和认知能力才能自如地参与进去。

(二) 弗林德斯模式(the Flinders program)

弗林德斯模式(the Flinders program)也称弗林德斯大学模式,是由 Battersby 及其同事发展形成的,使用各种不同的评估工具对病人进行个体化的、以病人为中心的评估和制定照护计划,以促进病人行为改变的模式。该模式要求进行详尽的一对一的评估,以及使用标准的表格和工具制定照护计划。模式要求医护人员完成 2 天的培训,并上交三份个案研究报告作为该项目的后期培训。该模式的主要组成部分包括:①病人能力的自我评估;②病人和医护人员采用动机谈话讨论病人的自我管理能力;③基于认知行为治疗原则,确定病人优先解决的问题;④制定病人的自我管理照护计划。

该模式适用范围广泛,能用于各种慢性病病人和高危人群。主要优点有:①个体化的、以病人为中心的互动是该模式的重点,关注的是病人被激励去做什么,而不必是医护人员认为是更重要的;②该模式将急性、慢性照护做了区分,通过促进组织内的系统变化,改善慢性病照护和自我管理能力;③该模式很适合患多种慢性疾病的病人,在访谈和制订照护计划时关注健康问题的相互依赖和复杂性;④该模式形成的测量工具意味着病人行为的改变和进步能被客观的评价。主要缺点有:①该模式的实施需要较长时间,难度大,对医护人员的培训要求高;②该模式不适合严重认知障碍的病人,如老年痴呆症;③对于一些有效的自我管理者,可能认为这种方法作用不大,不如提供持续的检查,以确定疾病处于良好的控制范围内。

(三) 5A 模式

5A 模式(the 5A model),最初是由美国卫生部研发用于吸烟干预项目的一种国际通用的方法,在社区卫生服务实践中,用于监测、评估和管理吸烟、营养、饮酒和运动的危险因素。5A 模式包括:①评估(assess),询问相关行为;②建议(advise),给予明确的鼓励行为改变的信息;③同意(agree),在准备改变的基础上设定目标;④帮助(assist),获得知识、技能、信心和支持;⑤安排(arrange),安排随访或转诊。

5A 模式常规用于初级卫生保健服务领域,提供一个模式促进医护人员和病人之间的互动。该模式的优点有:①简便易行,适合在繁忙的工作环境下的应用;②与目前医护人员给予病人的支持相似,便于病人的理解和接受,如提供建议、转诊等;③承认病人的慢性病专业知识,能满足病人的需求。该模式的缺点有:①比较适合简短的干预,对于健康状况和社会心理问题复杂的病人不一定适用;②不能保证对病人进步和支持的有效性进行评价;③在实施过程中,可能没有确保以病人为中心,而是由医护人员提供了直接的照护。

(四) 动机谈话

动机谈话(motivational interviewing)是由 Miller 及其同事研发的一种指导性的、以服务对象为中心的咨询方式,通过帮助服务对象暴露和解决其内心矛盾,来激发其行为改变。动机谈话的原则有:①表达感同身受,引起共鸣;②产生矛盾;③避免辩论;④带着阻力迂回曲折地改变;⑤支持自我效能。动机谈话要求以一种非判断的、合作的态度,建立相互的信任,倾听对方

阅读笔记

内心的感受并表达同理心,暴露矛盾和探索矛盾,降低改变的阻力,做好改变的准备,引出能产生改变的谈话和增加自我效能感。

动机谈话在过去几十年的临床实践中,用于不同的人群均收到明显的成效。其优点主要有:①这种方法非常灵活,可用于多种卫生保健服务场所,包含在多种健康照护模式中,适合许多慢性病病人的管理;②咨询时间不受限制,长短时间均可;③适用于持续的慢性病管理和行为改变的支持。动机谈话的缺点有:①动机谈话缺乏正式的结构;②动机谈话的有效性受培训质量和持续的监督管理的影响;③医护人员可能低估了动机谈话的复杂性,而进行了肤浅的培训。

（五）健康教练

健康教练(health coaching)由健康心理学领域开发,其定义为由同辈或医护人员承担的一个互动角色,用于支持病人积极地参与慢性病的自我管理。电话教练也包括在内。经过1~2天的培训,健康教练使用动机谈话和其他认知行为方法,与慢性病病人进行沟通。

健康教练方法的优点有:①健康教练,特别是电话教练,能促进卫生服务经费和时间的有效利用;②这种方法非常灵活,可以使用各种不同的技巧,增强和病人之间的互动;③健康教练的培训可以满足个体和机构的不同需求。其缺点有:①该方法还相对比较新,缺少大量临床实践证据的支持;②这种方法高度依赖一对一的卫生工作者的支持,包括他们的技能和经验,工作质量和责任心尤为重要。

以上介绍的几种模式和方法,是以不同的角度考虑病人的自我管理,每种方式都有其优势和弱项。选择哪种或哪几种方式,取决于一系列因素,如服务人群及他们的期望、服务场所、人员组成、组织结构和目的等。上述的方法均可应用于初级和二级卫生服务机构,以及用于一级、二级、三级预防。这些方法是互相补充的,可作为一套支持方法的一部分为慢性病病人提供服务。慢性病病人需要持续的支持,以及以病人为中心的方法培养病人更多地关注自我管理,促进病人和医护人员的伙伴关系,以及与健康照顾者之间的合作。总之,无论使用哪种自我管理支持的方法,关键是健康服务者共同努力为慢性病病人提供支持。

三、预立医疗照护计划

随着医学科学技术的不断进步,处于生命终末期的临终病人完全可以通过生命支持系统维系生命。生命支持系统只能延长临终病人的生命终末期长度,其客观上增加了临终病人的痛苦,使其失去了生命最后阶段的应有尊严。由于临终病人无法表达生命意愿和决定,医护人员无法判断其治疗和护理措施是否符合临终病人本人的意愿。开展预立医疗照护计划可以使病人在充分了解未来治疗护理计划的基础上表达自己对治疗和护理的意愿,以充分保障临终病人的自主权,预立医疗照护计划在我国的台湾和香港地区已广泛开展并形成了一整套完备的法律体系和医疗实践体系。

（一）相关概念

1. 预立医疗照护计划　预立医疗照护计划(advance care planning,ACP)是临终关怀领域的重要内容,指进入临终期的病人在意识清楚时,在准确获知疾病预后和相应的临终关怀措施后,依据自身生活经验及价值观,表明其进入临终状态时的治疗和护理意愿,该意愿是临终病人与临终关怀工作人员(或)亲友充分沟通后所做出的最终决定。

预先医疗指示(advance medical directive,AMD)是预先医疗照护计划的具体临床操作形式,预先医疗指示分为生前预嘱和医疗行为代理两种形式。生前预嘱(advance directives,Ads)指用以表达临终关怀服务意愿的口头和书面意见,又称预立医疗指示。医疗行为代理指具有法律效力的授权文件,完全行为能力的行为人(临终病人)通过该文件委托一个或几个代理人在其不能做出是否放弃医疗决定时代替其做出决定。

预先医疗指示主要适用于正在接受临终关怀服务的临终病人,可以事先自主决定在生命终末期是否接受维持性治疗以延长生命。预立医疗照护计划在台湾和香港地区有不同的表述方式,台湾地区将预立医疗照护计划翻译为"预立医疗自主计划",其翻译的本意是突出体现临终病人在医疗护理决策中的自主性;香港地区预立医疗照护计划被直译为"预前照护计划"或"预立医疗照护计划",在翻译上体现了临终病人的医疗护理决策。

2. 预立医疗照护计划概念的产生背景　生前预嘱概念是美国尊严死协会于1967年首先提出,1969年Luis详细阐述美国尊严死协会对生前预嘱概念和使用范围的界定。1990年美国通过《病人自主决策法案》(patient self-determination act,PSDA),此后生前预嘱后被美国社会各界广泛认可。Fagerlin和Perkins等人(2004)的研究发现,过分强调临终病人自主权的法律文书并没有显著改善临终病人的生活质量。而针对临终病人的治疗意愿,临终病人经过慎重思考,在与医护人员或临终关怀工作人员、家属充分沟通后,更能使其治疗意愿得到充分满足,由此提出了预立医疗照护计划的概念。该计划鼓励临终病人表达自己意愿,鼓励医务人员与临终病人及家属充分沟通,最终形成能够充分地、真实地反映临终病人生命终末期需求的生前预嘱。

3. 预立医疗照护计划的理论基础　预立医疗照护计划是一个以增进临终病人和家属对其病情、价值观及治疗意愿的相互理解和临床决策为核心的教育过程。预立医疗照护计划临床实践的理论基础是基于常识模型和概念转换模型。

(1) 常识模型(the common sense model):认为病人应从辨别(如何描述症状)、原因(疾病的起源)、时间轴(时间表象,例如急性期、慢性期)、结果(短期或长期的结局)、痊愈或控制情况(预后)等5个方面充分了解自己的健康状况。让临终病人回忆住院经历及描述患病过程和患病体验是开展预立医疗照护计划的第一步。

(2) 概念转换模型(the conceptual change model):其核心是使临终病人学会反思,在反思过程中认识到自己某些想法的局限性,学会利用合理信息改善结局。临终病人通过掌握预立医疗照护计划的相关知识,结合自己病情学会反思,逐步意识到生命终末期每项医疗选择的益处和风险由此做出科学、理智的选择。

4. 预立医疗照护计划在我国台湾和香港立法状况　我国台湾地区是亚洲第1个通过立法时"自然死"合法化的地区。台湾地区2000年颁布的《安宁缓和医疗条例》,该条例规定20岁以上具有完全行为能力的临终病人在2名及以上见证人的见证下有权签署生前预嘱。对于该生前预嘱,临终病人可以随时更新或撤销。2013年通过了《安宁缓和医疗条例》的第3次修正案,该修正案提出只要有1名关系最亲近家属的见证就可以完成生前预嘱法律文书的签署和确认。

我国香港特区法律改革委员会于2006年8月公布了《医疗上的代作决定及预设医疗指示报告书》,意在广泛推广生前预嘱,该报告书要求所有医务人员必须遵守病人制订的生前预嘱,尊重临终病人的自主选择。香港食品卫生局于2009年12月公布了《将预设医疗指示引进香港》的文件,该文件指出在公众尚未接受生前预嘱的现状下将其法律化的不合理性,由此推出了预立医疗照护计划。长期以来,虽然预立医疗照护计划和生前预嘱是以非立法的形式存在,但在香港特区已经被医务界和社会公众广泛认可和接受。

(二) 我国大陆地区开展预立医疗照护计划的影响因素

1. 文化因素

(1) 自主权:预立医疗照护计划和生前预嘱都强调尊重临终病人的自主权,让临终病人根据自己的意愿做出生命终末期的医疗选择。由此临终病人自主意识的强弱直接影响其对预立医疗照护计划和生前预贮的接受度和需求度。临终病人充分了解其病情及预后是开展预立医疗照护计划的前提和基础。由于东西方文化差异,大陆临终病人的权利意识比较薄弱,往往更

阅读笔记

重视医生的权威而不敢抉择。另外,由于临终病人家属对临终病人终末期医疗缺乏了解和考虑,往往会让医生成为临终病人终末期医疗选择的代理人。受传统的孝亲观念的影响,家属出于保护病人的考虑而隐瞒病情,使临终病人不能做出有效的选择。有研究表明,癌症病人家属受传统观念影响不同意告知病人病情,癌症病人希望了解病情的需求对家属转变态度的影响较小,上述现象剥夺了临终病人自主决策的权利,同时还阻碍了预立医疗照护计划的开展。此外,医务人员没有认识到临终病人自主权的重要性,往往帮助家属隐瞒病情,并且让家属代替临终病人做出医疗决策。当临终病人随着病情的发展呈现植物人状态或不可逆转昏迷状态时,医务人员由于担心医患纠纷,忽视临终病人先前表达的生前预嘱,依从家属意见继续采取积极的救治措施。

(2) 生死观:在中国传统文化影响下,人们常常忌讳死亡及死亡相关话题,临终病人和家属能否理性地面对死亡,直接决定其是否愿意谈论生命终末期的生命意愿,"要"或"不要"抢救措施的选择直接影响其是否同意签署生前预嘱的意愿。临终关怀人员的死亡观是影响其是否愿意与临终病人和家属共同讨论开展预立医疗照护计划和生前预嘱的相关问题,指导临终病人做出理智选择。有研究表明,临终病人的死亡态度除了与其所处的文化环境和文化模式有关外,还与其文化程度、人生经历、宗教信仰、生理状况、疾病的发展阶段等个体因素密切相关,因此,在中国文化的大背景下,如何在临终关怀专业人员中开展死亡教育,引导其树立正确的死亡观有助于预立医疗照护计划和生前预嘱的有效开展。

(3) 伦理观:中国传统文化注重以家庭为核心的集体主义,实行家长制下的集体决策方式,医务人员往往会听取临终病人家属的集体决策后的最终决定。家庭主义观念会影响临终病人对预立医疗照护计划和生前预嘱的接受度,另外由于中国儒家的孝亲文化的影响,在临终病人失去决策能力时,很多家属对终末期生命支持治疗的利弊缺乏科学全面的考虑,仍然持有无论如何都要抢救生命的陈旧观念,即使抢救无效也不放弃治疗。

2. 法律保障因素　目前大陆没有法律法规禁止或支持公民签署生前预嘱来表达自己的生命意愿,只是在《中国医师宣言(草案)》中规定了医生和病人的权利,即医师必须尊重病人的自主权,病人在了解病情的基础上有权选择是否接受治疗。2006年,中国内地首个提倡"尊严死"的公益网站《选择与尊严》正式成立,倡导成年人在疾病和生命的终末期不使用延长死亡时间的心肺复苏、机械通气等生命支持措施,强调通过签署生前预嘱实现个人的生命意愿。

(三) 开展预立医疗照护计划和生前预嘱的前景与展望

目前,预立医疗照护计划和生前预嘱在我国内地还处于概念推广阶段,应考虑人民群众的接受程度,可借鉴其港台模式,选择适宜地域和人群推广实施,在护理院和养老院的衰弱老年人和慢性病老年人中开展预立医疗照护计划和生前预嘱讨论,或在住院晚期癌症病人中开展相应的宣传。在特殊人群推广基础上,探讨运用大众传媒广泛宣传预立医疗照护计划和生前预嘱的概念和理念,制作符合中国文化特征的预立医疗照护计划和生前预嘱宣传册和视频,提高临终病人乃至全社会的接受度。

在实施预立医疗照护计划和生前预嘱过程中应充分尊重中国文化特征,不能过分强调临终病人的自主决策和自主权,应采用家庭共同决策的方式使临终病人家属全程参与,使临终病人和家属在心理上接受预立医疗照护计划和生前预嘱。

传统文化中忌讳谈论死亡,可以借鉴港台地区的预立医疗照护计划和生前预嘱访谈模式,从患病体验到病人的价值观,最终到生命意愿的讨论,循序渐进逐渐引导临终病人思考生命和死亡,以及身后事的安排,通过临终病人与家属的沟通交流,使家属充分理解临终病人的选择并支持其最终决策。临终关怀的制度建设是开展预立医疗照护计划和生前预嘱的根本保障。研究表明,预立医疗照护计划和生前预嘱非常适合在中国开展,很多临终病人愿意谈论生命意愿。医务人员由于传统观念的影响往往对开展预立医疗照护计划和生前预嘱的现实性和必要性认识不清,由此需要立法机构和卫生行政主管部门制定相关的法律法规,从根本上消除医务人员的顾虑,使其在日常医疗工作中贯穿预立医疗照护计划和生前预嘱理念,积极鼓励临终病人及其家属开展预立医疗照护计划和生前预嘱相关议题的探讨,成为推动预立医疗照护计划和生前预嘱实施的主要力量。由于大陆的相关预立医疗照护计划和生前预嘱的法律制度、医疗环境、人们的意识等各方面尚未成熟,预立医疗照护计划和生前预嘱的普及和发展需要经历漫长的过程。由于预立医疗照护计划和生前预嘱代表了临终病人的临终治疗和护理意愿,是人类文明进步的重要标志,必将在未来中国的临终关怀领域发挥重要作用。

小结

作为社区卫生服务的重要组成部分的社区护理,在慢性病管理中起到了至关重要的作用。社区护士必须掌握慢性病护理的相关理论知识和实践技能,通过对社区人群采取推广健康生活方式、定期检测、尽早干预等防治措施,以及为病人进行有效的自我管理提供支持,从而达到最大限度地控制慢性病、提高病人的健康水平和生活质量的目标。社区临终关怀服务对拓展我国社区护理服务领域,提高社区居民健康水平和生活质量具有重要意义。

(王 健　史宝欣)

思考题

1. 病人,男性,44 岁,于 2016 年 3 月体检时发现空腹血糖 14.1mmol/L,无多饮、多尿、多食、体重减轻等,经诊断为 2 型糖尿病,给予口服降糖药治疗后,空腹血糖控制在 6~7mmol/L,餐后 2 小时血糖控制在 8~9mmol/L。昨日复查空腹血糖 6.84mmol/L,糖化血红蛋白 7.0%。病人体型肥胖,体重指数 25.0。作为社区护士,如何帮助该 2 型糖尿病病人增强自我健康管理能力?

2. 某社区护士在与一位高血压病人交谈时发现,病人已有 10 年的吸烟史,每日吸烟量为 15~20 支。他也知道吸烟的危害并愿意戒烟,但先后尝试过多次戒烟均未成功。请应用本章学过的理论或模式,帮助这位病人制订一套戒烟的有效方法。

3. 王某,女,67 岁,高血压 7 年,一直服用降压药物卡托普利控制血压,口服每次 50mg,每日 2 次,自诉"近 1 个月来,感觉经常头痛,眼前发黑,看不清东西,没有力气,心慌,原来卡托普利每次 1 片,每天 2 次,现下午增加吃 2 片,仍没有好转。"病人随丈夫陪同来社区卫生服务中心就诊,并询问"我会不会心脏有问题,这个病是不是容易得脑出血,我的孩子在外地,要是得了这样的病我该怎么办?"在与其丈夫安抚病人之后,护士记录了病人的一般资料、生活方式、疾病及用药情况,并对病人进行体检。测血压:150/90mmHg(服药 2 小时后);心率:95 次/分,节律整齐;体重 65kg(身高 160cm);眼底检查示视网膜动脉变细;血清总胆固醇(TC):6.22mmol/L(正常 2.82~5.95mmol/L),甘油三酯(TG):1.81mmol/L(正常 0.56~1.70mmol/L),空腹血糖 4.9mmol/L(正常 3.9~6.1mmol/L)。王某经医生诊断为高血压病,出现上述症状主要原因是用药不合理,建议加服倍它乐克 50mg,每天上午 1 次,并配合非药物疗法进行综合治疗和护理。

王女士无高血压家族史,现已退休在家。因为身体情况,平时与人交往较少,脾气暴躁、易怒;与丈夫一起生活,夫妻关系和睦;活动锻炼较少,无烟酒嗜好,喜欢高盐饮食,喜欢进食胆固醇高、动物性脂肪含量高的食物;居住环境、家庭经济状况较好。两位老人初中文化程度,对高血压治疗及护理的知识了解很少。有一儿一女,工作繁忙,每月回家一次,但会经常给老人打电话,询问老人的情况。

阅读笔记

　　王某是位空巢老人,又是一位高血压病人,作为一名社区护士,如何与病人沟通交流,从而在治疗上赢得病人的配合,如何实施正确的健康管理,给予病人切实的帮助? 请制订合理的实施计划。

　　4. 在社区中开展临终关怀服务应具备哪些条件?

　　5. 如何编制临终病人生存质量量表?

　　6. 开展社区死亡教育的难点有哪些?

第七章 社区残疾人的康复护理

社区情景

　　徐某,男性,55岁,已婚,1个月前因突发"脑出血"入院,收住于神经内科。经医护人员3周的积极治疗和精心护理,其病情得以控制后转入康复科进行偏瘫肢体综合训练、针灸、理疗、高压氧等康复治疗,12天后出院继续家庭康复训练。目前,病人有偏瘫及感觉功能减退等症状,在接受社区护士家访时,口齿稍含糊,沟通无障碍,左侧上下肢活动障碍。其老伴53岁,教师,有一儿子在外地工作。针对该病人目前状况,社区护士应进行哪些功能评定? 制订什么样的康复训练计划? 如何进行功能训练? 对于病人的感觉功能减退及语言功能障碍应指导病人注意些什么? 另外,社区护士应如何指导家属提高病人后续生活质量? 如何利用社区资源为病人提供康复服务和帮助?

　　本章内容的学习,将会引导你找到以上及类似问题的解决办法和解决技巧。

　　随着我国国民经济的迅速发展和人民生活水平的逐步提高,残疾人受到社会越来越多的关注。2006年全国残疾人抽样调查表明,由于人口老龄化、慢性疾病和意外伤害增加等因素,我国残疾人已进入规模增大、结构变动加快、致残风险提高的关键时期,这对我国公共卫生体系、残疾人的康复服务体系、社会和医疗保障体系形成了严峻的挑战。2011年6月WHO公布的《世界残疾报告》指出,世界人口中至少有10%的人带有残疾,为此,大力发展残疾预防事业,为残疾人提供良好的社区康复护理服务,是新时期提高我国人口素质的重要举措,也对我国乃至世界经济社会可持续发展具有重要的意义。

第一节 概　述

阅读笔记

　　康复一词产生于19世纪,原意是指"复原"、"恢复"。医学领域内的康复通常是指机体功能,包括身体、心理、社会等功能方面的复原。全面康复则包括医学康复、教育康复、职业康复和社会康复。社区康复护理是社区护理学的重要组成部分,也是社区康复医学的重要组成部分。社区康复护理工作开展的规模和实施的质量,直接影响社区残疾人的康复水平和生活质量。

一、社区康复护理的基本概念及对象

(一) 康复与社区康复

康复与社区康复是一种动态发展的演变中的概念,伴随着社会、经济、文明的发展和进步不断地被充实和完善。WHO 指出,康复(rehabilitation)是综合协调地应用各种措施,最大限度地恢复和发展与病、伤、残者的身体、心理、社会、职业、娱乐、教育和周围环境相适应的潜能,以减少病、伤、残者身体、心理和社会的障碍,使其重返社会,提高生活质量。经过康复,尽管有的病理变化无法消除,但可以达到个体最佳生存状态。社区康复是以社区为基础开展残疾人康复的一项工作,2004 年 WHO 在《社区康复联合意见书》中对社区康复(community-based rehabilitation,CBR)的界定是:"社区康复是为社区内所有残疾人的康复、机会均等及社会包容的一种社区整体发展战略。社区康复通过残疾人和家属、残疾人组织和残疾人所在社区以及相关的政府和民间的卫生、教育、职业、社会机构和其他机构共同努力贯彻执行"。社区康复力求使残疾人能够充分地代表自己和掌握独立自主的能力,并促进社会总体的介入和对物质环境、心理环境的调整及改良,以提高残疾人生活质量,利于残疾人融入社会和实现自我。为推动世界各国社区康复事业的发展,2010 年 WHO 等国际组织制定、出版了《社区康复指南》,目标是将 CBR 作为融合性发展策略,在发展措施中促进残疾发展的主流化,特别是缩减穷困。

学科前沿

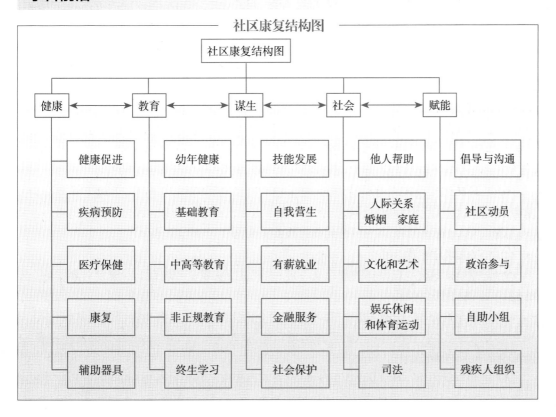

（二）康复护理与社区康复护理

康复护理（rehabilitation nursing）是以康复的整体医疗计划为依据，围绕全面康复的目标，采取各种专门的功能训练及专业护理等措施，帮助病伤残者提高自理能力，以达到最大限度的康复并使其重返社会的护理过程。社区康复护理（community-based rehabilitation nursing）就是将现代整体护理融入社区康复，在康复医师的指导下，在社区层次上，以家庭为单位，以健康为中心，以人的生命为全过程，社区护士依靠社区内的各种力量，即残疾者家属、医务工作者和所在社区的卫生、教育、劳动就业和社会服务等部门的合作，对社区的伤残者进行的护理。

（三）社区康复护理的对象

1. 残疾者　包括残损、残疾和残障者，如听力残疾、言语残疾、肢体残疾、精神残疾、多重残疾和其他残疾的人。

2. 各种损伤、急慢性疾病带来的功能障碍者　如脑卒中、骨折、高血压、脊髓损伤导致的功能障碍者。

3. 老年病带来的功能障碍者　几乎每个人在生命的某一阶段都有暂时或永久的损伤，而步入老龄的人将经历不断增加的功能障碍，如老年痴呆、老年慢性阻塞性肺疾病、慢性骨关节疾病带来的功能障碍等。

二、社区康复护理的工作内容和特点

社区康复护理的主要任务是纠正不良行为，预防伤残和慢性病及其并发症的发生，最大限度地发挥伤残者的自理、自立以及加强伤残者的生活应对能力和适应能力，促进伤残者康复。

（一）社区康复护理的工作内容

1. 社区残疾普查　依靠社区各方面的力量，在本社区范围内开展社区状况及社区病、伤、残者普查，了解病、伤、残者的人数、程度、分布等，并进行分类统计，为残疾预防和康复护理计划提供依据。

2. 预防残疾发生　协调和依靠社区各方面的力量，进行健康教育，落实各项残疾预防措施，尽量避免或减少残疾的发生。

3. 康复功能训练　在社区卫生服务中心、服务站、康复机构及家庭里对残疾人进行有针对性的可行的康复功能训练。

4. 残情动态观察　观察病人的残疾情况以及康复训练过程中残疾程度的变化，并注意矫正病人姿势，预防继发性残疾和并发症。

5. 康复指导　包括教育康复、职业康复、社会康复及独立生活等方面的指导。

6. 心理护理　残疾人有其特殊的、复杂的心理活动，甚至会有精神、心理障碍和行为异常。康复医护人员应理解他们、同情他们，时刻掌握他们的心理动态，及时地、耐心地做好心理护理工作。不允许有讥笑、讽刺等任何伤害残疾人人格、尊严的言行。

（二）社区康复护理的特点

1. 坚持全面康复　按整体护理观从心理、生理、社会、职业和教育上对康复对象实施全面的整体的康复护理。

2. 提倡早期介入　社区康复护理不仅强调全面康复，而且提倡功能训练的早期介入，早期介入功能训练不仅能改善病人的肢体运动功能，预防残疾的发生、发展以及继发性残疾，还能减少伤病后的抑郁发生。

3. 强调自我护理　社区康复护理对象都有不同程度的影响其自理的问题，有的甚至影响其终生的自立生活能力，因此不能靠替代护理解决，必须指导他们学会并掌握在功能障碍的情况下，如何发挥其残余的功能和潜在的功能，进行自我护理。

阅读笔记

4. 落实持续干预　社区康复对象分散在各个家庭，病因多、病情复杂，大多需要长期的康复和护理,需要社区护士提供有针对性的连续的健康宣教、康复训练指导以及专业护理等。

5. 避免高额费用　社区康复护理利用病人家庭、社区以及社会的各种资源,使大多数服务对象能够享有服务,由于得到社区内一系列的支持与协助服务,避免了专门康复机构以及综合医院的高额费用,减轻了病人家庭以及社会的负担,提高了社会效益。

三、社区康复护理的相关政策

残疾与康复是社会发展的重大问题,国际、国内均对残疾与康复给予高度关注,为此,相关机构和部门制定了有关残疾康复的决议、纲领、法律、法规和政策性文件等。这一系列相关规章为促进残疾人权利的保障以及社会融合提供了法律依据,也使社区康复护理工作的开展有章可循。

（一）国际上相关的决议、纲领和公约

1.《残疾人权利宣言》　由联合国大会于 1975 年 12 月 9 日宣布。宣言称所有残疾人都应享有本宣言所列举的人格尊严、公民权利和政治权利等一切权利。

2.《关于残疾人的世界行动纲领》　该纲领是联合国大会 1982 年 12 月 3 日通过,宗旨是要推行有关残疾预防和康复的有效措施,促进实现使残疾人得以“充分参与”社会生活和发展,并享有“平等地位”的目标。

3.《残疾人机会均等标准规则》　该规则是联合国大会 1993 年 12 月 20 日通过,宗旨是确保残疾男女和儿童,作为所在社会的公民,可行使与其他人同样的权利与义务。

4.《残疾,包括预防、管理和康复》　该决议是在 2005 年 5 月第 58 届世界卫生大会上通过的。决议要求各会员国加强执行联合国关于残疾人机会均等标准规则,促进残疾人在社会中享有完整的权利和尊严,促进和加强社区康复规划,在卫生政策和规划中纳入有关残疾的内容。决议要求统计和分析残疾状况和信息,在加强国家康复规划方面给会员国以支持。决议提出了发展康复的 15 项措施,确定了今后国际社会康复发展的重点和发展方向,是世界卫生组织在新世纪通过的第一个有关康复的决议。

5.《残疾人权利公约》　该公约是 2006 年 12 月在第 61 届联合国大会上通过的,旨在促进、保护和确保所有残疾人充分和平等地享有一切人权和基本自由,并促进对残疾人固有尊严的尊重。第二十五条健康条款指出:残疾人有权享有可达到的最高健康标准,不受基于残疾的歧视。第二十六条适应训练和康复条款指出:缔约国应当采取有效和适当的措施,使残疾人能够实现和保持最大程度的自立,充分发挥和维持体能、智能、社会和职业能力,充分融入和参与社会生活的各个方面。公约还强调发展残疾人辅助用具和技术。

6.《世界残疾报告》　该报告是 2011 年 6 月 9 日世界卫生组织（WHO）会同世界银行以及国际劳工组织、联合国教科文组织共同发布的,是国际社会残疾与康复发展的最具权威性和科学性的工作指导文件。报告详细分析了全球残疾人面临的各种障碍,总结了残疾问题研究和残疾人事业发展的成果,介绍了有关国家发展的经验,提供了一系列相关案例和数据,并提出了增进残疾人健康和福祉的一系列政策性的建议。

7.《世卫组织 2014-2021 年全球残疾行动计划:增进所有残疾人的健康》　该决议是在 2014 年 5 月第六十七届世界卫生大会上通过的。该行动计划将残疾问题不仅作为人权问题和发展重点,也将残疾问题作为全球公共卫生问题,侧重于改善残疾人的健康、功能和福祉。该行动计划的愿景是:所有残疾人及其家庭能够在有尊严、平等权利和机会的情况下生活并能够充分实现自己潜力的世界。其整体目标是促进实现所有残疾人的最佳健康、功能、福祉和人权。

（二）我国相关的法律法规

1.《中华人民共和国残疾人教育条例》　该条例于 1994 年 8 月 23 日由国务院批准、颁布实施,并根据 2011 年 1 月 8 日《国务院关于废止和修改部分行政法规的决定》进行了修订。它是我国第一部有关残疾人教育的专项法规，为全面提高残疾人素质，平等地参与社会生活创造了条件。

2.《特殊教育学校暂行规程》 该规程于1998年12月2日由教育部发布，是为加强特殊教育学校内部的规范化管理，全面贯彻教育方针，全面提高教育质量而制定。

3.《残疾人就业条例》 该条例于2007年2月14日由国务院会议通过，自2007年5月1日起施行。目的是为了促进残疾人就业，保障残疾人的劳动权利。

4.《中华人民共和国残疾人保障法》 2008年4月24日第十一届全国人民代表大会常务委员会第二次会议修订通过，自2008年7月1日起施行。目的是为了维护残疾人的合法权益，发展残疾人事业，保障残疾人平等地充分参与社会生活，共享社会物质文化成果。法律强调国家保障残疾人享有康复服务的权利，强调各级人民政府和有关部门的责任。法律规定了康复的原则、内容与主要形式，要求培养各类康复专业人才，向残疾人、残疾人亲属、有关工作人员和志愿工作者普及康复知识，传授康复方法。

5.《无障碍建设条例》 2012年6月13日国务院第208次常务会议通过，2012年6月28日中华人民共和国国务院令第622号公布，自2012年8月1日起施行。该《条例》是为了创造无障碍环境，保障残疾人等社会成员平等参与社会生活而制定。

6.《残疾预防和残疾人康复条例》 为了减少、控制残疾的发生，帮助残疾人恢复、补偿功能，促进残疾人平等、全面、充分地参与、融入社会生活，中国残疾人联合会、原卫生部共同起草了《残疾预防和残疾人康复条例(草案送审稿)》，报送国务院审查。国务院法制办公室经征求有关方面意见及地方调研，会同中国残疾人联合会、卫生计生委对送审稿进行了认真研究修改，形成了《残疾预防和残疾人康复条例(草案)(征求意见稿)》。该草案目前正处于征求意见中，将很快以正式条例形式颁布。

(三) 我国相关的政策规划

1.《农村残疾人扶贫开发纲要(2011—2020年)》 于2012年1月19日由国务院印发，旨在保障和改善民生、缩小残疾人生活水平与社会平均水平的差距、促进残疾人与全体人民共享改革发展成果，对于改善农村残疾人生产生活状况，实现全面建设小康社会奋斗目标和构建社会主义和谐社会具有重要意义。

2.《关于促进残疾人按比例就业的意见》 于2013年8月29日由中共中央组织部等7部门发布，它就落实各类用人单位按比例安排残疾人的法律规定作出明确要求，并提出，到2020年所有省级党政机关、地市级残工委主要成员单位至少安排有1名残疾人。

3.《关于加快推进残疾人小康进程的意见》 于2015年2月5日由国务院印发，对保障和改善残疾人民生，帮助残疾人共享发展成果、同奔小康作出部署。《意见》聚焦残疾人基本民生保障和就业增收，明确了四个方面的主要措施：一是建立残疾人基本生活兜底保障机制；二是千方百计促进残疾人及其家庭就业增收；三是加强和改进对残疾人的基本公共服务；四是进一步发挥社会力量和市场机制的作用。

4.《残疾人参加普通高等学校招生全国统一考试管理规定(暂行)》 于2015年4月21日由教育部、中国残联联合印发，这是我国第一次从国家层面对残疾人参加普通高考专门制定了管理规定。目的是维护残疾人的合法权益，保障残疾人平等参加普通高等学校招生全国统一考试。

5.《关于发展残疾人辅助性就业的意见》 于2015年6月29日由中国残联等八部委共同印发，要求到2017年所有市辖区、到2020年所有县(市、旗)应至少建有一所残疾人辅助性就业机构，基本满足具有一定劳动能力的智力、精神和重度肢体残疾人的就业需求。

6.《残疾人就业保障金征收使用管理办法》 于2015年9月9日由财政部、国家税务总局、中国残疾人联合会联合印发，自2015年10月1日起施行。目的是为了规范残疾人就业保障

阅读笔记

金征收使用管理,促进残疾人就业,保障残疾人权益。

7.《关于全面建立困难残疾人生活补贴和重度残疾人护理补贴制度的意见》 2015 年 9 月国务院常务会议研究通过,自 2016 年 1 月 1 日起实施。这是全国层面首次建立残疾人专项福利补贴制度,将惠及 1000 万困难残疾人和 1000 万重度残疾人,成为保基本、兜底线的重要民生保障制度。

8.《关于新增部分医疗康复项目纳入基本医疗保障支付范围的通知》 于 2016 年 3 月 9 日由人力资源社会保障部等 5 部门联合印发,旨在全面贯彻落实国务院《关于加快推进残疾人小康进程的意见》,进一步提高我国基本医疗康复保障水平,满足广大残疾人及其他功能障碍者的康复需求。《通知》在保留原有纳入医保支付范围的医疗康复项目基础上,将康复综合评定等 20 项新增医疗康复项目纳入城乡基本医疗保险支付范围。

9.《残疾人职业技能提升计划(2016—2020 年)》 于 2016 年 5 月 17 日由人社部、中国残联印发实施通知,要求将残疾人职业培训纳入终身职业技能培训制度,不断提升残疾人职业素质和就业创业能力,促进残疾人就业增收,加快推进残疾人小康进程。

10.《"十三五"时期残疾人事业发展规划 2016—2020 年》 给予残疾人群体更多的社会保障和发展机会,为他们提供更加完备的公共服务,使残疾人群体能够与健全人共同步入全面小康、共享经济社会发展成果,将是"十三五"时期中国残疾人事业发展的方向和主要着力点。残疾人事业发展任务:①努力促进残疾人及其家庭脱贫与增收;②进一步完善残疾人社会保障和福利补贴制度;③加快残疾人服务体系建设;④统筹城乡和区域残疾人事业发展;⑤积极推动残疾人事业法治化和信息化;⑥大力营造扶持助残的社会环境。

四、社区残疾人的康复护理研究

随着社会的发展,残疾概念的不断更新,作为促进和保护社区残疾人的康复护理,其内涵和价值也在不断发生变化。近年来,我国在加强社区建设并大力开展社区服务的基础上,已将社区康复纳入到社区建设和社区服务中,为适应社区康复不断发展变化的需要,满足社区残疾人日益增长的康复护理服务的需求,社区护理工作者应学习掌握康复护理的新知识、新动态,并对社区康复护理的内容、方法、技能及管理等各方面进行深入研究,以改善残疾人生活状况,扩大残疾人的社会参与。

(一)主要的研究领域或课题

1. 疾病的社区康复护理研究 主要研究的疾病有脑卒中、糖尿病、慢性阻塞性肺疾病(COPD)、老年慢性支气管炎、颅脑损伤、骨折术后等致残后的社区康复护理,其中研究最多的疾病是脑卒中。

2. 障碍功能的康复护理研究 主要研究的功能包括肢体功能、吞咽功能、运动功能、膝关节功能等功能训练的康复护理,如社区康复护理中指导偏瘫肢体功能训练的作用探讨,对社区居家脑卒中吞咽障碍病人康复护理的研究,社区护理干预对脑卒中病人运动功能康复的影响,膝关节功能锻炼操对膝骨关节炎功能恢复的社区康复护理的效果研究等。

3. 综合性健康教育方案及测评工具的构建 综合性健康教育方案及测评量表的构建也是目前社区康复护理中研究的聚焦点,如脑卒中院前延迟综合健康教育方案的构建,缺血性卒中高危者院前延迟行为意向测评量表的编制与验证,适合我国高血压病人自我管理行为的测评工具的编制等。这些方案及工具的构建为针对性地对病人进行健康教育干预及管理自我行为等提供依据。

4. 社区护理理论或模式在社区康复护理中的应用 许多社区护理理论或模式如 Orem 自理理论、社会认知理论、Friedman 家庭评估模式、健康信念模式等都开始应用到社区康复护理实践中,其中,应用较多的有 Orem 自理理论、Friedman 家庭评估模式,如 Orem 自理理论

阅读笔记

在卒中偏瘫病人社区康复护理中的应用,Friedman家庭评估模式在COPD稳定期41例中的应用。

5. 社区康复护理干预模式的建立　为了更好地有针对性地对需要康复的社区残疾人实施康复护理,广大护理工作者进行了许多干预模式的探讨和研究,如家庭护理流程化管理模式,家庭访视关键流程加重点干预模式,社区家庭康复协作网护理模式,以家庭为单位自我管理模式,以及残疾人群个体化康复模式的建立等。

6. 社区康复护理的管理与效果评价　社区康复护理的管理主要分为对个案进行的康复护理管理以及对某一类疾病病人的群体康复护理的管理,如应用奥马哈系统为脑卒中病人实施社区康复护理的个案分析。康复护理干预后的效果评价研究方面主要体现在对病人自我护理能力、日常生活活动能力及对生活质量的评价,如社区康复护理对老年慢阻肺病人生活质量影响的研究。

7. 其他　奥马哈系统在脑卒中病人社区康复护理中的应用,人性化护理干预在糖尿病病人社区康复中的应用分析。

（二）方法

1. 健康教育　健康教育是社区康复护理主要的工作方法,也是重要的干预手段,如系统合理的健康教育,全程规范的健康教育,延续性健康教育,回访式健康教育,长期健康教育结合随访管理等,这些方法的应用可不断强化教育的效果,改善病人的功能,增强病人的信心,促进病人的康复。

2. 干预的手段和方法　常用的康复护理技术,如对患肢的按摩及被动活动、床上床边活动、背靠墙站立、站立平衡和步行训练、日常生活活动训练、关节活动度训练、肌力训练、协调训练、呼吸训练等,以及配合常用中医护理技术,如针刺法、艾灸法、推拿法以及中医传统养生运动如八段锦、太极拳等,来促进病人肢体功能的康复,日常生活活动能力的恢复,以促使病人早日康复、回归社会。

3. 康复护理管理的方法　主要包括残疾人个案社区护理管理,家庭参与式康复护理管理,家庭跟进式护理管理,社区远程康复护理服务管理等。

4. 康复护理提供的方式　家庭访视,移动短信服务,以及利用微信、微博、视频等对病人进行康复护理指导、护理技术示范等。

（三）研究注意事项及存在的问题不足

尽管社区护理工作者已经做了大量的社区康复护理的课题研究,但一些研究存在样本少、研究方法过于简单,使结论呈现一定程度的不确切性。许多研究还不够深入、细致,还存在许多不足和问题,并且还有大量没有涉猎到的范围,如缺乏与其他专业的密切协作,跨学科(领域)、跨专业、跨部门的积极互动;局限在为某一类残疾人提供康复护理服务;基于实践的社区康复护理数据和信息研究挖掘不够,不能很好地提供成功做法的信息;比较注重身体功能的改变、能力、活动表现,较少研究个人和环境因素中的有利因素和障碍因素;缺乏对社区康复护理计划进行评估的研究,及对社区康复护理的效果及效率做不同方面的进一步研究;缺乏解决残疾人个性化、多元化的社区康复护理服务需求的新思路、新方法。社区护理理论或模式如罗伊适应模式理论、King达标互动理论等在社区康复护理中的应用也少有研究。

此外,残疾人长期受疾病的困扰,其心理压力大、社会适应能力低,这些都严重影响他们的生活质量,但常常被忽视。黄金月老师将奥马哈系统引入国内,已经有一些护理工作者尝试将奥马哈系统应用到社区康复护理工作中,值得注意的是奥马哈系统起源于美国,如何加以改进,使其符合我国国情,如何正确、灵活地应用奥马哈系统评估、记录、诊断、干预社区残疾人,值得进一步探讨和深化。如何利用国家有关政策,利用残联等机构、利用社会志愿者及社会工作人员为其提供康复护理服务研究的也比较少。这些也是我们今后应该关注的研

阅读笔记

究问题。

《世界残疾报告》倡导《国际功能、残疾与健康分类》(international classification of functioning, disability and health, ICF)理念下的残疾新观念：残疾或障碍不再是专属概念，而是一种普适性概念，即残疾是普遍的人生经验而非特殊人群的少数经验，是身心条件与环境状态互动的结果，残疾者就理解为"处在障碍情境中的人"。视残疾为"一种生存状态"。据此，未来我国残疾人社区康复护理的研究还需汲取新理念、开拓新思路、谋求新发展。运用国际、国内有关政策和社区康复项目推动残疾人社区康复护理服务从零碎的研究到系统研究，并走向实践创新。我们还应该借鉴世界残疾报告对残疾的相关服务提倡人权(赋权)、人生(生命全程)、人本(以人为本)的做法，开展我们的社区康复护理研究及服务，并通过我们的康复护理服务，促使残疾人进入所有主流体系。

第二节 社区残疾人康复护理的相关理论与应用

社区残疾人康复护理不仅需要相应的法律法规作为行为准则和依据，更需要相关的理论来指导社区康复护理工作实践。成熟的理论不仅为社区护士在康复护理情景中采取适当的应答和行动提供理论依据，也为社区护士解决目前康复护理工作中的热点问题提供相应的解决办法，并在康复护理实践和研究的深入开展中起着积极的推动作用。

一、罗伊适应模式理论

(一) 理论产生背景

卡利斯塔·C·罗伊(Sister Callista Roy)出生于美国加利福尼亚州洛杉矶市，1966 年获护理学硕士学位，1977 年获社会学博士学位。适应模式的研究始于罗伊在 1964—1966 年在加利福尼亚大学攻读护理学硕士学位期间，当时她有感于住院儿童强大的生命恢复能力和对自身身心变化的适应潜能，在导师多罗西亚·约翰逊(Dorothy E. Jonson)的激励与指导下，罗伊分析并创造性地运用了贝塔朗菲(Bertalanffy)的一般系统论、约翰逊(Jonson)的行为系统模式、赫尔森(Heslon)的适应理论、席尔(Selye)的压力与应激理论、拉扎勒斯(Lazarus)的压力与应对模式以及马斯洛的人类基本需求理论的有关理论观点构建了罗伊适应模式，并于 1970 年将该模式正式发表在《护理瞭望》杂志上。

(二) 理论主要观点

罗伊适应模式(Roy's adaptation model)提出护理的服务对象可以是个体、家庭、群体或社区，不管其规模如何，都应将其作为一个有适应能力的系统看待。罗伊适应模式主要论述了人与环境，强调人是一个具有适应能力的复杂生命系统，为了维持自身的完整性，机体不断与周围环境相互作用，持续地适应环境变化。当人不能适应内外环境的变化时，就会产生护理的需求。其主要观点如下：

1. 个体都是生物物理存在的整体 人是由多个子系统组成的一个复杂系统，各系统的平衡才能产生具有生物、心理和社会需要功能健全的人。与现代社会变化的环境进行不断的相互作用将会使人适应各种刺激。

2. 个体应用两种机制应对环境变化和达到个体适应 个体应用生理调节机制和心理调节机制，积极或消极反应来应对内、外环境变化和达到个体适应。生理调节机制(regulator)是人先天具备的应对机制，通过神经—化学—内分泌途径调节与控制个体对刺激的自主性反应，如白细胞对细菌入侵的抵抗。心理调节机制(psychological adjustment mechanism)则是人后天习得的应对机制，通过认知途径，包括感知、信息处理、学习、判断和情感控制等，对刺激和行为进行调节与管理，如应用消毒剂清洗伤口。个体所达到的适应水平是机体对三类刺激，即主要

阅读笔记

刺激(focal stimuli)、相关刺激(contextual stimuli)和固有刺激(residual stimuli)反应的结果,它因人而异并处于动态变化过程中。

3. 个体以四种适应方式对刺激做出反应　①生理功能(physiological function):涉及与机体的基本生理需求有关的适应方式,包括体液和电解质、活动和休息等。个体对刺激与变化的生理反应可以只限于一个主要方面,但以多方面反应并存常见,如应激反应可引起呼吸频率和心率的增加,反应过度会引起消化道出血等。②自我概念(self-concept):自我概念是指人们在某一特定时间对自己的情感、信心和评价,由躯体自我和人格自我组成。自我概念的适应方式主要通过改变认知,调整期望值等来适应环境的变化。③角色功能(role function):角色功能是指个体履行所承担角色以及满足社会对所承担角色的行为期待的情况。个体承担的角色分为基本角色(如妇女角色)、一般角色(如护士角色)和独立角色(如病人角色)三类。个体在角色功能适应方式中,越是基本的角色越重要,是首先应该适应好的角色。④相互依赖(interdependence):是指个体与其重要关系人和各种支持系统间相互依存关系,包括爱、尊重、彼此看重与在乎的付出与拥有等。个体面对难以应对的刺激时,常需要从相互依赖的关系中获得帮助和情感支持。

4. 个体对刺激的输出性行为有两种反应　个体对刺激的调节和控制最终产生的输出性行为有适应性反应和无效性反应。适应性反应(adaptive response)可促进人的完整性,并对人的生存、成长、繁衍、主宰和自我实现起促进作用。无效反应(ineffective response)则不能达到上述目的,甚至起威胁和阻碍作用。个体在健康与疾病连续体中的位置的变化与个体是否能有效地应对刺激、维持适应状态有关。

(三) 康复护理中的应用

在罗伊的适应模式中,所有的护理活动就是通过促进个体与环境的互动、处理压力所致的适应问题,保持个体的整体性,以增进适应反应、减少或消除无效反应,提高个体对疾病的适应性。在康复护理过程中,社区护士可通过观察、交谈和检查等方法和技术收集康复对象与生理功能、自我概念、角色功能和相互依赖这四种适应模式有关的输出性行为资料。评估过程中,社区护士应分析判断这些输出行为能否促进社区或个体的完整性? 是否有助于社区健康? 明确康复对象有无分泌物增多、缺氧、休克、恶心、呕吐、失眠、营养不良、压疮、弃用性萎缩等生理功能方面的无效反应,有无性概念紊乱、自卑、自责等自我概念方面的无效反应,有无角色转换、角色冲突、角色差距、角色失败等角色功能方面的无效反应,有无分离性焦虑、孤独、无助等相互依赖方面的无效反应,以及需要我们社区护士帮助的适应性反应。同时要对影响行为的主要刺激、相关刺激和固有刺激进行评估与分析,以识别造成无效反应的刺激因素。如截瘫病人,长期卧床或坐着不变换体位而并发压疮。这里引起压疮的直接原因是骨突部位持续压迫皮肤,皮肤知觉部分丧失而引起局部皮肤血液循环障碍,因此,病人当前面临的、必须对其做出反应的刺激,即主要刺激是骨突部位持续压迫皮肤;而截瘫使病人不得不卧床,卧床是促成和加重压疮的因素,也就是说,卧床是压疮产生的相关刺激;而营养不良,情绪焦虑等也可能影响压疮的发生和发展,但其作用不确切,尚有待证实,是压疮的固有刺激。

在制定康复护理目标和计划时,应在尊重康复对象个人权利及利益的基础上,尽可能与康复对象及家属共同商定,且所制定的目标应在康复对象家庭护理中具有可行性。短期目标应陈述表明生理调节和心理调节应对效果以及控制主要、相关和固有刺激后康复的预期行为;长期目标则应反映康复对象适应性问题的解决和利用自身及社区、家庭的力量达到生存、成长和自我实现的情况。康复护理措施主要是通过控制或改变各种刺激和扩大康复对象的适应范围,促进康复护理对象生理功能、自我概念、角色功能和相互依赖的适应性反应和适应水平,改变或避免无效反应,提高其应对能力,从而促进其功能恢复,维护其健康水平。

阅读笔记

二、King 达标互动理论

(一)理论产生背景

伊莫詹姆·M·金(Imogene M. King)1945 年在圣·路易斯州的圣·约翰医院护士学校获得初级护理专业教育文凭,1948 年和 1957 年分别获得圣·路易斯大学护理教育学士学位与护理学硕士学位,1961 年获哥伦比亚大学教育学博士学位,1980 年被南伊利诺伊州立大学授予荣誉哲学博士。1962—1966 年金在芝加哥诺若拉大学任副教授,任职期间,在该校开设了一个以应用概念框架为基础的护理硕士学位培养项目,这一理论首次被罗杰(Martha Rogers)编辑在 1964 年《护理科学》中,随后她的论文"护理概念框架"刊登于《护理研究》。1968—1972 年她任俄亥俄州大学护士学校校长期间出版了她的第一部著作《走向成熟的护理理论》。该著作进一步发展了概念框架,这一概念框架提出护理的基本特征是无论环境如何改变而持续存在,还提供了实际护理工作的思考方法、观察行为的方法和收集特定资料的方法。1981 年她出版了第二本专著《护理理论:系统、概念及程序》。在研究人与环境等动态相互作用的基础上她提出了三个动态的互动系统框架,即个体系统、人际系统和社会系统。在这个系统框架中,视个体为一个系统,小组或群体为人际系统,社区和学校为大的社会系统,角色、地位、沟通、社会组织等都被视为系统功能的基本概念。她将个体系统、人际系统和社会系统融为一个开放系统框架,并从她的系统框架中发展出达标理论。

(二)理论主要观点

King 达标互动理论基于护理的四个基本概念,认为人是一个开放系统,机体内各器官能量的改变导致其行为的反应;着重解释了人际系统,金认为护士与病人是一个相互作用的人际系统,双方建立共同的健康目标,并通过共同努力达到目标。

1. 理论的主要概念　其理论主要包含个体系统、人际系统和社会系统三个概念。金认为每个个体都是一个个体系统(personal systems),与个体系统有关的概念有感知、自我、生长发育、体像、时间和空间等;人际系统(interpersonal systems)是指人与人之间相互作用形成的系统,包含了两个或两个以上的完整系统,与人际系统有关的概念有相互作用(互动)、沟通、交流、角色和应激;社会系统(social systems)包括家庭、宗教团体、教育系统、工作系统和行业群体,与之相关的概念有组织、权威、权力、地位和决策。

2. 理论的架构　护士和护理对象是个体系统,他们之间通过相互作用构成人际系统,人际系统构成社会系统。达标理论着重于阐述发生在人与人之间,特别是护士与护理对象之间的相互作用。护士和护理对象通过相互作用确定问题,共同制定目标,并探求实现目标的方法,良好的护患关系是制定目标和寻找达到目标手段的基础。

在护理过程中,护士和护理对象分别通过感知、判断和行动等过程,相互作出反应、产生互动、达到交流,并通过反馈产生相互作用的结果。若双方能达到准确的感性认识上的统一并能消除阻碍因素,互动就会出现,交流就会发生,从而促进目标的实现;在交流的过程中,若感知、判断不断反复,就会促进互动、增进交流,进一步形成共同的目标,从而实现目标。

3. 理论被认可的提议　达标理论的提议很多,被大多数专家和护理界同仁认可的有:如果护患认知高度一致,就会促进交流,护患进行有效交流,就会促进生长发育,促进达到目标;如果目标达到,就会实现双方满意,获得有效的护理;护患的角色期望和角色表现一致定会增进交流。但如果角色冲突,就会阻碍护患之间的沟通,产生应激和焦虑;护士若具备良好的专业知识和技能,能适当地与病人交流,就能促进共同制定和实现目标。

(三)康复护理中的应用

金的达标互动理论强调良好的护患交流对达标的作用。在社区康复护理中,护士与康复对象分别作为个体系统,对对方进行感知、判断,构成人际系统,彼此相互影响,通过促进护士和康复对象之间的互动,以及他们与环境之间的互动,进行相互沟通和交流。感知是收集资料的基础,沟通则是证实感知准确性所需的行为,在护士与康复对象的互动中,护士用观察、会谈等交流技巧收集康复对象的一般资料、健康史、目前健康的功能状态(包括诊断和治疗)、家庭内外资源及利用状况(包括家庭成员对病人健康的关心和照顾等),通过分析、评估收集资料,护士和康复对象分享信息,同时建立护士与康复对象之间的相互信任关系,发现并确定康复对象存在的健康问题,使他们的认知达到高度的一致,共同制定针对健康问题的切实可行的护理目标,并对目标进行决策。为了实现护患双方决策和共同制定的目标,护士和康复对象之间相互作用以开展促进达到目标的护理计划或行动。当康复对象不能参与目标制定时,护士与其家庭其他成员相互作用,并不断地应对各种应激,使康复对象获得最大限度的日常生活潜能,帮助其恢复健康,使其在社会中能发挥正常的角色功能,并享受生活的美好。如在对类风湿关节炎病人的康复护理中,社区护士要用自己丰富的康复知识和康复技术、良好的沟通技巧,和病人及家属产生互动,与病人及家属交流对疾病的认知、疾病目前控制的情况、康复训练的状况、护士对病人疾病的看法及一些康复训练的技巧等,取得病人及家属的高度信任,与病人及家属共同制定康复护理计划,指导病人及家属实施康复训练,在实施过程中不断发现问题,不断修订计划,同时鼓励病人树立战胜疾病的信心,坚定积极康复的信念,保持积极乐观的心态,使病人最大限度地恢复身体各种功能,自理生活,并最终提高生活质量。

三、功能重组理论

(一) 理论产生背景

1930年,Bethe A首先提出了中枢神经系统(central nervous system,CNS)可塑性(plasticity)的概念。他认为可塑性是指生命机体适应发生变化和应付生活中的危险的能力。其研究结论是,人和高等脊椎动物的可塑性是由于动态的功能重新组织或适应的结果,并认为CNS损伤后的功能恢复是通过残留部分的功能重组的结果。1969年,Luria、Naydin、Tsvetkova和Vinarskaya重新提出并完善了功能重组理论(functional reorganization theory),认为损伤后脑的残留部分,通过系统内和系统间的功能上的重组,可以新的方式恢复已经丧失了的功能,并认为在此过程中,特定的康复训练是必需的。

(二) 理论主要观点

1. 系统内功能重组　系统内功能重组是指在功能相近的系统内,通过重新组织原来的系统或损伤部分以外的系统,以承担因病损而丧失的功能,其方式主要有:①轴突长芽(sprouting)和突触更新(synaptic replacement or turnover):轴突长芽又包含再生长芽和侧支长芽。②轴突上离子通道的改变。③突触效率的改变。④失神经过敏(denervated supersensitivity,DS)。⑤潜伏通路(unmasking)和(或)突触的启用及脱抑制(disinhibition)。⑥病灶周围组织的代偿。目前已公认,侧支长芽及其有关的突触更新是脑功能维持和适应的正常过程,是脑损伤后重建正常回路的重要方式。正确的功能训练就是诱导轴突长芽朝向有利于康复的方向进行,提高康复的效果。

2. 系统间功能重组　系统间功能重组是指损伤系统的功能由另一在功能上不完全相同的系统来承担。其方式主要有古旧皮质的代偿、对侧半球的代偿和不相干系统的代偿。

(三) 康复护理中的应用

功能重组理论是康复护理的重要理论,因为强调功能恢复再训练而被人们称为再训练理论(retraining theory)。功能恢复训练是通过重新学习以恢复功能的过程,也可认为是通过与他人和环境相互作用,练习在接受刺激时及时和适当地作出反应,适应环境和重新学习生活、工作所需的技能的过程。强调再训练的原因在于:①为提高过去相对无效的或新形成的突触的效率,均需经过大量的训练。②要求原先不担任某种功能的结构去承担新的、不熟悉的任务,

阅读笔记

同样需要大量的学习和训练。③外周刺激和感觉反馈在促进 CNS 功能和帮助个体适应环境和生存中有重要的意义。

　　在康复护理过程中我们可根据疾病发展的阶段、病人的具体情况,适时地对病人进行相应的功能训练,促使系统内及系统间功能重组的发生,使病人功能恢复尽可能地达到最大范围的程度。如脑卒中病人功能恢复主要依靠脑的功能重组,实现重组的主要条件就是练习特殊的活动,如坐位平衡训练、站立训练、上肢功能训练、行走训练、感知觉功能训练、日常生活活动功能训练等,练习越多,重组就更自动和更容易。早期练习有关的运动动作对促进脑的功能重组有好处,而缺少有关练习可能产生继发性神经萎缩或形成不正常的神经突触。此外,环境和社会因素对 CNS 的功能重组同样有重要的影响,在护理过程中我们要对社区居民及病人家庭成员进行健康教育,让大家都关心病人,给病人以积极的支持和帮助,使病人以积极乐观的心态去正视现实、面对现实,在和谐的社区及温馨的家庭氛围中积极锻炼,促使病人功能重组,尽可能地恢复功能,降低残疾的发生,提高病人的生活质量。

第三节　残疾人的社区健康管理

　　残疾人是指在精神、生理、人体结构上,某种组织、功能丧失或障碍,全部或部分丧失从事某种活动能力的人。《世界残疾报告》指出,全球人口残疾率估数已由 20 世纪 70 年代以来的 10% 升高至如今的 15%。我国 2006 年第二次全国残疾人抽样调查数据显示,全国各类残疾人总数达 8296 万,残疾人占全国总人口的比例为 6.34%。残疾人是一个数量众多、特性突出、特别困难的社会群体,是社会保障和公共服务的重点人群。但鉴于我国残疾人管理涉及残联、卫生、民政等多部门和机构,其健康管理体系尚不健全,2016 年版《国家基本公共卫生服务规范(征求意见稿)》也没有制定残疾人管理服务规范,然而,许多研究和实践已经证明,采取社区健康管理等有效行动是减少残疾发生和发展最有效形式,也是满足广大残疾人基本康复需求的主要途径,也是实现残疾人"人人享有康复服务"目标的基础。

一、服务对象与服务内容

　　残疾人社区健康管理服务对象主要包括辖区内诊断明确、在家居住的有康复需求的残疾人,其服务内容主要有以下几方面。

　　(一) 残疾人信息管理

　　1. 残疾普查　社区卫生服务中心应联合残联、民政、街道等部门,在社区范围内开展残疾人普查,并对残疾人进行康复需求动态调查,对本社区的残疾人进行登记,全面掌握残疾人残疾类别、程度等状况。

　　2. 建立档案　在将残疾人纳入管理时,首先要收集残疾人家庭情况、受教育程度、职业、残疾史,在专业机构的疾病诊疗情况及康复需求等相关信息,为其建立健康档案及康复训练档案,同时为残疾人进行一次全面评估,包括常规的体格检查、康复功能评定、神经科检查及必要的实验室检查等,为制定残疾预防和康复计划提供资料。

　　3. 网络管理　有条件的社区可对残疾人实行网络管理,即建立有效的信息报告、康复转介和信息管理网络。

　　(二) 随访评估

　　1. 随访次数　根据残疾的种类、程度及对康复的需求情况确定随访的次数,最好每月进行 1 次面对面的随访。

　　2. 评估内容　每次随访应对残疾人进行躯体运动功能、生活自理能力和社会适应能力评估,评估功能障碍对日常生活、工作、学习、社会活动的影响情况,询问上次随访到此次随访期

阅读笔记

间功能障碍恢复情况及残疾人对残疾的适应情况;重点检查与残疾有关的肢体和器官功能情况;检查残疾人的精神状况,包括感觉、知觉、思维、情感等;询问残疾人用药情况、训练状况、社会功能情况及必要的实验室检查结果等。

3. 录入信息　把评估的结果如残疾的原因、部位、程度、分类、分级,功能障碍对学习、生活及劳动就业等方面的影响,康复的潜力及康复计划等记录下来,并录入残疾人健康档案。

(三) 健康体检

在残情许可的情况下,征得残疾人本人及家属的同意后,每年进行 1 次健康检查,可与随访相结合。内容包括一般体格检查、血压、体重、血常规、转氨酶、血糖、心电图、日常生活活动情况、运动功能情况等。具体内容可参照《城乡居民健康档案管理服务规范》的健康体检表。

(四) 康复指导

对残疾人进行康复指导,包括医疗康复、教育康复、职业康复、社会康复及家庭康复护理指导等,同时进行意外伤害预防、自救自助和简易康复训练器具的制作等健康指导。

二、服务要求与考核指标

(一) 服务要求

1. 配备专(兼)职人员　有至少 1 名专职的康复医师或技师,还可配备热爱残疾人事业,富有爱心的接受过残疾人管理相关培训的兼职人员,如康复咨询员等,开展残疾人健康管理工作。

2. 加强部门联系,及时建立档案　与残疾人联合会、康复机构等相关部门加强联系,及时为社区内新增的残疾人建立健康档案,并按时更新。

3. 随访　随访可采用预约残疾人到门诊就诊、电话追踪和家庭访视等方式。

4. 加强宣传,协助训练　可通过举办讲座、开展咨询、发放康复资料、康复器具知识传授及心理疏导等,加强残疾预防与残疾康复知识的宣传,增进社会对残疾人康复工作的认识,提高全民对残疾人康复的知晓率;协助残疾人进行日常生活活动功能康复训练,鼓励其积极参与社区康复活动,接受职业训练,指导残疾人及家属自制康复训练辅助器具等。

5. 记录相关信息　每次提供服务后及时将相关信息记入残疾人的健康档案和康复训练档案。

(二) 考核指标

1. 残疾人建档率　指年内已建立档案的残疾人人数占年内辖区内残疾人总人数的比例。

2. 残疾人管理率　指年内已管理残疾人人数占年内辖区内残疾人总人数的比例。

3. 残疾人健康体检率　指年内进行残疾人健康体检人数占年内辖区内残疾人总人数的比例。

4. 残疾人康复服务覆盖率　指已接受康复服务的残疾人数占辖区内有康复需求的残疾人数的比例,如肢体残疾人康复训练率、缺肢者假肢装配率、残疾人基本辅助器具配置率等。

第四节　常见肢体功能障碍者的社区康复护理

阅读笔记

2006 年我国第二次全国残疾人抽样调查结果表明,全国肢体残疾 2412 万人,占残疾人总数的 29.07%,是各类残疾人中比例最高者。肢体残疾或功能障碍给病人及其家庭的生活带来了诸多不便,对其心理造成了极大的压力,也是家庭和社会经济的沉重负担。以残疾人需求为导向,开展社区康复是国际上普遍的做法和原则。社区康复护理是社区康复的重要组成部分,可帮助肢体残疾或功能障碍者解决医疗护理的救助和服务,协助他们得到社会的帮助和支持,也是实践残疾人社会融合的有效途径。

一、脑卒中病人的社区康复护理

(一) 概述

脑卒中(stroke or cerebral vascular accident,CVA)是指由于急性脑血液循环障碍所致的局限或全面性脑功能缺损综合征或称急性脑血管病事件,包括脑出血、蛛网膜下腔出血和脑梗死。以突发头痛、头晕、意识障碍等全脑症状和偏瘫、失语及感觉减退等局造性神经功能缺损为主要特征。据统计我国每年新发脑卒中病人达 200 万人,死于卒中者近 100 万人,约 3/4 存活者不同程度地丧失劳动能力,严重影响病人的日常生活,给病人带来极大痛苦,同时给家庭及社会带来沉重负担。因此,开展脑卒中社区防治和康复,改善病人的功能障碍,提高其生活自理能力,使病人最大限度地回归社会具有重要意义。

(二) 脑卒中病人的社区康复管理

1. 健康教育　不良的生活习惯和行为是脑卒中发生的主要原因,通过个人、家庭和社会的共同努力,可加以改善。社区护士可采用板报、专题讲座及发放宣传资料等多种形式,在社区开展脑卒中预防的健康教育,使社区居民了解脑卒中的发病原因、危险因素、先兆症状,在日常生活中注意改变不良生活习惯,积极控制各种可控危险因素,达到使脑卒中不发生或推迟发生的目的。如注意劳逸结合,尽量避免精神紧张;注意合理营养,避免高热量、高脂肪、高盐、高胆固醇膳食,多食新鲜蔬菜水果、多食含钙丰富的食物;适当体育运动,注意控制体重,避免肥胖;提倡公共场所禁止吸烟,减少被动吸烟;积极治疗与脑卒中相关的疾病,如高血压、冠心病等,定期随访,以预防脑血管疾病的发生和发展。

2. 对高危人群干预　高血压、心脏病、冠心病、短暂性脑缺血发作、糖尿病、吸烟和高脂血症等是脑卒中的重要危险因素,也是脑卒中的高危人群,对这些人群的干预是预防脑卒中的重要措施之一。可通过定期测量体重、血压、血脂等,在社区居民中进行筛查,以便早期发现高危人群及可疑人群,及早诊断,及早治疗和干预,并劝诫吸烟者戒烟,以减少脑卒中的发生。

3. 对病人随访　对社区中的脑卒中病人应建立个人健康档案及家庭档案,通过定期随访,指导病人和其家属树立战胜疾病的信心,让他们确信通过积极的治疗和康复锻炼,缺失的功能一定会有所恢复,甚至完全恢复;让他们了解脑卒中常见的功能障碍、常见并发症的预防、护理及康复知识和技术,预防脑卒中再发的方法等。评估病人功能状况、精神状况及用药情况等,和他们一起制订康复计划,指导病人坚持遵医嘱用药,进行积极的康复锻炼。让家属密切配合,关心、体贴病人,协助病人进行锻炼,降低残疾、预防复发,提高病人生活质量。

(三) 脑卒中病人的居家康复护理

脑卒中病人居家康复护理应该遵循个体化原则,社区护士和病人及家属一起评估病人功能状况,制定康复护理计划,分阶段、有针对性地进行体能和技能训练,增进病人神经功能的恢复,提高其生活自理能力,使其早日重返社会。

1. 康复功能评定　脑卒中由于病变的性质、部位、大小等的不同,病人可能单独发生某一种功能障碍或同时发生几种功能障碍,其中,以偏瘫、失语等最为常见。脑卒中导致的主要功能障碍即是康复功能评定的主要内容,在对脑卒中病人进行家庭康复护理之前、之中及结束时都要进行必要的康复功能评定,以便提出针对性的康复护理措施和指导。

(1) 运动功能评定:脑卒中后痉挛性瘫痪是上运动神经元损伤后的主要表现之一,上运动神经元损伤所致瘫痪的恢复过程是一种肌张力和运动模式不断衍变的质变过程。单纯肌力的改善并不一定有相应的功能活动的改善,故其肢体运动功能评定常采用 Brunnstrom 运动功能评定法。Brunnstrom 将手、上肢及下肢运动功能根据脑卒中后恢复过程中的变化,分为 6 个阶段或等级,见表 7-1。

表 7-1　Brunnstrom 6 阶段功能评定法

阶段	上肢	手	下肢
1	弛缓,无任何运动	弛缓,无任何运动。	弛缓,无任何运动。
2	开始出现痉挛,肢体共同动作或他们的一些成分开始作为联合反映而出现	能开始粗的抓握,仅有极细微的屈指动作	出现痉挛,仅有极少的随意运动
3	痉挛加剧,可随意发起共同运动,并有一定的关节运动	能全指屈曲,钩状抓握,但不能伸指,有时可由反射引起	①随意引起共同运动或其成分;②坐位和立位时,有髋、膝、踝的协同性屈曲
4	痉挛开始减弱,出现一些脱离共同运动模式:①手臂可触及腰骶部;②上肢前屈 90°(肘伸展)③屈肘 90°,前臂能旋前、旋后	能侧方抓握及拇指带动松开,手指能部分随意的、小范围的伸展	开始脱离共同运动出现分离运动:①坐位,足跟触地,踝能背屈;②坐位,足可向后滑动,使屈膝大于 90°
5	痉挛减弱,基本脱离共同运动,出现分离运动:①上肢外展 90°(肘伸展,前臂旋前);②上肢前平举及上举过头(肘伸展);③肘伸展位,前臂能旋前,旋后	①用手掌抓握,能握圆柱状及球形物但不熟练;②能随意全指伸开,但范围大小不等	从共同运动到分离运动:①立位,髋伸展位能屈膝;②立位,膝伸直,足稍向前踏出,踝能背屈
6	痉挛基本消失,协调运动正常或接近正常。5 级动作的运动速度达健侧 2/3 以上	①能进行各种抓握;②全范围的伸指;③可进行单个指活动,但比健侧稍差	协调运动大致正常。下述运动速度达健侧 2/3 以上:①立位,髋能外展超过骨盆上提的范围;②坐位,髋可交替地内、外旋,并伴有踝内、外翻

　　(2) 言语功能评定:三分之一以上的脑卒中病人可产生各种言语障碍。言语障碍评定主要通过交流、观察、使用通用的量表以及仪器检查等方法进行,了解病人言语障碍的性质、类型及程度,确定是否需要进行言语治疗以及采用何种方法。主要的言语障碍为失语症和构音障碍。失语症(aphasia)是指病人因脑部病变而突然失去原有的语言能力,表现为听、说、读、写的能力障碍,包括 Broca 失语(运动性失语)、Wernicke 失语(感觉性失语)、传导性失语及命名性失语。构音障碍(呐吃,dysarthria)是由于中枢或周围神经受损,致使肌肉控制混乱,造成构音器官无力、迟钝、不协调、或肌张力改变而引起的言语障碍,表现为发音不清、音量小等,包括器质性构音障碍和功能性构音障碍。

　　波士顿诊断性失语症检查法(Boston diagnostic aphasia examination,BDAE)是目前英语国家普遍采用的标准失语症检查,它包括语言功能本身和非语言功能的检查,可对病人语言交流水平和语言特征进行定量和定性分析,既可确定病人失语症严重程度,又可作出失语症分类,是一个详细、全面的检查。但由于其检查所需时间较长,评分较难,因此在家庭进行评估时只需评估其严重程度即可。失语症的重症度可以按照 BDAE 失语症严重程度分级标准来划分,见表 7-2。

阅读笔记

表 7-2　失语症 BDAE 严重程度分级标准

0级:无有意义的言语或听理解能力

1级:所有言语交流均通过不连续的言语表达;大部分需要听者推测、询问和猜测,可交流的信息范围有限,听者在言语交流中感到困难

2级:在听者的帮助下,可能进行熟悉话题的交谈。但对陌生话题常常不能表达出自己的思想,使病人与检查者都感到进行言语交流的困难

3级:在极少的帮助下或无帮助下,病人可以讨论几乎所有的日常问题。但由于言语或理解能力的减弱,使某些谈话出现困难或不可能

4级:言语流利但可观察到有理解障碍,但在思想和言语表达方面尚无明显限制

5级:极小的、可分辨得出的言语障碍;别人主观上可能感到有点困难,但听者不能明显觉察到

（3）感觉功能评定:感觉障碍主要表现为痛觉、温度觉、触觉和本体觉的减退或丧失。一般以偏瘫侧感觉障碍和同向偏盲多见。据报道,约 65% 的脑卒中病人有不同程度和不同类型的感觉障碍。各种感觉功能的具体评定方法如下:

1）浅感觉:①痛觉:用大头针从痛觉缺失区开始移向正常感觉区,按神经支配节段双侧对比检查,询问针刺时病人有无痛觉及其程度;②温度觉:用盛有冷水(0~10℃)、热水(40~50℃)的试管接触皮肤,由异常区至正常区,按神经支配节段、双侧对比进行,询问病人有无温冷感;③触觉:用棉签轻拭病人皮肤,询问能否觉察到触及感,按神经节段分布区域依序进行,双侧对比。痛、温、触觉的检查还应注意有无分离性感觉障碍。

2）深感觉:①振动觉:将振动的音叉置于病人体表骨性标志突起处,询问有无振动及其程度如何;②运动觉:轻轻地活动病人手指、足趾、腕关节、踝关节,问其是否能觉察到并判断出何部位及做何种方向的运动;③位置觉:病人闭目,检查者将其肢体置于一定位置,让病人说出所在位置或用另一肢体模仿。

3）复合感觉:①定位觉:用手指或笔杆轻触病人皮肤,请病人指出被刺激的部位,正常误差不超过 1cm。②两点辨别觉:用两个大头针检查,先将两针尖分开一定距离刺激病人皮肤,如病人感到是两点受刺时,逐步缩小两针尖距离,至不能分辨两点时,记录该最小距离。检查躯干和四肢时,检查者也可用双手指来粗试。正常人舌尖、鼻尖、指尖、前臂最灵敏,为 1~3cm;四肢近端、躯干敏感性差,约为 4~12cm。③实体觉:嘱病人闭目,让其用单手触摸一些常用物品如硬币、钥匙、铅笔等,令其说出所触物体名称。④图形觉:在病人肢体、躯干皮肤上划三角、正方形、圆形、椭圆形等,让其说出为何种图形。⑤重量觉:给病人有一定重量差别的几种物品,请其用单手掂量后,比较、判断各物品的轻重。

感觉功能的评定结果可根据病人检查反应分为 5 种:①正常:反应快而准确;②减退:对外界刺激有反应,但敏感性减弱,反应迟钝,回答的结果与所受的刺激不相符合;③消失:无反应;④过敏:轻微的刺激而引起强烈的感觉,如痛觉过敏;⑤倒错:对刺激的认识完全倒错,如轻微触觉刺激即有痛感、冷刺激却有热感等。

2. 康复护理措施　脑卒中的康复是针对所存在的障碍,即针对疾病给病人造成功能、能力的欠缺或丧失而导致的生活和(或)工作上的困难。脑卒中发病可分软瘫期、痉挛期、恢复期,一般在家庭和社区的病人都是恢复期病人,恢复期早期患侧肢体和躯干肌力还比较弱,没有足够的平衡能力,坐起后常不能保持良好的稳定状态,故首先进行平衡训练。

（1）坐位平衡训练:当病人不用扶持、依靠而能自己坐直时,即应开始进行坐位平衡训练,主要目的是增强躯干肌的控制能力和平衡感觉能力。①静态平衡训练:让病人坐在椅子上或床边,双足平放于地面,分开约一脚宽,双手置于膝部,保持稳定,如有困难可稍加帮助调整体位。开始时病人多易向患侧倾倒,护理人员或家属协助病人调整躯干和头至中立位,当感到双

阅读笔记

手已不再用力时松开双手,此时病人可保持该位置数秒,然后慢慢地倒向一侧。随后要求病人自己调整身体至原位,必要时给予帮助。训练时,可在病人前面放一面镜子,以弥补位置觉障碍的影响,使病人能通过视觉不断调整自己的体位。②自动态平衡训练:当病人躯干有了一定的控制能力而不再向患侧倾倒时,训练其动态下的平衡,让病人双手手指交叉,伸向前、后、左、右、上、下各方并有重心相应的移动,或让病人去取不同方向、高度的目标物或转移物品,由近渐远以增加身体坐位平衡的难度。③他动态平衡训练:在静态平衡下辅助者从前后左右各个方向给病人施加推、拉外力,打破静态平衡,使病人尽快调整达到新的平衡状态。在给予推拉力的同时应注意保护病人以防摔倒。④坐位重心向患侧转移训练:偏瘫病人坐位时常出现脊柱向健侧侧弯,身体重心向健侧臀部偏移。病人取坐位,辅助者立于病人对面,一手置于患侧腋下,协助患侧上肢肩胛带上提,肩关节外展、外旋,肘关节伸展,腕关节背伸,患手支撑于床面上;另一手置于健侧躯干或患侧肩部,调整病人姿势,使患侧躯干伸展,完成身体重心向患侧转移,达到患侧负重的目的。随着运动功能的改善,要及时减少辅助,做到仅扶持患侧上肢保护肩关节、完成患侧躯干主动伸展运动即可。

(2) 立位训练:①起立训练:辅助者用双腿挟住病人患侧膝关节,保持正常肢位。诱导髋关节轻度外展及膝关节屈曲,指示病人完成躯干前倾动作。辅助者用上肢及躯干挟住患侧上肢保护肩关节,另一手置于第8~10胸椎处,协助完成脊柱的伸展。当病人臀部可充分抬起后,辅助者改为诱导髋关节伸展训练,一手置于臀部,一手置于下腹部,使骨盆后倾,双下肢固定患侧膝关节,防止过伸展,完成站立动作。站起后辅助者可继续用膝部顶住病人患膝防止"打软"。注意,为防止此过程中病人在站立瞬间健足后移,造成健侧下肢单独负重站起的情况,辅助者可用足在病人患足后抵住。从立位到坐位方法相同,顺序相反,但更难于完成。因为这主要是通过股四头肌的离心性收缩来控制,要求下肢肌群更好的协调作用。开始,辅助者可帮助屈膝、上提腰带,控制坐下速度。②站立平衡训练:病人站起后,让病人松开双手,上肢置于体侧,辅助者逐渐除去支撑,让病人保持站立位。能独立保持静态站立位后,让病人重心逐渐移向患侧,训练患腿的负重能力。同时让病人双手交叉的上肢(或仅用健侧上肢)伸向各个方向,并伴随躯干(重心)相应的摆动,训练自动态站位平衡。如能在受到外力的推拉时仍能保持平衡,说明已经达到被动态站位平衡。③患侧下肢支撑训练:病人取站立位,身体重心移向患侧,健手可抓握一固定扶手以起保护作用,将健足放在矮凳上,使膝关节屈曲15°左右。随着患侧下肢负重能力的提高,辅助者可用手握住病人健足,使其向下踩的力量减弱,进一步加强患侧单足站立时的平衡能力。

(3) 步行训练:①步行前准备:扶持病人在站立位下前后摆动患腿,练习踏步、屈膝、伸髋,训练患腿负重及平衡等。②扶持步行:辅助者站病人偏瘫侧,一手握住患手,掌心向前;另一手从患侧腋下穿出置于胸前,手背靠在胸前处,与病人一起缓缓向前步行,训练时要按照正确的步行动作行走,然后扶杖步行(四脚杖—三脚杖—单脚杖),最后到徒手步行。③改善步态训练:步行训练早期常有膝过伸和膝打软(膝突然屈曲)现象,应进行针对性的膝控制训练。如出现患侧骨盆上提的划圈步态,说明膝屈曲和踝背屈差,根据问题所在,重点进行训练。④复杂步行训练:如高抬腿步,转换方向,绕圈行,越过障碍走,各种速度和节律的步行以及训练步行耐久力(如长距离的步行),增加下肢力量(如上斜坡),训练步行稳定性(如在窄步道上步行),训练协调性(如踏固定自行车,踏缝纫机)。⑤上、下楼梯训练:辅助者站在病人患侧后方,一手协助控制患侧膝关节,另一手扶持健侧腰部,协助病人将重心转移至患侧,健侧足先蹬上一层台阶。健肢支撑稳定后,辅助者一手固定病人腰部,另一手协助病人患腿抬起,使髋关节、膝关节屈曲,将患足置于高一层台阶。下楼梯时,辅助者站在病人患侧,病人健手轻扶楼梯扶手以提高稳定性,但不能把整个前臂依托在扶手上。患侧足先下一层台阶,辅助者一手置于患膝上方,稍向外展方向诱导,防止下肢内收、内旋,协助完成膝关节的屈曲及迈步动作,另一手置于健侧腰部,用前臂保护患侧腰部,并将身体重心向前方移动。当健侧下肢向前方迈出时,辅助者的手保持原来的位置。随着水平的提高,嘱病人放开扶手,辅助者的辅助量减少到只协助控制骨盆,直至病人独立完成。如此反复交替,逐渐减少他人的帮助,达到独立上、下楼梯。

(4) 言语训练:失语症的恢复存在着自然恢复和非自然恢复两个部分,言语训练就是通过反复恰当的感官刺激,促进非自然恢复的方法。脑受损的早期阶段,在自然恢复基础上,再加反复、恰当的感官刺激,以激发其言语功能的恢复,促进病人未受损区域的功能代偿。针对不同程度的失语采用不同的方法。①失语为 0~1 级:针对其理解障碍可让病人作实物间匹配,单词与文字、图画匹配,以及物品、图画的是非反应等训练,也可采用动作、手势等辅助来帮助病人理解;针对表达障碍可作发音训练,词组训练(常用物的命名、称呼等),如合并运动性构音障碍者,同时进行构音器官运动功能训练,可对镜作唇舌操(双唇闭合、噘起、吹口哨、鼓腮、伸舌、缩舌、卷舌)训练到发音训练。如合并言语失用,则同时进行改善构音器官的协调训练,可对镜指导发音器官发音,跟治疗师做口形并发音等。②失语为 2~3 级:针对理解障碍可作听语指物、执行指令、复述短句、听写、看图说话、情景对话等训练;针对表达障碍可作复述短句、动作描述、看图说话、自由会话等训练。③失语为 4~5 级:针对理解障碍可作复杂问题的是非反应,复述长而复杂的句子,看图说话等训练;针对表达障碍可作事物的描述,日常生活话题的交谈等,达到巩固和提高言语交流能力的目的。

以听理解障碍为主,先训练其理解能力,后训练其表达能力。以表达障碍为主而听理解基本正常或轻微障碍,可直接针对其表达障碍作训练。听理解及表达方面均有障碍者,则先作听理解训练,后作表达训练。并注意训练时要由少到多,由单音到双音,由简到繁,循序渐进地进行,为病人提供练习机会,鼓励病人讲话,消除其羞怯心理,使病人尽量调动自己的残存能力以获得实用的交流技能。

(5) 感知觉功能训练。在与病人充分交流的基础上,告知病人及家属感知觉障碍的康复意义,解释各种刺激的感觉,教会他们促进感知觉恢复的方法。①患侧感知觉刺激:每日 4 次对患侧进行拍打按摩;用粗布、纸、冰块等在皮肤上进行短暂、快速摩擦;用砂纸、毛线刺激触觉,用冷水、温水刺激温度觉,用针尖刺激痛觉。对于有视野缺损的病人还应注意恢复期护理工作及日常护理在患侧进行,如在患侧呼叫病人的名字,患侧戴手表或鲜艳的手镯。床头桌、食品、电视、或其感兴趣的事物均安排在患侧,以引起患侧的感知能力。②患侧感知觉训练:每日 3 次用温水擦洗感觉障碍的部位,以促进血液循环和功能恢复。指导病人及家属经常进行肢体按摩、被动活动锻炼及有规律地进行肢体主动活动,可为病人提供球、笔、硬币、积木块、几何图形块等训练其触摸、辨认及抓握能力等。有视野缺陷者应鼓励其多作朗读练习,病人阅读时可以在每一行的下面画线,提示病人读完一整行后再读下一行,也可提供一面镜子给予日常活动能力的视野提示;和病人一起动手操作或进行图画、写字训练等,并用语言鼓励病人取得的成绩,恢复其早日康复的信心。③防止感觉障碍部位受损:恢复期练习行走时要穿柔软的布鞋(不要穿拖鞋),清除活动范围以内的障碍物等,防止感觉障碍部位受损;注意肢体保暖,但慎用热水袋,使用时应先用手测水温,以防烫伤;教会病人使用代偿方法,减少损伤机会,如转动头部,用眼睛扫视等;教会病人检查皮肤的方法,告诉其局部长期受压可能出现的结果等。

(6) 日常生活活动能力训练。如进食、洗浴、更衣、妆容、做饭、购物及打电话、阅读、书写等能力的训练,最终使病人达到生活自理,提高生活质量的目的。训练时尽量使用患侧肢体进行日常生活活动,并且注意安全。如穿套头衫:衣服背朝上摆好→将患手放入衣袖→向上拉→健手插入衣袖→健手将衣服拉到肩部→把头套入,整理衣服。脱套头衫:用健手将衣服后领向上拉→退出头→退下肩→退出健手→健手把患侧衣领退下。床上穿裤子:穿患腿→穿健腿→躺下用健腿支撑将臀部抬起→提上裤子→用健手系腰带。洗澡:坐在防滑的椅子上,使用冷热混合水,使水管开关、洗澡用品放在健侧,背部可用长柄刷搓洗,毛巾可放在患侧腋下拧干。

阅读笔记

3. 健康指导

(1) 避免诱因：指导家人保持病人卧室安静、舒适，尽量避免引起血压及颅内压增高的诱因，如用力排便、咳嗽、喷嚏、情绪激动、疼痛及恐惧等，出现以上情况可在医师指导下应用通便、镇咳、镇静、止痛药等，以免诱发脑血管痉挛、动脉瘤再破裂、再出血等；戒烟戒酒，控制血糖、血脂在正常范围；积极治疗心脏病；密切观察病情变化，如有异常变化应及时就诊，避免复发或加重。

(2) 保持良肢位：良肢位是为防止或对抗痉挛姿势的出现、保护肩关节及早期诱发分离运动而设计的一种治疗体位，包括健侧卧位、患侧卧位及仰卧位。①健侧卧位：健侧在下，患侧在上，头枕不宜过高，患侧上肢下垫一枕头，使患侧肩部前伸，肘关节伸展，前臂旋前，腕关节背伸，患侧骨盆旋前，髋关节呈自然半屈曲位置于枕上，健侧下肢自然平放在床上，轻度伸髋，稍屈膝。②患侧卧位：患侧在下，健侧在上，患侧上肢前伸，使肩部向前，以免肩部受压或后缩，肘关节伸展，手指张开，掌心向上，健侧上肢可放在躯干上，患侧髋伸展、膝略屈曲，健侧下肢屈曲置于前面的枕头上。由于患侧卧位增加了对患侧的知觉刺激输入，并使整个患侧被拉长，从而减少痉挛，此外，健手能自由活动。③仰卧位：仰卧位因受到紧张性颈反射和紧张性迷路反射的影响容易出现姿势异常，骶部、足跟外侧、外踝等处也容易出现压疮。因此要尽量减少仰卧位的时间。

(3) 心理护理：脑卒中病人因偏瘫、失语等后遗症，生活不能完全自理，往往表现出焦虑、恐惧、忧郁或悲观、易怒、暴躁等心理反应，尤其在面临与他人交流困难时，会显得焦虑不安和心神不宁，个别严重的病人，怨天尤人，容易激惹。社区护士要积极进行心理疏导，尊重病人，态度和蔼、耐心细致地与病人交谈、沟通，同情、理解病人的处境和痛苦的情感以及他们对自身问题的看法，鼓励病人通过各种方式倾诉内心痛苦的体验，使病人将不良情绪发泄出来。指导病人正确认识自身疾病的表现、产生原因和对策，运用通俗的语言对病人提出的各种问题做出合理的解释，耐心地鼓励病人用笔写或以简单语言或手势来表达及与他人交流，鼓励要真诚、及时和具体。还可用以往康复的病例加强病人的希望，以明确肯定的语气，做出恰如其分的安慰和适当保证，使病人树立康复信心，解除心理障碍。同时，鼓励家属关心体贴病人，多与病人交谈，创造良好的家庭气氛，并注意心理护理应与言语训练及其他训练相结合进行。

(4) 改造家庭环境和设施：帮助病人及家属进行家庭起居用品的设置、改造，保证病人活动无障碍。如房门内外要平坦，门宽应方便轮椅出入；室内房门可改为平拉门或折叠门，照明灯的开关应使残疾者能伸手可及，墙壁可加行走方便的扶手，地面防滑，尽量减少障碍物；床、椅、柜子及各种物品摆放的高度应方便残疾者使用；洗脸池下能容纳残疾者双足的插入，高度最好可随残疾者的需要随意调节，放置洗漱用品的橱柜可自动升降；蹲式厕所改为坐式或使用多功能坐椅，坐式马桶高度要与轮椅同高，以 45cm 为宜，两侧设置高度适中的水平抓握杆，在座便器的靠墙侧设置垂直或 L 形抓握杆；安装与浴盆边缘等高的淋浴木椅，在浴盆靠墙的一面安装不同方向的把手，便于残疾者移动，地面及浴盆底都应由防滑设施；应急呼叫按钮要设在便于使用的位置，以方便病人求救，浴室门扇上方要设置观察窗口，便于家人知晓使用者的情况。

二、截瘫病人的社区康复护理

(一) 概述

由于各种原因引起脊髓结构和功能的损害，造成损伤水平以下脊髓功能的障碍称为脊髓损伤（spinal cord injury，SCI）。SCI 按损伤程度分完全性损伤和不完全损伤，按致病因素不同分外伤性和非外伤性两大类，非外伤性 SCI 主要是因脊髓的病变如肿瘤、结核及畸形等所引起，约占 SCI 的 30%。外伤性 SCI 均以青壮年为主，年龄在 40 岁以下者约占 80%，男性多于女性 4 倍左右。外伤性 SCI 是脊柱骨折或脱位的严重并发症，是一种严重的致残性损伤，往往造成不同程度的截瘫或四肢瘫痪。损伤水平达胸腰段且使双下肢的感觉与运动产生障碍的,称为截瘫(paraplegia)。截瘫可使病人终身残疾,丧失全部或部分生活自理能力,并产生许多并发症,严重影响病人生活自理和社会活动的参与。因此,截瘫病人的康复,无论从社区、家庭还是个人角度,均应给予高度重视。

（二）截瘫病人的社区康复管理

1. 健康教育　研究报道,SCI 70%是外伤性损伤,病人伤后第一年死亡者中,90%死于现场转运途中,23%~26%病人在院前急救过程中损伤明显加重,而伤后6小时进行治疗是SCI病人治疗的黄金时期。因此,必须加强在社区中开展SCI预防和院前抢救的健康教育。社区护士可采用板报、专题讲座及发放宣传小册子等多种形式,使社区居民了解SCI的发生原因、危险因素及严重后果等,积极预防车祸、滑倒跌伤、运动损伤及暴力等;积极进行SCI抢救知识和技术的宣传和普及,如在现场急救中,如果怀疑伤员有可能伤及脊柱,一定要固定好头部,尤其不能低头或转动头部,头和躯干必须同轴转动,保持脊柱稳定,尽量少移动病人;制动固定后再行移动,最好原位搬运,不要强行改变病人体位,尤其不能采用一人抬腋窝部、一人抬下肢的方法搬运;避免现场做不必要检查,选择最近的、能处理SCI损伤的医院,不应常规逐级转院,以免浪费时间延误救治;在转运过程中,司机开车启动及停车均应平稳,车速不宜过快以免造成再次损伤等。发生损伤时,最好由受过专门训练的人员抢救以免加重损伤,伤后积极采取康复措施。

2. 对高危人群干预　对有脊柱、脊髓的病变,如肿瘤、结核及畸形等,应该加强干预,积极治疗,防止这些病变造成SCI;对司机、运动员、士兵等要积极进行安全教育,损伤预防与急救知识培训,使他们尽量避免损伤,一旦损伤可以采取正确的方法进行自救或他救。

3. 对病人随访　对社区中的截瘫病人要建立个人与家庭健康档案,定期随访,对病人及家属进行教育,介绍疾病的有关知识,对截瘫导致病人的运动、感觉及日常生活活动等功能的障碍情况进行评估,对病人及其家人进行功能训练指导,教会病人及家属一些康复训练的方法、技巧和自我护理知识,对疾病引起的心理负担给予积极的疏导,鼓励病人树立战胜残疾的信心,同时应进行安全教育,防止病人摔倒外伤,如发现活动后病人双下肢有肿胀、青紫等,要停止活动并及时就诊。让病人在和谐的社区和家庭氛围中积极锻炼,以尽可能地降低残疾程度,同时,给病人提供必需的社会支持,帮助他们重塑自身的形象,形成新的生活方式和对世界的重新认识,帮助他们在社会中找到自己应有的位置,重新融入社会,参加社会活动,使其自食其力,成为一个残而不废、有独立生活能力的人。

（三）截瘫病人的居家康复护理

截瘫可导致病人不同程度的终生残疾。因此,截瘫病人居家康复护理的工作非常艰巨。社区护士应根据病人不同的损伤水平而确定其相应的康复护理目标,并提供针对性的功能性训练,以及病人完成功能性目标所必须具备的身体条件的训练。训练的原则是以安全为前提,从功能需要出发,早期开始,循序渐进,坚持不懈。训练方式可通过一对一训练、集体活动及独自活动来完成,逐步使病人在社区护士、家属及其他治疗师的密切配合和帮助下达到最大程度的适应,能生活自理,并努力重新就业。

1. 康复评定　截瘫病人由于SCI的平面及严重程度不同,其功能障碍的程度及功能恢复的效果也不同。因此,首先应对病人进行截瘫指数、运动、感觉、日常生活活动能力及胸腰椎的稳定性等方面进行评估,为能否实施康复训练及下一步采取相应的康复护理措施提供依据。

（1）截瘫指数(paraplegic index):SCI后各种功能丧失的程度可用截瘫指数来表现。"0"代表功能完全正常或接近正常。"1"代表功能部分丧失。"2"代表功能完全丧失或接近完全丧失。一般记录肢体自主运动、感觉及两便的功能情况,相加后即为该病人的截瘫指数,如某病人自主运动完全丧失,而其他两项为部分丧失,则该病人的截瘫指数为2+1+1=4,三种功能完全正

阅读笔记

常则截瘫指数为 0,三种功能完全丧失则截瘫指数为 6。从截瘫指数可以大致反映 SCI 的程度,发展情况,便于记录,还可比较治疗与护理的效果。

(2) 运动功能评定。可采用徒手肌力检查及运动指数评分法进行评定。①徒手肌力检查(manual muscle test,MMT):是检查者用自己的双手,凭借自身的技能和判断力,按照肌力分级标准,通过观察病人肢体主动运动的范围以及感觉病人肌肉收缩的力量,来判断肌力是否正常及其等级的一种检查方法。MMT 通常采用的是 1916 年美国哈佛大学的矫形外科教授 Robert Lovett 提出来的 6 级分级法。检查时,根据受检肌肉或肌群的功能,让病人处于不同的受检体位,然后嘱咐病人分别在减重、抗重力或抗阻力的情况下做一定的动作,按照动作的活动范围,将肌力分为 6 级(0~5 级),见表 7-3。②运动指数评分法(motor index score,MIS):美国脊髓损伤学会(American spinal injury association,ASIA)采用 MIS 评定病人的运动功能,所选的 10 块肌肉和评分法见表 7-4。评定时分左、右两侧进行,用 MMT 时如测得的肌力为 1 级则评 1 分,为 5 级则评 5 分,最高左侧 50 分,右侧 50 分,共 100 分。评分越高表示肌肉功能越佳。如将第一次评估的运动指数(MIS_1)与第二次评估的运动指数(MIS_2)对照,可以看出二次评估之间病人的恢复率(recovery rate,RR)。$RR=(MIS_1-MIS_2)/MIS_1 \times 100\%$。

表 7-3　MMT 肌力分级标准

Lovett 分级	名称	标准
5	正常(normal,N)	能抗重力,抗充分阻力运动
4	良好(good,G)	能抗重力,仅能抗中等阻力
3	尚可(fair,F)	能抗重力作关节全范围运动,但不能抗阻力
2	差(poor,P)	在减重状态下能作关节全范围运动
1	微缩(trace,T)	有轻微收缩,但不能引起关节运动
0	零(zero,O)	无可测知的肌肉收缩

表 7-4　运动指数评分法

右侧的评分		代表性肌肉	左侧的评分
5	1. C_5	肱二头肌	5
5	2. C_6	桡侧伸腕肌	5
5	3. C_7	三头肌	5
5	4. C_8	食指固有伸肌	5
5	5. T_1	对掌拇肌	5
5	6. L_2	髂腰肌	5
5	7. L_3	股四头肌	5
5	8. L_4	胫前肌	5
5	9. L_5	长伸肌	5
5	10. S_1	腓肠肌	5

(3) 感觉功能评定:ASIA 采用感觉指数评分法(sensory index score,SIS)评定病人的感觉功能。该方法所选的关键性感觉点有枕骨粗隆、锁骨上窝等 28 个(具体 28 个关键感觉点及 SIS 详见配套光盘),分别检查病人身体两侧各点的痛觉和轻触觉(见脑卒中病人感觉功能评定),根据评分标准(感觉正常 2 分,减退或过敏为 1 分,消失则 0 分)进行评分。每侧每点每种感觉最高分为 2 分,两种感觉共 4 分,4×28=112 分,左、右两侧合计 224 分,评分越高表示感觉功能越

阅读笔记

接近正常。

(4) 日常生活活动能力评定:狭义的日常生活活动(activities of daily living,ADL)是指人类为了保证自己的衣、食、住、行,保持个人卫生整洁和进行独立的社区活动每日所必须进行的一系列基本活动和技巧。其能力反映了人们在家庭、社区等活动范围的最基本能力。对健康人来说是简单易行的,但对于截瘫病人来讲,有可能变得相当困难。截瘫病人ADL能力可采用Barthel指数评定量表进行评定,该量表包括进食、穿衣、修饰、洗澡、大便控制、小便控制、如厕、转移、步行、上下楼梯共10项内容,根据是否需要帮助及其帮助程度分为0、5、10、15共四个等级,满分为100分,得分越高,自理能力越强,依赖性越小。其评定的项目、分级和评分标准详见配套光盘。

截瘫病人由于上肢仍有功能,ADL活动多能自行完成,但由于他们下肢功能受损,其步行能力是有缺陷的。对于他们的ADL评定,可采用Barthel指数评定法,但步行方面的分数不应该考虑,因此,其评分的等级可采用下述的标准:大于70分为优;25~69分为中;小于25分为差。

(5) 胸腰椎稳定性的评定:所有截瘫病人都要参加积极的康复训练,而参加训练的条件之一,就是脊柱必须有足够的稳定性,否则会加重损伤。因此,病人在进入积极的康复训练之前对脊柱稳定性进行评定是必需的。所谓的脊柱稳定性就是指在生理载荷的范围内,脊柱功能单位不发生异常的变形、移位或异常的过度活动,也不出现脊髓及神经系统功能损害。其评定及标准见表7-5。

表7-5　胸腰椎稳定性的评定表

胸腰椎脊柱不稳定评定(T_5~L_1)	评分	腰椎脊柱不稳定评定(L_1~L_5)	评分
前柱破坏失去功能	2	马尾神经损害	3
后柱破坏失去功能	2	屈、伸位矢状面移位大于8%~9%	2
矢状面移位大于2.5mm	2	矢状面旋转小于9%	2
矢状面旋转大于5度	2	前柱破坏失去功能	2
脊髓损害	2	后柱破坏失去功能	2
肋椎关节断裂	1		
总分≥5	不稳定	总分≥5	不稳定

2. 康复护理措施　当截瘫病人生命体征平稳,胸腰椎稳定性良好,并能离床坐在轮椅上2小时以上即可开始进行系统的康复训练。

(1) 坐起和坐位平衡康复训练。①坐起训练:病人仰卧,一手拉住绑在床尾的带子,另一手撑床,抬起上半身,支撑身体坐起。②坐位平衡训练:病人坐稳,双腿伸直,让其抬起一侧上肢,在能够保持稳定的状态下,再让其慢慢上举双上肢,并逐渐由保护状态过渡到非保护状态,逐渐增加双手抬起的次数,延长抬起的时间或通过减小双腿的夹角增加训练难度,达到能独立维持坐位平衡。③长坐位动态平衡训练:让病人抬起双侧上肢,用手对病人的双肩及背部施加前后左右方向的外力,破坏静态平衡,病人可利用双侧上肢的平衡反应及头颈部的控制能力维持身体的平衡;在此基础上,病人取长坐位,背后放一斜垫,防止向后倒,可让病人用双手握住篮球或排球之后,把球慢慢地从双腿的一侧移到另一侧,当此动作完成较好时,可在前方与病人进行抛接球训练,注意训练时一定要对病人进行有效的保护,防止跌倒。此训练可使病人在坐位时完成进食、穿脱衣物、学习等活动,提高日常生活自理能力,为进一步训练打好基础。

(2) 翻身训练:先起坐练习后再做翻身训练。向左侧翻时,病人将右腿放在左腿上,然后向左侧翻转上身,带动臀部翻转,呈俯卧位。往回翻转时,则先翻转上半身及臀部,然后坐起,双手撑床微提臀部,坐稳后用双手摆正双腿,呈仰卧。病人进行床上侧方移动时,先将头肩移向一侧(如向右),两手抱自己的腰向右移,再用双手分别抱右腿、左腿右移。纵向移动时,侧卧位面稍转向上方,下边的上肢以肘支撑,上边的上肢以手在后方支撑,用双上肢将全身上提,或利用床栏杆向上移动。

(3) 上肢及胸、腰背肌训练:让病人自己屈伸上肢活动,或抬头、挺胸做深呼吸运动;仰卧位时以头、两肘为支点,腰部、臀部撑起;俯卧位时,可进行先后以头、上肢背离开床面的训练;后期可采取多种体位进行训练,要尽量加大训练强度,肌力较好者,可采用握力计、哑铃、杠铃、扩胸拉力器等辅助锻炼或在腕关节处佩戴砂袋进行训练(砂袋重量从 1kg 开始,逐渐增加)。还可进行俯卧撑、俯卧位背伸训练及仰卧起坐等,以锻炼膈肌、强化躯干肌、促进胃肠蠕动、协调神经性膀胱排尿、防止泌尿系统感染。拉力器可取双手持之从头上、前方及腰部三个起始位向左右拉开的方法进行,具体方法为:病人取卧位或坐位,一手垂于身体一侧持拉力器一端、另一手持另一端向对侧头上方拉开;一手置一侧头上方、另手持另侧将其向身体对侧下方拉;一手水平伸开(肩外展、伸肘位)固定拉力器一端,另一手拉另一端将其水平方向拉开,反之亦然。这种方法可使病人能够锻炼到几乎所有的上肢及胸、腰背部肌肉。此外,还可利用重物滑轮系统进行上肢及胸、腰背肌肌力的训练,病人也可坐在轮椅上,手高度与肩平,肘伸直,向下拉动把手进行锻炼。

(4) 腹部肌力训练:可做仰卧位抬头训练,然后借助楔形三角垫或其他辅助器具,如枕头、被子等,让病人的上半身呈一定屈位,之后做仰卧起坐动作;还可在腹部平放砂袋(逐步增加砂袋重量),反复收缩、放松腹肌进行腹肌锻炼。

(5) 排尿功能训练。截瘫病人常有泌尿系统功能障碍—尿潴留。因此,排尿功能训练对病人至关重要。①定时排尿及排尿意识训练:指导病人凭经验借助刺激"触发点",如会阴部、肛门、耻骨上或大腿内侧,或导尿—膀胱舒缩—形成排尿反射,每次排尿时应进行排尿意识训练,让病人做正常排尿动作,使协同肌配合以利排尿反射恢复。②增加腹压:脊髓损伤后,尿道括约肌紧张状况下,常需加大腹压或用手在下腹部用力压迫,将尿排出,但此方法在膀胱内压力增高又未排出尿时应慎用,因其有使尿液返流造成逆行感染及肾盂积水的危险。③体位变换:应尽可能采取站立位或坐位排尿,此体位易于膀胱内残余尿液的排出,使残留尿液相对减少,并有利于膀胱感染的引流。

(6) 排便功能训练:截瘫病人由于脊髓圆锥内的低级中枢未损伤,因此可建立排便反射。可训练病人每天定时排便,促进排便反射的建立,有的病人需手指按摩腹部,以脐为中心顺时针方向环绕按摩,促进肠道蠕动,诱发排便反射,一般于餐后 30~45 分钟为宜。3 天以上未排便者,应给予开塞露,必要时可用肥皂水灌肠,大便失禁时可进行清洁灌肠,连续灌肠 1~2 次使大便一次排净,并对肛门周围及时轻轻擦拭,以免引起皮肤糜烂。

(7) ADL 的训练:在上肢运动基础上尽早锻炼以提高病人日常生活中自理的能力,如进食、洗漱、排泄和剪指甲等。首先在床上,然后在轮椅上。当平衡改善后,大多数截瘫病人在穿衣方面将更加独立,开始适当运用器具穿脱下肢衣服等。洗澡开始时可在他人帮助下在床上进行,逐渐过渡到在洗澡椅上独立完成。随着训练的加强,病人体质恢复可进行手工操作的练习和轮椅上各种动作练习,后期还可进行体育和娱乐活动,如轮椅篮球、轮椅乒乓球、轮椅马拉松、射箭、游泳、举重等,对于体质、心肺功能的增强和情绪改善均有好处。

(8) 下肢肌力训练:以被动活动为主,鼓励其早期进行主动活动,并逐渐施加抵抗以增加肌力,离床时可采用支具、双拐、步行车及平行杠进行训练。每个关节均应做全运动方向和全活动范围的运动,活动时注意从近端到远端运动全身各个关节,并要限制在无痛范围内。每个肢体活动 5 分钟,动作要轻柔、缓慢而有节奏,活动时要注意下肢髋关节屈曲时同时要外展(外展

不得 >45°),膝关节伸展要缓慢不能过伸展,髋关节内旋外旋要在髋关节屈曲 90°,膝关节屈曲 90° 时进行。①L_1~L_2 SCI 病人肌力 1~2 级时,病人取仰卧位,护士或家人手扶病人膝关节和踝关节,或利用悬吊装置、滑板,把被训练的一侧肢体稍微抬高,然后让病人主动完成屈髋动作;肌力 3~4 级时,病人取坐位,辅助者手扶膝关节,给予向下的阻力;如果股四头肌肌力较好,还可让病人取仰卧位,做直腿抬高,辅助者可在踝关节处施加阻力,也可通过佩戴砂袋来增加训练强度;在训练中,要注意防止出现髋关节外旋的代偿动作。②L_3~L_4 SCI 病人除了上述训练动作以外,还可进行髋关节外展、内收以及膝关节伸展的肌力训练。髋关节外展、内收:肌力 1~2 级时,病人取仰卧位,辅助者固定其骨盆,手扶病人踝关节,使下肢稍离开床面,做髋关节外展、内收动作。防止出现髋屈曲、外旋的代偿动作;肌力 3~4 级时,取侧卧位,让病人做侧后方的抬腿动作,或在踝关节处佩戴砂袋,主动做髋关节外展动作;或利用悬吊装置,改变运动方向,做髋关节内收动作。膝关节伸展:肌力 1~2 级时,病人取侧卧位,辅助者固定膝关节上部,让病人做伸膝动作;肌力 3~4 级时,病人取坐位,主动做伸膝动作,或踝关节上部佩戴砂袋,以增加训练的难度。③L_5~S_1 SCI 病人可加强髋关节伸展、膝关节屈曲、踝关节背屈和跖屈运动的训练。髋关节伸展:肌力 1~2 级时,病人取侧卧位,辅助者一手固定病人骨盆,一手托住病人下肢,让其主动完成伸髋动作,还可做仰卧位下双腿搭桥动作,或者是单腿搭桥动作,增加训练强度;肌力 3~4 级时,病人取俯卧位,下肢佩戴砂袋,做伸髋动作。膝关节屈曲:肌力 1~2 级时,病人取侧卧位,固定骨盆,做屈膝动作;肌力 3~4 级时,病人取俯卧位,做屈膝动作,训练的难度可通过小腿下部佩戴砂袋来调节。踝关节背屈:肌力 1~2 级时,病人取仰卧屈髋、屈膝位,做踝关节背屈动作,然后伸直下肢做勾脚尖的动作。辅助者一手固定病人膝关节,一手扶足底,可在运动的反方向施加阻力,或让病人用脚尖勾起小砂袋来加强背屈动作的难度。踝关节跖屈:肌力 1~2 级时,病人取仰卧位,做踝关节跖屈动作。肌力 3~4 级时,病人取立位,做抬足跟动作,开始是双足一起进行,慢慢过渡到单侧足跟抬起。

(9) 站立训练:站立为被动牵拉,下肢随意运动未恢复以前主要依靠上肢及腰背肌辅助器具进行站立,顺序是扶床站立、依扶站立(扶人、扶拐、扶双杠)到自己站立,练站的同时依靠上肢支撑进行下肢活动,如通过膝关节屈伸、髋关节屈伸、踢腿、摆腿等来加强下肢稳定性。下肢肌力达 3~4 级时,可帮助病人做站立姿势矫正、平衡和力量控制的训练,坐位到站立位及从站立位到坐位的训练。站立训练中需选择合适的下肢支具。

(10) 步行训练:开始训练时最好到社区卫生服务站或康复中心有平行杠的地方进行。平行杠内步行训练为四点步走→两点步走→拖步走→小摆动步走→大摆动步走。四点步走法有利于病人在有限空间内完成转身和各种操作动作,最稳但动作复杂,方法为:先在高大的、带轮的步行架中做减重被动较快行走,让病人尽量跟上节奏,体验步行的感觉,再在平行杠内训练,让病人右手沿平行杠前移约 15cm,重心随之移到右腿;左手支撑平行杠并使左肩下降,将左下肢向上提起并向前摆动;左下肢落地后将重心移至左腿,左手沿平行杠向前移动,迈出右腿,逐渐加大步幅及步频,并注重协调性和平衡。然后过渡到由专人保护进行平地上行走训练,再进行上、下坡的练习,方法有双手提腰法和单手提腰法。双手提腰法:护理人员可在病人身后用双手抓住腰带,病人迈左脚时护理人员左手协助病人提起左侧腰,右手顶住腰部,同样,病人迈右脚时,护理人员右手提腰向前、左手顶住腰部,如此交替移步。单手提腰法:护理人员一手抓住病人后腰带,病人迈右脚时,手向右旋转,将病人右侧腰部提起,并用腿顶住病人右腿,协助迈步,同样,迈左腿时,护理人员向左旋转,提高左腰,顶住左腿,协助迈步。

3. 健康指导

(1) 并发症的护理指导:护理不当可能导致压疮、泌尿系统感染及便秘等并发症的出现,而压疮和泌尿系感染也是截瘫病人后期死亡的主要原因。

1）压疮（pressure ulcer）：预防方法主要是皮肤护理和变换体位。要指导病人及家属经常观察病人全身皮肤（尤其好发部位）的颜色，一旦发现红斑（或颜色变暗）则不可采取压迫红斑区的体位，直到红斑消失。最好每天用温水擦拭皮肤1次，每周温水浴1~2次，以保持皮肤清洁干燥卫生，促进全身血液循环；并注意禁用刺激性强的清洁剂，同时不可用力擦拭，防止损伤皮肤；对干燥、粗糙的皮肤可用爽身粉，以保持皮肤润滑，但勿在破溃或潮湿的皮肤上涂抹，以免使渗出加重或引起感染。勤换床单，保证床褥平整柔软，对于压疮好发部位垫上防压疮垫以减压，也可用气垫床；坚持每2~3小时翻身一次，有条件者可使用翻身床，翻身时注意不要擦破皮肤，避免硬性拖拽肢体，减少剪切力和摩擦力对皮肤的损害，且要顾虑到脊椎的稳定度；平卧需抬高床头时，一般不高于30°；如需半卧位时，应在足底部放一坚实的木垫或摇起床尾，屈髋30°，臀部衬垫软枕，防止身体下滑移动；坐轮椅者每30分钟进行一次姿势改变，如向前、后、侧面倾斜及向上抬高身体，每次持续1~2分钟，给臀部减压；如出现浅表性压疮可以用红外线灯烘烤，但需注意避免发生继发性灼伤；深度压疮则应剪除坏死组织，用双氧水清洁创面，勤换敷料，防止感染，解除压迫，促进组织愈合。

2）泌尿系统感染：指导病人及家属掌握导尿操作技术，操作中要严格无菌，并配合体位变化以减少残余尿量。每日清洗会阴部2次，保持清洁卫生；大小便污染时及时清洗，动作轻柔，勿擦伤皮肤。对尿失禁的女病人用吸水性良好的"尿不湿"，男病人则用阴茎套连接引流管及尿袋，以免会阴部受尿液的浸渍。如病人出现发热，尿色异常，或有异味等应及时处理，此时应保留并开放导尿管，不宜再做间歇导尿，这样输液和大量饮水均无影响，也利于尿路感染的控制，必要时请医生诊治或到社区卫生服务站检查。

3）便秘（constipation）：训练病人养成定时、规律排便的习惯，保持大便通畅。无论有无便意，都应根据病人SCI前的排便规律，坚持每日排便1次，同时给予高膳食纤维饮食，必要时可服用缓泻剂或用肥皂水灌肠，也可应用中医按摩、针灸技术等。使用便盆时，应协助病人抬高臀部，不可硬拉、硬塞，必要时在便盆边缘垫卫生纸或布垫，以免擦伤皮肤。

（2）日常饮食指导：膳食以足量蛋白质、高膳食纤维、低脂肪、低胆固醇饮食为宜，避免高热量食物，如肥肉、油炸食品、甜点等，减少蛋黄、内脏等高胆固醇食物，增加含维生素、矿物质、膳食纤维丰富的食物，如蔬菜、水果、谷类以及足够的水分。

（3）预防肌萎缩及关节挛缩：肢体的功能位、按摩及关节被动运动是预防肌萎缩及关节僵直、挛缩、畸形的重要方法。肩关节应处于外展位，腕关节可用夹板固定于功能位，腕背伸、拇指外展背伸，手指应处于微屈位，减少后期发生挛缩和疼痛，利于后期发展抓握功能等。躯干定期处于俯卧位，可使髋关节伸展，防止髋关节屈曲挛缩。还可用夹板或穿高腰运动鞋，使踝关节处于背屈90°，防止踝关节屈曲挛缩。下肢置于功能位，髋关节尽量前屈小于90°，保持膝关节的关节活动度。对瘫痪肢体由远至近依次按摩，2~3次/天，每次约15分钟。根据各关节功能做屈伸或旋转运动，以及各关节全范围内的被动活动，先近端大关节再远端小关节，活动范围由小到大，循序渐进，直至达到最大生理范围，每天至少2次，每个关节活动3~5次。手法要轻柔，保证无痛，鼓励病人尽量主动活动还有肌力的关节，尤其注意髋、膝关节活动度的保持。可在双足上方各置一床架，被子盖于其上，以防足下垂的发生。

（4）自行导尿及集尿器的使用：对有尿潴留者护士应教会病人和家属自行导尿及集尿器的使用，一般情况下每4~6小时间歇导尿一次，并注意适当限制液体摄入量，以2000ml/d左右为宜，以免膀胱过度膨胀。指导病人或家属用肥皂在流动水下洗手两次，尿道口用1：500的氯己定溶液浸湿棉球擦洗，轻柔地将导尿管送入尿道，男尿道长于女尿道，15cm即可，要反复移动导尿管，以能导出全部尿液而无残留尿为好，同时辅以体位变化和压迫下腹部，促使尿液排出。导尿管使用一次性的硅胶管，每周更换一次，如不易固定，可用带气囊的导尿管，插入膀胱后充气即可固定。注意避免导管和收集管扭曲和打结，引流管和集尿袋的位置应在膀胱水平

阅读笔记

以下。集尿器常用的是阴茎套,通过塑料管接到尿袋上,一般放到小腿上,尿满了可拆下倒掉,再重复使用。女性集尿器因固定困难,现有一次性集尿短裤,吸水能力强,用后更换,但应注意会阴部的护理,保持尿道口周围的清洁,每次更换短裤后可用0.1%的新洁尔灭棉球从尿道口开始向外擦洗二次。

（5）安全使用轮椅及矫形器：伤后约3至4个月内开始进行轮椅（wheelchair）训练,包括上下轮椅及驱动轮椅两个方面。开始由护理人员及家属协助,慢慢依靠自己上肢支撑力完成上下轮椅及轮椅的驱使活动。训练用撑起动作完成向前、向后移动来上下轮椅,在轮椅上使用臀部前移的支撑动作;训练病人熟练掌握手闸、前后轮的操纵及装卸扶手;从地板上拾物,用手向下够到脚踏板;训练平坦地面上的轮椅驱动工作,上下坡动作及转弯动作等。应注意使用轮椅进行转移前一定要先上刹车,确保安全。截瘫病人使用矫形器（orthosis）是不可缺少的,它有稳定关节、防止畸形、协助或代替完成某些功能的作用,应指导病人掌握其穿脱及运用等。

（6）预防自主性反射异常的发生。自主性反射异常（autonomic dysreflexia，AD）是由于SCI后自主神经系统中交感与副交感神经的平衡失衡所引起,主要表现有剧烈头痛、视物不清、恶心、胸痛和呼吸困难等,诱因有膀胱充盈、尿路刺激、便秘、直肠刺激、身体压迫刺激等。应指导病人及家属了解AD发生的表现、诱因以及处理措施,注意观察病人的病情变化,如出现AD必须紧急处理,最好转交SCI的专家处理,措施包括解除病因、采取直立体位和降血压措施等。具体措施：①检查膀胱,看是否有导尿管堵塞或扭曲;如果没有留置导尿,先插导尿管,缓慢排空膀胱。②检查直肠,如果直肠内有大便,应先用麻醉药如利多卡因等麻醉,约5分钟后手工清除大便。③检查皮肤,看是否有伤口、淤血或溃疡等。④如果上述措施不能缓解症状,需使用药物降压,同时注意监测血压变化。要让病人及家属了解规律排空膀胱、确保导尿管引流通畅及规律排便习惯对预防AD的重要性,对SCI高于T_7的病人,需随身携带身份卡片,写明姓名、年龄、诊断、基础血压,写明上述具体处理措施中的1~3条及SCI专家的联系电话等。

（7）心理护理：社区护士应与病人家属合作,主动与病人交流,耐心地倾听病人对残疾的认识与接受程度、了解其心理活动,满足其心理需要,最大限度地挖掘病人的潜能以适应残疾的状态。可让病人折纸玩具、编织及做一些手工艺制作,让家属注意观察病人的言语、情感及动作,及时安慰和鼓励病人,并给予生活上的关心和照顾,经常带病人到社区参加一些活动,如乘轮椅进行坐位套圈、投球游戏等,不仅锻炼病人躯干和肢体的肌力、耐力及手的灵活性,还可增强病人生活的兴趣和勇气,还可用一些康复的实例建立病人的信心,最大程度的调动病人参与康复的积极性,积极谋取改善自我的行为,以达最佳康复心理状态。

（8）职业及教育康复：对截瘫病人进行康复,不仅要使病人康复部分生活自理能力,而且应根据病人情况进行职业康复。有报道称80%的截瘫病人可经职业训练后恢复工作,重返社会生活。职业康复主要根据病人兴趣及手部功能康复的情况进行选择,可选编织类、组装、雕刻、打字、刺绣、修理钟表、修鞋、小手工艺等不复杂的手工操作,也可进行一些销售活动。对儿童截瘫病人进行康复治疗与护理时,还应在可能的条件下,进行教育康复,以便其今后能继续求学。

三、类风湿关节炎病人的社区康复护理

（一）概述

类风湿关节炎（rheumatoid arthritis，RA）是以对称性多关节炎为主要临床表现的异质性、系统性、自身免疫性疾病,是一种慢性、进行性、侵蚀性疾病,多侵犯中青年人群,呈全球性分布,我国发病率为0.32%~0.36%左右。其病因研究迄今尚无定论,但目前认为一些感染因素、遗传、

阅读笔记

免疫紊乱与其密切相关,早期有关节红肿热痛和功能障碍,晚期关节可出现不同程度的僵硬畸形,并伴有骨和骨骼肌的萎缩,是造成人类劳动力丧失和致残的主要原因之一。据统计,RA 病人工作能力的丧失与病程、所接受教育、是否进行积极的康复治疗与护理、有无职业训练等有明显关系。

(二) 类风湿关节炎病人的社区康复管理

1. 健康教育　社区居民 RA 疾病知识的教育,可通过提供必要的宣传资料、科普读物,举办健康讲座、放录像等形式进行,使社区居民对此病有一定的知识储备,便于理解疾病,并有效地进行自我管理。加强锻炼,经常参加体育锻炼或生产劳动,如跑步、练气功、打太极拳、做广播体操、骑自行车等,以增强身体素质;要避免受风、受寒、淋雨和受潮,春季是 RA 的好发季节,尤其应当注意,如关节处保暖,不穿湿衣、湿鞋、湿袜等,夏季不能贪凉、空调不宜直吹、不暴饮冷饮等;注意劳逸结合,保证充足的睡眠,要善于节制不良情绪,努力学习,积极工作,以提高机体的免疫功能;预防和控制感染,患有扁桃体炎、咽喉炎、鼻窦炎、慢性胆囊炎、龋齿等感染性疾病,应该积极治疗和控制。

2. 对高危人群干预　有类风湿疾病家族史的人是该病的高危人群,可在社区进行筛查或通过社区健康档案发现这些高危人群,对其进行积极干预,如定期检查类风湿因子等,以便及早诊断、及早治疗,还可利用咨询等形式解答他们提出的各种疑问,给予针对性的指导。如果发现关节出现晨僵、疼痛、肿胀 6 周以上,尤其是中老年人,应及时去医院就诊,别轻易当作普通关节炎而耽误治疗,造成严重的后果。

3. 对病人随访　对社区中的 RA 病人应建立个人健康档案及家庭档案,定期主动随访,让病人清楚地知道自己的病情、病程以及预后,让病人及家属了解抓住早期治疗,控制中期发展,改善晚期症状的治疗护理原则;让他们知道 RA 是一种慢性疾病,病程迁延、难调理,要做好打持久战的心理准备;给病人及家庭提供不间断的信息服务,使病人得到有针对性的用药、康复锻炼、关节功能保护等方面的指导;教育病人要遵医嘱用药,不得擅自增减药量或改变药物种类;让家属密切配合,经常督促和协助病人进行关节的锻炼,帮助病人树立战胜疾病的信心,恢复病人的自主与自尊,提高自我护理能力,降低残疾、预防复发;定期到医院检查,检测病情变化,观察康复护理效果,一旦发现异常,随时就诊。

(三) 类风湿关节炎病人的居家康复护理

类风湿关节炎一般不显著影响自然寿命,但可造成严重残疾,增加家庭和社会的负担。积极合理的居家康复护理,可促进病情的缓解,避免残疾或减轻残疾的程度,最大限度地恢复病人的正常生活、工作和社交活动。

1. 康复评定　该病的特点是关节疼痛和肿胀反复发作逐渐导致关节破坏、强直和畸形,其功能障碍主要表现在受累的关节运动功能方面,进而影响病人日常生活活动,病痛长期折磨也会出现一定的心理障碍及多系统功能障碍。

(1) 疼痛:常采用视觉模拟评分法(visual analogue scale,VAS)进行疼痛的评定。其基本方法是使用一条长 10cm 的游动标尺,一面标有刻度(按 mm 分度),两端分别为"0"分端和"10"分端,0 分表示无痛,10 分表示难以忍受的剧烈疼痛。使用时将有刻度的一面背向病人,让病人在直尺上标出能代表自己疼痛程度的相应位置,社区护士根据病人标出的位置为其打分。由于 RA 病人关节疼痛为其主要表现,还有针对关节压痛而设计出的各种关节指数。如 Ritchie 关节指数目前为欧洲各国常用,其方法是:对指定关节进行压诊,视病人反应对每个关节评分,反应分:"0"为无触痛,"1"为有触痛,"2"为有触痛且触时病人有躲避,"3"为有触痛且触时病人不仅躲避而且回缩,各关节评分累计即为 Ritchie 关节指数。

(2) 疾病活动性:美国风湿病学会临床协作委员会所制定的 RA 疾病活动性标准被广泛采用,见表 7-6。

阅读笔记

表 7-6 类风湿关节炎疾病活动性标准

	轻度活动	中度活动	明显活动
晨僵时间（小时）	0	1.5	>5
关节疼痛数（次/日）	<2	12	>34
关节肿胀数（次/日）	0	7	>23
握力			
男 kPa（mmHg）	>33.33（250）	18.66（140）	<7.33（55）
女 kPa（mmHg）	>23.99（180）	13.33（100）	<5.99（45）
16.5m（50尺）步行秒数（s）	<9	13	>27
血沉率（魏氏法）（mm/h）	<11	41	>92

（3）关节活动度（range of motion，ROM）：ROM 是指关节运动时所通过的最大运动弧或转动的角度，常以度数表示，分为主动的关节活动度与被动的关节活动度。评定 RA 病人的 ROM 可了解受累关节活动受限的程度，客观地评价关节的活动功能，为确定适当的康复护理计划提供依据，也可以评定康复护理的进展状况及效果。常用的测量工具是 180 度通用量角器，量角器通常有两臂，分别称为固定臂（有指针）和移动臂（有刻度），二者由一轴心连接。使用时，在检查要求的适宜姿势体位下，使待测关节绕一个轴心向另一个方向运动达到最大限度。把量角器的轴心点放置在代表关节旋转中心的骨性标志点上，将量角器的两臂分别放在待测关节两端肢体的长轴，然后在圆规上读出关节所处的角度。RA 病人受累关节主要是四肢关节，以腕、手、膝、足，尤其是掌指关节和近侧指间关节受累多见，其次为踝、肘、肩关节。注意应避免在按摩、锻炼及其他康复训练后立即进行检查，先测量关节的主动活动范围，后查被动活动范围，记录活动范围时，应写明起止度数，并把所观察到的内容记录在备注中，如关节变形、挛缩及测量时病人的反应等。四肢主要受累 ROM 的测量体位及方法详见配套光盘。

（4）肌力：RA 常累及指间、掌指及跖趾等较多关节，一般的肌力评定（见截瘫病人评定）方法难以适用，常采用握力计法进行评定。又因手的小关节畸形，使用金属握力计受到限制，故多采用水银柱式血压计法。其具体方法是：将血压计袖带卷折起来再充气达压力 4kPa（30mmHg），在无依托情况下让病人用手紧握此气囊，将得出的读数减去 4kPa（30mmHg）即为实测握力数。连续测量 3 次，取其平均值，同样方法也可测出手指的捏力和夹力。我国规定男性低于 25.59kPa（192mmHg），女性低于 19.46kPa（146mmHg）为握力低下。

（5）日常生活活动能力：可采用 Barthel 指数评定量表进行评定（见截瘫病人评定）。

2. 康复护理措施　RA 的康复护理措施主要是帮助病人控制疼痛，维持或增强肌力，防止和矫正关节畸形，保持日常生活活动能力的独立性，帮助病人达到最大可能的正常生活。

（1）合理休息与正确体位及姿势：不论急性期还是慢性期都要有足够的休息。急性炎症期应完全卧床休息，但时间不可过长，以免造成关节僵硬、肌肉萎缩、体能下降；床铺用硬床，避免软床导致臀部下沉引起髋关节屈曲畸形，白天采取固定的仰卧位姿势，晚上可用枕头，但枕头不宜过高，仰卧、侧卧交替，侧卧时避免颈椎过度向前屈；为避免双足下垂畸形，可在足部放置支架，将被服架空，以防被服下压双足（尤其仰卧位）而加速垂足的发生，同时可鼓励病人定期将双足前部蹬于床端横档处以矫正双足下垂畸形。亚急性期仍需卧床休息，但时间应逐步减少，一旦炎症控制应迅速实施运动训练；站立时头部保持中立位，下颌微收，腹肌内收，肩、髋、膝、踝均取自然位；坐位时采用硬垫直角靠椅，椅高为双足底平置地面，膝呈 90° 屈曲；并注意肌力的训练，保持伸屈肌的平衡。

（2）夹板制动：急性炎症渗出的关节需用医用热塑型塑料板材夹板制动。夹板制动是保护及固定急性炎性组织,最终目的是使关节既可活动又具有功能。但关节制动后,有可能出现关节强直,因此,制动时应将制动关节置于最佳功能位置(表7-7),并且夹板应每天去除一次,作关节活动范围的训练,预防关节僵硬的发生。

表 7-7　夹板固定各个关节的姿势

病变关节	关节固定姿势	病变关节	关节固定姿势
掌指关节	掌指关节屈曲呈 30°,拇指取外展位,防止手指尺偏	髋关节	屈曲 5°~10°,轻度外展,不旋转
腕关节	取背屈 5°~10° 位	膝关节	屈曲 5°~10°
肘关节	取屈曲 70°~80°,前臂旋后 10°~15° 位	踝关节	保持中位
肩关节	取屈曲 30°~45°,内旋 10° 位	足关节	正常位,跖趾关节稍屈曲,趾间关节伸直位

(3) 矫形器及辅助用具的应用:对已经造成四肢关节活动障碍并影响日常生活者,应训练健肢操作及使用矫形器与辅助用具,以减轻关节畸形的发展,缓解疼痛,必要时调整、改善家居环境,以适应病人的需要。

(4) 热疗和按摩:采用热水袋、热浴等热疗方法,增加局部血液循环,使肌肉松弛,达到消炎、去肿和镇痛作用。经常按摩病变关节及周围组织,以改进局部循环,缓解疼痛,松弛肌肉痉挛,提高关节活动能力。对水肿的关节或肢体应从远端向近端推揉、按摩;对病变时间较长的关节,应在关节周围寻找痛点(区)或硬结,进行重点按摩,但应避免直接在关节表面上大力按压或使两关节面间用力摩擦;对关节僵硬挛缩者,按摩后可根据病人情况进行徒手、自身重量等方法牵引关节。

(5) 肌力锻炼:为保持肌力,急性炎症期或关节固定期可进行肌肉静力性收缩,恢复期或慢性期,可在关节能耐受的情况下,加强关节主动运动,适当进行抗阻力做关节的屈伸锻炼。①等长收缩(isometric contraction):是指肌肉在收缩时其长度不变而只有张力的增加。它不产生关节的活动,可保护炎症性关节病变病人的肌力,每天进行数次的最大等长收缩就可保持或增加肌力和耐力。②等张收缩(isotonic contraction):是指肌肉收缩时只是长度的缩短而张力保持不变,这是在肌肉收缩时所承受的负荷小于肌肉收缩力的情况下产生的。炎症消失的病人可进行等张收缩,最好在游泳池或水中进行,因为浮力可减少关节的应力,一定的水温有助于关节周围肌肉等软组织的松弛。③关节操:关节操可有效地预防关节僵硬,改善关节活动能力,恢复关节活动度。做操前先对关节进行轻柔的按摩或热疗,以防止关节损伤并提高效果,做操时用力要缓慢,切忌粗暴,在不引起关节明显疼痛的情况下尽量达到关节最大的活动范围。常见受累关节的关节操可见配套光盘。

(6) 晨僵的护理:在居家康复护理中,应教会病人观察晨僵。晨僵是指病人晨起病变的关节部位出现发僵或发紧的感觉,在适当的活动或热敷后可缓解。晨僵时间的计算,以病人清醒后出现僵硬感至僵硬减轻为止,一般以分钟计时,晨僵时间的长短是判断病情的重要指标之一。持续 1 小时以上的晨僵对疾病诊断具有意义。病人发生晨僵后,可以自己或家属帮助按摩、揉搓关节,也可以采取热水浴,或用毛巾包裹热水袋等外敷,以防感觉迟钝而引起烫伤。

(7) 就业前训练:当病人能独立完成日常生活活动时,应针对病人具体情况进行就业前训练,训练的具体内容以职业基本行为来决定,要求达到就业要求的基本体力,形成对工作的适应能力,提高与他人的交往能力,并培养病人良好的行为举止等。

3. 健康指导

(1) 树立与疾病长期斗争的理念:加强对病人及家属的教育和指导,使其充分认识到类风湿性关节炎临床表现复杂,是一种慢性、进行性疾病,需长期服药治疗及康复锻炼,而且在病情

阅读笔记

没有得到完全控制时会不断地反复,加之诱发因素复杂多样,有时会干扰治疗护理效果,因此,不要因一时的疗效不明显而放弃康复护理,一定要有正确、积极的态度,树立与疾病长期斗争的理念,遇到不高兴的事情,要善于进行自我心理调节。家属和亲友尽可能多抽时间来看望病人,对病人给予多方面的无微不至的关心与帮助,恢复病人的自主与自尊,恢复生活的信心,看到自己存在的价值,尽力克服影响病人依从性的各种因素,使病人在和睦温暖的家庭环境中按医嘱用药、积极锻炼,尽可能地恢复到最佳状况,减轻家庭及社会的负担,重新走上工作岗位。

(2) 治疗感染病灶:保持个人卫生,避免感染。一旦发现有感染病灶,如细菌、病毒等引起的咽炎、扁桃体炎、胆囊炎、结核等,应积极治疗并根治这些感染病灶,以避免其诱发和加重类风湿关节炎。

(3) 注意防潮、保暖:病人居住的房间最好向阳、通风、干燥,保持室内空气清新,切勿在风口处睡觉。90% 的风湿病病人对气候变化敏感,因此,在季节及天气变化时应加强自我防护,增添衣物,注意保暖;同时注意避免长时间在寒冷潮湿的环境下工作、睡眠等,避免寒风的侵袭。夏季不要贪凉,少食冷饮,切忌电风扇直吹,空调应调至适当温度。日常洗漱宜用温水,洗脚时温水应没过踝关节,时间在 15 分钟左右,以促使下肢血液循环通畅。

(4) 合理饮食:类风湿关节炎病人一般应进高蛋白、易消化的平衡膳食。对有骨质破坏,发生骨骼脱钙或骨质疏松现象者,应注意多食一些含钙丰富的食物,如牛奶、豆制品、坚果等,必要时可适当补充一些钙剂及维生素 D;有贫血者可多食一些含铁丰富的食物,如动物的肝脏、血液及红枣等;长期服用激素的病人,应多进一些含钾和含钙丰富食物。此外,在疾病发作时应忌食辛辣刺激性食物以及生冷、油腻之物,对有可能影响机体免疫功能稳定的食物,如虾、蟹等海鲜食品尽量避免食用。

(5) 劳逸结合,保持良好心态:临床经验证明,精神刺激,长期紧张、过度劳累、睡眠不足、情绪不良等都会诱发类风湿关节炎并使其恶化,因此,要保证病人充足的睡眠,如因疼痛而失眠者应在医师指导下合理选用止痛镇静药。要教育病人面对现实,参与病情讨论,共同制订康复计划,在其家庭成员的积极支持下,劳逸结合,避免紧张劳累、大喜大悲,保持积极乐观的心态,积极合理地进行康复训练。

(6) 保护关节:应指导病人在日常生活活动中注意保护关节,合理使用关节,以减轻关节负担,避免劳损,缓解疼痛,预防关节变形。如休息时让关节保持良好的姿势,工作时采用省力动作与姿势,并经常更换姿势与动作,让关节轮流休息,以免关节劳损或损伤;不勉强做力所不能及的重活,用力以不引起关节明显疼痛为度;以健全的关节扶助有炎症的关节;多个关节受累时,尽可能使用最大的病变关节,如提取重物时使用肘关节而不使用手提取;也可以使用各种辅助器具协助完成日常生活活动,如手指关节受累时,可采用粗柄、大把手的用具,携带重物时,可用带轮的小车,以弥补关节功能的缺陷,减轻受累关节的负担。此外,要避免作手的尺位偏运动,如拧瓶盖用右手,关瓶盖用左手;避免作牵拉、弯腰的工作,如桌面高低要适中,以站立时腕关节高出桌面 5~8cm 为宜。

第五节 热点问题

目前,社区康复已在全球 90 个国家实施并发展成为一种有效的、广泛的和多部门参与的战略,为残疾人的卫生保健、教育、谋生机会和参与/融合提供了更多的机会与服务。我国自 1986 年开始进行社区康复的试点工作,目前已经全面推广和普及。随着社区康复的建立和发展,社区康复护理亦获得了长足的进步。当前,社区康复及护理的研究主要涉及社区康复治疗、护理、服务及管理模式,各种伤病病人的康复及护理需求调查、社会支持度及生存质量的调查、社区康复及护理干预与效果评价,康复人员知识的调查,个案研究、护理理论的应用以及一些特殊人群的社区康复及护理的干预等。

阅读笔记

一、社区康复治疗、服务和管理模式

针对残疾人回归社区后康复难的问题,各地各方面就如何充分利用政府和残联,以及各相关医疗机构的资源,为解决残疾人康复服务进行了许多有益的尝试,但到目前为止,仍然没有一个公认的既能满足残疾人各种康复需要,又花费较少人力、物力的社区康复模式。

1. 社区康复团队模式　由专业的康复医生组成康复团队,团队人员包括康复医生、康复治疗师、内科医生、护士,专门针对肢体残疾人进行个体化综合康复方案的制订、对康复训练计划及疗效进行评估和评定,方式是每天或每周进行入户康复1~2次,或不定时进行电话康复指导或上门对病人进行康复训练。同时聘请专家对团队成员及家属进行培训,从半专业方向向专业方向进展。也有一些团队由康复专家、康复治疗师、社区责任医生、社区康复协调员组成。责任医生入户进行残疾筛查、功能评估、建档,并在专家的指导下,负责对需要进行康复治疗和训练的残疾人制订康复计划并实施治疗和训练;治疗师定期到社区帮助责任医生根据病人病情调整康复治疗方案,确定个体化康复目标,同时进行康复专业知识培训和宣教;协调员负责在残疾人中开展工疗、娱乐和其他康复活动,并根据残疾人在文化教育、职业培训、劳动就业、生活保障、无障碍环境改造及社会生活等方面的需求,联系有关部门和单位,提供有效转介服务。

有专家研究认为应该建立新型的"医学 - 心理 - 社会"社区康复模式。组建由医生、护士、社工、社区康复者、心理咨询师、精神科医生、律师、警察、物理治疗师、家务助理和个人助理,甚至是家人等组成的社区康复团队;综合运用多学科,从不同视角进行有效整合,在技术上多方面提供弱能人士在日常生活、工作、社交、休闲、治疗、护理、心理及人际、政策关怀等诸多方面的支持;采用高校培养、机构培训、义工加盟和志愿服务等方式建立社区康复支援网络。

2. 社区康复的管理模式　该模式大体上都是以政府为领导,多部门协作,依靠残联和相关康复医疗机构作为康复指导中心,街道、乡镇等基层单位成立康复站的模式,各地又根据各自的实际情况进行细微的调整。如有的地区采取"政府主导,残联牵头,部门合作,社会参与"的社会化工作模式;有的地区探索以社区卫生为依托的社区康复服务体系,尝试以社区为平台,将残联资源及管理优势和社区卫生技术及人才优势进行整合,建立"由中心规范化康复室、社区星级康复站、社区康复室组成的社区康复服务网"和"由社区康复指导科专业人员为骨干,社区责任医生为依托,社区康复员为基础的康复服务团队",以"进社区、进家庭"为主要工作模式开展社区康复服务。

学术前沿

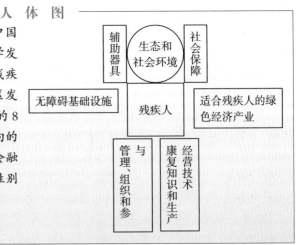

—— 人 体 图 ——

人体图(body map)规划方法是中国农业大学专家组根据"以人为本"科学发展观,结合农村实际设计出来的,以残疾人社会融合为导向的参与式农村社区发展规划框架。人体图规划法从人体的8个部分,进行以残疾人社会融合为导向的农村社区发展规划,强调以残疾人社会融合为导向,以人的发展为中心,强调性别意识。

阅读笔记

3. 社区层面康复治疗服务模式 该模式类似于国家"十五"攻关课题"急性脑血管病三级康复治疗方案的研究"提出的脑血管病三级康复治疗方案,又称"小三级"康复治疗服务模式,其"社区一级"是指在社区卫生服务中心内进行的康复治疗;"社区二级"是指在社区卫生服务中心下属服务站即社区康复站内进行的康复治疗;"社区三级"是指在病人家庭进行的康复治疗,选择哪一级的康复治疗并不是根据其病情发展的时间先后,而是取决于病人的便利程度。

4. "中途之家"社区康复服务模式 "中途之家"的建设要求:具有经过专业培训的社区康复指导员、脊髓损伤伤友、社区医生,能为社区内脊髓损伤者提供针对性的康复咨询和指导;有适宜脊髓损伤者生活起居训练、劳动能力训练的康复器材、辅助器具、无障碍设施及场所。该模式是探索机构训练与社区训练相结合、专业指导与伤友互动相结合、集中训练与自主训练相结合的新型康复模式。这一服务模式具有就近就地提供康复服务,康复治疗简便廉价,康复服务到家到户,发挥和尊重残疾人参与康复的积极性等优势。

5. 职业康复实施模式 该模式是依据康复医学临床决策的工作思路或模式,把职业康复的基本流程分为康复评定、康复目标设定、制定并实施康复训练计划、康复疗效评估和职业咨询与指导五个相关步骤,按照该流程,结合残疾人职业康复的目标、内容与形式而提出;职业康复实施模式分职业评定、职业培训和就业安置三个阶段,职业评定阶段主要是通过面谈、访谈、问卷、评估量表及短期试工等方式对残疾人的基本状况做简要全面的评定;职业培训阶段主要是通过多种培训手段对残疾人的综合职业能力进行培训,以提升其就业的期望和动机,最大限度地开发他们的就业潜能;就业安置阶段主要是通过对职业培训效果的评价,结合残疾人所具有的综合职业能力,为他们提供咨询和指导服务,进而为他们的就业安置及参与社会生活提供建议和帮助。该模式的整体发展趋势是由培训前的评定到培训后的安置就业,体现了职业康复的动态发展过程,具体运作还需进一步细化。

6. 社会权益模式 为适应国际社区康复发展新趋势,有专家提出了社会权益模式。其典型的模式实施项目是中国残联在嘉道理慈善基金会的资助下,从 2008 年 6 月到 2010 年 12 月,在我国 8 个国家级或省级贫困县实施的以人为本、以权利为导向的新型社区康复合作项目,该项目通过借鉴 WHO 提出的社区康复指导原则,力求探索"摆脱贫困、实现权益、体现社会平等"的农村残疾人社区康复的工作模式,突破了国内城市社区康复工作的传统做法,大胆尝试了国际新的工作模式和理念。项目中,促进残疾人提高参与意识和能力,包括了残疾人个体和社区两个层面,涉及卫生、教育、住房、民生各个领域的内容。在项目涉及的乡镇政府的指导和支持下,共有 60% 的项目村制定了村级社区社会融合规划,31% 的残疾人完成了残疾人个体社会融合规划。针对社区和个体社会融合规划的分析,项目主要在以下几方面采取了行动:①社会宣传和动员。②健康与康复服务。③促进残疾儿童教育。④职业康复和民生。⑤促进社会融合。项目的成效体现在三个方面:残疾人得到社会关心和支持,残疾人社会参与意识和能力明显提高,社区资源得到充分开发和利用。尽管社区康复主要是社区动员,但当地政府的介入、各个部门的合作是社区康复项目的成功保障。

7. 家庭签约医生制的社区康复服务模式 它是一种新型的"以人为本"的社区康复服务模式,它是将国外家庭医生的先进理念与我国社区康复服务实际工作相结合而提出的。是以全科医生为主要载体的家庭医生服务团队,团队成员可包括全科医师,预防保健医师,社区护士,心理咨询师,中医针灸师,康复技师等各类人员。在遵循充分告知,自愿签约,自由选择,规范服务原则的前提下,与残疾人家庭签署协议,通过契约服务的形式为残疾病人提供全程性、综合性、个体化、便利可及的社区康复服务模式。该模式仍处于探索阶段,能否服务到位,能否长期坚持不仅需要相应的政策支持,还需要考虑家庭医生的能力水平是否能适应家庭病人的需求以及全科医生和团队的权益等。

8. 社区远程康复服务模式 是在充分利用现有网络及康复资源,在"适宜技术"理念和重在可行性的思想指导下,为社区功能障碍与残疾者提供康复服务,支持其独立生活。其方法是:①形式:以一线牵二面的形式开展,网络、手机等各种通信手段作为连线,将社区远程康复服务小组与病人家庭两个方面相连,保持24小时畅通。②规范与要求:服务小组在病人实施该康复模式24小时内为其建立电子健康档案,内容涉及一般资料、治疗过程、目前功能状况、后续康复方案等;依靠连线及时获得病人各种有效信息,分析并调整康复方案,向病人及其监护人下达康复指令,输送康复知识。病人家庭选出一位成员作为监护人负责与康复服务小组联系;建立康复日志,由监护人每日记录;接受康复指令,传递康复信息,督促并指导病人康复训练。根据不同信息内容,选择最优传输方式。③与病人及其监护人建立网络互动,提供"定制化"康复服务。该模式规定每日网上查房至少1次。选择监护人与病人同时在场时进行。启动视频与对话功能,了解病人功能训练现状及生理、心理等相关情况及监护人护理方面的需求,根据个人实际情况,给予语音提示、视频训练、动作示范、文字康复处方等多种形式的康复指导。遇到病人家属理解困难的操作,通过电子邮件和聊天软件发送相应康复训练图解的图片、视频或者flash动画,同时通过语音对话向病人及家属详细指导操作的要点及步骤。通过言语、视觉、听觉、运动觉等多方面刺激帮助病人掌握训练内容。

二、社区康复护理干预及管理模式的研究

社区康复从大的宏观方面考虑,康复护理从小的微观方面入手,主要依靠社区护士的专业技术,并借助其他各方面的力量在社区或家庭为康复对象服务。其护理干预及管理模式也是多种多样,各有所长,处于研究探讨中。

1. **家庭护理流程化管理模式**　家庭护理流程化是为了达到满足服务对象目标而进行的一系列逻辑相关的活动,其基本要素是家庭护理服务活动(作业),包括服务者如何提供服务和消费者如何接受服务两方面。它是运用流程化管理理念,结合护理管理学知识来指导的家庭护理实践,以建立科学的家庭护理服务流程为导向,以社区卫生服务战略和病人健康需求为中心的新型管理模式。其基本流程和方法是:①病人或家属申请服务。②专职护士上门评估。③入案:对于符合条件者,有护士、医生、康复师等专职人员与病人和家属一起,对病情、需要提供的服务项目达成共识,签订服务协议,并将病人相关信息输入电脑备案,半年后再次调查和重新评估。④计划:专职人员、病人及照护者共同商榷、制定并修订针对不同病情和自理能力的家庭护理服务计划,安排服务内容,以确保计划的个体化、实用性和连续性。⑤实施:依赖家庭护理服务团队与非正式支持系统(家属、保姆、邻居等),其中护士是主要实施者,保证服务内容与需求的匹配性,一定程度上实现家庭自我护理,并注意病人和家属对服务的反应性。⑥评价:护士、医生、康复师与家属、照护者一起评价,病人已达到护理目标即终止服务,终止前护士需教会病人自我护理的技能。应用家庭护理流程化管理模式后不但病人各方面功能得以改善、生活质量明显提高,病人及家属对护理服务高度满意,而且规范了家庭护理服务方式,保证了护理服务的连续性、整体性、服务和需求的匹配性,并最大化的提高卫生资源的使用率,降低了家庭护理服务的负荷。但在我国国情下尚无相应的标准进行规范化管理和普及,需要在护理工作实践中进一步研究探讨。

2. **家庭访视关键流程加重点干预模式**　该模式是对出院后关键的10周的病人安排较密集的探访,随后继续跟踪随访,每月访视或电话咨询1次;再加针对不同疾病的重点护理干预,如针对慢性阻塞性肺病的护理干预重点为"合理营养、劝导戒烟、心理支持、家庭氧疗、活动指导",并将健康教育贯穿其中的社区康复护理模式。结果可有效地延缓病情发展,降低并发症的发病率,提高病人的生存质量,减轻病人家庭和社会的负担。

3. **社区家庭康复协作网护理模式**　形成卒中康复护理小组—社区卫生服务中心—社区护士—家庭护理双向反馈网络,康复护理小组有医院内设立的,也有社区卫生服务中心设立

阅读笔记

的,康复护理小组(由社区护士、全科医生、预防保健医生、康复治疗师、营养师等组成)在专家的技术支持下,根据基线调查结果与家属、病人共同制定社区及家庭康复护理的个性化目标和方案,以社区护士为小组核心,在社区或入户对病人实施连续性护理干预,干预内容主要是小组式卒中教育,应用康复器具或手法进行康复训练,开展文体疗法,心理疏导及饮食指导等。该模式把医院病房的"卒中单元(stroke unite)"延伸到了社区,并将"卒中单元"的理念引入社区康复护理管理中,探讨如何立足社区,开展覆盖资源共享的社区康复,并使之与综合医院卒中单元的早期康复结合成康复网络。研究结果表明,该护理模式可使病人的负性情绪明显减少,不良生活方式有所改变,家庭康复环境得到改造,有效提高病人的生活自理能力,减轻病人的家庭经济负担,并缓解医院的负担,是一种经济有效的康复模式。

4. 以家庭为单位自我管理模式　该研究模式的理论依据是 Orem 自护理论及卒中单元管理理念。其方法是①培训:聘请医疗护理康复专家,对项目组参与人员进行康复护理技能培训。②评估及制定流程:由专家指导,社区医生、护士及家属共同对病人进行评估,制订个性化康复护理计划及家庭访视流程,同时签订病人家庭治疗护理知情同意书。③干预时间:3 个月,第一个月每周访视 1 次,第二个月每 2 周访视 1 次,第三个月根据病人情况进行访视并评价,特殊情况随时访视。④康复护理措施:主要包括正确的卧位,移动、平衡、语言与作业等训练,个人清洁卫生与工具的使用,家庭环境改造及情感与心理支持等。⑤活动:定期组织健康教育讲座,开展病人小组活动和康复护理指导,或请模范病人现身说法等。在干预中,对病人、照护者及家属进行指导,充分挖掘和利用家庭资源,强化病人及家庭成员在康复护理中的主体地位,树立病人及家庭才是健康管理主人的观念,使病人主动配合医护人员做好自身健康管理。研究结果表明该模式达到了改善脑卒中病人的家庭功能,提高病人生存质量,降低家庭及社会压力的目的。

社区康复及社区康复护理主要研究的疾病是脑卒中,相对而言其他疾病的研究比较少,使用的干预模式及方法也存在各种缺憾,大多研究为小样本研究,一些研究并非随机对照,其研究结果的可信性有所降低。社区护士作为社区康复护理的直接实施者和研究者,缺少专业化的培训,技术上也不够专业,需要进一步培训和提升。现代残疾康复是系统化和结构化的服务,这种康复不仅强调健康和康复治疗,更强调教育、生计发展、社会融合和赋权。社区护士怎样利用现代残疾康复包容性发展方法和融合性发展理念,运用"认知技术学(cognitive technology)"、"生存质量技术学(QOL technology)"等现代康复新技术,在保障残疾人权益,尽可能地减少费用成本的情况下,为康复对象提供持续性的、个性化的、切实可行的全面系统的康复护理服务,提高社区康复对象的康复护理效果,仍然是摆在我们面前,需要我们认真研究的课题和方向。

小结

本章主要解释了康复、社区康复、康复护理、社区康复护理等概念,说明了社区康复护理的对象、工作内容、特点以及国际、国内有关社区康复护理的法律、法规等,总结了社区康复护理的主要研究领域、方法、研究注意事项及存在的问题不足等,叙述了罗伊适应模式、King 达标互动理论及功能重组理论产生的背景、主要观点及在社区康复护理中的应用,介绍了残疾人的社区管理,较详细地阐述了脑卒中、截瘫及类风湿关节炎病人的社区康复管理及居家康复护理,并对社区康复及社区康复护理的一些热点问题研究进行了较为细致的描述,使学生对社区康复及社区康复护理有了一个较为全面的了解,对学生思维及应用能力的培养起一定的帮助,对其今后在这方面的研究也提供了一些思路和方法。

(张金梅)

阅读笔记

思考题

1. 某社区进行残疾普查后,发现该社区有 20 名脑卒中后致残的病人,他们存在程度不等的生活自理问题,这些残疾人基本上都待在自己家里,很少参加社区组织的活动,但他们都有走出家门,参加康复训练和各种活动的愿望,作为该社区的护士,如何进行社区动员,把这些残疾人组织起来,如何调动他们和其家属的积极性来参加各种社区活动,能为他们制订哪些社区康复训练方案,在进行康复训练和活动中又如何体现赋权这一残疾人社区康复原则?

2. 地震灾后某社区增加了许多截瘫病人,作为该社区的社区护士你应该如何组织这些截瘫病人开展社区康复训练,帮助他们进行有针对性的家庭设施改造,并根据病人不同的需求,进行工疗、娱乐和其他社区康复活动,联系有关部门和单位,提供有效转介服务,在康复护理活动中如何应用包容性发展的方法,

3. 某一类风湿关节炎病人在接受社区护士家访时,主诉自己最近起床后腕关节、掌指关节、指关节肿痛,不能自如活动,而且出现僵硬感,如胶粘着的感觉,在适当的活动后可逐渐减轻。社区护士可指导病人采用什么方法和措施来减轻这些症状? 采取这些方法和措施的过程中如何体现人文关怀?

4. 脑卒中病人社区康复护理实践中如何应用罗伊适应模式理论?

5. 类风湿关节炎病人社区康复护理服务中如何应用 King 达标互动理论?

阅读笔记

第八章　社区精神障碍病人的护理

社区情景

病人,男性,36 岁,中学教师,硕士文化。妻子 35 岁,与病人是同事,儿子 7 岁,父母均 66 岁,平时与父母、妻儿一起居住。病人因工作不顺心出现无故发呆、傻笑、骂人、持刀伤人行为,睡眠很少,并认为有人要加害于他。诊断为精神分裂症,住院治疗 6 个月后,带药出院,回家休养。目前病人病情控制基本稳定,但不能胜任工作,不能进行家务劳动,日常生活还需他人照顾。病人所在辖区社区卫生服务中心已将该病人纳入重性精神疾病管理范围。

请问:社区卫生服务中心工作人员应为该病人提供哪些服务?

带着这些问题,我们学习本章的内容——社区精神障碍病人的护理。

精神障碍是全球常见病,是公共卫生中最复杂的问题。WHO 强调,全球每四人中就有一人会受到精神障碍的影响。在中国,成人精神障碍总患病率为 17.5%,截至 2014 年底,全国已登记在册严重精神障碍病人 430 万人,精神障碍给社会和经济带来沉重负担。目前精神疾病在中国疾病总负担中排名首位,约占疾病总负担的 20%,已超过心脑血管疾病、恶性肿瘤及呼吸系统疾病。据 WHO 推算,2020 年精神疾病负担将上升到全国疾病总负担的 25% 以上。现代精神疾病护理已从传统的生物医学模式转变为生物 - 心理 - 社会医学模式,不仅要关心与解决病人的躯体、心理、社会功能的问题,而且更加关注病人如何真正从医院重返社会,因此社区精神障碍病人的护理和对其家属的支援显得尤为重要。

第一节　概　　述

精神卫生服务是对心理和精神疾病进行治疗和预防的一种社会服务。它具有促进心理健康、改善精神状态、形成正确的行为动机和健康人格等功能。社区精神卫生保健是以社区为服务单位,以社区居民为工作对象,针对社区群体的特点,开展一系列组织性与系统性的心理卫生服务,利用精神医学、心理学、社会学等多方面知识,为社会群体和需要人群提供多元化、人

阅读笔记

性化的心理卫生服务。

一、社区精神卫生与护理的基础知识

(一) 社区精神卫生的概念

精神卫生(mental health)又称心理卫生或心理健康或精神健康。精神卫生的定义分为狭义和广义两种。狭义的精神卫生,是指研究精神疾病的预防、医疗和康复,即预防精神疾病的发生,早期发现和早期治疗;促使慢性精神病者的康复,重归社会。广义的精神卫生,是研究关于保护与增强人的心理健康的心理学原则与方法,通过研究健康者,增进和提高人们的精神健康。

社区精神卫生(community mental health)是综合应用社会精神病学、精神卫生学和预防医学等学科的理论和方法,探讨如何保障和促进社区人群的身心健康,提高其承受应激和适应社会的能力,以防止各种心理障碍、行为问题和身心疾病的发生。

社区精神卫生服务(community mental health services)是在政府各级卫生机构和相关部门配合下,把社区作为基本单元,以基层精神卫生机构为主体,以社区精神卫生工作者和全科医师为骨干,合理利用社区资源,采纳融预防、医疗、保健和健康教育等为一体的适宜精神卫生的干预策略,来解决社区人群中的精神卫生问题,满足其基本心理卫生需要的一种连续性基层卫生服务。

(二) 社区精神卫生工作内容

精神卫生工作不仅能预防心理疾病的发生,增进和维护心理健康,而且可以培养健全的人格,促进社会适应能力的提高,陶冶人的情操,促进人的心理健康。它包括了心理障碍的矫治和精神疾病的预防。社区精神卫生服务内容由医疗服务、保健服务、康复服务和社会服务四个部分组成。

1. 社区精神卫生医疗服务　社区精神卫生服务应坚持便利病人、及时诊治、防治结合、持续服务的原则。社区卫生服务中心设立精神卫生门诊,为病程迁延以及呈慢性发展、需要接受终身精神卫生服务的精神病人提供医疗服务。病人从精神病专科医院出院以后,需要定期在社区门诊部进行随访以巩固疗效、防止复发。对拒绝住院或根据病情可以在家庭进行治疗的病人,可以设立家庭病床,定时到病人家庭进行访视。病人在家属照顾下,在药物治疗的同时,可以进行力所能及的家务或社会性劳动,对于疾病的康复十分有利。

2. 社区精神卫生保健服务　社区精神卫生服务应协助街道办好精神病人工疗站。社区精神卫生医师定期到工疗站巡诊,检查病人及指导治疗。此外,还应定期到居委会了解在看护网下的精神病人情况,及时对监护职员进行精神卫生知识的指导。帮助基层及时发现新病人,做到早期发现和早期治疗。如果有条件,还可因地制宜地开展群体的心理卫生工作,如深入到老年活动中心、敬老院、幼儿园等单位,以提供精神卫生保健服务。社区护士应积极创造健康的生活环境,提高个体的心理素质,培养良好的社会适应能力,更有效地服务社会。

3. 社区精神卫生康复服务　治疗精神疾病,不仅使病人精神症状消失,更重要的是使病人恢复正常的精神功能,重新回归社会,成为自食其力的劳动者。这就必须在精神症状缓解后采取精神康复措施,使之能不同程度地恢复劳动能力、社会适应能力、生活自理能力,以达到全面康复重返社会劳动岗位。为此可组织病人在社区参加工疗站、康复站、福利工厂或农场,在专业人员指导下进行药物、心理、社交及职业等全面的康复训练。

4. 社区精神卫生社会服务　社区护士要对社区精神病人进行保护和管理,并进行社区精神病人的保障体系的完善。护士在社区中要积极普及精神卫生知识,使社区居民正确对待精神疾病,做到对精神病人的早期发现与早期治疗。要利用各种形式,如电视、广播、报纸等,有计划、有组织、系统地在社区进行精神卫生的科普宣传工作。宣传对象应包括病人、病人的亲属、邻居、同事、单位各级领导、村与居委会干部及卫生工作积极分子。根据不同对象,采用不

阅读笔记

同方式,宣传内容应因人而异。

(三) 社区精神卫生工作的目的与意义

1. 开展精神疾病的社区防治是病人的需要　精神疾病病程长、治愈率低、复发率高,患病人数逐年积累增多,精神科病床虽不断增加,但仍然不能满足病人增长的需求。1989 年统计全国精神科病床数比 1985 年增长近 1 倍,达 11.4 万张,平均每 10 万人口 10.4 张,仅占各科病床4.4%。2014 年,全国精神科病位数平均每 10 万人口 17.1 张,有些省份(如四川省)精神科病床数平均每 10 万人口 23.7 万张,我国精神科床位数总体配置仍明显不足,且地区分布不均衡,但与世界平均水平(每 10 万人口 43.6 张)相比,还有不少差距。因此,精神病人的治疗绝非单靠发展病床、实行住院治疗所能解决的。况且,许多病人因受经济制约,尚无条件住院治疗。

2. 开展精神疾病社区防治是为病人回归社会创造条件的需要　第二次世界大战后,精神疾病病人传统的管理模式受到冲击,许多学者提出了长期住院的弊端——住院综合征。病人因长期住院而隔绝正常的社会生活,从而导致精神衰退,丧失劳动能力,成为精神残疾。实践证明,大部分病人在急性期症状得到控制后,回到社区生活中,并得到相应的康复服务,完全能够继续提高疗效,适应正常生活,参加适当的生产劳动。因此,应积极发展社区精神卫生服务,促进病人的全面康复,为病人早日回归社会创造条件。世界卫生组织极力倡导发展以社区为基础的精神卫生工作,包括预防、评定、治疗和心理社会康复,同时也是人人享有初级卫生保健及实施残疾人保障法的具体体现。

3. 开展精神疾病社区防治是适应疾病谱变化的需要　随着社会的发展,竞争越来越激烈,由各种生活负性事件引起的心因性精神障碍就愈多,患病者人数增多。近年来,精神疾病的患病率呈上升趋势,特别是重性抑郁障碍和心境恶劣障碍最为常见,且重性抑郁障碍患病率最高。社区人群重性抑郁障碍日益突出,已成为重大的公共卫生问题,开展和加强社区防治工作,尤为重要。

(四) 社区护士在社区精神卫生工作中的作用

1. 管理者的作用　社区护士为病人提供清洁、舒适、安全的治疗性环境,确保病人生活在一个空气新鲜、光线柔和、有足够的娱乐活动、社交互动的场所。同时,社区护士能够制定并且组织实施对精神病人有保护和治疗作用的规章制度以及足够的人力安排,以保证护理工作的正常运转。

2. 治疗者的作用　社区护士既是药物治疗、电痉挛治疗、胰岛素休克等方面的执行者和协助者,还应该协助心理治疗师进行心理治疗。护士与病人朝夕相处,接触最密切,可帮助提高心理治疗的效果。

3. 辅导者的作用　社区护士承担着生活在社区的精神障碍者的健康教育和辅导的任务,如病态行为的矫正与辅导、恢复社会能力的康复辅导等。其宗旨是预防和减少精神疾病的复发,使之在社会长期生活下去。

4. 协同者的作用　现代精神医学是采取团队工作的方式。组成这个团队的成员包括精神科医师、精神科护士、社会工作人员、心理治疗人员及工娱治疗人员。各类专业人员有其不同的角色与功能,同时应该密切配合、协调工作,针对病人的问题和需要,共同拟定治疗计划和目标,定期举行小组会议,进行评价和讨论。

5. 督导咨询者的作用　社区护士在工作中履行督导咨询的责任,帮助解决精神疾病病人关于疾病预防、治疗和康复等方面的问题。

6. 研究者及教育者的作用　接受过高等教育的社区护士在逐渐增加,使得社区精神护理队伍的文化层次和专业水平在不断提高。因此,在研究一般护理的工作基础上,应该开展精神护理方面课题的研究,探讨新的领域,解决工作中的难题,从而带动社区精神护理工作质量的提高。除此之外,社区护士还应开展本专业的专科教育和继续教育等各项工作。

(五) 社区精神卫生的产生与发展

党和政府高度重视精神卫生工作,先后采取一系列政策措施,推动精神卫生事业发展。我国精神卫生服务工作是从 1958 年南京全国第一次精神病防治会议之后开始的。这次会议制定了"积极防治、就地管理、重点收容、开放治疗"的工作方针,提出了药疗、工疗、娱疗及教育疗法相结合的工作方法。20 世纪 70 年代末以来,进一步建立了由卫生、民政和公安部门为骨干组成的精神病防治小组。1986 年,全国第二次精神卫生工作会议召开,社区精神卫生工作得到了进一步的发展,各地社区精神病防治网普遍建立和健全,各项康复措施得以落实。1990 年 12 月 28 日,全国人大常委会通过了我国第一部《残疾人保障法》。1991 年 12 月,国务院批准了《中国残疾人事业"八五"计划纲要》。卫生、民政和公安三部门及我国残联又据此制定全国精神病防治康复的"八五"实施方案。依靠初级卫生保健组织,在城乡建立了精神病三级防治网。根据不同条件,建立不同类型的具有中国特色的社区精神卫生服务模式,其中城市三级精神病防治网采用上海模式。在农村精神病防治康复方面也出现了烟台、沈阳及四川等地的模式。90 年代以来,在我国较为广泛地开展了社会 - 心理康复工作、家庭治疗、对病人及家属的心理教育等。1996 年,国务院又批准了《中国残疾人"九五"计划纲要》,提出对重性精神病病人进行社会化、开放式、综合性的康复工作。社区精神卫生工作在广度上和深度上有了进展,如进行心理保健知识教育、开设心理咨询服务,对社区康复期精神病人及慢性精神病人进行治疗、管理、预防复发及康复的全方位服务。有的区域组织家访小组、工娱治疗站等,起到指导、协助精神病人恢复健康早日回归社会的作用。但就全国而言,此项工作还不够普及,各地防治工作的发展还很不平衡。

1989 年,我国残联康复学会精神残疾康复专业委员会正式成立,现已发展为几乎遍及全国各地的学术团体,曾召开过 3 次大型学术交流会,对推动精神康复事业的发展起了重要作用。1995 年,又成立了我国康复医学会精神病康复专业委员会。2006 年,原卫生部推出"重性精神疾病监管治疗"项目,要求各社区发挥职能,积极排查出社区中所存在的重性精神病病人,并对其开展治疗康复工作。2008 年,时任国务院总理的温家宝同志在十一届全国人民代表大会第一次会议国家《政府工作报告》中首次明确提出精神卫生相关内容。2009 年,计划生育委员会、财政部以及原卫生部出台《关于促进基本公共卫生服务逐步均等化的意见》,将重性精神疾病管理纳入九大类公共卫生服务项目之中。2011 年,精神残疾心理康复专委会召开成立大会,并制定未来 5 年的工作计划,建立科研协作网,加强国际、国内的学术交流,不断提高精神残疾心理康复相关专业人员的业务水平。2011 年 6 月 21 日,我国残联在汕头市召开"十二五"精神残疾康复工作研讨会。会议总结了我国 20 多年来精神残疾康复工作的经验,为进一步推动精神残疾康复工作的开展、全面落实"十二五"残疾人康复工作任务、实现残疾人"人人享有康复服务"创造条件。2013 年 7 月 29 日,国家卫生计生委制定并印发了《严重精神障碍发病报告管理办法(试行)》。《办法》规定,精神分裂症、分裂情感性障碍、持久的妄想性障碍(偏执性精神病)、双相(情感)障碍、癫痫所致精神障碍、精神发育迟滞伴发精神障碍等 6 种重性精神疾病,应当实行发病报告。

"十二五"期间,精神卫生工作作为保障和改善民生以及加强和创新社会管理的重要举措,被列入国民经济和社会发展总体规划。在党中央、国务院的重视与支持下,有关部门加强协作,围绕《中华人民共和国精神卫生法》的贯彻落实,组织实施精神卫生防治体系建设与发展规划,安排资金改扩建精神卫生专业机构,改善精神障碍病人就医条件,通过基本公共卫生服务项目和重大公共卫生专项支持各地开展严重精神障碍病人管理服务,将严重精神障碍纳入城乡居民大病保险、重大疾病保障及城乡医疗救助制度范围,依法依规对不负刑事责任的精神障碍病人实施强制医疗,积极开展复员退伍军人、流浪乞讨人员、"三无"(无劳动能力、无生活来源且无法定赡养、抚养、扶养义务人,或者其法定赡养、抚养、扶养义务人无赡养、抚养、扶养能力)人

阅读笔记

员中精神障碍病人救治救助。各地认真贯彻党中央、国务院部署要求,落实政府责任,完善保障机制,强化工作措施,深入开展严重精神障碍管理治疗工作,取得了显著成效,各级精神卫生工作政府领导与部门协调机制逐步建立,全国精神卫生防治体系和服务网络基本形成。全国已登记在册的严重精神障碍病人430万人中,有73.2%的病人接受了基层医疗卫生机构提供的随访管理及障碍康复指导服务。

随着经济社会快速发展,生活节奏明显加快,心理应激因素日益增加,焦虑症、抑郁症等常见精神障碍及心理行为问题逐年增多,心理应激事件及精神障碍病人肇事肇祸案(事)件时有发生,老年痴呆症、儿童孤独症等特定人群疾病干预亟须加强,我国精神卫生工作仍然面临严峻挑战。

目前,我国精神卫生服务资源十分短缺且分布不均,全国共有精神卫生专业机构1650家,精神科床位22.8万张,精神科医师2万多名,主要分布在省级和地市级,精神障碍社区康复体系尚未建立。总体上看,我国现有精神卫生服务能力和水平远不能满足人民群众的健康需求及国家经济建设和社会管理的需要。

二、社区精神障碍护理的相关政策

为解决精神疾病救治与管理等方面的难题,使精神障碍病人享有受教育、劳动、医疗和隐私等权利以及从国家和社会获得物质帮助等合法权益,并受法律保护,我国制定了相关的精神卫生政策。其宗旨是保护精神障碍病人的合法权益,使全社会尊重、理解、关爱精神障碍病人,任何组织或个人不得歧视、侮辱、虐待精神障碍病人,不得非法限制精神障碍病人的人身自由。

(一) 我国民法和刑法对精神病人的规定

我国在刑法和民法中都对精神障碍病人有其明确规定。我国刑法(2015修正)第十八条规定:"精神病人在不能辨认或者不能控制自己行为的时候造成危害结果,经法定程序鉴定确认的,不负刑事责任,但是应当责令他的家属或者监护人严加看管和医疗,在必要的时候,由政府强制医疗;间歇性的精神病人在精神正常的时候犯罪,应当负刑事责任;尚未完全丧失辨认或者控制自己行为能力的精神病人犯罪的,应当负刑事责任,但是可以从轻或者减轻处罚。"

中华人民共和国民法通则(1986年)第十三条规定:"不能辨认自己行为的精神病人是无民事行为能力人,由他的法定代理人代理民事活动;不能完全辨认自己行为的精神病人是限制民事行为能力人,可以进行与他的精神健康状况相适应的民事活动,其他民事活动由他的法定代理人代理,或者征得他的法定代理人的同意。"

(二) 重性精神疾病管理治疗工作规范

原卫生部制定了《重性精神疾病管理治疗工作规范》(卫疾控发〔2009〕104号),于2009年11月3日发布。重性精神疾病管理治疗工作规范确定精神卫生工作部际联席会议制度为国家级精神卫生领导与协调机制,主要职责是:在国务院领导下,研究拟订精神卫生工作的重大政策措施,向国务院提出建议;协调解决推进精神卫生工作发展的重大问题;讨论确定年度工作重点并协调落实;指导、督促、检查精神卫生各项工作。卫生部负责全国重性精神疾病管理治疗工作的组织领导与协调,制订全国重性精神疾病管理治疗工作计划并推动实施,建设全国重性精神疾病管理治疗网络。加强与财政部等相关部门的沟通与协调,逐步扩展中央补助地方重性精神疾病管理治疗项目实施范围,开展专项经费使用的监督管理。组织全国重性精神疾病管理治疗师资培训。组织开展全国重性精神疾病管理治疗督导、绩效考核、评价。建立全国重性精神疾病管理治疗信息系统。同时,该《规范》还明确了各级精神卫生医疗机构对精神病人的治疗及管理的要求。

(三) 中华人民共和国精神卫生法

2012年10月第十一届全国人大常委会第二十九次会议正式通过了《中华人民共和国精

阅读笔记

神卫生法》，并规定自 2013 年 5 月 1 日起施行。

《精神卫生法》共七章八十五条，是一部促进精神卫生事业发展、规范精神卫生服务、维护精神障碍病人合法权益的重要法律。其立法宗旨主要有：一是规范精神卫生服务。包括规定非自愿住院措施的适用重要条件和程序、异议处理程序等，防止病人被不必要地送住院治疗，防止正常公民被错误收治。二是实行预防为主的方针，本法第三条规定："精神卫生工作实行预防为主的方针，坚持预防、治疗和康复相结合的原则"。精神障碍的防治采取三级预防的模式。三是维护病人的合法权益，本法第四条规定："精神障碍病人的人格尊严、人身和财产安全不受侵犯。精神障碍病人的教育、劳动、医疗以及从国家和社会获得物质帮助等方面的合法权益受法律保护。有关单位和个人应当对精神障碍病人的姓名、肖像、住址、工作单位、病历资料以及其他可能推断出其身份的信息予以保密；但是，依法履行职责需要公开的除外。"

（四）全国精神卫生工作规划

全国精神卫生工作规划（2015—2020 年）［国办发〔2015〕44 号］是由卫生计生委、中央综治办等多部门联合制定，于 2015 年 6 月 4 日由国务院办公厅发布。

总体目标是：到 2020 年，普遍形成政府组织领导、各部门齐抓共管、社会组织广泛参与、家庭和单位尽力尽责的精神卫生综合服务管理机制。健全完善与经济社会发展水平相适应的精神卫生预防、治疗、康复服务体系，基本满足人民群众的精神卫生服务需求。健全精神障碍病人救治救助保障制度，显著减少病人重大肇事肇祸案（事）件发生。积极营造理解、接纳、关爱精神障碍病人的社会氛围，提高全社会对精神卫生重要性的认识，促进公众心理健康，推动社会和谐发展。

在社区精神卫生方面，具体目标与策略有：探索建立精神卫生专业机构、社区康复机构及社会组织、家庭相互支持的精神障碍社区康复服务体系。70% 以上的县（市、区）设有精神障碍社区康复机构或通过政府购买服务等方式委托社会组织开展康复工作。在开展精神障碍社区康复的县（市、区），50% 以上的居家病人接受社区康复服务。各地要逐步建立健全精神障碍社区康复服务体系，大力推广社会化、综合性、开放式的精神障碍和精神残疾康复工作模式，建立完善医疗康复和社区康复相衔接的服务机制，加强精神卫生专业机构对社区康复机构的技术指导。在加强机构能力建设方面，"十三五"期间，国家有关部门重点支持各地提高基层精神卫生服务能力，各地要充分利用现有资源，大力加强县级精神卫生专业机构和精神障碍社区康复机构服务能力建设。在做好病人服务管理方面，各地要按照"应治尽治、应管尽管、应收尽收"的要求，积极推行"病重治疗在医院，康复管理在社区"的服务模式。

学科前沿

───── 《精神卫生法》宣传要点 ─────

1. 《精神卫生法》是促进精神卫生事业发展，规范精神卫生服务，维护精神障碍病人合法权益的重要法律，自 2013 年 5 月 1 日起正式实施。

2. 心理健康关系每一个人、每一个家庭的幸福。用人单位、学校、社区、家庭都要关注精神卫生问题，共同维护和促进心理健康。

3. 心理咨询在用人单位、学校、医院、监狱等场所，以及社区或福利、慈善等机构开展。心理治疗在医疗机构内开展。综合医院应按照国务院卫生行政部门的规定开设精神科门诊或者心理治疗门诊，为病人服务。

4. 精神障碍的诊断、治疗、住院、出院有严格的法定程序。

阅读笔记

5. 国家实行严重精神障碍发病报告制度。严重精神障碍病人可以依法免费获得基本公共卫生服务。贫困的严重精神障碍病人由政府资助参加基本医疗保险,并可以得到优先医疗救助;符合条件的可获得最低生活保障。

6. 持续治疗和康复是严重精神障碍病人回归社会的重要措施,精神卫生法规定应建立向精神障碍病人提供康复服务的社区康复机构。

7. 精神障碍病人的人格尊严、人身和财产安全不受侵犯,受教育、参与劳动、个人隐私等合法权益受法律保护。对病人个人信息及疾病信息应当予以保密。新闻报道和文学艺术作品等不得含有歧视、侮辱精神障碍病人的内容。

8. 侵害精神障碍病人合法权益的,将依法追究法律责任。

三、社区精神卫生护理研究

目前精神卫生问题已成为重大的公共卫生问题和突出的社会问题,社区精神卫生服务的发展是当前精神卫生服务的重要趋势。研究者们也积极对社区精神卫生护理开展研究,主要集中在以下研究领域。

(一) 社区精神卫生服务模式研究

该领域研究多用文献检索法、文献分析法分析了国际社区精神卫生服务模式(如 WHO 精神卫生服务的理想金字塔模型、英国的护理计划模式及法国的分区管理模式等),结合我国国情,各地积极探索我国的精神卫生服务模式。

北京采取分级管理模式,综合评估病人的疾病严重程度,分为红、橙、黄、绿 4 个等级,对不同等级病人提供不同的精神卫生服务。上海探索新生全面康复模式,通过工疗站(福利工厂)、群众看护网、家庭病床、家属联谊会等形式,对重性精神疾病病人开展药疗、娱疗、工疗和家庭教育的"三疗一教育"服务,训练其生活和社会交际能力;并首创"领养"机制,充分调动社会力量,鼓励社区居民将病人带到家中供养,利于改善病人的人际交往状况,也可节省精神卫生人力资源。广东采用医院 - 社区一体化防治康复模式,利用专科医院(精神病医院)的专业技术在社区范围内提供精神卫生服务,提供疾病综合预防和控制,建立肇事肇祸的有效管理机制,并对社区精神疾患定期随访。

此外,有研究还结合社区精神卫生服务的具体情况及相关工作内容,探究分析了社区精神卫生服务中药学服务模式的构建模式,丰富药学服务的内容,增强职业药师在社区精神卫生服务的药学服务意识,强化药师的沟通技巧,培养社区精神卫生专业药物服务人才队伍。

目前适合我国国情的最佳社区精神卫生服务模式尚未形成,我国社区精神卫生服务体系不完善、精神健康素养不高、社区精神卫生服务管理不善以及我国社区精神卫生服务资源不足与"过剩"并存等问题,研究上还需进一步用严谨的研究设计来探索符合本地实际情况的社区精神卫生服务。

(二) 社区精神卫生服务具体干预研究

1. 对社区精神障碍病人的管理研究

(1) 个案管理研究:该领域研究采用临床随机对照研究方法。有研究将个案管理方法运用于社区精神障碍者可改善病人的社会功能、提高其生活质量。但该研究未对个案管理观察周期进行研究设计,还有待进一步完善。此外,也有研究探讨社区个案管理对首发精神分裂症(schizophrenia,SP)病人康复的卫生经济学价值,但该研究对 SP 社区康复的卫生经济学探讨尚属初步,科研设计不够严谨,对混杂因素的控制不力,难以规避结果偏倚,另外,量化指标和计算方法虽有一定的创新性,但其合理性与准确性值得商榷,这有待在今后的研究中进一步完善。

（2）技术管理与指导研究：采用临床自身前后对照研究方法，探讨开展社区严重精神障碍病人的技术管理与指导对严重精神病人管理治疗效果的影响，但该研究中技术管理内容较为空洞，研究对象针对性不强。

2. 社会技能训练与家庭干预研究　该领域内研究多采用临床随机对照研究方法，将社会技能训练、家庭干预或家庭教育联合社会技能训练、家属参与的社会技能训练应用于精神分裂症病人。并对不同社会技能训练方法进行了比较研究。这些研究的长期效果还有待进一步研究。

（三）社区精神卫生服务调查研究

该领域研究采用调查研究方法，调查主要内容有：社区精神卫生服务的认知和需求、家属的病耻感、社会资源知晓利用情况、社区精神卫生服务状况等。研究者在对相关内容进行调查分析基础上，提出了建设性建议。但这些研究往往局限于某一城市，尚缺乏大样本全国性调查研究。

（四）重性精神疾病病人的社区康复和管理

该领域内研究，主要集中于重性精神疾病病人的现况调查、暴力行为的危险性研究、肇事肇祸风险比较研究、主要照顾者对精神疾病病人暴力行为的认知状况调查以及主要照顾者院外遭受暴力行为调查，为加强重性精神疾病防控工作提供依据。这些研究采用调查研究的方法，研究设计中调查工具往往采用自设调查问卷，调查问卷设计的严谨性、科学性上还有待加强。

（五）社区精神卫生服务人才培养研究

该领域研究采用调查研究方法，对社区卫生服务医务人员继续医学教育情况、精神卫生知识培训、精神卫生知识知晓率、社区精神卫生工作人力资源现况进行调查分析。在理性分析基础上，完善社区精神卫生服务人才培养方案，以提高社区精神服务人才素养。但是这些研究目前仅限于一些发达地区开展了相关研究，而其他地区尤其是农村地区社区精神卫生服务人才的培养鲜有开展。以后的研究可多加关注。

第二节　社区精神障碍病人护理的相关理论与应用

护理理论及相关学科的理论是指导护理实践的知识体系，促进了精神科护理学专业化的发展，也对社区精神障碍病人的护理起着指导作用。社区护士在为精神障碍病人进行护理服务时，应用理论作为实践指导，能更好地为病人进行护理干预、治疗及康复服务。

一、精神分析理论

（一）概述

精神分析理论属于心理动力学理论，是奥地利精神科医师弗洛伊德（Sigmund Freud, 1856—1939）于19世纪末20世纪初创立。精神分析理论是现代心理学的奠基石，它的影响远不是局限于临床心理学领域，对于整个心理科学乃至西方人文科学的各个领域均有深远的影响。

弗洛伊德认为，人的本能是追求生存、自卫及享乐，而刺激人活动的原动力是原欲（libido）或称为性本能。原欲是人的精神力量，也是性心理发展的基础。人的一切活动为满足性本能，但条件及环境不允许人的欲望任意去满足，因此，人的本能压抑后会以潜意识的方式来表现，从而形成了性压抑后的精神疾患或变态心理。成年期甚至老年期后出现的许多严重的心理问题，都可能源于儿童期的人格发展障碍。精神分析理论的主要内容包括精神层次理论、人格结构理论、性本能理论、释梦理论及心理防御机制理论。

1. 精神层次理论　弗洛伊德把人的心理活动分为意识、潜意识和前意识三个层次，并将其形象地比喻为漂浮在大海上的一座冰山。①意识（consciousness）指个体直接感知的心理活动部分,是心理活动中与现实联系的部分,如感知觉、情绪、意志和思维等,被形容为海平面以上的冰山之巅部分。②潜意识(unconsciousness)指个体无法直接感知到的心理活动部分,这部分的内容通常主要是不被外部现实和道德理智所接受的各种本能冲动、需求和欲望,或明显导致精神痛苦的过去事件。潜意识虽然不被意识所知觉,但它是整个心理活动中的原动力,被形容为海平面以下的冰山部分。③前意识(preconsciousness)介于意识和潜意识之间,主要包括目前未被注意到或不在意识之中,但通过自己集中注意或经过他人的提醒又能被带到意识区域的心理活动,被形容为介于海平面上下部分,随着波浪的起伏时隐时现。

意识、潜意识和前意识是人的基本心理结构,在个体适应环境的过程中各有其功能。意识保持着个体与外部现实联系和相互作用的部分,潜意识使个体的心理活动具有潜在的指向性。因此,人的各种心理和行为并非完全由个体的意志决定,还由潜意识的欲望和冲动等因素决定。潜意识中潜伏的心理矛盾和心理冲突等常常是导致个体产生焦虑乃至心理障碍的症结。

2. 人格结构理论　弗洛伊德在分析人的心理活动后,认为人格由三部分组成,即本我、自我和超我。①本我(id)处于潜意识深处,是人格中最原始的部分,由先天的本能与原始的欲望组成,其中性本能对人格发展尤为重要。本我受快乐原则(pleasure principle)的支配,目标在于汲取最大的快乐和最小的痛苦,是人类非理性心理活动的部分。②自我(ego)大部分存在于意识中,小部分存在于潜意识中,是人格中理智而符合现实的部分。自我不仅包含对自己的确认,而且包含对自己躯体与外界接触后所形成的各种感觉的确认。自我受现实原则(reality principle)支配,用社会所允许的行动满足本我的需求,在本我的冲动欲望和外部现实世界对人的制约之间起调节作用,从而使人的行为适应社会和环境。自我的发展及其功能决定着个体心理健康的水平。③超我(superego)大部分存在于意识中,是人格中最具理性的部分,由良心和自我理想两部分组成。超我是在长期社会生活过程中,由社会规范、道德观念等内化而成,遵循完美原则(principle of ideal),其特点是按照社会规范、伦理、习俗等来辨明是非和善恶,从而对个体的动机进行监督和管制,使其行为符合社会规范和要求,即按照尽善尽美的原则指导自我,限制本我,达到自我完美的高度。本我、自我和超我三者如果彼此相互调节、和谐运作,就会发展成一个有正常及良好适应能力的人。如果失去平衡,就会演变成心理异常。

3. 性本能理论　弗洛伊德认为个体发展的内在动力是"性本能",又称"原欲"。人格的发展经历5个可重叠的阶段,其中前三个阶段是人格发展的关键期。每个阶段的"原欲"会出现在身体的不同部位,如果需求不能得到满足,则会出现固结(fixation),即人格发展出现停滞,可能产生人格障碍或心理问题,并影响下一阶段的发展。

4. 释梦理论　弗洛伊德是一个心理决定论者,他认为人类的心理活动有着严格的因果关系,没有一件事是偶然的,梦也不例外,绝不是偶然形成的联想,而是欲望的满足。在睡眠时,超我的控制松懈,潜意识中的欲望绕过抵抗,并以伪装的方式,乘机闯入意识而形成梦,可见梦是对清醒时被压抑到潜意识中的欲望的一种委婉表达。梦是通向潜意识的一条秘密通道。通过对梦的分析,可以窥视人的内部心理,探究其潜意识中的欲望和冲突。通过释梦可以治疗神经症。

5. 心理防御机制理论　心理防御机制(psychological defense mechanisms)是自我的一种防卫功能,在超我与原我之间、原我与现实之间,经常会有矛盾和冲突,使人感到痛苦和焦虑,这时自我可以在不知不觉之中,以某种方式调整某项冲突双方的关系,使超我的监察可以接受,同时原我的欲望又可以得到某种形式的满足,从而缓和焦虑、消除痛苦,这就是自我心理防御机制。简单地说,就是当人们面对压力源时,会采取自我保护心理策略,以减轻焦虑、紧张和痛苦,这种心理策略是无意识和被动的。它包括压抑、否认、投射、退行、隔离、抵消、转化、补偿、合理化、升华、幽默、反向形成等各种形式。人类在正常和病态情况下都在不自觉地运用该策略,运用得当,可减轻痛苦,帮助渡过心理难关,防止精神崩溃;运用过度,就会表现出焦虑、抑郁等病态心理症状。

　　心理防御机制可见于正常人的心理活动,是人维护自尊及自我价值感的方法,如果应用得当,会帮助人减轻压力;如果过度使用,会使心理精力大量消耗,心理弹性受损,甚则出现病态人格。个人依自己的人格特点常应用几种固定的心理防御机制。

　　(二) 应用

　　1. 案例介绍

临床情景

———— 精神分析理论的应用实例 ————

　　小李,男,20岁,在校大一学生,体质瘦弱,平时胆小怕事,见到同学之间闹意见、起冲突就非常害怕,尤其惧怕那些身体特别强壮的学生,怕他们欺负自己,与自己过不去,为此整日忧心忡忡,以致严重影响其日常生活与学习。

　　经询问其成长经历,了解到他幼年时正逢十年浩劫的年月,那时他的父母经常挨整,再加上父亲性格懦弱,无力保护他,他也经常遭到小伙伴的欺侮。

　　2. 案例分析　首先,分析小李:恐惧心理和不安全感来自幼年经历,幼年遭受的欺凌给小李造成严重刺激与伤害,由于年幼体弱无法保护自己,父亲的性格又给小李一种无依无靠的感觉,因而形成了小李心理上的不安全感。随后,通过面谈的交流,进一步帮助他认识到这种担忧的幼稚是不必要的。小李已长大成人,是堂堂大男子汉,社会环境也发生了巨大变化,童年伤心的经历也不会再发生了。别人不会无故伤害小李,而且每个人的安全都会受到校纪和国家法律的保护,即使万一遇到不测,自己也完全有能力保护自己,所以这种担心实在没有必要。经过反复解释、分析,小李逐步产生了认识上的领悟,对自己的焦虑心理有了深刻理解,认识到自己的焦虑恐惧是与儿童时期心理创伤的痕迹有关,也感到其幼稚、可笑,与自己的年龄和能力不相符合,不安全感逐渐减轻直至消失。经过数次会谈治疗后,小李对这些解释与分析逐步有了认同和体会,领悟到其根源与儿童期不良经历有关,并观其所完成作业的内容也确有新的认识和改变。此时可结束治疗护理,并在以后的生活实践中继续巩固所取得的效果。

学科前沿

———— 认知领悟疗法 ————

　　认知领悟疗法是我国精神病学家钟友彬依据弗洛伊德精神分析理论结合我国具体情况提出的心理分析疗法。通过解释使求治者改变认识,得到领悟而使症状得以减轻或消失,从而达到治病目的。

　　1. 治疗原理　认知领悟疗法认为某些心理问题或障碍的根源在于儿童时期遭受过的精神创伤对个性形成的影响,这些创伤引起的恐惧在大脑中留下痕迹,当成年期遇到挫折时就可能再现出来影响人的心理,以至于用儿童的态度去对待在成年人看来不值得恐惧的事物。由于症状都是幼年时期经历的恐惧在成人身上的再现,因此症状的表现必然带有幼稚性,具有不成熟的、儿童式的心理表现。如果病人能够真正领悟并相信他的症状或病态行为的幼稚性、荒谬性和不符合成人逻辑的特点,症状就会逐渐缓解和消除。认知领悟疗法强调治疗者的工作重点是使当事者达到某种程度的领悟,以健康的思维和行为模式代替其儿童式的、荒谬可笑的思维和行为模式,使当事者痛下决心去改变,从而使症状恢复。

阅读笔记

2. 治疗方式 认知领悟疗法采取直接全面的交谈方式。每次时间为 60~90 分钟，疗程由双方商定，可相隔几天、一周或更长时间。会见最好单独进行，每次会见后，要求求治者写出对施治者解释的意见，并结合自己对病情的体会提出问题。

初次会见时，让求治者或家属，叙述症状产生和发展的历史及其症状的具体内容，尽可能在 1 小时内叙述完。同时进行躯体和精神检查以确定诊断。如果是认知领悟疗法的适应证，即可进行初次讲解，说明他的病是可以治好的；如果初次会见时间许可，可直接告诉求治者，他的病态情绪和行为的根源是在幼年时期形成的。病态实际上是用幼年的方式排除成年人的心理困难或满足成年的性欲望，是幼年时期恐怖情绪的再现等。解释的内容因诊断不同而略有出入。

在以后的会见中，可以询问求治者的生活史，以及容易忆起的相关经历，但不要求"刨根问底"。对于求治者的梦，也可偶尔谈到，一般不进行过多的分析，用较多的时间引导求治者并和他一起讨论分析症状的性质，让求治者充分领悟症状大都是幼稚的、不符合成年人思维逻辑规律的感情或冲动，其症状表现是以幼年的方式来解决成年人的问题。在这一过程中，具体的解释要结合病人的实际情况。

当求治者对上述解释和分析有了初步认识和体会之后，再向求治者进一步解释病的根源在过去，甚至在 5 岁以前。

二、佩普洛理论

(一) 概述

佩普洛(Peplau)理论是 1952 年美国护理学家佩普洛借用行为科学知识和精神模式发展起来人际关系理论，重点描述护患关系的形成与终止过程。其核心内容主要是护患关系的 4 个阶段，即认识期、确认期、开拓期和解决期。

(二) 应用

社区精神障碍病人存在严重的心理障碍，其认识、情感、意志、动作行为等有明显异常，动作行为难以被一般人理解，病人往往不能正常工作与学习。社区护士可运用佩普洛理论根据不同病人异常心理和行为，采取有效的措施，促进社区精神障碍病人的康复。具体运用如下。

1. 认识期 该期主要任务是社区护士和精神障碍病人及家属彼此了解。鼓励病人及家属密切合作，了解病人一般情况、既往病史，目前所患疾病的治疗及护理情况，病人对疾病的认识等。

2. 确认期 该期主要任务是社区护士应与病人建立融洽的人际关系。社区护士应该进一步确认病人的症结所在，尽可能解除病人顾虑，帮助病人了解自己的问题，发现自己的长处及优点，逐步恢复自信心。

3. 开拓期 该期是加强护患关系的关键时期。病人会积极主动的向社区护士寻求知识和经验，倾诉其内心烦恼，而且希望从社区护士的言语或表情中得到理解。社区护士应尽量做到让每一位病人都有机会倾诉内心痛苦与烦恼，以减少心理压力，社区护士应耐心倾听、分析病人真实心理，帮助病人弥补缺点，发挥病人潜在能力，鼓励病人认识疾病，正确对待疾病。

4. 解决期 该期是护患关系解除的时期。关键是要做好病人回归家庭的指导工作，如病人回归家庭的饮食、活动、用药、复诊时间等。将联系电话告知病人，以便病人出现意外时能及时得到救助。

阅读笔记

第三节　重性精神疾病病人的社区管理

重性精神疾病病人在社区生活中,社区护士应尊重和关心病人,及时评估病人的病情变化,当病人病情复发或恶化时指导其及早就医。社区护士还应以同情、体贴、耐心和蔼的态度,为重性精神疾病病人采取合理有效的方法进行治疗和康复管理,积极防止病人病情复发和疾病恶化。

一、社区管理的服务对象

精神疾病在广义上包括所有的精神障碍,狭义上主要是指重性精神病,如精神分裂症、情感性精神病、偏执性精神病等。世界卫生组织对精神疾病的定义是指在各种因素的作用下(包括各种生物学因素、社会心理因素等)造成大脑功能失调,而出现感知、思维、情感、行为、意志以及智力等精神运动方面的异常,需要用医学方法进行治疗的一类疾病。服务对象主要是指辖区内诊断明确且在家居住的重性精神疾病病人。重性精神疾病是指临床表现有幻觉、妄想、严重思维障碍、行为紊乱等精神病性症状,且病人社会生活能力严重受损的一组精神疾病。主要包括精神分裂症、分裂情感性障碍、偏执性精神病、双相障碍、癫痫所致精神障碍、精神发育迟滞伴发精神障碍。

二、社区管理的服务内容

在社区配备接受过重性精神疾病管理相关培训的专(兼)职人员,开展如下健康管理工作:

（一）病人信息管理

与相关部门加强联系,及时为辖区内新发现的重性精神疾病病人建立健康档案并按时更新。将重性精神疾病病人纳入管理时,需由家属或原承担治疗任务的专业医疗卫生机构提供疾病诊疗相关信息,同时为病人进行一次全面评估,为其建立一般居民健康档案,并按照要求填写重性精神疾病病人个人信息补充表。

（二）随访评估

社区管理的重性精神疾病病人每年至少随访4次,随访方式包括预约病人到门诊就诊、电话追踪和家庭访视等。每次随访根据病人病情的控制情况,对病人及其家属进行有针对性的健康教育和生活技能训练等方面的康复指导,指导病人参与社会活动、接受职业训练。对家属提供心理支持和帮助。

每次随访应对病人进行危险性评估;检查病人的精神状况,包括感觉、知觉、思维、情感和意志行为、自知力等;询问病人的躯体疾病、社会功能情况、服药情况及各项实验室检查结果等。其中,危险性评估分为6级:①0级:无符合以下1~5级中的任何行为;②1级:口头威胁,喊叫,但没有打砸行为;③2级:打砸行为,局限在家里,针对财物,能被劝说制止;④3级:明显打砸行为,不分场合,针对财物,不能接受劝说而停止;⑤4级:持续的打砸行为,不分场合,针对财物或人,不能接受劝说而停止,包括自伤、自杀;⑥5级:持管制性危险武器的针对人的任何暴力行为或者纵火、爆炸等行为,无论在家里还是在公共场合。

（三）分类干预

根据病人的危险性分级、精神症状是否消失、自知力是否完全恢复、工作和社会功能是否恢复以及病人是否存在药物不良反应或躯体疾病情况,对病人进行分类干预。按病情的稳定性将其分为三类。

1. 病情不稳定病人　若危险性为3~5级或精神病症状明显、自知力缺乏、有急性药物不良反应或严重躯体疾病,对症处理后立即转诊到上级医院。必要时报告当地公安部门,协助送

阅读笔记

院治疗。对于未住院的病人,在精神专科医师、居委会人员、民警的共同协助下,2 周内随访。

2. 病情基本稳定病人 若危险性为 1~2 级或精神症状、自知力、社会功能状况至少有一方面较差,首先应判断是病情波动或药物疗效不佳,还是伴有药物不良反应或躯体症状恶化。分别采取在规定剂量范围内调整现用药物剂量和查找原因对症治疗的措施,必要时与病人原主管医师取得联系或在精神专科医师指导下治疗,经初步处理后观察 2 周,若情况趋于稳定,可维持目前的治疗方案,3 个月时随访;若初步处理无效,则建议转诊到上级医院,2 周内随访转诊情况。

3. 病情稳定病人 若危险性为 0 级且精神症状基本消失、自知力基本恢复、社会功能处于一般或良好、无严重药物不良反应、躯体疾病稳定、无其他异常,继续执行上级医院制定的治疗方案,3 个月时随访。

(四) 健康体检

在病人病情许可的情况下,征得监护人与病人本人同意后,每年进行 1 次健康检查,可与随访相结合。内容包括一般体格检查、血压、体重、血常规(含白细胞分类)、转氨酶、血糖、心电图。

三、社区管理的考核指标

1. 重性精神疾病病人管理率 = 所有登记在册的确诊重性精神疾病病人数 /(辖区内 15 岁及以上人口总数 × 患病率)× 100%。

2. 重性精神疾病病人规范管理率 = 每年按照规范要求进行管理的确诊重性精神疾病病人数 / 所有登记在册的确诊重性精神疾病病人数 × 100%。

3. 重性精神疾病病人稳定率 = 最近一次随访时分类为病情稳定的病人数 / 所有登记在册的确诊重性精神疾病病人数 × 100%。

第四节 社区精神障碍病人的个案管理

精神病病人出院后都回到社区居住,但他们却很难融入社区的生活,为了帮助社区的病人及其家属,个案管理模式应运而生。个案管理的主要目的是为出院的精神病病人提供连续性的护理服务。在个案管理中,每位病人均有一位管理者,负责评估病人的需要,提出护理方案,并实施护理计划等工作。

一、个案管理概述

(一) 个案管理的定义

个案管理(case management)是指对已经明确诊断的病人,根据病人的社会、经济状况和心理社会功能特点与需求,通过评估病人的功能损害或面临的主要问题,有针对性地为病人制定阶段性治疗方案以及生活职业能力康复措施并实施,以使病人的疾病得到持续治疗、生活能力和劳动能力得到恢复,实现帮助病人重返社会生活的目的。例如,某个案管理者可陪同一位病人去一所福利机构。如果病人错过一次复诊,个案管理者可上门家访,或者针对病人的服务召集一次不同机构人员参加的会议,共同制定一项有精神科医师参与的完整的治疗方案。因此,个案管理在社区精神卫生中起着重要的作用,它使得社区精神卫生服务更具连续性、协调性和高效性。

个案管理的特点是根据每个病人和家属的需求制订治疗、护理、康复计划,并在实际运作过程中不断调整。具体包括以下的连续过程:识别个案对象;评估服务需求,包括治疗和护理需求、康复训练等;设计个案管理服务方案;协调与监控服务的内容和质量;再评估服务方案实

阅读笔记

施质量和效益;修改服务方案并重复运行。

（二）个案管理的服务对象

精神健康个案管理的主要服务对象包括经常需要住院服务、社区精神卫生服务、急诊服务及危机处理服务的病人,还包括那些患有严重精神疾病的弱势群体,如无固定住所的病人、高危性家庭及儿童、有犯罪记录的病人、有超过一种精神病症状的病人及滥用药物的病人等。

（三）个案管理的人员组成

实施病人个案管理的人员应以精神科医师和精神科护士为主,可以吸收经过相关培训并通过考试的社会工作者、心理卫生人员参加。所有人员组成个案管理组,根据各自的专业特长,分工合作对每一名病人实施管理。个案管理组长一般由精神科医师担任,也可以由从事个案管理工作经验丰富的精神科护士担任。

根据情况,个案管理组可以吸收社区卫生服务站、村卫生室经过相关培训并通过考试的执业或助理医师、乡村医师、注册护士参加。经当地街道办事处、乡镇政府同意,可以吸收基层民政、公安、残联等单位和组织的民政干事、民警、助残员等相关人员以及居民委员会、村民委员会的人员参与病人个案管理。

二、个案管理的流程

（一）病人评估

1. 病人需要的评估　在对病人进行评估时,需要社区医务人员密切合作,同时需要病人自愿而主动地参与。全面评估病人各方面的需要,包括心理、情绪、经济、医疗、教育、工作、社区及居住等。

2. 病人危险性评估　个案管理员对新进入个案管理的病人,首先应开展危险性评估。个案管理员在每次随访时,都应进行危险性评估,或根据需要随时进行。一旦发现病人出现危害行为(危险性评估在1级和2级)或者出现严重药物不良反应等需要紧急处置的情况,应及时请精神科执业医师会诊,同时向个案管理组长报告,增加随访频度,至少1次/周。发现病人危险性评估在3级以上,应及时请精神科执业医师会诊,同时向个案管理组长报告,实施紧急住院治疗。

3. 个案管理病人的分级　个案管理的病人分为四级,评估其个案所在级别,为个案管理提供依据;①一级管理:危险性评估为1~5级,符合其中之一者,如6个月内出现过口头威胁、喊叫,但没有打砸行为;6个月内出现过自杀行为或明显自杀企图者;6个月内有影响社会或家庭的行为者,指冲动、伤人、毁物行为或倾向、违犯《中华人民共和国治安管理处罚法》的其他行为;6个月内有明显幻觉、妄想、行为紊乱者。②二级管理:危险性评估为0级,符合其中之一者,如经治疗后,精神病性症状基本得到控制,时间持续6个月以上、2年以内,基本能按照医嘱维持治疗;曾有轻度自伤行为或企图,或有轻度冲动行为但对社会、家庭影响极小,但目前无实施的可能性者;病情基本稳定,时间持续6个月以上、3年以内,虽不能或基本不能按照医嘱维持治疗,但无自杀、无自伤行为或企图、无影响社会或家庭的行为者;治疗或者个人生活料理需要别人协助者。③三级管理:危险性评估为0级,符合其中之一者,如病情稳定或基本稳定时间在2年以上、5年以内,按照医嘱维持治疗者;病情稳定或基本稳定时间在3年以上、5年以内,虽不能或基本不能按照医嘱维持治疗者,但无自杀、无自伤行为或企图、无影响社会或家庭的行为者。④四级管理:危险性评估为0级,病情稳定或基本稳定时间在5年以上,同时无自杀、无自伤行为或企图、无影响社会或家庭的行为者。

（二）制订个案管理计划

在评估的基础上,根据病人的需要和管理级别制订有效的综合性服务计划。综合性服务计划指导所有个案管理活动,其目标是帮助精神病人成功地投入社区生活。在精神科执业医

阅读笔记

师指导下,个案管理组负责制订病人个案管理计划,其中用药方案由精神科执业医师制订。

个案管理计划分医疗计划和生活职业能力康复计划两个部分。医疗计划主要包括病史采集、病人精神、躯体状况、危险性、服药依从性和药物不良反应检查评估,制订用药方案。生活职业能力康复计划主要包括病人个人日常生活、家务劳动、家庭关系、社会人际交往、社区适应、职业与学习状况、康复依从性与主动性检查评估,提出康复措施等。制订和实施病人个案管理计划首先应当从医疗计划开始。有条件的地方,逐步增加生活职业能力康复计划。

(三) 实施个案管理计划

由个案管理员负责指导、督促和帮助病人及家属执行个案管理计划。

1. 随访时间 ①一级管理病人:要求基层医疗卫生机构进行对症治疗后建议转诊到上级医院,2 周内随访转诊情况。②二级管理、三级管理病人:若无其他异常,基层医疗卫生机构的医师可在现用药物基础上,在规定剂量范围内调整剂量,必要时与病人原主管精神科执业医师取得联系。调整过一次剂量后,可连续观察 4~6 周,若病人症状稳定或比上次已有好转,可维持目前治疗方案,3 个月时随访。若仍无效果,转诊到上级医院,2 周内随访转诊结果。若同时伴有躯体症状恶化或药物不良反应,要查找原因对症治疗,2 周时随访,观察治疗效果。若有必要,转诊到上级医院,2 周内随访转诊情况。③四级管理病人:若无其他异常,基层医疗卫生机构继续执行上级医院制定的治疗方案,3 个月时随访。

2. 随访内容 包括执行病人基础管理的随访内容和要求;评估病人危险性和各项心理社会功能,提出个案管理计划更改建议;提出管理等级更改建议;如发现病人病情变化或者有发生危险性行为的可能,随时向组长报告,必要时向精神科执业医师报告。

3. 专科医师的指导 精神科执业医师每季度到社区卫生服务中心和乡镇卫生院开展工作。内容包括:检查社区或乡镇管理的疑难病人精神状况和躯体状况,制定或更改治疗用药方案;指导个案管理组制定或更改个案管理计划;帮助解决基层人员在工作中遇到的疑难问题,指导个案管理计划实施。

(四) 监督与评价

个案管理的监督及评价有两个功能:①确保计划达到目标;②提供有用的信息,不断修订服务计划。个案管理者需定期随访以了解各服务机构对病人服务的进展,接触各机构以获得各种有效的资料,从而全面地监督服务计划的实施情况。个案管理组成员每 3 个月对"病情基本稳定者"进行监督评估,内容包括:根据评估结果,修订个案管理计划;调整病人管理类别;解决诊疗工作中的其他问题;如遇特殊情况,个案管理组要随时会诊讨论,必要时邀请精神科执业医师参加。

第五节 心理咨询、心理评估与心理治疗 技术在精神护理中的应用

心理咨询、评估和治疗等是指由专业人员(心理咨询师等)运用心理学以及相关知识,遵循心理学原则,通过各种技术和方法,帮助求助者解决心理问题。这些技术可用于精神护理中。"帮助求助者解决心理问题"的含义包括两个方面:其一是咨询关系是"求"和"帮"的关系,这种关系在心理咨询中有普遍意义;其二是帮助解决的问题,只能是心理问题或由心理问题引发的行为问题,除此以外,咨询师不帮助求助者解决任何生活中的具体问题。

一、心理咨询技术的应用

心理咨询是心理咨询师协助求助者解决心理问题的过程。具体地说,心理咨询(psychological consult)是心理咨询师运用心理学的原理和方法,帮助求助者发现自身的问题和

阅读笔记

根源,从而挖掘求助者本身潜在的能力,来改变原有的认知结构和行为模式,以提高对生活的适应性和调节周围环境的能力。心理咨询这一概念有广义和狭义之分,广义概念涵盖了临床干预的各种方法或手段;狭义概念主要是指非标准化的临床干预措施。也就是说,广义的"心理咨询"这一概念,包括了"狭义的心理咨询"和"心理治疗"这两类临床技术手段。

二、心理评估工具的应用

心理评估(psychological assessment)是应用多种方法所获得的信息,对个体某一心理现象作全面、系统和深入的客观描述的过程。应用心理评估的目的是单独或辅助作出心理诊断、作为评价心理干预效果的指标。心理评估的种类主要有观察、调查、心理测验和实验等。下面介绍心理评估常用的测评工具。

(一)社会功能缺陷筛查量表

社会功能缺陷筛查量表(social disability screening schedule,SDSS)来源于 WHO 制定试用的功能缺陷评定量表。由我国 12 个地区精神疾病流行病学协作组修订。该量表主要用于评定社区精神病人的社会功能缺陷程度,是进行精神医学调查中较为常用的评定工具。适用年龄在 15~59 岁之间。评定时,由经过培训的评定员重点通过对知情人的询问,参照每个项目的具体评分标准对病人做三级评定,评定范围为最近一个月的行为表现。

1. 项目和评定标准　SDSS 共包括 10 个项目。每项的评分为 0~2 分,0 分为无异常或仅有不引起抱怨或问题的极轻微缺陷;1 分为确有功能缺陷;2 分为严重功能缺陷。SDSS 主要用在社区中生活的精神病人,特别适合于慢性病病人,评定的依据重点基于对知情人的询问。评定员以受过训练的专业人员担任。一次询问平均需时 5~8 分钟。

2. 结果分析与应用评价　SDSS 统计指标为总分和单项分。我国 12 个地区精神疾病流行学调查规定总分≥2 分者为有社会功能缺陷。在我国残疾人抽样调查中,也以上述分界值为精神残疾的标准。用以筛查精神疾病所致功能缺损,效度亦满意,以≥2 为分界值,精神疾病病人阳性者为 55.5%,神经症为 7.7%,正常人为 4%。本量表信度良好,根据流行病学协作组资料,经过训练后的评定员,SDSS 的评定一致性为 85%~99%,一致性系数 Kappa(K coefficient of agreement)为 0.6~1.0。

(二)康复状态评估量表

康复状态量表(morningside rehabilitation status scale,MRSS)是英国的 James W. Affleck 和 Ralph J. McGuire 于 1984 年编制的。康复状态量表为社区精神康复工作中常用的评估手段,具有良好的信度、效度。

1. 项目和评定标准　MRSS 系综合评定量表,依据病人在依赖性、活动能力、社交能力、症状及行为方面的表现而分为 4 个部分,共 28 个条目,每项评分为 0~7 分。依赖性包括 8 个项目,评估病人在自我照料、财务安排及医疗事务方面依赖他人的频率和程度。活动能力包括 6 个项目,主要对病人的工作能力、家务活动和空闲时间等方面的活动进行评价。社交能力包括 8 个项目,评价病人的社会行为,涉及社会角色、社会关系、社会网络与社会交往等方面的状态。症状和行为方面包括 6 个项目,评价病人症状的严重程度和持续性以及对个人生活方式的不良影响。MRSS 平均 25 分钟即可完成评定。

2. 结果分析与应用评价　康复状态量表的总分反映康复的整体状态,得分愈高,表示状态越差。该量表可用以评定社区慢性精神分裂症病人的康复状态。根据柳群方、朱紫青等人的研究结果,该量表具有较好的信度,其一致性检验值在 0.74~0.80,4 个分量表各条目的信度系数在 0.97~0.99。

(三)症状自评量表

阅读笔记

症状自评量表(self-reporting inventory)又称 90 项症状清单(symptom check list-90,SCL-

90),该量表由 Derogatis 于 1975 年编制,是进行心理健康状况鉴别及团体心理卫生普查时实用、简便而有价值的量表。

1. 项目和评定标准　SCL-90 包括 90 个项目,涉及感觉、思维、情感、行为、人际关系、生活习惯等内容。测验的 9 个因子分别为:躯体化、强迫症状、人际关系敏感、抑郁、焦虑、敌对、恐怖、偏执及精神病性。可以评定一个特定的时间,通常是评定一周以来的心理健康状况。分为 5 级评分(0~4 级):0= 从无,1= 轻度,2= 中度,3= 相当重,4= 严重。

2. 结果分析与应用评价　SCL-90 统计指标为总分和因子分。总分能反映病情严重程度及其病情演变。量表作者未给出分界值,我国学者根据我国常模结果提出了应用的分界值,总分超过 160 分,或阳性项目数超过 43 项,或任一因子分大于 2 分,可考虑筛查阳性,需进一步检查。在 1~5 评分制中,粗略简单的判断方法是看因子分是否超过 3 分,若超过 3 分,即表明该因子的症状已达到中等以上严重程度。SCL-90 对有心理症状(即有可能处于心理障碍或心理障碍边缘)的人有良好的区分能力。适用于测查某人群中哪些人可能有心理障碍、哪些人可能有何种心理障碍及其严重程度。Derogatis 曾报道其各症状因子效度系数为 0.77~0.99,$P<0.01$。我国量表协作组应用大体评定量表(global assessment scale,GAS)和社会内向量表(social introversion,SI)对 SCL-90 作平行效度检验,发现 SCL-90 总分和 GAS 呈负相关($P<0.05$),与 SI 呈正相关($P<0.01$)。该量表是行之有效的。

(四) 抑郁自评量表

抑郁自评量表(self-rating depression scale,SDS),原型是 Zung 抑郁量表(1965)。其特点是使用简便,并能相当直观地反映抑郁病人的主观感受。

1. 项目和评定标准　SDS 含有 20 个项目,为 4 级评分的自评量表,从 1~4 为从无、有时、经常、持续等。包括精神病性情感症状(2 个项目)、躯体性障碍(8 个项目)、精神运动性障碍(2 个项目)、抑郁的心理障碍(8 个项目)。此量表极为简单,由 20 道题组成,是根据自己一个星期之内的感觉来回答的。20 个题目之中,分别反映出抑郁心情、身体症状、精神运动行为及心理方面的症状体验。因为是自我评价,所以不要别人参加评价,也不用别人提醒。如果是文盲,可以由别人给读题目,由自己判定轻重程度。在回答时应注意,有的题目的陈述是相反的意思,这类题目之前加上 * 号,提醒各位检查及被检查者注意。

2. 结果分析与应用评价　SDS 统计指标为总分,将 20 个项目的各个得分相加即得粗分。SDS 总粗分的正常上限为 41 分,分值越低状态越好。标准总分为 53 分,标准分为总粗分乘以 1.25 后所得的整数部分。我国以 SDS 标准分≥50 为有抑郁症状。其中,53~62 为轻度抑郁;63~72 为中度抑郁;72 以上为重度抑郁;低于 53 分属正常群体。

SDS 主要适用于具有抑郁症状的成年人,包括门诊及住院病人。对严重迟缓症状的抑郁病人,评定有困难。此量表不仅可以帮助诊断是否有抑郁症状,还可以判定抑郁程度的轻重。因此,SDS 一方面可以用来作为辅助诊断的工具,另一方面也可以用来观察在治疗过程中抑郁的病情变化,用来作为疗效的判定指标。但是,此评定量表不能用来判断抑郁的性质,所以不是抑郁症的病因及疾病诊断分类用表。因此,测出有抑郁症之后,应该及时到精神科门诊进行详细的检查、诊断及治疗。抑郁自评量表具有较好的效度和信度,在对其内部一致性的测量中,折半信度为 0.92。此量表不受年龄、性别、经济状况等人口统计学因素影响,但对文化程度较低或智力水平稍差不能自评者使用效果不佳。

三、心理治疗技术的应用

心理治疗(psychotherapy)又称精神治疗,是指以临床心理学的理论系统为指导,以良好的医患关系为桥梁,运用临床心理学的技术与方法治疗病人心理疾病的过程。简单地说,心理治疗就是心理治疗师对求助者的心理与行为问题进行矫治的过程,即用临床心理学理论和方法

阅读笔记

对人格障碍、心理疾患的治疗。狭义的心理治疗指由心理医师专门实施的治疗；而广义的心理治疗则是精神护理常使用的技术，它包括对病人所处环境的改善、生活方式的改变、周围人（包括医师）的语言和行为的影响（如安慰、鼓励、暗示、示范等）、特殊的环境布置等一切有助于疾患治愈的方法。心理治疗的技术和方法有精神分析、暗示、催眠术、行为矫正、认知疗法、家庭治疗、团体治疗、生物反馈、气功、瑜珈、体育运动、音乐、绘画及心理剧等。

（一）精神分析疗法

精神分析疗法（psychoanalysis therapy）又称心理分析疗法或分析性心理治疗，是心理治疗中最主要的一种治疗方法。它是奥地利精神科医师弗洛伊德在 19 世纪末创立的。精神分析疗法以精神动力学理论为基础，主张采用耐心长期的引导，让病人通过内省的方式，以自由联想、精神疏泄和分析解释的方法，把压抑在潜意识当中的某些幼年时期的精神创伤和痛苦体验挖掘出来，从中发现焦虑根源，启发并帮助病人彻底领悟并重新认识它，从而改变原有病理行为模式，重建自己的人格，达到治疗目的。主要由自由联想、释梦、移情和解释四部分组成。

1. 自由联想（free association）　弗洛伊德认为，浮现在脑海中的任何东西都不是无缘无故的，都是具有一定因果关系的，借此可挖掘出潜意识中的症结。自由联想就是让病人自由诉说心中想到的任何东西，鼓励病人尽量回忆童年时期所遭受的精神创伤。精神分析学说认为，通过自由联想，病人潜意识的大门不知不觉地打开了，潜意识的心理冲突可以被带入到意识领域，医师从中找出病人潜意识之中的矛盾冲突，并通过分析促进病人领悟心理障碍的"症结"，从而达到治疗的目的。自由联想是精神分析的基本手段。

2. 梦的分析（dream analysis）　弗洛伊德在他的著作《梦的解析》中，认为"梦乃是做梦者潜意识冲突欲望的象征，做梦的人为了避免被人家察觉，所以用象征性的方式以避免焦虑的产生"，"分析者对梦的内容加以分析，以期发现这些象征的真谛"。所以，发掘潜意识心理资料的另一技术就是要求病人在会谈中也谈谈他做的梦，并把梦中不同内容自由地加以联想，以便治疗者能理解梦的外显内容（又称显梦，即梦的表面故事）和潜在内容（又称隐梦，即故事的象征意义）。

3. 移情（transference）　移情是病人在沉入对往事的回忆中，将童年期对他人的情感转移到医师身上。移情有正移情和负移情，正移情（positive transference）是病人将积极的情感转移到医师身上，负移情（negative transference）是病人将消极的情感转移到医师身上。借助移情，把病人早年形成的病理情结加以重现，重新"经历"往日的情感，进而帮助他解决这些心理冲突。

4. 解释（interpretation）　在治疗过程中，治疗者的中心工作就是向病人解释他所说的话中潜意识含义，帮助病人克服抗拒，而使被压抑的心理资料得以源源不断地通过自由联想和梦的分析暴露出来。解释是逐步深入的，根据每次会谈的内容，用病人所说过的话做依据，用病人能理解的语言告诉他的心理症结的所在。解释的程度随着长期的会谈和对病人心理的全面了解而逐步加深和完善，而病人也通过长期的会谈在意识中逐渐培养起一个对人对事成熟的心理反应和处理态度。

（二）暗示疗法

暗示疗法（suggestion therapy）是利用言语、动作或其他方式，也可以结合其他治疗方法，使被治疗者在不知不觉中受到积极暗示的影响，从而不加主观意志地接受心理医师的某种观点、信念、态度或指令，以解除其心理上的压力和负担，实现消除疾病症状或加强某种治疗方法效果的目的。暗示疗法可直接进行，也可在其他治疗过程中结合进行。直接暗示是医师以技巧性的言语或表情，给病人以诱导和暗示。病人接受医师的暗示过程，就是内心的逻辑活动过程，其结果改变了原有的病态感觉和不良态度，达到治病的目的。暗示疗法的方式一般有以下几种。

阅读笔记

1. 言语暗示（verbal suggestion）　通过言语的形式,将暗示的信息传达给受暗示者,从而产生影响作用。如临床工作中医务人员与病人交谈中施加的种种影响。

2. 操作暗示（operant suggestion）　通过对病人的躯体检查或使用某些仪器,或实施一定的虚拟的简单手术,而引起其心理、行为改变的过程。此时,若再结合言语暗示,效果将更好。

3. 药物暗示（drug suggestion）　给病人使用某些药物,利用药物作用进行的暗示。如用静脉注射10%的葡萄糖酸钙的方法,在病人感到身体发热的同时,结合言语暗示治疗癔症性失语或癔症性瘫痪等。

4. 环境暗示（environment suggestion）　使病人置身于某些设置的特殊环境,对其心理和行为产生积极有效的影响,消除不良的心理状态。

5. 自我暗示（autosuggestion）　即病人自己把某一观念暗示给自己。例如,因过分激动、紧张而失眠者,选择一些能使人放松和安静的词语进行自我暗示,可以产生一定的效果。许多松弛训练方法实际上包含了自我暗示过程。

（三）催眠疗法

催眠疗法（hypnotherapy）是指用催眠的方法使求治者的意识范围变得极度狭窄,借助暗示性语言,以消除病理心理和躯体障碍的一种心理治疗方法。通过催眠方法,将人诱导进入一种特殊的意识状态,将医师的言语或动作整合入病人的思维和情感,从而产生治疗效果。催眠可以很好地推动人潜在的能力,现在一些心理治疗的方法是使用催眠来治疗人的一些心理疾病,如强迫症、忧郁症及情绪问题等。

治疗时,房内光线要淡雅,安静,室温适中。让病人坐在舒适的沙发上,先调整呼吸,使它平静而有规则,进而使全身肌肉处于放松状态。暗示的语言必须坚定有力、简单明确、清晰。

1. 光点刺激法　让被催眠者凝视上方的一个光点或光亮灯罩,或凝视催眠师手中持的发亮物体,距离10cm左右。集中注意力凝视数分钟后,催眠师用单调的暗示性语言引导:"你的眼睛开始疲倦起来了……你已经睁不开眼睛了……你全身越来越沉重,头脑越来越模糊了……你就要瞌睡了……睡吧……熟睡吧……"眼睑闭合,说明催眠成功。

2. 单调音重复法　让被催眠者闭目全身放松,倾听节拍器或感应器发出的单调声音或滴水声,几分钟后给予类似的语言提示,在暗示时还可加上数数,典型语言有:"这里没有打扰你的东西"、"除了我说话的声音和滴水声,你什么也听不见"、"随着我数数,你会加重瞌睡一"、"一股舒服的暖流流遍你全身……""你的头脑模糊不清了"、"周围安静极了"、"不能抵制的睡意已经完全笼罩你了"、"你什么也听不见了"等。

3. 温觉引导法　洗干净手并烘热,用温暖洁净的手轻微接触被催眠者的皮肤表面,从其额部、两颊到双手,按照同一方向反复地、缓慢地、均匀地慢慢移动,同时可使用上述语言暗示。也可以不接触皮肤,只靠手的移动引起的热空气的波动给予刺激。

温觉引导法的适应证主要是神经症和某些心身疾病,如癔症性遗忘症、癔症性失音或瘫痪、恐惧症、夜尿症、慢性哮喘、痉挛性结肠炎、痉挛性斜颈、口吃等。消除某些心身障碍和顽固性不良习惯效果更好。一般采用轻度催眠疗法来消除各种症状,在催眠下直接向病人进行言语暗示,肯定其有关症状在醒来后必将消失。催眠加深时可进行催眠分析,病人较容易地将被压抑而遗忘的精神创伤说出来而找出其致病的心理因素,也可进行催眠麻醉顺利地进行外科手术。此外,还可利用此疗法进行集体催眠,治疗酒精中毒症或麻醉药成瘾者。

（四）行为疗法

行为疗法（behavior therapy）,也称行为治疗或条件反射治疗,是以减轻或改善病人的症状或不良行为为目标的一类心理治疗技术的总称,是以行为学习理论为指导,按一定的治疗程序,来消除或纠正人们的异常或不良行为的一种心理治疗方法。与其他学派相比,行为治疗者较少关心治疗过程,他们更关心的是设立特定的治疗目标。而特定的治疗目标是治疗者经过

阅读笔记

对来访者的行为观察和行为功能分析后制订的。治疗目标一旦确定,新的条件作用下的学习过程就可以开始进行。

行为疗法的步骤包括:①了解来访者现有问题行为及其原因;②分析、辨别并确定目标行为;③关键的不良行为的构成层次;④在治疗前,观察来访者不良行为发生次数并确定基数;⑤有无有意义的行为的不断出现;⑥着眼于调节行为的后果或着眼于教授新的行为。下面介绍3种常用的行为疗法。

1. 系统脱敏法(systematic desensitization)　这种方法主要是诱导求治者缓慢地暴露出导致神经症焦虑和恐惧的情境,并通过心理的放松状态来对抗这种焦虑情绪,从而达到消除焦虑或恐惧的目的。如果一个刺激所引起的焦虑或恐怖状态在求治者所能忍受的范围之内,经过多次反复的呈现,他便不再会对该刺激感到焦虑和恐怖,也就达到了治疗目标,这就是系统脱敏疗法的治疗原理。实施这种疗法时,首先要深入了解病人的异常行为表现,如焦虑和恐惧是由什么样的刺激情境引起的,把所有焦虑反应由弱到强按次序排列成"焦虑阶层"。然后教会病人一种与焦虑、恐惧相抗衡的反应方式即松弛反应,使病人感到轻松而解除焦虑。进而把松弛反应技术逐步地、有系统地和那些由弱到强的焦虑阶层同时配对出现,形成交互抑制情境,即逐步地使松弛反应去抑制那些较弱的焦虑反应,然后抑制那些较强的焦虑反应。这样循序渐进地、有系统地把那些由于不良条件反射(即学习)而形成的、强弱不同的焦虑反应,由弱到强一个一个地予以消除,最后把最强烈的焦虑反应(即我们所要治疗的靶行为)也予以消除(即脱敏)。异常行为被克服了,病人也重新建立了一种习惯于接触有害刺激而不再敏感的正常行为,这就是系统脱敏疗法。它在临床上多用于治疗恐惧症、强迫性神经症以及某些适应不良性行为。

2. 厌恶疗法(aversion therapy)　是一种帮助人们将所要戒除的靶行为或症状,同某种使人厌恶的或惩罚性的刺激结合起来,通过厌恶性条件作用,从而达到戒除或减少靶行为出现的目的。这一疗法也是行为治疗中最早和最广泛地被应用的方法之一。在临床上多用于戒除吸烟、吸毒、酗酒、各种性行为异常和某些适应不良性行为,也可以用于治疗某些强迫症。厌恶刺激可采用疼痛刺激(如橡皮圈弹痛刺激和电刺激)、催吐剂(如阿扑吗啡)和令人难以忍受的气味或声响刺激等,也可以采取食物剥夺或社会交往剥夺措施等,还可以通过想象作用使人在头脑中出现极端憎厌或无法接受的想象场面,从而达到厌恶刺激强化的目的。

3. 行为塑造法(behavior shaping)　这是根据斯金纳(Burrhus Frederic Skinner, 1904—1990)的操作条件反射原理设计出来的,目的在于通过强化(即奖励)而造成某种期望出现的良好行为的一项行为治疗技术。一般采用逐步进级的作业,并在完成作业时按情况给予奖励(即强化),以促使增加出现期望获得的良好行为的次数。有人认为最有效的强化因子(即奖励方法)之一是行为记录表,即要求病人把自己每小时所取得的进展正确记录下来,并画成图表。这样做本身就是对行为改善的一种强大推动力。根据图表所示的进展,治疗者还可应用其他强化因子,如当作业成绩超过一定的指标时即给予表扬或奖励。此外,还可采用让病人得到喜爱的食物或娱乐等办法,通过这种方式来塑造新的行为,以取代旧的、异常的行为。为了使治疗效果得以保持和巩固,在应用这一治疗方法时,需要特别注意如何帮助病人把在特定治疗情境中学会的行为转换到家庭或工作的日常生活现实环境中来。此法的适用范围包括孤独症儿童说话、改善或消除恐怖症、神经性厌食症、肥胖症及其他神经症的行为;也可以用来改善或促进精神分裂症病人的社交和工作的行为;在社会教育中,可用于对低能者的训练以及用于治疗某些性功能障碍等。

(五) 认知疗法

认知疗法(cognitive therapy)是根据认知过程以及影响情感和行为的理论假设,使用改变认知和行为的技术,来纠正病人的不良认知的一类心理治疗方法的总称。认知疗法的基本观点是:认知过程及其导致的错误观念是行为和情感的中介,适应不良行为和情感与适应不良认知有关。认知疗法常采用认知重建、心理应付、问题解决等技术进行心理辅导和治疗,其中认知重建最为关键。认知疗法包括识别自动思维、识别认知性错误、真实性检验、去中心化及抑郁或焦虑水平的监控等。

1. 识别自动思维　由于引发心理障碍的思维方式是自动出现的,已构成了来访者思维习惯的一部分,多数来访者并未意识到在不良情绪反应以前会存在着这些思想。因此,在治疗过程中,咨询师首先要帮助来访者学会发现和识别这些自动化的思维过程。咨询师可以采用提问、自我演示或模仿等方法,找出导致不良情绪反应的思想。

2. 识别认知性错误　所谓认知性错误是指来访者在概念和抽象上常犯的错误。这些错误相对于自动化思想更难识别,因此,咨询师应听取并记录来访者的自动性思维,然后帮助来访者归纳出它们的一般规律。

3. 真实性检验　是将来访者的自动思维和错误观念作为一种假设,鼓励他在严格设计的行为模式或情境中对假设进行检验,使之认识到原有观念中不符合实际的地方,并自觉纠正,这是认知疗法的核心。

4. 去中心化　是让来访者意识到自己不是被人注意的中心。很多来访者总感到自己是别人注意的中心,自己的一言一行都会受到他人的评价。为此,使他常常感到自己是无力的和脆弱的。如果来访者认为自己的行为举止稍有改变就会引起周围人的注意和非难,那么咨询师可以让他不像以前那样去和人交往,即在行为举止上稍有改变,然后要求他记录别人不良反应的次数,结果他发现很少有人注意他言行的变化,他自然会认识到自己以往观念中不合理的成分。

5. 抑郁或焦虑水平的监控　多数来访者都认为他们的抑郁或焦虑情绪会一直不变地持续下去,而实际上,这些情绪常常有一个从开始到高峰乃至消退的过程,而不会永远持续。让来访者体验这种情绪涨落变化,并相信可以通过自我监控,掌握不良情绪的波动,从而增强改变的决心。

认知疗法治疗包括以下4个步骤:①建立求助的动机:在此过程中,要认识适应不良的认知-情感-行为类型。病人和治疗医师对其问题达成认知解释上意见的统一;对不良表现给予解释并且估计矫正所能达到的预期结果。比如,可让病人自我监测思维、情感和行为,治疗医师给予指导、说明和认知示范等。②适应不良性认知的矫正:在此过程中,要使病人发展新的认知和行为来替代适应不良的认知和行为。比如,治疗师指导病人广泛应用新的认知和行为。③在处理日常生活问题的过程中培养观念的竞争,用新的认知对抗原有的认知。在此过程中,要让病人练习将新的认知模式用到社会情境之中,取代原有的认知模式。比如,可使病人先用想象方式来练习处理问题或模拟一定的情境或在一定条件下让病人以实际经历进行训练。④改变有关自我的认知:在此过程中,作为新认知和训练的结果,要求病人重新评价自我效能以及自我在处理认识和情境中的作用。比如,在练习过程中,让病人自我监察行为和认知。

第六节　热点问题

社区精神障碍病人的暴力攻击行为、自杀行为和出走行为等,一直是社区卫生服务研究的热点话题,因为这些行为不仅严重影响了病人自身的健康和安全,也威胁到他人的安全和社会秩序。回归社区的精神障碍者常常由于精神症状的复发或严重的精神刺激等原因而发生上述急危事件。因此,社区护士在进行重性精神疾病病人的管理中,要掌握防范措施,提前预防和避免急危事件发生,并在事件后能立即有效地进行处理。

阅读笔记

一、攻击行为的预防和护理

精神障碍病人是容易出现攻击行为的高发人群,特别是重症精神病病人随时可能给人们带来生命安全和财产安全的威胁,就像一颗散落在人群中的定时炸弹,成为社会中极大的安全隐患。因此,了解与精神障碍病人的攻击行为相关的知识,以便更好地防范精神病人的攻击行为,减少悲剧的发生。

(一) 攻击行为的护理评估

1. 攻击行为的原因及危险因素

(1) 精神障碍:不同类型的精神疾病,其暴力行为的发生率和严重性均不同。精神分裂症病人暴力行为的发生率最高,其次是情感性精神障碍、精神活性物质滥用等。与暴力有关的精神症状包括幻觉、妄想、躁狂状态、冲动和意识障碍等。因此,详细评估与暴力行为有关的精神症状及病人的精神状态非常重要。

1) 精神分裂症:一般认为精神分裂症的冲动和暴力行为是在幻觉或妄想的影响下发生的,其中以被害妄想最多见,继以出现惧怕或自卫的心理;其次是嫉妒妄想和命令性听幻觉;非妄想型者冲动和暴力行为是精神病性紊乱和精神运动性兴奋所致。精神运动性兴奋的病人,当要求未得到满足以及药物的严重副作用会使病人产生攻击行为。有违拗症状的病人容易对社区护士的管理及身边的生活琐事产生反抗和敌对,从而发生攻击行为。还有部分病人觉得家属或亲友嫌弃自己,从而对他们产生敌对态度甚至攻击行为。

2) 心境障碍:躁狂症病人可在急性躁狂状态下发生冲动和暴力行为,病人激惹性增高,如果要求未得到满足、活动受到限制或意见被否定,即便是家人或社区护士要求服药这样的常规小事就可引起病人暴怒,引起伤人毁物等攻击行为。抑郁症病人可以出现怜悯杀亲(pity murder),即害怕自己的罪恶连累亲人或者自己死亡后子女无人照顾、可怜而杀死亲人(通常是年幼的子女),然后再自杀,故又称为扩大性自杀。抑郁症还可以出现间接自杀,即将愤怒发泄到外部,通过杀人来达到对自己判处死刑的目的。

3) 器质性精神障碍:脑器质性精神障碍,无论是急性的谵妄或头颅外伤,还是慢性的痴呆等,均可导致冲动和暴力行为。通常具有突发性、紊乱性、波动性和突然消失的特点,可能由于病人判断能力下降或意识障碍或病理性激情所致。其中,癫痫性精神障碍可在意识模糊时发生冲动和暴力行为。内科疾病也可出现暴力行为,如缺氧、甲状腺功能亢进等,但一般而言,该行为与原发躯体症状呈平行关系。

4) 精神活性物质滥用:安非他明、可卡因、乙醇等物质滥用常与暴力攻击行为有关,尤其在戒断时攻击行为明显。研究表明,乙醇依赖者发生暴力行为的终生几率较正常人高。醉酒时病人处于"去抑制"状态,病人的情绪不稳定、判断受损、控制力削弱,容易导致冲动和暴力行为。而突然戒酒,又可使病人处于易激惹或谵妄状态,容易发生冲动和暴力行为。物质依赖的病人常常在渴求得到药物或毒品遭到拒绝时发生冲动和暴力行为。可卡因过量可导致病人出现躁狂样谵妄状态,继而发生严重暴力行为。

5) 精神发育迟滞:病人通常对事物判断和理解较幼稚、对外界应对技巧不足、冲动控制能力较差,若处于应激状态时,可产生冲动和暴力行为。病人的攻击行为通常缺乏计划性,且难以预料,但攻击对象更多指向的是物体。

6) 人格障碍:反社会型人格障碍发生暴力行为的终生几率也高于物质依赖者,而后者往往合并人格问题。边缘型人格障碍者也易爆发冲动性攻击行为,不过其攻击行为更倾向于指向自身,作为操纵他人的一种手段。

(2) 生物学因素:现代精神生物学研究发现,脑部的边缘系统、额叶和下丘脑3个区域可能与攻击行为有关。边缘系统功能的改变会增加或降低产生攻击行为的可能性。有反社会行为

阅读笔记

障碍的人前额叶比正常人小 15%。前额叶主管复杂思考和理性控制,能对与侵犯行为有关的脑区进行紧急抑制。病人因精神刺激或外伤造成额叶的损伤可能会导致判断失误、人格改变、决策困难,并爆发不适当的行为及攻击行为。下丘脑位于脑底部,是大脑的警报系统。病人在精神刺激等应激状态下,会促使肾上腺所产生的激素水平升高,而神经受体则会出现代偿性敏感度降低,此时下丘脑使垂体释放更多的促肾上腺激素进行调节。如此反复循环会使整个系统处于兴奋状态,任何刺激都易激惹病人。此外,神经递质也在攻击行为的表达或抑制上具有重要作用,如 5- 羟色胺水平的降低与病人的情绪激动、对刺激的高度敏感及愤怒等有关。

(3) 心理社会因素:研究表明,早期的心理发育或生活经历与暴力行为密切相关,它会影响个体能否选择非暴力应对方式。个体的一些特殊的性格特征,如多疑、固执、缺少同情心与社会责任感、情绪不稳定、缺乏自信等与攻击行为有密切关系。

2. 攻击行为的表现　攻击行为发生的征兆包括:①动作表现:不安地来回走动,握拳或用拳击物,下颚绷紧,呼吸增快,突然停下来;②语言表现:威胁性言语,大声喧哗,强迫他人注意,妄想性语言;③情感表现:愤怒、敌意、异常焦虑、异常欣快、情绪不稳定、意识思维混乱;④精神状态突然改变,定向力缺乏,记忆力损坏,无力改变自身现状。

精神障碍病人的攻击行为有口头攻击、身体攻击或破坏物品等。与冲动和暴力行为有关的精神症状包括妄想、思维逻辑障碍、幻觉、病理性激情、意识障碍等,其中以妄想最多见。具体的行为类型包括骂人或叫喊、言语威胁、对财物攻击、对他人身体的攻击。攻击对象最多为亲属,其次为亲密朋友、熟人、同事、邻居。病人一般事先已对受害者抱敌对态度。

(二) 攻击行为的预防及护理措施

1. 评估攻击行为的危险因素　某些危险因素在一定程度上有助于评估者评估病人攻击行为发生的可能性。从一般特征分析,如男性、年轻的单身病人容易发生攻击行为;从临床特征分析,精神分裂症病人攻击行为的发生率最高,其次为情感性精神障碍、乙醇和精神活性物质滥用的病人。

攻击行为的评估内容包括:观察病人表现是否有兴奋激动,这些表现可能就是攻击行为的前兆;一些早期的兴奋行为,包括踱步、不能静坐、握拳或用拳击物、下颚或面部的肌肉紧张等;还可有一些语言的暗示,如对真实或想象的对象进行威胁,或提一些无礼的要求,说话声音较大并具有强迫性等。

2. 攻击行为的预防　密切注意有攻击危险的病人,若发现病人有攻击行为的先兆,应进行及时有效地护理干预,将攻击行为消除在萌芽状态,避免攻击行为的发生。

(1) 交流技巧:社区精神病学专业护士可通过良好的治疗性护患关系化解危机状态,使暴力行为的发生率下降。用平静低沉的声音与病人说话可以降低病人的激动程度。护士可向病人说明工作人员关心和理解其感受,并会尽力帮助其摆脱困境,以减轻病人的激动程度。护士所采用的非语言交流方式也会影响干预效果。如护士将两手分开,置于口袋外面,避免使病人感觉受到威胁和感到紧张,平视病人的眼睛,这样可使病人感觉交流的双方地位平等。

(2) 服用药物:长期或短期的药物治疗可有效地减少病人的攻击行为的发生。多数抗精神病药物通过肝脏进行代谢,护士应警惕有乙醇和药物滥用史的病人出现肝功能损伤的可能。护士需注意:①氟哌啶醇是治疗异常兴奋病人的常见药物,它通过抑制大脑皮质下的中枢神经系统、中脑以及脑干的网状结构而发挥作用;②选择性 5- 羟色胺再摄取抑制剂既有对抗攻击行为的作用,又有抗抑郁的效果;③抗焦虑药与镇静催眠药能有效缓冲病人的急性冲动,如苯二氮䓬类药物;④碳酸锂可有效减少由躁狂导致的攻击行为;⑤β 受体拮抗剂普萘洛尔等,可减轻由交感神经系统兴奋所致的躯体症状,减少精神障碍病人的攻击行为。

(3) 病人教育:通过沟通性咨询及健康教育,教会病人人际沟通的方法和适当表达愤怒情绪的方法,这是一项有效预防攻击行为的措施。护士与病人一起探讨情绪表达的方式,并评估

阅读笔记

病人所选择的方式是否恰当,向病人提供处理愤怒情绪的方法,如进行体育锻炼、改变环境、听音乐等,以有效控制病人的攻击行为。

3. 攻击行为的处理　当早期干预不能有效预防病人的攻击行为时,就需要采取进一步的措施来处理已经发生的攻击行为或危机状态。

(1) 寻求帮助:当有攻击他人或破坏物品等暴力行为发生时,第一步要呼叫其他工作人员,集体行动。

(2) 控制局面:暴力事件发生后,应尽快控制局面。可以指定一位工作人员转移攻击对象,疏散其他围观者离开现场。护理人员必须用平静的声音和语气与病人交流,任何焦虑与矛盾情绪都会传递给病人,从而加重其不安全感。

(3) 隔离与约束:隔离与约束是为了保护病人,使其不伤害自己或他人,帮助病人重建对行为的控制能力。隔离的应用基于三项治疗性原则:封闭、孤立及减少感官刺激。利用封闭原则,将病人限制在一个安全的地方,以防止其伤害自己或他人。孤立可让病人暂时脱离使其不安的人际关系。对外界高度敏感的病人,单调而安全的隔离环境可以减轻其感官刺激。约束包括使用机械或人工装置限制病人的身体行动。约束时应让病人躺于床上,手臂放在两侧。约束时效率要高,注意不要伤害反抗的病人。随着自控能力的逐渐恢复,被约束的病人应该逐步回归到原来的环境中去。如果以上措施仍无法控制病人的行为,就需要将病人转诊到精神病院,以便保护病人与他人的安全。

二、自杀的预防和护理

抑郁、精神分裂症和物质滥用等精神疾病病人的自杀率较高。社区护士应了解精神疾病与自杀的关系,减少导致自杀的危险因素,识别早期的自杀征兆,对相关人群进行早期干预,提高精神疾病防范意识,可降低病人的自杀风险。

(一) 自杀的护理评估

自杀的原因复杂,是遗传生物学因素、社会因素、精神及躯体疾病等多种因素共同作用的结果。

1. 自杀的原因及危险因素

(1) 精神疾病:自杀与精神疾病密切相关,自杀率较高的精神疾病包括抑郁症、精神分裂症、乙醇和药物依赖以及人格障碍等。

1) 抑郁症:在精神疾病中,抑郁症是导致自杀的最常见的精神疾病。在自杀人群中,约有45%~70% 的人患有抑郁症,抑郁症病人最终有 15% 死于自杀。在抑郁症中,妇女的产后抑郁症导致妇女在产后的自杀风险增加。另外一种情况是双相抑郁,这是一种既往有过轻度躁狂发作的抑郁类型,双相抑郁病人的自杀风险是正常人的 15 倍,常在学习、工作、家庭或情感处于极大压力下出现自杀行为。抑郁症病人在恢复期自杀率较高,如果发现抑郁状态突然明显好转,更应严密观察,警惕病人自杀。

2) 精神分裂症:精神分裂症病人的终生自杀几率为 4%~10%,自杀企图可达到 40%。精神分裂症病人自杀有一定的规律可循:一是精神病性症状严重,使病人完全处于与现实脱离的时期。这一时期,病人完全受精神症状的控制,易出现意外。二是病人处于严重抑郁的时期。病人受抑郁情绪的支配而出现消极观念甚至自杀企图。三是首次药物治疗 6~9 个月内。病人意识到自己的疾病将会影响个人今后的处境,如就业、学习、婚姻、家庭等,使病人对未来有恐惧感,易导致自杀行为。四是在病人出院后早期,整天独处,不能与家人、社会进行交流与沟通,面临的困难处境以及可能遇到的歧视与偏见,使病人容易出现或加重消极观念与行为。

3) 乙醇和药物滥用:长期嗜酒和药物滥用所致精神障碍也是引起自杀的主要原因。乙醇中毒和药物滥用病人大多伴发抑郁障碍,饮酒后可消除顾虑和胆怯,易于出现自杀行为;过量

阅读笔记

的乙醇和药物使病人产生中毒性幻觉或妄想;药物滥用病人产生戒断综合征等引起自杀;嗜酒者还常有人格障碍,这些人往往更容易冲动或攻击性地采取自杀行为。

4)其他:与自杀关系密切的精神疾病还包括神经性厌食和贪食症,这是所有精神疾病中死亡率最高的一组疾病。进食障碍导致死亡的原因包括自杀和并发症。

(2)生物学因素:研究发现,自杀及出现自杀倾向具有一定的家族性,这表明自杀倾向有一定的遗传性。研究中发现,有自杀家族史的研究组,其自杀及自杀未遂率高于有精神病家族史的对照组(病人患同种精神病或有同种精神病病史)。单卵双生子具有较高的自杀同病率。这一系列证据表明,家族因素或遗传因素与自杀行为的素质相关。这些遗传因素的结果一定会表现为生物学异常。

(3)心理因素:在对自杀者进行心理特征的研究中发现,存在着自杀个性倾向性。抑郁性格者常常郁郁寡欢,挑剔自己的缺点;孤僻性格者社会交往差,人际关系少,与社会隔离;猜疑性格者对周围的人群不信任甚至敌意;犹豫性格者缺乏主见,瞻前顾后;淡漠性格者对生活缺乏激情,对别人漠然置之;冲动性格者对其情感和意志行为缺乏自我节制;幼稚人格者的整个心理过程都较为肤浅、不成熟;病态人格者常呈现性格的极端性、情感的残忍性和行为的冲动性。

(4)社会因素:社会稳定、政治稳定、法制健全等是减少自杀率重要的社会条件。都市和工业区生活节奏快,竞争相对激烈,因此自杀率高于农村。从职业上分析,以知识分子较为多见;不同的种族和宗教信仰亦有所差别。

1)经济状况:经济状况是影响自杀率很重要的一个因素。由于经济条件差,引起了一系列不利因素,如居住条件和医疗条件差、物质生活困难、教育程度低、职业不稳定或者失业,处于这种低社会阶层的人,自杀率要高于一般人群。

2)文化传统:不同的文化传统,有不同的精神支柱,对死亡也有不同的观念。如僧侣自焚、武士剖腹,西方国家老年人因孤独和抑郁而自杀较为常见;而我国老年人以能享天伦之乐为人生快事而自杀者较少。

3)婚恋上的失意:失恋是青年男女自杀的常见原因;另一个重要自杀原因是离婚后的精神压力,这种应激事件的生活变化单位(life change unit,LCU)评分很高。

4)社会关系:社会关系处理困难与关系丧失是导致自杀的因素。个人与社会发生多方面的联系,个体在这种社会关系中为之服务,也从中得到各种社会支持,这种相互依存关系,如果遭到某种程度的破坏或丧失,以致个体感到丧失了社会支持,便有可能丧失社会意识和社会责任,在某种诱因下便会产生自杀行为。

2. 自杀的行为表现　　一般而言,自杀者在自杀前处于想死同时渴望被救助的矛盾心态时,专业人员能从其行为和态度变化中看出蛛丝马迹。大约2/3的人都有可观察到的自杀前征兆。自杀前常见的征兆有:①表示自己一事无成,没有希望或感到绝望;②向亲近或关系密切的人表达想死的念头,或在日记、绘画和信函中流露出自杀念头;③情绪明显不同于往常,焦躁不安、常常哭泣、行为怪异;④陷入抑郁状态,食欲缺乏、沉默少语、失眠;⑤避开朋友或亲人,不想和人沟通或希望独处;⑥性格行为突然改变,像变了一个人似的;⑦无缘无故收拾东西、向人道谢、告别、归还所借物品、赠送纪念品。

3. 自杀行为的心理过程　　自杀者会有一个明显的心理过程,并有一定的先兆表现。了解自杀的心理过程和表现,可使护士对自杀者的行为进行有效地评估和预防。我国学者一般把自杀过程分为3个阶段:①自杀动机或自杀意念形成阶段:表现为在遇到挫折或打击时,为逃避现实,将自杀作为寻求解脱的手段。②心理矛盾冲突阶段:自杀动机产生后,求生的本能可能使自杀者陷入一种生与死的矛盾冲突之中,难以最终作出自杀决定。此时,自杀者会经常谈论与自杀有关的话题,预言、暗示自杀或以自杀来威胁别人,从而表现出直接或间

阅读笔记

接的自杀意图。③自杀者平静阶段：自杀者似乎已从困扰中解脱出来，不再谈论或暗示自杀，情绪好转，抑郁减轻，显得平静。这样周围的人真以为他的心理状态好转了，从而放松警惕。但这往往是自杀态度已经坚定不移的一种表现，当然也不完全排除是自杀者心理状态好转的表现。

（二）自杀的预防及护理措施

据 WHO 统计，在自杀者中，有 94% 的人有过精神病史。目前，我国 90% 以上的精神疾病病人分散在社区，由家庭成员负责照顾。因此，社区护理人员和病人家庭成员掌握自杀的预防要点可以有效地阻止自杀。

1. 护理评估　对病人自杀危险的评估是预防自杀的重要环节和组成部分。判断病人是否有自杀意念、是否会出现自杀行为，可以通过交谈和观察的方法评估其危险程度。交谈可帮助护士及时了解病人的情绪，发现病人的自杀意念并作出判断。护士要注意观察病人的各种反应和行为变化。也可采用相应的量表或问卷，以帮助护士了解病人的自杀倾向。

2. 护理措施

（1）加强安全防范、妥善放置物品：将有自杀意念的病人置于安全的环境。病人自杀需要一定的方式和工具，家庭里常见的方式是自缢、服毒、跳楼、触电等，常用工具有绳索、药物、刀剪等。因此，家庭要妥善放置这些危险物品，特别是药物，不要一次大量交给病人。住高楼的，最好在阳台或窗上加护栏。

（2）关怀与支持：关心病人的生活，尊重病人的人格，使其感到自己是正常人，但不要过分呵护，可以分配他们做力所能及的事。如果病人经治疗康复后，得不到关心和支持，或受人冷落歧视，他们就会觉得自己成了家庭的累赘，而悲观失望，情绪抑郁，甚至产生自杀。因此，家人的支持可以使其倍感家庭的温暖、社会的关怀，认识到自身的价值。恢复自信心是减少自杀的有效保证。

（3）理解病人的求救信号：病人自杀前 60%~80% 有明显的语言和行为上的表现。如病人常说"我要死了"、"我活着没意思"等暗示性的语言。行为如立遗嘱、交代后事、清理东西、慎重地穿戴衣物等。情绪上由悲观转为正常、高昂，或由正常变得抑郁和低沉。这实际上就是向人们发出求救信号，如能及时理解，即可阻止自杀。

（4）按时服药和加强治疗：治疗的关键是按时服药，有些人由于病情复发或加重，也有因药物作用引起身体的不适而不愿服药。因此，家人要督促病人服药，不能随意增减剂量，要在医师的指导下调整，而且要督促服药到口、咽下，以防弃药或积攒药物自杀。

（5）及时就诊：当病人出现明显的情绪波动、严重的失眠，家人难以调控，或病人出现明显的幻觉、妄想和自杀行为时，要及时就诊，求助于心理医师的帮助。

（6）动员家庭和社会支持：动员社会支持系统是护理干预的一个重要方面，促进病人家庭内的交流，以提高家庭的应对能力。社会资源对于自杀病人的长期护理也极为重要，护士可以将社会资源介绍给病人及其家庭。护士还要采取各种可能的措施激发病人的生活热情，使病人对自己的行为负责，预防其自杀。

由于自杀与精神障碍关系密切，多数病人有不同程度的精神障碍。因此，在急救之后常需要使用精神科药物进行治疗。此外，心理治疗或危机干预可帮助病人解决问题和矛盾，改变原有思维和行为方式，提高适应能力。

三、出走的预防和护理

阅读笔记

出走是精神障碍病人常见的意外事件之一。病人的出走会使治疗中断，可能造成自己受伤或伤害他人，还可能因走失导致各种意外发生。护士应了解精神障碍病人出走的原因，尽早发现病人出走的征兆，做到有目的地预防出走的发生。

（一）出走的护理评估

1. 出走的原因及危险因素

（1）精神疾病：精神分裂症病人存在迫害性的幻觉和妄想，主要以嫉妒妄想、被害妄想和关系妄想为多见。病人为了躲避迫害，会突然离开家。病人可认为配偶不忠，有外遇而离家出走；认为周围环境有危害对自己不利；认为某种事物与自己有利害关系，想摆脱相应的环境。有些精神分裂症病人由于意志的减退及责任心的降低，会无目的地到处漫游而走失。病人有时还可在命令性幻觉支配下出走。这些病人出走具有较大的危害性和破坏性，是干扰社会安定的不良因素。他们在幻觉和妄想支配下可出现自伤或他伤行为。有些抑郁症病人可因采取自杀行动而寻找机会离开所在社区，选择一个特殊的地方来结束自己的生命。

（2）社会心理因素：精神障碍病人从家庭或社区出走的常见社会心理因素包括：①病人如果长期处于相对封闭的家庭环境中，感到生活单调、受拘束和限制，想尽快脱离此环境；②病人对社区的治疗和护理存在恐惧心理，如害怕被约束等；③社区工作人员或家人对病人态度生硬、缺少耐心等都会使其产生不满情绪而离开社区或家庭。

2. 出走的行为表现 出走的征兆：病人有出走史、有明显的幻觉妄想、有寻找出走机会的表现等。意识清楚的病人多采用隐蔽的方法，平时积极地创造条件，遇到有机会时便会出走。这类病人在出走前常伴随焦虑、坐卧不安、失眠等表现。意识不清的病人，出走时无目的、无计划。他们会不知避讳、旁若无人地从门口出去。一旦出走成功，危险性较大。

（二）出走的预防及护理措施

1. 护理评估 评估病人出走的原因、出走方式及出走的危险性。意识清楚的病人多采用隐蔽的方式，遇到有机会时便会出走。意识不清的病人，出走时无目的，也不讲究方式，他们一旦出走成功，危险性较大。社区护士可根据评估发现，预先采取相应措施，预防出走行为的发生。

2. 护理措施

（1）预防出走：社区护士应通过家庭访视加强与病人的交流，密切观察病人的病情变化，了解病人的心理需求，并尽量满足。对有出走倾向的病人，应了解原因，给予解释与安慰，力求消除病人的出走念头。加强与病人家属或单位的联系，增强病人的社会支持系统，鼓励他们与病人交谈，随时给病人情感或物质的支持，以减轻病人的被遗弃感或社会隔离感。对于精神发育迟滞、痴呆病人以及处于谵妄状态的病人，应加强监护，以防止出现意外和出走。

（2）出走的处理：发现病人出走后，应立即通知其他人员，分析与判断病人出走的时间、方式、去向，并立即组织人员追踪寻找。找到后要做好病人的医疗与护理，防止再次发生出走。

小结

本章主要解释了精神卫生、社区精神卫生、社区精神卫生服务等基本概念；说明了社区精神卫生工作的内容、目的、意义和社区护士在社区精神卫生工作中的作用以及我国社区精神障碍护理的相关政策等；叙述了精神分析理论产生的背景、主要观点及在社区精神障碍病人护理中的应用，介绍了心理咨询、心理治疗等技术，较详细地阐述了重性精神疾病病人社区管理、社区精神障碍病人的个案管理，并对社区精神障碍病人的攻击、自杀、出走行为等会产生一些影响社会安全的热点问题进行了探讨。

通过本章内容的学习，作者强调社区护士应重视加强社区精神卫生知识的普及宣传教育工作，使社会各界人士重视精神卫生。为此，社区护士首先要提高自身的专业素质，能及时观察和判断精神障碍病人的行为表现，并能积极有效地对病人进行护理照顾，做好社区精神障碍

阅读笔记

病人的社区管理,同时还应重视和动员家庭成员支持精神障碍病人的康复活动,使精神障碍病人回归社会正常生活。

(王爱红)

思考题

1. 社区护士在社区中如何发现并评估精神障碍病人?

2. 社区护士如何及时发现精神障碍病人的攻击、自杀及出走行为,并做好预防工作?

3. 社区护士如何运用精神分析理论对社区精神障碍病人进行护理?

4. 社区护士如何在社区内做好精神障碍病人的个案管理工作?

阅读笔记

第九章 社区突发公共卫生事件的预防与护理

社区情景

　　截至 2014 年 12 月 02 日,世界卫生组织关于埃博拉疫情报告称,几内亚、利比里亚、塞拉利昂、马里、美国以及已结束疫情的尼日利亚、塞内加尔与西班牙累计出现埃博拉确诊、疑似和可能感染病例 17 290 例,其中 6128 人死亡。数个援助机构及国际组织,包括美国疾病预防控制中心、欧洲联盟委员会和西非国家经济共同体等正投入人力试图减缓疫情。2014 年西非埃博拉病毒疫情暴发的感染及死亡人数都达到历史最高,并仍处于恶化状态中。2016 年 1 月,世界卫生组织宣布非洲西部埃博拉疫情已经结束。

　　埃博拉病毒是迄今为止传染性最高、致命性最强的病毒之一。该病毒首次出现于 1976 年的刚果,潜伏期可达 2~21 天,死亡率高达 90%。目前尚无有效疫苗可以抵御或治疗该病毒。

　　埃博拉病毒感染的预防主要是隔离病人,并应加强保护易感人群的力度,切断传染途径,向人群宣传埃博拉病毒防护知识和基本技能。

　　社区突发公共卫生事件,如传染性疾病一样,发生率高,造成人员死亡率与伤残率高,社会危害性大。作为社区的护理工作者,在面临这样的传染病时,应如何快速、有效的应对? 如何提高社区应对突发公共卫生事件的整体能力和水平? 带着这些问题我们来学习本章的内容——社区突发公共卫生事件的预防与护理。

　　近年来,伴随经济社会快速发展、世界经济一体化进程加快、全球气候变暖等诸多因素影响,世界各地区自然灾害、事故灾难、社会安全事件和社区公共卫生事件等突发事件,呈现出频次高、规模大、影响广泛、损失严重等特点。我国人口众多、地形地貌复杂、气候多变、地区间发展不平衡、居民个人防护意识不强、城镇化进程迅速导致人口密集程度大幅上升等,均是导致社区突发性公共卫生事件频发的重要原因。社区突发性公共卫生事件的紧急性和不可预测性也同样影响着人们的健康生活,直接关系到人民的生命健康、经济的稳步增长和社会的繁荣稳定。自 2003 年以来,我国先后暴发了传染性非典型性肺炎(SARS)、致病性禽流感、流行性脑膜炎、人猪链球菌的疫情以及 2016 年始发于加拿大、美国并向全球蔓延的甲型 H1N1、流感等突

阅读笔记

发公共卫生事件,对社会稳定、公众健康及经济发展构成了很大的威胁。因此,学习社区突发公共卫生事件的预防和控制知识,对有效防控、处理和应对社区突发公共卫生事件、建设和谐社会(社区)意义深远。

第一节　概　　述

社区突发公共卫生事件是一项重大的社会问题,直接影响社区公众健康、经济发展和社会安定,是当今受到社会普遍关注的热点问题。根据《突发公共卫生事件应急条例》,社区突发公共卫生事件(public emergency health events)是指突然发生,造成或者可能造成社会公众健康严重损害的重大传染疫情、群体性不明原因疾病、重大食物和食品安全危害等严重影响公众健康的事件。在社区,经常会发生各种突发公共卫生事件,这些公共卫生事件,使社区人群的健康、生命和财产受到严重的威胁。社区因此而产生的大量特殊需要,必须得到政府各机构、医疗各部门和社区医疗护理服务的支持,才能减轻其所受的破坏,并从灾害和特殊事件中得到恢复和重建。由此可见,社区突发公共卫生事件的预防与护理是社区卫生服务实践中的一个重要组成部分。

一、社区突发公共卫生事件的基础知识

(一) 社区突发公共卫生事件的分级和特征

1. 社区突发公共卫生事件的分级　根据突发公共卫生事件的性质、严重程度、可控性和影响范围等因素,可将其分为一般、较大、重大、特别重大四级(图9-1),其划分标准如下(表9-1)。

根据预测分析结果,对可能发生和可以预警的突发公共卫生事件进行预警。

预警级别依据突发公共卫生事件可能造成的危害程度、紧急程度和发展势态,一般划分为四级。

预警级别		预警标识	预警信息包括:
①Ⅰ级(特别重大)	←	用红色表示	• 突发公共卫生事件的类别
②Ⅱ级(重大)	←	用橙色表示	• 预警级别
③Ⅲ级(较大)	←	用黄色表示	• 可能影响范围
④Ⅳ级(一般)	←	用蓝色表示	• 警示事项
			• 应采取措施
			• 发布机关
			……

图 9-1　突发公共卫生事件的分级

表 9-1　突发公共卫生事件分级标准

特别重大(Ⅰ级)	1. 发生肺鼠疫、肺炭疽疫情并有扩散趋势;或肺鼠疫、肺炭疽疫情波及两个以上省份,并有进一步扩散趋势
	2. 发生传染性非典型肺炎、人感染高致病性禽流感病例,并有扩散趋势
	3. 发生群体性不明原因疾病,涉及多个省份,并有扩散趋势
	4. 发生新传染病或我国尚未发现的传染病发生或传入,并有扩散趋势,或发现我国已消灭的传染病重新流行
	5. 发生烈性病菌株、毒株、致病因子等丢失事件
	6. 周边以及与我国通航的国家和地区发生特大传染病疫情,并出现输入性病例,严重危及我区公共卫生安全的事件
	7. 国务院卫生行政部门认定的其他特别重大的突发公共卫生事件

阅读笔记

续表

重大（Ⅱ级）	1. 在1个县（市、区）行政区域内,1个平均潜伏期内(6天)发生5例以上肺鼠疫、肺炭疽病例,或相关联的疫情波及两个以上的县（市、区） 2. 发生传染性非典型肺炎、人感染高致病性禽流感疑似病例 3. 腺鼠疫发生流行,在1个地级以上市行政区域内,1个平均潜伏期内多点连续发病20例以上,或流行范围波及包括两个以上地级以上市 4. 霍乱在1个地级以上市行政区域内流行,1周内发病30例以上,或波及包括两个以上地级以上市,有扩散趋势 5. 乙类、丙类传染病疫情波及两个以上县（市、区）,1周内发病水平超过前5年同期平均发病水平两倍以上 6. 我国尚未发现的传染病发生或传入,尚未造成扩散 7. 发生群体性不明原因疾病,扩散到县（市、区）以外的地区 8. 发生重大医源性感染事件 9. 预防接种或群体预防性用药出现人员死亡 10. 一次发生急性职业中毒50人以上(含50例),或死亡5人以上 11. 境内外隐匿运输、邮寄烈性生物病原体、生物毒素造成感染或死亡的 12. 省级以上卫生行政部门认定的其他重大突发公共卫生事件
较大（Ⅲ级）	1. 发生肺鼠疫、肺炭疽病例,1个平均潜伏期内(6天)病例数未超过5例,流行范围在1个县（市、区）行政区域内 2. 腺鼠疫发生流行,在1个县（市、区）行政区域内,1个平均潜伏期内连续发病10例以上,或波及两个以上县（市、区） 3. 霍乱在1个县（市、区）行政区域内发生,1周内发病10~29例,或波及两个以上县（市、区）,或地级以上市城区首次发生 4. 1周内在1个县（市、区）行政区域内,乙、丙类传染病发病水平超过前5年同期平均发病水平1倍以上 5. 在1个县（市、区）范围内发现群体性不明原因疾病 6. 预防接种或群体预防性服药出现群体心因性反应或不良反应 7. 一次发生急性职业中毒10~49人,或死亡4人以下 8. 地级以上卫生行政部门认定的其他较大突发公共卫生事件
一般（Ⅳ级）	1. 腺鼠疫在1个县（市、区）行政区域内发生,1个平均潜伏期内病例数未超过10例 2. 霍乱在1个县（市、区）行政区域内发生,1周内发病9例以下(含9例) 3. 1次发生急性职业中毒9人以下(含9例),未出现死亡病例 4. 县级以上卫生行政部门认定的其他一般突发公共卫生事件

2. 社区突发公共卫生事件的特征

（1）突发性和意外性：社区突发公共卫生事件有高度的不确定性,是不可预测的,不以人的意志为转移。虽然存在发生征兆和预警的可能,但往往难以准确地把握和预测事件的起因、规模、事态的变化、发展趋势及影响的深度和广度。但这不是绝对的,若监测系统敏感、健全,则有可能预警,并及时有效地部署和应对。

（2）群体性和公共性：社区突发公共卫生事件常常同时波及多人甚至整个工作或生活的群体,在事件影响范围内的人都有可能受到伤害。尤其对社区儿童、老人、妇女和体弱多病者等特殊人群的影响更为突出,具有公共卫生属性。

（3）广泛性和严重性：社区突发公共卫生事件由于发生突然、波及面广、损害面宽,具有极其广泛性。其对公众健康和生命安全、社会经济发展、生态环境等造成不同程度的危害,这种危害既可以是对社会造成的即时性严重损害,也可以是对社会长远发展造成严重影响的事件。

（4）复杂性和综合性：许多社区突发公共卫生事件不仅仅是一个公共卫生问题,还是一个

阅读笔记

社会问题,需要各有关部门共同努力,甚至全社会都要动员起来参与这项工作。突发公共卫生事件的处理涉及多系统、多部门。因此,必须在政府领导下,才能最终恰当应对,将其危害降到最低程度。

(5) 国际性和透明性:在经济全球化高度发展的今天,国际交往的不断加强可导致跨地区、跨国界传播,国际互动性越来越强。社区公共卫生事件一旦发生,将很快成为媒体及公众关注的焦点,对整个事件的应急反应和处置都是透明的。

(6) 可控性和责任性:社区突发公共卫生事件发生突然,较难预测。一般情况下,要坚持科学原则,应对措施得当,遵守操作规程和规章制度,可及时发现并有效处置。反之,由于违法违规、责任心不强等渎职行为,容易导致严重后果者,需追究相应法律责任。

(二) 社区突发公共卫生事件的分期

1. 间期(interphase)　指突发事件发生前的平常期。此期应积极制定预案,建立健全各种突发事件的预防策略和措施,同时建立与维护预警系统和紧急处理系统,为应对突发事件做好充足的准备。

2. 前期(prophase)　指事件的酝酿期和前兆期。此期应立刻采取紧急应变措施,将可能受到影响的居民疏散到安全地方,保护即将受到波及的设施,动员紧急救援人员待命,并实施发布预警信息,协助社区居民做好应对准备。

3. 打击期(outbreak)　指事件的作用期和危害期。不同性质的突发事件,其打击期长短不一,如地震和建筑物爆炸可能只有数秒,旋风和球场暴乱最长会持续几个小时,而传染病暴发和洪涝灾害则能连续达数月之久。

4. 处理期(treatment)　指灾害救援或暴发控制期。此期的主要任务包括:救治伤病人员,展开紧急公共卫生监测;封锁疫源地,进行消毒,紧急展开疫苗接种和个人防护;调查事故原因,终止危害的扩大,清除环境中残存的隐患,稳定社会情绪等。

5. 恢复期(convalescence)　指事件平息期。此期主要是尽快让事发或受灾地区恢复正常秩序,主要包括受害人群躯体康复工作,评估受害人群的心理健康状况;针对可能产生的"创伤后应激障碍"进行预防和处理;修建和复原卫生设施,提供正常的卫生医疗服务。

(三) 社区突发公共卫生事件的分类

社区突发公共卫生事件的分类有多种方法,目前普遍采用按照事件的原因进行分类。

1. 重大传染病疫情(major infectious disease outbreak)　是由各种病原体引起的能在人与人、动物与动物或人与动物之间相互传播的一类疾病。主要包括传染病(包括人兽共患传染病)、寄生虫病以及地方病区域性流行、暴发流行或出现死亡、预防接种或服药后出现群体性异常反应、群体性医院感染等。其特点是在短时间内发生,波及范围广泛,出现大量的病人或死亡病例,其发病率远远超过常年的发病水平。

2. 群体性不明原因的疾病　该类疾病是指在一定时间内(通常 2 周内)的某个相对集中的区域(如同一个医疗机构、自然村、社区、建筑工地、学校等集体单位)同时或者相继出现 3 例及以上有相同临床表现,经县级及以上医院组织专家会诊,不能诊断或解释病因,有重症病例或死亡病例发生的疾病。群体性不明原因疾病具有临床表现相似性、发病人群聚集性、流行病学关联性、健康损害严重等特点。这类疾病可能是传染病(包括新发传染病)、中毒或其他未知因素引起的疾病,其危害程度较前几类要严重得多。

3. 食品安全和职业危害(food safety and occupational hazard)　食品安全和职业危害问题已经成为 21 世纪人们面临的首要问题。食品安全是指食品无毒、无害,符合应当有的营养要求,对人体健康不造成任何急性、亚急性或者慢性危害。根据世界卫生组织(WHO)的定义,食品安全是"食物中有毒、有害物质对人体健康影响的公共卫生问题"。食品安全要求食品对人体健康造成急性或慢性损害的所有危险都不存在,是一个绝对概念。食品安全问题主要集中

阅读笔记

在以下几个方面：微生物性危害、化学性危害、生物毒素、食品掺假和基因工程食品的安全性问题。20 世纪 80 年代以来，由于一系列食品原料的化学污染、疯牛病的暴发、口蹄疫疾病的出现和自然毒素（食品相关产品的致病性微生物、农药残留、兽药残留、重金属、污染物质）的影响以及畜牧业中抗生素的应用、基因工程技术的应用，使食品安全成为全世界关注的问题。

职业危害是指从业人员在劳动过程中因接触有毒有害物品和遇到各种不安全因素而出现的有损于健康的危害。职业危害因素包括职业活动中存在的各种有害的化学、物理、生物因素以及在作业过程中产生的其他职业性有害因素。

4. 新发传染性疾病　狭义指全球首次发现的传染病；广义指一个国家或地区新发生的、新变异的或新传入的传染病。世界上新发现的 32 种新传染病中，有半数左右已在我国出现，新出现的肠道传染病对人类健康构成的潜在危险十分严重，处理的难度及复杂程度进一步加大。

5. 群体性预防接种反应和群体性药物反应　指在实施疾病预防控制时，出现疫苗接种人群或预防性服药人群的异常反应。这类反应原因较为复杂，可以是心因性的，也可以是其他异常反应。

6. 重大环境污染事故　指在化学品的生产、运输、储存、使用和废弃处置过程中，由于各种原因引起化学品从其包装容器、运送管道、生产和使用环节中泄漏，造成空气、水源和土壤等周围环境的污染，严重危害或影响社区公众健康的事件。

7. 核事故和放射事故　指由于放射性物质或其他放射源造成或可能造成公众健康严重损害的突发事件。如 1992 年山西沂州 ^{60}Co 放射源丢失，不仅造成 3 人死亡，还造成百余人受到过量辐射的影响。如 2011 年日本福岛发生近百年来最大的一次地震，并引发了核电站爆炸，造成放射性物质外泄，已确认遭核辐射的人数上升至 22 人，日本政府已把福岛第一、第二核电站人员疏散范围，由原来的方圆 10 公里上调至方圆 20 公里。12 万避难者进行全体核辐射状况的检查。

8. 自然灾害（natural disaster）　是由不可抗拒的自然因素、人为破坏而形成的环境失衡，它超出特定条件下社会和人类的承受能力而产生消极作用。受地震、台风、洪水、山体滑坡等与气象、海洋、地质因素等自然灾害有关事件的突然袭击，易引起种种社会问题、公共卫生问题，危及众多生命和造成财产损失，导致传染病的发生和流行。

（四）社区护士在突发公共卫生事件中的作用

当前，全球突发公共卫生事件的频率和危害程度日益增加，社区护士在社区急性事件、自然灾害和突发公共卫生事件的预防、应对与急救中起着越来越重要的作用。社区医护人员只有通过系统的专门培训，提高综合素质，才能以最快的速度、最有效的应对措施控制突发公共卫生事件的进一步发展，为后续抢救打下良好的基础。社区护士在突发公共卫生事件中的作用，主要体现在以下几个方面：

1. 良好的应急、协调和现场掌控　社区出现的突发公共卫生事件往往种类多、范围广、情况急、影响面大。社区护士在突发公共卫生事件中，通过独立或与其他医务工作者合作，进行急症处理、现场急救和情绪自控、人际沟通等技巧掌控现场。此外，在社区急性事件的处理中，社区护士介于政府机构与社区居民之间，与其他团体合作协调以保证信息畅通，紧急救援时能够及时寻求援助、控制现场局面，在迅速建立院前院内急救一体化程序方面发挥积极的桥梁作用。

2. 妥善处理突发事件

（1）及时报告：社区护士对早期发现的潜在隐患以及可能发生的突发公共卫生事件，依照条例规定的报告程序和时限及时报告。认真履行社区护士的护理职责，对公众提出早期警告信号，提供及时准确、真实的信息，使社区居民对突发公共卫生事件持较为现实的预测和采取理性行为。

（2）有效进行现场救援：对受害者进行持续性评估、计划、实施和评价，预防并发症，保护社区易感人群，如老、幼、病、残者，防止急性传染病疫情暴发。

（3）消除社区居民的恐惧心理：社区护士协助政府部门，能够及时通告疫情的真实信息，及时辟谣，培养和提高居民对突发事件的心理承受力，提高对相关信息的基本辨析和科学辨别能力，明确自我以及对他人和社会的职责，避免产生焦虑和恐慌心理，并对需要者提供适当和及时的心理干预。

（4）帮助恢复社区居民的相关活动：突发公共卫生事件发生后，相关的部门、行业以及个人受到较大的冲击和损失，社区护士能够提供积极援助，帮助社区居民从突发公共卫生事件中恢复，如为社区居民提供心理支持等，帮助人们重新恢复正常的生活和生产秩序，逐渐得到身心康复。

3. 培养社区人员的安全防范意识　参与社区开展的突发公共卫生事件的日常监测，确保监测与预警系统的正常运行。及时、准确地评估突发公共卫生事件造成的损失和人员伤亡情况。社区护士运用预防在先原则，充分了解社区环境和社区人群特点，能够预见性地发现社区危险因素，积极预防和减少社区急性事件的发生。

4. 胜任健康教育职能　充分利用社区人群的力量，采用多种形式开展防病治病知识的宣教，向社区居民宣传有关传染病的知识和相应法律责任；建立热线咨询和咨询站，与居民保持有效的信息沟通，及时提供突发公共卫生事件相关知识以及专业帮助；将安全防护知识、现场急救基本知识和紧急避险知识、灾难逃生技能普及到每个家庭和社区居民，以提高公众的初步急救技能，提高自救互救的能力和效果。

二、社区突发公共卫生事件的法律法规和应急预案

（一）社区突发公共卫生事件的法律法规

2003 年，国务院颁布了《突发公共卫生事件应急条例》。2004 年，对《中华人民共和国传染病防治法》进行了修订。新防治法和应急条例的颁布和实施，标志着我国应对突发公共卫生事件进一步纳入法制化管理的轨道，也标志着我国突发公共卫生事件应急机制进一步完善。

颁布的与突发公共卫生事件应急有关的法律法规还有《中华人民共和国职业病防治法》《中华人民共和国食品卫生法》《中华人民共和国执业医师法》《使用有毒物品作业场所劳动保护条例》《危险化学品安全管理条例》《放射事故管理条例》《核事故医学应急管理规定》《突发公共卫生事件与传染病疫情监测信息报告管理办法》《食物中毒事故处理办法》等，这些法律法规对保障突发公共卫生事件应急处理起到了重要作用。

1.《突发公共卫生事件应急条例》规定　将突发公共卫生事件中政府领导和指挥突发公共卫生事件应急处理工作作为政府的法定责任。同时，还确定县级以上人民政府作为突发公共卫生事件的法定报告人。应急工作的责任也定位在政府，包括制定突发公共卫生事件应急预案、应急储备、采取行政控制措施等。

2.《中华人民共和国传染病防治法》规定　在中华人民共和国领域内的一切单位和个人，必须接受疾病预防控制机构、医疗机构有关传染病的调查、检验、采集标本、隔离治疗等预防、控制措施，如实提供有关情况。《突发公共卫生事件应急条例》中也规定了公民配合的义务。

3.《中华人民共和国执业医师法》规定　遇有自然灾害、传染病流行、突发重大伤亡事故及其他严重威胁人民生命健康的紧急情况时，医师应当服从县级以上各级人民政府卫生行政部门的调遣。

（二）突发公共卫生事件的应急预案

1.《全国破坏性地震医疗救护卫生防疫防病应急预案（试行）》　该预案于 2000 年 8 月 4日由原卫生部下发，旨在积极做好地震灾害前的医学准备，保证地震灾害发生后各项医疗救护与卫生防疫防病应急工作高效、有序地进行，保护人民生命安全，预防和控制传染病的暴发、流行，确保大灾之后无大疫。

阅读笔记

2.《应对流感大流行准备计划与应急预案（试行）》　该预案于 2005 年 9 月 28 日由原卫生

部应急办公室颁布,旨在认真做好应对流感大流行监测、疫苗、药物和公共卫生干预等准备工作,有序高效地落实流感大流行发生时的应急处理工作,最大限度地减少流感大流行对公众健康和社会造成的危害,保障公众身心健康和生命安全,维护社会稳定和经济发展。

3.《国家突发公共事件总体应急预案》 该预案于 2006 年 1 月 8 日由国务院发布,旨在提高政府保障公共安全和处置突发公共事件的能力,最大程度地预防和减少突发公共事件及其造成的损害,保障公众的生命和财产安全,维护国家安全和社会稳定,促进经济社会全面、协调、可持续发展。在总体预案中,明确提出了应对各类突发公共事件的六条工作原则:以人为本,减少危害;居安思危,预防为主;统一领导,分级负责;依法规范,加强管理;快速反应,协同应对;依靠科技,提高素质。

4.《国家突发重大动物疫情应急预案》 该预案于 2006 年 2 月 27 日由国务院发布,预案适用于突然发生、造成或者可能造成畜牧业生产严重损失和社会公众健康严重损害的重大动物疫情的应急处理工作。

5.《非职业性一氧化碳中毒事件应急预案》 该预案于 2006 年 8 月 30 日由原卫生部、中宣部、教育部、公安部、民政部、建设部、信息产业部、国家环境保护总局、中国气象局和国务院新闻办公室共同制定,旨在有效预防和及时控制非职业性一氧化碳中毒事件,指导和规范非职业性一氧化碳中毒事件的应急处理工作,最大限度地减少中毒事件的发生和造成的危害,保障公众身体健康与生命安全,维护社会稳定。

6.《高温中暑事件卫生应急预案》 该预案于 2007 年 8 月 13 日由原卫生部发布,旨在及时有效地预防和处置由高温气象条件引发的中暑事件,指导和规范高温中暑事件的卫生应急工作,保障社会公众的身体健康和生命安全,维护正常社会秩序。

7.《国家鼠疫控制应急预案》 该预案于 2007 年 9 月 6 日由原卫生部颁布,旨在有效预防和快速应对、及时控制鼠疫疫情的暴发和流行,最大限度地减轻鼠疫造成的危害,保障公众身体健康与生命安全,维护社会稳定。

8.《国家自然灾害救助应急预案》 该预案于 2011 年 10 月 16 日由国务院发布,旨在建立健全应对突发重大自然灾害紧急救助体系和运行机制,规范紧急救助行为,提高紧急救助能力,迅速、有序、高效地实施紧急救助,最大限度地减少人民群众的生命和财产损失,维护灾区社会稳定。

三、社区突发公共卫生事件的现状与发展

当前,从全球看,社区公共卫生的形势是严峻的。这些突发公共卫生事件不仅造成了重大人员死亡,而且减缓了经济发展,影响了社会秩序稳定,社区突发公共卫生安全越来越受到人们更多的关注。当前,社区在预防控制突发公共卫生事件发生的征程上,始终是任重而道远。一方面曾被控制的传染病(如结核病、霍乱、性病、白喉、疟疾等)又死灰复燃,重新对人类健康和生命造成了极大威胁;另一方面,一系列新的传染病相继出现或被发现,其中一些已给人类带来灾难和恐慌,如埃博拉病毒、传染性非典型肺炎。造成社区突发公共卫生事件频发的因素很多,如抗生素广泛应用致使耐药株、变异株引起传统传染病的再度暴发和流行;自然和生态环境的恶化,由于开垦荒地、砍伐森林等人类活动,造成居住环境的改变,引起传染病的发生和传播;全球性气候变暖,有利于一些病原微生物的生长和繁殖,造成一些传染病发生地区的移动;人类生活方式和社会行为改变,助长了传染病的传播;开放的世界、经济全球化、大量人员和物资的流动等,对社区突发公共卫生事件的防控提出了新的挑战。

面对当前突发公共卫生事件频发的现状,各地各部门为有效预防、正确应对、及时控制突发公共卫生事件发生与事态的发展,纷纷进一步规范了突发公共卫生事件的应急处置工作,以期最大限度地减少损失、保障人类的身体健康和生命安全。近年来,我国社区预防、控制突发

阅读笔记

公共卫生事件的能力和水平逐年提高,然而不容忽视的是,社区应急队伍结构仍然不尽合理；区级卫生应急人员数量不足、年龄结构相对老化等问题亟待解决。此外,目前社区卫生应急宣传仍然以卫生系统为主,卫生应急进社区、进乡镇、进学校活动尚未普遍开展,农村和社区居民对各类突发公共卫生事件的认知度、自防、自救和互救的知识水平有待进一步提高。

四、社区突发公共卫生事件的相关研究

当前,从全球看,社区公共卫生的形势是严峻的。这些突发公共卫生事件不仅造成了重大人员死亡,而且减缓了经济发展,影响了社会秩序稳定。因此。社区突发公共卫生事件的相关研究也在积极开展,取得了一定的进展。

目前,社区突发公共卫生事件的研究主要集中在以下两方面:

第一,社区医护人员的应对能力的培训。社区医护人员是社区突发公共卫生事件的第一接触人,在应对突发公共卫生事件时,他们最了解情况,能很快投入现场进行处理。因此,社区医护人员在应对突发公共卫生事件中具有重要作用。国内的相关研究表明,定期对社区医护人员进行应急反应能力的培训是非常重要的,并强调社区卫生服务机构应加强对社区医护人员进行灾害应对能力培训；台湾地区对社区突发卫生事件应对的管理是通过现场模拟和演练对社区医护人员分析、解决问题并组织实施的实际能力开展培训,从而达到提升社区医护人员应急反应技能的目的。但还未形成完整的社区医务人员突发公共卫生事件培训体系。

第二,社区突发公共卫生事件应急预案的建设等领域。有效的应急预案对整个社区突发公共卫生事件的进展、影响和后果至关重要。相关研究表明,社区在应对突发公共卫生事件过程中与医院的合作将存在极大风险；社区应急预案建设、计划、反应、实施等方面需要医院的参与。

由于我国社区卫生事业起步晚,尚处于探索阶段,也存在着不足和局限。我国目前尚缺乏针对社区突发公共卫生事件应对的干预策略和体系。因此有必要开发具有普遍适用性的研究工具,对我国社区医护人员的应急核心能力进行调研,进行有针对性地干预,并及时评价干预效果,提升我国社区医护人员的应急核心能力。

学术前沿

突发公共卫生事件心理危机干预研究进展
——突发公共卫生事件心理问题的相关研究

我国近十几年出现了多次重大公共卫生事件,研究者做了大量的研究。2003年非典后出现大量急性应激障碍(acute stress disorder,ASD)、创伤后应激障碍、焦虑、抑郁等疾病的病人,当时开始用危机事件应激团体晤谈(critical incident stress debriefing,CISD)和眼动脱敏和信息再加工(eye movement desensitization and reprocessing,EMDR)干预,其效果显著。在此后的公共卫生事件中,对心理危机类型做了大量实证性研究,比如,在汶川地震中,采取不同心理危机干预类型,研究结果显示,急性应激障碍的发生率为30.9%。ASD如果在短期内不能缓解,则很有可能演变为创伤后应激障碍,且该心理创伤会延续很多年。突发公共卫生事件中,抑郁症多数单独发病,也会与急性应激障碍或者创伤后应激障碍共同出现。

文献显示:突发公共卫生事件后抑郁症患病率从5.4%到52%不等,自杀率也呈上升趋势。为此,2008年,国家自然科学基金委员会启动了"非常规突发实践应急管理研究"重大研究项目,在这个项目中,"紧急状态下个体与群体心理和行为反应规律"是其中一个核心课题,该项目有助于提高中国突发公共卫生事件心理危机干预的水平。

第二节　社区突发公共卫生事件的预防和管理

社区突发公共卫生事件是一项不可忽视的社会问题,事件的发生直接影响公众的健康、经济发展和社会安定,影响到社区人群整体健康水平和生活质量,现已成为社会普遍关注的热点问题。社区突发公共卫生事件的预防与管理应贯彻统一领导、分级负责、快速有效、减少损失、依靠科学、加强合作的原则,采取边调查、边处理、边抢救、边核实的方式,以有效应对措施,控制社区突发公共卫生事件事态的发展。

一、社区突发公共卫生事件的预防

社区突发公共卫生事件带有不可避免的紧急性、突发性和不可预测性,包括水灾、重大火灾、地震、煤矿或工程的大型爆炸、毒物泄漏、大型交通事故等造成的重大人员伤亡和重大事故等,涉及的范围十分广泛。社区突发公共卫生事件的共同特点是发生急、伤亡人数多、打乱人们正常生活和工作。这一本质特性决定了承担疾病预防、控制和治疗救护任务的医疗卫生机构,在突发公共卫生事件的应急反应体系中应当发挥重要的、主导的、决定性的作用。对社区突发公共卫生事件的预防包括:

1. 评估社区不安全因素　评估社区环境卫生、安全隐患及易感人群,确定可能存在的危害,如抵抗力低的居民、社区污水排放等。在灾害或突发公共卫生事件发生前,采取有效行动,从而大大减少其破坏和损失。

2. 制订突发公共卫生事件的应急预案　各级人民政府负责突发公共卫生事件应急处理必须统一领导和指挥,各有关部门应按照预案规定,在各自的职责范围内做好突发公共卫生事件应急处理的有关工作。

3. 增强突发公共卫生事件的防范意识和应对能力　对公众开展突发公共卫生事件应急知识的教育,落实各项防范措施,各有关部门和单位要通力合作、资源共享,广泛组织、动员公众参与突发公共卫生事件的应急处理,有效应对突发公共卫生事件。

4. 加强突发事件应急处理相关知识、技能的培训及突发事件应急演练　对专业技术人员开展处理突发公共卫生事件能力的培训和日常演练,打造一支适应新形势下的突发公共卫生事件应急队伍。

5. 做好应对突发公共卫生事件的物资储备　社区护士应根据突发事件应急预案的要求,积极投入到应急设施、设备、救治药品和医疗器械等物资储备工作中,以备不时之需。

二、社区突发公共卫生事件的报告

任何单位和个人都有权向国务院卫生行政部门和地方各级人民政府及其有关部门报告突发公共卫生事件及其隐患,也有权向上级政府部门举报不履行或者不按照规定履行突发公共卫生事件应急处理职责的部门、单位及个人。

1. 社区突发公共卫生事件的报告规范(表9-2)　为进一步加强对突发公共卫生事件相关信息报告的管理,依照国务院卫生行政主管部门制订的突发公共卫生事件应急报告规范,各地区有关部门建立紧急事件报告系统,将紧急情况报告电话公布于众,通过社区宣传、广告等形式做到人人皆知。

2. 报告内容　包括突发公共事件发生、发展和控制过程,应遵循及时报告、快速审核和立即处置的原则上报。报告内容分为初次报告、进程报告、结案报告。

(1)初级报告:必须报告的信息有事件名称、发生地点、发生时间、涉及的地域范围、人群和潜在的威胁和影响、报告单位、报告人员和通信方式、填写报告卡(图9-2)等。

阅读笔记

表 9-2   突发公共卫生事件的报告范围、时限、标准

报告范围	标准
甲类传染病和乙类传染病中按甲类传染病管理的疾病报告时限(城市 2 小时内,农村 6 小时内)	
鼠疫(甲类)	发现 1 例及以上鼠疫病例
霍乱(甲类)	发现 1 例及以上霍乱病例
脊髓灰质炎	发现 1 例及以上脊髓灰质炎病例
传染性非典型肺炎	发现 1 例及以上传染性非典型肺炎病例病人或疑似病人
人感染高致病性禽流感	发现 1 例及以上人感染高致病性禽流感病例
炭疽	发生 1 例及以上肺炭疽病例;或 1 周内,同一学校、幼儿园、自然村寨、社区、建筑工地等集体单位发生 3 例及以上皮肤炭疽或肠炭疽病例;或 1 例及以上职业性炭疽病例
乙类传染病报告时限(城市 6 小时内,农村 12 小时内)	
甲肝 / 戊肝	1 周内,同一学校、幼儿园、自然村寨、社区、建筑工地等集体单位发生 5 例及以上甲肝 / 戊肝病例
输血性乙肝、丙肝、HIV	医疗机构、采供血机构发生 3 例及以上输血性乙肝、丙肝病例或疑似病例或 HIV 感染
伤寒(副伤寒)	1 周内,同一学校、幼儿园、自然村寨、社区、建筑工地等集体单位发生 5 例及以上伤寒(副伤寒)病例,或出现 2 例及以上死亡
细菌性和阿米巴性痢疾	3 天内,同一学校、幼儿园、自然村寨、社区、建筑工地等集体单位发生 10 例及以上细菌性和阿米巴性痢疾病例,或出现 2 例及以上死亡
麻疹	1 周内,同一学校、幼儿园、自然村寨、社区、建筑工地等集体单位发生 10 例及以上麻疹病例
流行性脑膜炎	3 天内,同一学校、幼儿园、自然村寨、社区、建筑工地等集体单位发生 3 例及以上流脑病例,或者有 2 例及以上死亡
猩红热	1 周内,同一学校、幼儿园等集体单位,发生 10 例及以上猩红热病例
流行性乙型脑炎	1 周内,同一乡镇、街道等发生 5 例及以上乙脑病例,或者死亡 1 例及以上
流行性出血热	1 周内,同一自然村寨、社区、建筑工地、学校等集体单位发生 5 例(高发地区 10 例)及以上流行性出血热病例,或者死亡 1 例及以上
钩端螺旋体病	1 周内,同一自然村寨、建筑工地等集体单位发生 5 例及以上钩端螺旋体病病例,或者死亡 1 例及以上
疟疾	以行政村为单位,1 个月内,发现 5 例(高发地区 10 例)及以上当地感染的病例;或在近 3 年内无当地感染病例报告的乡镇,以行政村为单位,1 个月内发现 5 例及以上当地感染的病例;在恶性疟疾流行地区,以乡(镇)为单位,1 个月内发现 2 例及以上恶性疟疾死亡病例;在非恶性疟疾流行地区,出现输入性恶性疟疾继发感染病例
登革热	1 周内,一个县(市、区)发生 5 例及以上登革热病例;或首次发现病例
血吸虫病	在未控制地区,以行政村为单位,2 周内发生急性血吸虫病病例 10 例及以上,或在同一感染地点 1 周内连续发生急性血吸虫病病例 5 例及以上;在传播控制地区,以行政村为单位,2 周内发生急性血吸虫病 5 例及以上,或在同一感染地点 1 周内连续发生急性血吸虫病病例 3 例及以上;在传播阻断地区或非流行区,发现当地感染的病人、病牛或感染性钉螺
丙类传染病报告时限(24 小时内)	

阅读笔记

续表

报告范围	标准
流行性感冒	1 周内,在同一学校、幼儿园或其他集体单位发生 30 例及以上流感样病例,或 5 例及以上因流感样症状住院病例,或发生 1 例及以上流感样病例死亡
流行性腮腺炎	1 周内,同一学校、幼儿园等集体单位发生 10 例及以上流行性腮腺炎病例
水痘	1 周内,同一学校、幼儿园等集体单位,发生 10 例及以上水痘病例
风疹	1 周内,同一学校、幼儿园、自然村寨、社区等集体单位发生 10 例及以上风疹
感染性腹泻(除霍乱、痢疾、伤寒和副伤寒以外)	1 周内,同一学校、幼儿园、自然村寨、社区、建筑工地等集体单位中发生 20 例及以上感染性腹泻病例或死亡 1 例及以上
新发或再发传染病	发现本县(区)从未发生过的传染病或发生本县近 5 年从未报告的或国家宣布已消灭的传染病
不明原因肺炎	发现不明原因肺炎病例
食物中毒	一次食物中毒人数 30 人及以上或死亡 1 人及以上;学校、幼儿园、建筑工地等集体单位发生食物中毒,一次中毒人数 5 人及以上或死亡 1 人及以上;地区性或全国性重要活动期间发生食物中毒,一次中毒人数 5 人及以上或死亡 1 人及以上
职业中毒	发生急性职业中毒 10 人及以上或者死亡 1 人及以上
其他中毒	出现食物中毒、职业中毒以外的急性中毒病例 3 例及以上的事件
环境因素事件	发生环境因素改变所致的急性病例 3 例及以上
意外辐射照射事件	出现意外辐射照射人员 1 例及以上
传染病菌、毒种丢失	发生鼠疫、炭疽、非典、艾滋病、霍乱、脊髓灰质炎等菌、毒种丢失事件
预防接种和预防服药群体性不良反应	
群体性预防接种反应	一个预防接种单位一次预防接种活动中出现群体性疑似异常反应;或发生死亡
群体预防性服药反应	一个预防服药点一次预防服药活动中出现不良反应(或心因性反应)10 例及以上;或死亡 1 例及以上
医源性感染事件	医源性、实验室和医院感染暴发
群体性不明原因疾病	2 周内,一个医疗机构或同一自然村寨、社区、建筑工地、学校等集体单位发生有相同临床症状的不明原因疾病 3 例及以上
各级人民政府卫生行政部门认定的其他突发公共卫生事件	

(2) 进程报告:报告事件的发展与变化、处置进程、事件的诊断和原因或可能因素,同时对初次报告的《突发公共卫生事件相关信息报告卡》进行补充和修正。

(3) 结案报告:突发公共事件结束后,在确认事件终止后 2 周内,对事件的发生和处理情况进行总结,分析其原因和影响因素,并提出对今后类似事件的防范和处理建议。

3. 报告方式和程序　获得突发公共卫生事件相关信息的社区卫生服务站和责任报告人,具备网络直报条件的机构,在 2 小时内进行突发公共卫生事件相关信息的网络直报;不具备网络直报条件的,按相关要求通过电话、传真等方式按照报告程序进行报告(图 9-3)。

阅读笔记

□初步报告　□进程报告（　次）□结案报告

填报单位(盖章)：＿＿＿＿＿＿＿＿＿＿＿＿＿＿＿　填报日期：＿＿＿＿年＿＿月＿＿日

报告人：＿＿＿＿＿＿＿＿＿＿＿＿＿＿联系电话：＿＿＿＿＿＿＿＿＿＿＿＿

事件名称：＿＿＿＿＿＿＿＿＿＿＿＿＿＿＿＿

信息类别：1. 传染病；2. 食物中毒；3. 职业中毒；4. 其他中毒事件；5. 环境卫生；6. 免疫接种

　　　　　7. 群体性不明原因疾病；8. 医疗机构内感染；9. 放射性卫生；10. 其他公共卫生

突出事件等级：1. 特别重大；2. 重大；3. 较大；4. 一般；5. 未分级；6. 非突发事件

初步诊断：＿＿＿＿＿＿＿＿＿＿＿＿＿　初步诊断时间：＿＿＿＿年＿＿月＿＿日

订正诊断：＿＿＿＿＿＿＿＿＿＿＿＿＿　订正诊断时间：＿＿＿＿年＿＿月＿＿日

确认分级时间：＿＿＿＿年＿＿月＿＿日　订正分级时间：＿＿＿＿年＿＿月＿＿日

报告地区：＿＿＿＿＿省＿＿＿＿＿市＿＿＿＿＿县(区)

发生地区：＿＿＿＿＿省＿＿＿＿＿市＿＿＿＿＿县(区)＿＿＿＿＿乡(镇)

详细地点：＿＿＿＿＿＿＿＿＿＿＿＿＿＿＿＿＿＿＿＿

事件发生场所：1. 学校；2. 医疗卫生机构；3. 家庭；4. 宾馆饭店写字楼；5. 餐饮服务单位；6. 交通运输工具；7. 菜场、商场或超市；8. 车站、码头或机场；9. 党政机关办公场所；10. 企事业单位办公场所；11. 大型厂矿企业生产场所；12. 中小型厂矿企业生产场所；13. 城市住宅小区；14. 城市其他公共场所；15. 农村村庄；16. 农村农田野外；17. 其他重要公共场所；18. 如是医疗卫生机构，则：(1)类别：①公办医疗机构；②疾病预防控制机构；③采供血机构；④检验检疫机构；⑤其他及私立机构；(2)感染部门：①病房；②手术室；③门诊；④化验室；⑤药房；⑥办公室；⑦治疗室；⑧特殊检查室；⑨其他场所；19. 如是学校，则类别：(1)托幼机构；(2)小学；(3)中学；(4)大、中专院校；(5)综合类学校；(6)其他

事件信息来源：1. 属地医疗机构；2. 外地医疗机构；3. 报纸；4. 电视；5. 特服号电话95120；6. 互联网；7. 市民电话报告；8. 上门直接报告；9. 本系统自动预警产生；10. 广播；11. 填报单位人员目睹；12. 其他

事件信息来源详细：＿＿＿＿＿＿＿＿＿＿＿＿＿＿＿＿＿＿＿＿＿＿＿

事件波及的地域范围：＿＿＿＿＿＿＿＿

新报告病例数：＿＿＿＿＿　新报告死亡数：＿＿＿＿＿　排除病例数：＿＿＿＿＿

累计报告病例数：＿＿＿＿＿累计报告死亡数：＿＿＿＿＿

事件发生时间：＿＿＿＿年＿＿＿月＿＿＿日＿＿＿时＿＿＿分

接到报告时间：＿＿＿＿年＿＿＿月＿＿＿日＿＿＿时＿＿＿分

首例病人发病时间：＿＿＿＿年＿＿＿月＿＿＿日＿＿＿时＿＿＿分

末例病人发病时间：＿＿＿＿年＿＿＿月＿＿＿日＿＿＿时＿＿＿分

主要症状：1. 呼吸道症状；2. 胃肠道症状；3. 神经系统症状；4. 皮肤黏膜症状；5. 精神症状；6. 其他

　　　　(对症状的详细描述可在附表中详填)

主要体征:(对体征的详细描述可在附表中详填)

主要措施与效果:(见附表中的选项)

附表:传染病、食物中毒、职业中毒、农药中毒、其他化学中毒、环境卫生事件、群体性不明原因疾病、免疫接种事件、医疗机构内感染、放射卫生事件、其他公共卫生事件相关信息表

注:请在相应选项处画"○"

图 9-2　突发公共卫生事件报告卡

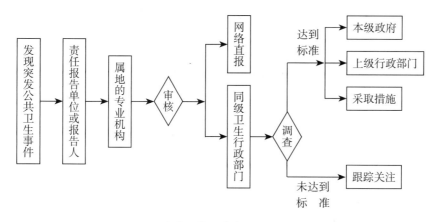

图 9-3　突发公共卫生事件的报告的程序

三、社区突发公共卫生事件的处理程序

1. 启动突发公共卫生事件应急预案,设立应急处理指挥部。

2. 应急报告制度与信息发布　按照《突发公共卫生事件应急条例》,国务院卫生行政主管部门制订了突发公共卫生事件应急报告规范,建立重大、紧急疫情信息报告系统。国家卫生计生委要求,发现突发公共卫生事件后,应以最快方式报告并在 6 小时内完成初次报告,任何单位和个人都有权利通过电话报告疫情。对突发公共卫生事件的信息举报制度和信息发布制度也作了相应的规定。

3. 进行突发公共卫生事件的监测　突发性公共卫生事件一般是不确定的,须投入大量人力、物力和财力设立监测点,进行常规监测。如果疾病监测点同时或短时间内出现大量相同或相似症状的病人,提示有疾病暴发或中毒等事件发生的可能,要采取必要干预措施加以控制。如果由于居民的忽视或无知所导致的不配合甚至拒绝调查、采样、技术分析和检验以及抗拒必要的隔离治疗和医学观察等措施,则可能造成疾病传播或对社区人群健康造成其他严重后果。因此,需广泛开展突发性公共卫生事件的监测,商店、街道、交警及社区所有公民都是监测的直接参与者和突发事件的报告者,都应掌握报告途径,以确保在第一时间积极开展救援和应急处理工作。

4. 控制突发公共卫生事件的扩散蔓延　包括处置伤病员、公共卫生管理、稳定群众情绪。

5. 寻求援助与合作　当本地力量和技术有限时,积极争取周边地区和国家的援助是十分必要的。

6. 社区突发公共卫生事件平息后的工作　迅速恢复和重建遭受破坏的卫生设施,提供正常的卫生医疗服务;搞好受害人群躯体伤害的康复工作,预防和处理受害人群的心理疾患等;各级医疗卫生单位、科研单位和高等院校应联合进行科学研究,确定事件的成因和危险因素,制定有效的控制措施,为日后类似突发公共卫生事件的控制提供科学依据和技术保障。

第三节　社区突发公共卫生事件的应急处理

针对突发公共卫生事件突发性、意外性、群体性和社会危害的严重性等特点,建立统一、高效、反应灵敏的应急组织体系和运行机制,规范突发公共卫生事件应急处理规程,确保信息通畅、反应迅速、处理科学,及时处置各种突发公共卫生事件,对保护公众的身体健康、保障经济建设和社会稳定具有重要的意义。

阅读笔记

一、重大传染病疫情的处理

（一）性传播疾病的预防与治疗

性传播疾病（sexually transmitted disease，STD），简称性病，是危害人类最严重、发病最广泛的一种传染病。性病可由病毒、细菌和寄生虫引起。由病毒引起的性病有生殖器疣、乙型肝炎和生殖器疱疹等；由细菌引起的性病有淋病和梅毒等；疥疮、滴虫病和阴虱是由寄生虫引起的性病。

1. 性病的感染途径　主要有以下三种途径：①直接接触传染：直接性接触是性病传染的主要途径，占性病感染率的95%左右。②间接接触传染：间接接触是指接触性病病人穿过或用过的衣物、用具、便盆、浴池、游泳池、纸币及注射器等后被传染，这些传播途径最易被人们忽视。这种方式也是儿童患性病的主要渠道。多由于父母患了性病、通过生活中的密切接触，如共同浴盆、毛巾和被褥等。为避免这种问题的发生，父母应了解一些关于性传播疾病的常识。③母婴垂直传染：患有性病的妇女在妊娠或分娩过程中将性病病原体传给胎儿，造成宫内感染，传给新生儿并使新生儿患淋病或衣原体性结膜炎、疱疹、艾滋病等，影响了新生儿的发育、成长。

2. 常见性病的临床表现　淋菌性尿道炎（gonococcal urethritis）：旧称"淋病"，以尿道口流脓性分泌物为主要症状，伴有刺痛感。由于淋球菌为急性化脓性球菌，因此发病时间较短，一般在不洁性接触后3~5天发病。非淋菌性尿道炎（nongonococcal urethritis，NGU）：主要为支原体、衣原体感染，以尿频、尿急、尿痛、有少量分泌物为主要症状，有些病人可没有临床症状。包皮龟头炎（balanoposthitis）：最为常见，包皮龟头上有分泌物，有的有小水疱，自觉瘙痒。生殖器疱疹（herpes progenitalis）：生殖器部位出现早期为丘疹，后形成小水疱、脓疱、破溃、浅溃疡、自觉痛，容易反复发作。梅毒（syphilis）：临床表现多样，有些可呈潜伏状态，因个人体质而异。①一期梅毒：最常见，主要症状为硬下疳；②二期梅毒：梅毒的泛发期，除引起皮肤损害外，尚可侵犯内脏及神经系统；③三期梅毒（晚期梅毒）：早期梅毒未经治疗或治疗不充分，经一定潜伏期，通常为2~4年后，约有1/3病人发生三期梅毒。除皮肤、黏膜、骨骼出现梅毒损害外，尚可侵犯内脏，特别是心血管及中枢神经系统等重要器官，危及生命。尖锐湿疣（condyloma acuminatum）：生殖器部位发生米粒样、鸡冠样的赘生物，容易反复发作。

3. 治疗处理　对于性传播疾病的治疗，不能单纯依赖抗菌药物，必须提高病人的抵抗力和祛除感染因素，方可有效控制感染。①明确感染的性质，针对细菌的种类用药；②鉴别下尿路感染还是上尿路感染：前者预后差，易复发；后者预后佳，很少复发；③区别血行性感染和上行性感染：血行性感染发病急剧，有高热寒战，全身症状明显，应用血浓度高的药物或用静脉给药；上行性感染以膀胱刺激征为主，应用尿浓度高的药物和解痉药物，血行性者需经静脉给药；④彻底治疗：急性泌尿系感染可因治疗不当，产生耐药性菌株而转为慢性，因此，治疗必须彻底。当泌尿系感染出现症状后，经适当治疗，在24~48小时后症状缓解，应用原剂量维持7天为最佳。若有感染史、尿路梗阻等诱因者，用药时间必须加长，用维持剂量2~6周，以防转为慢性。

4. 预防措施　为社区居民进行健康教育和咨询是预防和控制性病的主要策略。美国疾病预防控制中心公布了评估影响性病健康的5个关键因素，分别为性伴侣、避孕、预防性传播疾病、实践、性传播疾病的既往病史。社区医务人员应全面评估病人个体的危险因素和治疗目标。同时，向病人强调影响性健康的关键因素，为其提供咨询和教育服务。在与病人面对面交谈的过程中，积极询问其具体生活行为，可降低其患病的危险因素。

（二）肺结核的预防与治疗

阅读笔记

肺结核（pulmonary tuberculosis）是由结核分枝杆菌引起的慢性呼吸道传染病。人体感染结核菌后不一定发病,仅于抵抗力低落时发病。病理特点是结核结节和干酪样坏死,易形成空洞,临床上多呈慢性过程。医学上对结核病的治疗早已取得是实质性的进展,治愈并不困难,但因抗结核药的滥用,耐药型结核杆菌的出现,该病的流行又呈现上升趋势。因此,肺结核仍然属于流行病预防和治疗的重要疾病,仍是目前传染病防治需要面临和解决的一项重要课题。

1. 感染途径　结核菌主要通过呼吸道传播。传染源主要是排菌的肺结核病人(尤其是痰涂片阳性、未经治疗者)的痰。健康人吸入病人咳嗽、打喷嚏时喷出的带菌飞沫,可引起肺部结核菌感染。传染的次要途径是经消化道进入体内。其他感染途径如通过皮肤、泌尿生殖道,则很少见。

2. 临床表现　主要有全身疲乏、失眠、盗汗、午后潮热、咳嗽、咳痰、咯血、胸痛及呼吸困难等。

3. 治疗处理　治疗原则是"早期、联合、适量、规律和全程"。①早期:及时发现、及时治疗;②联合:根据病人情况,按照药物作用特点,同时吃 2 种或 2 种以上抗结核药物,防止结核分枝杆菌对一种药物产生耐药;③适量:使病人服药剂量既保证达到最佳治疗效果,又要使副作用发生率降到最低;④规律:定期、定时、定量服药,是治疗成败的关键;⑤全程:按照医嘱,完成抗结核治疗的整个疗程,是获得治疗成功的有效保证。

4. 预防措施　对于结核病的预防,可从以下三方面入手:①防范意识:要加强对其防治的宣传工作,定期组织、开展相关活动,提高社区居民的防范意识,才能推进相关任务的有效开展,为相关治疗工作奠定基础。对于宣传方式,应选择广大居民容易接受的方式,除传统媒介外,还应多利用网络等新媒介。②定期体检:督促治愈病人进行定期体检,做好健康人群的体检工作,尤其是对肺部的检查,这是预防工作最为关键的环节,有助于及早发现病患,给予合理治疗,在允许的情况下,以一年一次体检最为适宜。③预防接种:做好免疫预防工作,及时进行接种,这是预防最有效的方法。目前常用的免疫接种为小儿卡介菌,该类药物对结核性脑膜炎和粟粒性结核病具有很好的效果,尤其要做好儿童的接种工作。

(三) 病毒性肝炎的预防与治疗

病毒性肝炎(viral hepatitis)是由各种肝炎病毒引起的、以肝脏损害为主的全身性传染病,具有传染性强、传播途径复杂、流行面广泛、发病率较高等特点。包括甲、乙、丙、丁、戊五型肝炎,其中甲、戊型肝炎主要由消化道传播,通过日常生活接触的水、食物传播;乙、丙、丁型肝炎主要通过血液、母婴和性接触传播。

1. 临床表现

(1) 急性肝炎:急性黄疸型肝炎:甲、戊肝炎多见。黄疸前期(1~21 天):乏力、食欲减退、厌油、恶心、呕吐、腹胀、肝区胀痛,可有腹泻或便秘,尿色逐渐加深至浓茶色,脾大。黄疸期(2~6 周):尿色加深,巩膜、皮肤发黄,有些病人可有大便颜色变浅、皮肤瘙痒等表现。恢复期(2~16 周):黄褪、症状消失、肝脾缩至正常。急性无黄疸型肝炎:较常见,起病缓,不出现黄疸,仅表现为消化道症状。急性肝炎病人大多在 6 个月内恢复;乙型、丙型和丁型肝炎易变为慢性,少数可发展为肝硬化。

(2) 慢性肝炎:急性肝炎病程超过 6 个月,出现乏力、食欲缺乏、腹胀、肝区疼痛、蜘蛛痣、肝掌、肝脾大,则为慢性肝炎。

2. 治疗处理

(1) 密切观察生命体征:注意病人的意识改变、肝臭、尿量、出血倾向、瞳孔改变,并记录出、入水量;及时发现和消除诱因,特别是消化道出血和感染;对兴奋、躁动病人,应加床档、约束带等安全防范措施,预防病人坠床,必要时给予镇静处理。

(2) 预防皮肤黏膜及消化道出血:观察出血部位有无出血量增加,注意血压变化;告知病人不要用手挖鼻孔或用牙签剔牙,用软毛牙刷刷牙,注射部位至少压迫 10~15 分钟,以免出血。

阅读笔记

(3) 合理用药：遵医嘱使用护肝药、抗病毒和免疫调节三大类药物，禁用损害肝脏的药物。

(4) 休息和活动：肝炎急性期与慢性肝炎活动期，特别是黄疸出现、血清转氨酶升高时(细胞肿胀坏死关键时期)，嘱病人除饮食、洗漱、大小便外均应卧床休息，减少机体能量消耗。病况改善后，活动应逐步增加，以增强体力，需注意劳逸结合。

3. 预防措施　应采取以切断传播途径为重点的综合性预防措施，抓好水源保护、饮水消毒、食品卫生、粪便管理等，对切断急性肝炎的传播有重要意义。

(1) 甲型、戊型肝炎预防措施：①饮用水管理：自来水要按规程消毒，井水也要定期消毒，不喝不符合卫生标准的饮用水；②粪便管理：甲肝病人的粪便用一份 20% 的漂白粉澄清液与一份粪便拌匀进行消毒，便器用 3%~5% 的漂白粉澄清液浸泡 60 分钟；③饮食卫生：养成饭前便后洗手的卫生习惯，提倡分餐制，共用餐具要消毒，不要生食贝壳类水产；④疫苗接种：对易感人群接种甲型肝炎疫苗有很好的免疫预防效果。目前尚无戊型肝炎特效预防疫苗。

(2) 乙型、丙型、丁型肝炎预防措施：①防止血源传播：严格筛选献血员，保证血液和血制品质量，不输入未经严格检验的血液和血制品，不去街头拔牙、耳垂穿孔、文身等。医生护士打针要求一人一管一消毒；②防止性传播，采用适当的防护措施。③防止生活接触传播：最好在集体聚餐实行分餐制，不与他人共用牙刷、剃须刀、水杯和理发器具；④疫苗预防：接种乙肝疫苗是预防乙型肝炎最有效的措施。凡是没有感染过乙肝病毒的人，尤其是家中或周围密切接触的人中有乙肝病人或乙肝病毒携带者的人群均应接种乙肝疫苗。

(四) 医源性感染的预防

1. 医源性感染的定义　广义：任何人员在医疗活动期间或接触了医疗废弃物后，遭受病原体侵袭而引起的任何诊断明确的感染或疾病，均称为医源性感染；狭义：病人在接触、检查或治疗前不存在，也不处于潜伏期，在接触、检查或治疗后遭受病原体侵袭，引起的任何诊断明确的新的感染或疾病，均称为医源性感染。

2. 社区医源性感染的特点及预防

(1) 社区医源性感染的特点：常见的医源性感染多发生在医疗机构中，尤其是在有创性医疗检查和治疗过程中，因病原体传播引起感染，包括手术、注射、换药、给氧、插管、各种介入性检查和治疗等。具有发病率高、病情复杂、不易治疗的特点。

(2) 社区医源性感染的预防：①对医务人员进行专业培训，使其正确掌握预防的方法。②制定并严格执行相关的规章制度。③医疗用物严格按规定进行消毒灭菌，一次性医疗用物的购置符合国家有关规定。④保持环境卫生，定期对医疗机构的环境进行消毒。⑤在实施各种治疗前，认真检查无菌物品的有效期等质量情况；治疗过程中，严格执行无菌操作；治疗后，按规定处理用物。⑥严格按国家有关规定处理医疗废弃物。⑦对社区居民进行医源性感染预防的相关教育。⑧加强自我防护教育，对医源性感染的自我防护是所有医务人员必须严格履行的工作职责。现实状况显示，绝大多数医护人员工作时不戴口罩，即使是在发热和传染病门诊戴口罩者也不多。

(3) 社区医源性感染暴发的控制原则：一旦出现社区医源性感染，应立即进行流行病学调查，尽快查清引起医源性感染流行的环节，及时采样进行病原性检查，同时积极采取以下措施：①隔离病人：立即隔离已发生医源性感染的病人，病原学检查确认其无传染性后，方可解除隔离。②现场检疫及消毒：已发生医源性感染的社区医疗机构及病人家庭等进行终末消毒处理，直至超过该病最长潜伏期为止，对接触者应进行医学观察。③检查病原携带者：医源性感染发生后，如果经流行病调查仍未能查出传染源，考虑是否有病原携带者的存在，应检对象包括病人、社区卫生机构工作人员及病人家属。④健康宣教：感染暴发时，及时张贴有关感染预防的宣传栏或海报，对社区居民进行相关知识的教育。同时，注意用词，避免因宣传不当而引起社区居民不必要的恐慌。

阅读笔记

3. 医源性感染的管理　是针对在医疗、护理活动过程中不断出现的感染问题,运用相关的理论和方法,研究医源性感染发生的规律,并为减少医源性感染而进行有组织、有计划的控制活动过程。

医源性感染以往泛指医院内感染,随着卫生服务进入社区、家庭,发生医源性感染的机会大大增加。为确保有效控制社区医源性感染的发生,必须发挥社区卫生服务中心的作用,提高医务人员预防医源性感染的意识。在医疗实践中严格执行各种规章制度,降低医源性感染的发生,以保障社区人民健康,减少不必要的医疗负担,节约卫生经费,提高医疗质量,促进医学的发展。

4. 消毒灭菌

(1) 消毒、灭菌的概念

1) 消毒(disinfection):杀灭或清除物体上、传播媒介上除细菌芽胞之外的各种病原微生物,使其达到无害化的处理;

2) 灭菌(sterilization):杀灭或清除物体上、传播媒介上一切微生物的处理。

(2) 消毒灭菌的原则:①医务人员必须遵守消毒灭菌原则,进入人体组织或无菌器官的医疗用品必须灭菌,接触皮肤黏膜的器具和用品必须消毒。②用过的医疗器材和物品,应先去污物,彻底清洗干净,再消毒或灭菌;感染病人用过的医疗器材和物品,应先消毒,彻底清洗干净,再消毒或灭菌。所有医疗器械在检修前应先经消毒或灭菌处理。③根据物品的性能选择物理或化学方法进行消毒灭菌。耐热、耐湿物品灭菌首选物理灭菌法;手术器具及物品、各种穿刺针、注射器等首选高压蒸汽灭菌;油、粉、膏等首选干热灭菌。不耐热物品如各种导管、精密仪器、人工移植物等,可选用化学灭菌法如环氧乙烷灭菌等,内镜可选用环氧乙烷灭菌或 2% 戊二醛浸泡灭菌。④化学灭菌或消毒:可根据不同情况分别选择高效、中效、低效消毒剂。使用化学消毒剂必须了解消毒剂的性能、作用、使用方法、影响灭菌或消毒效果的因素等,配制时注意有效浓度,并按规定定期监测。更换灭菌剂时,必须对用于浸泡灭菌物品的容器进行灭菌处理。⑤连续使用的氧气湿化瓶、雾化器、呼吸机的管道、早产儿暖箱的湿化器等器材,必须每日消毒一次,用毕终末消毒,干燥保存。湿化液应用灭菌水。

5. 隔离方法与隔离技术　隔离方法:呼吸道隔离、消化道隔离、血液(体液)隔离、接触性隔离、严密隔离和保护性隔离等方法;隔离技术(isolation technique):指将传染源传播者和高度易感人群安置在指定地点和特殊环境中,暂时避免和周围人群接触,对前者采取传染源隔离。包括:

(1) 口罩、帽子的使用

1) 口罩、帽子的使用目的:保护病人和工作人员,避免互相传染;防止飞沫污染无菌物品或清洁食物等。

2) 口罩、帽子的使用步骤:①洗手后戴帽子、口罩,帽子应遮住全部头发,口罩应罩住口鼻;②口罩使用后,及时取下,并将污染面向内折叠,放入胸前小口袋或小塑料袋内;③离开污染区前将口罩、帽子放入污物袋内,集中处理。

3) 口罩、帽子的使用注意事项:①戴、脱口罩前应先洗手,戴上口罩后,不可用已污染的手触摸口罩,不用时不宜挂在胸前,口罩应 4~8 小时更换一次。若有潮湿,应及时更换,保持清洁。②工作帽大小要适宜,要勤换洗,保持清洁,每周更换 2 次,手术室或严密隔离单位应每次工作结束后更换。

(2) 手部皮肤的清洁和消毒

1) 手部皮肤消毒的步骤:①洗手:肥皂或液体肥皂揉搓掌心、指缝、手背、手指关节、指腹、指尖、拇指、腕部,时间不少于 10~15 秒,流动水洗净。②刷手:取无菌刷蘸肥皂乳(或肥皂块),按前臂、腕部、手背、手掌、手指、指缝、指甲顺序彻底刷洗,刷 30 秒,用流动水冲净泡沫;换刷另一只手,反复2次,共刷2分钟,然后用毛巾擦干双手。③浸泡消毒手:将双手浸泡于消毒液中,用小毛巾或手刷反复擦洗2分钟,再用清水冲洗。

2)手部皮肤消毒的注意事项:①洗手时,反复揉搓泡沫丰富;②刷手时,刷洗范围应超过被污染的范围,避免污水溅到身上;③浸泡消毒手时,要浸没肘部及以下;④擦洗时间要足够,保证消毒效果。

(3) 穿、脱隔离衣

1)穿隔离衣的步骤:①戴好口罩及帽子,取下手表,卷袖过肘(冬季卷过前臂中部即可)。②手持衣领取下隔离衣,清洁面朝自己,将衣领两端向外折齐、对齐肩缝,露出袖子内口。③右手持衣领,左手伸入袖内;右手将衣领向上拉,左手套入后露出。④换左手持衣领,右手伸入袖内;举双手将袖抖上,注意勿触及面部。⑤两手持衣领,由领子中央顺边缘向后将领扣扣好,再扎好袖口,松腰带活结。⑥将隔离衣一边约腰下5cm处渐向前拉,直到见边缘,捏住;同法捏住另一侧边缘,注意手勿触及衣内面。⑦双手在背后将边缘对齐,向一侧折叠,一只手按住折叠处,另一只手将腰带拉至背后压住折叠处,将腰带在背后交叉,回到前面系好。

2)脱隔离衣的步骤:①解开腰带,在前面打一活结。②解开两袖口,在肘部将部分袖子套塞入袖内,便于消毒双手。③消毒清洗双手后,解开领扣,右手伸入左手腕部套袖内,拉下袖子过手;用遮盖着的左手握住右手隔离衣袖子的外面,将右侧袖子拉下,双手转换渐从袖管中退出。④用左手自衣内握住双肩肩缝撤右手,再用右手握住衣领外面反折,脱出左手。⑤左手握住领子,右手将隔离衣两边对齐(若挂在半污染区,隔离衣的清洁面向外,挂在污染区,则污染面朝外),挂在衣钩上。不再穿的隔离衣脱下清洁面向外,卷好投入污染袋中。

3)穿、脱隔离衣的注意事项:①保持隔离衣里面及领部清洁,系领带(或领扣)时勿使衣袖及袖带触及面部、衣领、工作帽等。隔离衣须全部覆盖工作衣,有破洞或潮湿时,应立即更换。②穿隔离衣时避免接触清洁物。③穿隔离衣后,只限在规定区域内进行工作,不允许进入清洁区及走廊;隔离衣每日更换一次,接触不同病种病人时更换隔离衣。

二、群体性不明原因疾病的处理

(一) 传染性非典型肺炎的预防与治疗

传染性非典型肺炎是一种急性的呼吸系统感染,由一种新的冠状病毒(SARS相关冠状病毒)引起的急性呼吸系统疾病,又称为严重急性呼吸综合征(severe acute respiratory syndrome,SARS)。主要通过短距离飞沫、接触病人呼吸道分泌物及密切接触传播。临床上以发热、头痛、肌肉酸痛、乏力、干咳、少痰为特征,严重者出现气促或呼吸窘迫。本病是一种新的呼吸道疾病,其临床表现与其他非典型肺炎相类似,但具有传染性强的特点,故命名为传染性非典型肺炎。

2002年11月,我国广东省发现并报告首例非典型肺炎(atypical pneumonia,AP),并迅速向北京、中国香港及其他地区传播。2003年3月12日,WHO发布全球警告,认为同样的疾病在中国香港和越南出现,并根据其临床症状特点将这种具有极强的呼吸道传染性疾病命名为SARS。

1. 传播途径　主要有飞沫传播和接触传播,部分研究发现也可通过消化道和空气进行传播。

2. 临床表现　潜伏期2~10天:起病急骤,多以发热为首发症状,体温常>38℃,伴有寒战,肌肉酸痛、干咳少痰,少数严重病人痰中带血、呼吸困难等症状。除呼吸道症状外还出现腹泻、心肌炎、肝炎等多脏器受损。肺部可闻及湿啰音,X线可见双肺浸润病变。并发症:休克、心律失常或心功能不全、肾功能损害、肝功能损害、DIC、败血症、消化道出血等。

3. 治疗处理

(1) 一般治疗与病情监测:卧床休息,维持水电解质平衡,避免用力和剧烈咳嗽。早期给予

阅读笔记

持续鼻导管吸氧(吸氧浓度一般为 1~3L/min),持续监测血氧饱和度(SpO_2)。定期复查血常规、尿常规、血液电解质、肝肾功能、心肌酶谱、T 淋巴细胞亚群(有条件时)和 X 线胸片等。

(2) 对症治疗:①发热 >38.5℃或全身酸痛明显者,使用解热镇痛药。高热者冰敷、乙醇擦浴、降温毯等物理降温措施;②咳嗽、咳痰者,可给予镇咳、祛痰药;③心、肝、肾等器官功能损害者,应采取相应治疗;④腹泻病人,注意补液及纠正水、电解质失衡。

(3) 使用糖皮质激素:重症病人酌情使用糖皮质激素,抑制异常的免疫病理反应,减轻全身炎症反应状态,改善机体状况。具体剂量及疗程根据病情而定,并密切注意糖皮质激素的不良反应和 SARS 的并发症。

(4) 抗病毒治疗:早期推荐使用利巴韦林,但其疗效仍有争议。

(5) 免疫治疗:重症病人可用增强免疫功能的药物,丙种球蛋白对继发感染者有一定功效。胸腺素和干扰素等药,其疗效与风险需进一步评估。

(6) 使用抗菌药物:诊断不清时可选用新喹诺酮类或 β- 内酰胺类联合大环内酯类药物试验治疗。继发感染的致病原包括革兰阴性杆菌、耐药革兰阳性球菌、真菌及结核分枝杆菌,应有针对性地选用适当的抗菌药物。

(7) 心理治疗:疑似病例,应合理安排收住条件,减少病人担心院内交叉感染的压力;确诊病例,应加强关心与解释,引导病人加深对本病的自限性和可治愈的认识。

4. 预防措施 培养良好的个人卫生习惯:勤洗手,打喷嚏、咳嗽和清洁鼻子后最好洗手,洗手后用清洁的毛巾或纸巾擦干,不要共用毛巾。保持通风:公共场所进行通风换气。加强防护:对地面、墙壁、电梯等表面定期消毒;卫生间、厨房和居住的房间经常打扫,卫生洁具用有效含氯消毒剂浸泡、擦拭。早发现、早就诊、早隔离、早治疗:一旦病人家属、同事或参加诊治病人中出现发热、头痛、干咳等呼吸道类似症状,应及早到附近医院就医。

(二) 人感染高致病性禽流感的预防与护理

人感染高致病性禽流感(human infection by highly-pathogenic avian influenza)是由甲型流行性感冒(流感)病毒引起的一种人、禽、畜共患的急性传染病。人感染后以流感样症状、结膜炎、肺炎甚至败血症休克为主要表现,潜伏期短、传染性强、传播迅速。由于人类缺乏对禽流感的免疫力,严重者可致死,病死率较高。

1. 原因 由 A 型流感病毒引起的一种禽类(家禽和野禽)传染病,可通过消化道、呼吸道、皮肤损伤和眼结膜等多种途径传播。禽流感病毒迄今只能通过禽类传染给人,不能通过人传染给人。

2. 传播途径 主要经呼吸道传播,也可经过消化道和皮肤伤口而传染。人类因接触病禽或带病禽类分泌物与排泄物污染的空气、水和食物而被感染。

3. 临床表现 潜伏期一般在 7 天内。临床主要以急性起病,初期有发热,体温一般在 39℃以上,伴有全身酸痛、鼻塞、流涕、咽痛、咳嗽等上呼吸道感染样症状。约半数病例出现肺部感染,少数病人病情进展迅速,导致肺出血、呼吸窘迫综合征、呼吸衰竭、心力衰竭、肾功能衰竭等,最终因出现全身多脏器功能衰竭而死亡。

4. 治疗处理 ①隔离治疗:疑似病例、临床诊断病例和确诊病例应进行隔离治疗;②对症治疗:应用解热药、缓解鼻黏膜充血药、止咳祛痰药等。儿童忌用阿司匹林或含阿司匹林以及其他水杨酸制剂的药物,避免引起儿童瑞氏综合征;③抗病毒治疗:发热 48 小时内使用抗流感病毒药物;④加强支持治疗和预防并发症:注意休息、多饮水、增加营养,给予易于消化的饮食。密切观察病情变化,预防并发症;⑤重症病人的治疗:重症病人应转入 ICU 进行救治。严重呼吸衰竭的病人按照 ARDS 的治疗原则进行机械通气治疗,加强呼吸道管理和病人的基础护理。

5. 预防措施 ①管理传染源:严格封锁疫区,疫点周围三公里内捕杀病禽,焚烧和掩埋病禽尸体及其污染物,疫点周围五公里内对禽类进行强制性免疫接种,彻底消毒污染的禽舍及其

阅读笔记

周围环境,严禁活禽流通。②切断传播途径:发生疫情时,应尽量减少与禽类接触,接触病禽时应戴口罩、穿工作服、严格做好相应的个人防护。③加强禽类疾病的监测:动物防疫部门一旦发现疑似禽流感疫情,应立即通报当地疾病预防控制机构,指导职业暴露人员做好防护工作,保护易感人群。④注意饮食卫生:不喝生水,不吃未熟的肉类及蛋类等食品;勤洗手,养成良好的个人卫生习惯。⑤早报告:我国《传染病防治法》规定,人感染高致病性禽流感是乙类传染病,可采取甲类传染病的预防、控制措施,即按照甲类传染病进行管理。社区医护人员是责任报告人,发现病人或疑似病人后需及时上报当地所属区县疾病预防控制机构。

(三) 流行性腮腺炎的预防与治疗

流行性腮腺炎(epidemic parotitis,mumps),简称流腮,属于呼吸道疾病,主要是由腮腺炎病毒来引起的,儿童和青少年为主要的发病群体。一般来说,发热是该疾病的主要临床表现症状,其伴随的并发症包括有脑膜炎、心肌炎、肝、肾、关节等器官。

1. 流行病学　传染源:主要为早期病人和隐性感染者。传播途径:本病毒在唾液中通过飞沫传播(污染的衣服亦可传染),其传染力较麻疹、水痘为弱。孕妇感染本病可通过胎盘传染胎儿,而导致胎儿畸形或死亡,流产的发生率也增加。易感性:普遍易感,其易感性随年龄的增加而下降。青春期后发病男性多于女性,病后可有持久免疫力。

2. 临床表现

(1) 潜伏期 8~30 天,平均 18 天。起病大多较急,无前驱症状。发热、畏寒、头痛、咽痛、食欲不佳、恶心、呕吐、全身疼痛等,数小时腮腺肿痛逐渐明显,体温可达 39℃以上,成年病人症状一般较严重。

(2) 腮腺肿胀的特征:主要表现为一侧或两侧耳垂下肿大,肿大的腮腺常呈半球形,以耳垂为中心,边缘不清,表面发热有触痛,张口或咀嚼时局部感到疼痛。

3. 治疗处理

(1) 一般护理:卧床休息,直至腮腺肿胀完全消退。注意口腔清洁,饮食以流质或软食为宜,避免酸性食物,保证液体摄入量。

(2) 对症治疗:①散风解表,清热解毒。必要时口服索米痛片、阿司匹林等解热镇痛药。②重症并发脑膜脑炎、严重睾丸炎、心肌炎时,可短期使用肾上腺皮质激素。③睾丸炎治疗:成年病人在本病早期应用己烯雌酚,有减轻肿痛之效。④脑膜脑炎治疗:可按乙型脑炎疗法处理。高热、头痛、呕吐时给予适量利尿剂脱水。

4. 预防措施

(1) 提高防护意识:加大教育宣传力度,可通过开展讲座、印发宣传手册、广播、公众板报等方式来刊登各种关于预防流行性腮腺炎疾病的措施,也可借助互联网优势,采用微博、微信公众平台等方式来加大宣传力度,全方位提高公众对于该疾病特点、预防措施等相关知识的了解度。

(2) 早隔离、早诊治:一旦发现患有该疾病,应该立即采取隔离措施进行隔离,防止感染扩散,有效控制感染源。对于有过亲密接触的人也应该及时检查,及时治疗。

(3) 强身健体:保持室内空气高度流通,定时开窗通风,定时消毒,保持清洁卫生。定时洗手,多饮水,适当锻炼增强自身抵抗力。在患病期间尽量减少到公众场所,以免造成更多不必要感染。

(四) 感染性腹泻的预防与治疗

腹泻属于临床中较为多见的消化系统疾病,导致腹泻的因素多种多样。感染性腹泻主要是由于感染细菌、病毒等所致。

1. 原因　病原体刺激肠上皮细胞,引起肠液分泌增多和(或)吸收障碍而导致的腹泻。引起腹泻的病因比较复杂,除细菌、病毒、寄生虫等病原体可引起感染性腹泻外,其他因素(如化学药品等)也可引起非感染性腹泻。

2. 传播途径 感染性腹泻主要的传染源为受病原体感染的人畜,具体包括病人、病人携带者和患病动物或携带者。感染性腹泻的传播方式为粪-口传播。其传播媒介主要是水、食物、昆虫等,生活接触也可引起疾病的传播。

3. 临床表现 腹泻,大便每日≥3次,粪便的性状异常,可为稀便、水样便,亦可为黏液便、脓血便。可伴腹痛、呕吐、发热及全身不适等。病情严重者,大量丢失水分引起脱水、电解质紊乱甚至休克。

(1) 分泌性腹泻:病原体或其产物作用于肠上皮细胞,引起肠液分泌增多和(或)吸收障碍而导致的腹泻。病人多不伴发热,粪便多为稀便或水样便,显微镜检查多无细胞,或可见少许红、白细胞。此类腹泻除霍乱外,还有肠产毒性大肠杆菌肠炎、致泻性弧菌肠炎及常以食物中毒形式出现的蜡样芽胞杆菌腹泻等。

(2) 炎症性腹泻:病原体侵袭上皮细胞,引起炎症而致的腹泻。常伴发热,粪便多为黏液便或黏液血便,显微镜检查见有较多的红、白细胞。此类感染性腹泻除细菌性痢疾外,还有侵袭性大肠杆菌肠炎、肠出血性大肠杆菌肠炎等。

4. 治疗处理

(1) 一般及对症治疗:积极补液,对症支持,注意改善中毒症状及纠正水电解质的平衡失调。

(2) 病原治疗:针对引起腹泻的病原体,给予相应的病原治疗。

5. 预防措施 ①进行卫生知识宣传:在日常的工作生活中注意手卫生,并远离不洁食物等,保持良好的卫生习惯;②切断传播途径:加快城乡自来水建设及自来水卫生监督管理,保护水源,改善饮用水卫生;③隔离传染源:积极主动做好社区医院的防治工作,相关医护人员必须了解传染病的特征、预防以及相关诊断标准,尽早发现,避免疾病的发展。④增强个人体质:在日常工作生活过程中,每天坚持锻炼身体,同时做到劳逸结合,增强自身抗病力,同时保证睡眠充足。

(五)鼠疫的预防与治疗

鼠疫(plague)是由鼠疫杆菌引起的自然疫源性烈性传染病,也称黑死病。临床上表现为发热、淋巴结肿痛、出血倾向、肺部特殊炎症等。在我国被列为法定传染病之首。

1. 流行病学 传染源:鼠疫是由鼠疫耶尔森菌引起的疾病。最先流行于鼠类,鼠间鼠疫传染源(储存宿主)有野鼠、地鼠、狐、狼、猫、豹等,家鼠中的黄胸鼠、褐家鼠和黑家鼠是人间鼠疫的重要传染源。传播途径:动物和人间鼠疫的传播主要以鼠蚤为媒介。人群易感性:人群对鼠疫普遍易感,无性别年龄差别。病后可获持久免疫力,预防接种可获一定免疫力。流行特征:与季节性、鼠类活动和鼠蚤繁殖情况有关,人间鼠疫多在6~9月,肺鼠疫多在10月以后流行。

2. 临床表现 鼠疫作为一种烈性传染病。临床上以发病急剧、进展迅速、疼痛显著、病死率高为其特点。主要表现为严重的感染性中毒症状,而各种体征并不明显。具体表现为突然发病,恶寒战栗,体温迅速升高至38℃以上,剧烈头痛,全身疼痛,恶心呕吐,呼吸急促,心率增快。重症病人早期即出现表情淡漠、意识模糊、狂躁谵妄、步态蹒跚如酒醉样甚至昏迷等神经系统症状。病人颜面潮红或苍白,有时发绀,表情痛苦,惊恐不安,结膜充血,出现所谓"鼠疫颜貌"。根据发病的部位将鼠疫分为腺鼠疫、肺鼠疫、败血型鼠疫、皮肤型鼠疫、肠鼠疫、眼鼠疫、脑膜炎型鼠疫、扁桃体鼠疫等八种。其中最常见的是腺鼠疫,其次是肺鼠疫。

(1) 腺鼠疫:除具有鼠疫的全身症状以外,受侵部位所属淋巴结肿大为其主要症状,一般在发病的同时或1~2天内出现淋巴结肿大。腹股沟淋巴结炎最多见,约占70%;其次为腋下,颈及颌下。其主要特征表现为淋巴结迅速肿大,比其他疾病所致的淋巴肿速度快,每日甚至每时都有所不同。淋巴结呈弥漫性肿胀,坚硬,无活动性,疼痛剧烈,患侧常呈被迫姿势。

阅读笔记

（2）肺鼠疫：肺鼠疫可分为原发性和继发性两种类型。原发性肺鼠疫是临床上最重的病型之一，不仅病死率高，而且在流行病学方面危害也最大。病人除具备鼠疫的全身症状外，由于呼吸困难、缺氧、导致口唇、颜面及四肢皮肤发绀、甚至全身发绀，故有"黑死病"之称。病初期干咳，继之咳嗽频数，咳出稀薄泡沫样血痰，胸部 X 线表现，与病情严重程度极不一致。若不及时给予有效治疗，病人多于发病 2~3 日后死于中毒性休克、呼吸衰竭和心力衰竭，危重病人甚至在数小时之内即死亡。继发性肺鼠疫，在发病之前，往往有原发腺鼠疫或败血型鼠疫症状。当继发肺鼠疫时，常表现为病势突然增剧，出现咳嗽、胸痛、呼吸困难，鲜红色泡沫样血痰，痰中含有大量的鼠疫菌，可成为引起原发性肺鼠疫的传染源。

（3）败血型鼠疫：可分为原发性败血型鼠疫或继发性败血型鼠疫两种类型。

原发性败血型鼠疫病情发展极速，尚未出现局部症状即发展为全身性感染。常突然高热或体温不升，神志不清，昏迷。无淋巴结肿，皮肤黏膜出血、鼻出血、呕吐、便血或血尿、DIC 和心力衰竭，多在发病后 24 小时内死亡，很少超过 3 天。病死率高达 100%。因皮肤广泛出血、瘀斑、发绀、坏死，故死后尸体呈紫黑色。继发性败血型鼠疫，可由肺鼠疫、腺鼠疫或其他型鼠疫未经治疗或治疗不当时，病情恶化发展而来，表现出上述原发败血型鼠疫的症状。

3. 治疗处理

（1）一般治疗：病人应进行严格隔离，病区内必须无鼠无蚤。对病人做好卫生处理（更衣、灭蚤及消毒）。病区、室内定期进行消毒，病人排泄物和分泌物用含氯石灰或甲酚皂溶液彻底消毒。工作人员在护理和诊治病人时应穿连衣裤的"五紧"防护服、戴棉质纱布口罩、穿高筒胶鞋、戴薄胶手套及防护眼镜。

（2）饮食与补液：急性期应给病人流质饮食，给予葡萄糖、生理盐水静脉滴注，以利毒素排泄。

（3）病原治疗：治疗原则是早期、联合、足量应用敏感的抗菌药物，首选链霉素，辅助治疗及预防用药包括庆大霉素、四环素、氯霉素、磺胺嘧啶等。

（4）对症治疗：烦躁不安或疼痛者用镇静止痛剂。注意保护心肺功能，有心衰或休克者，及时强心和抗休克治疗；有 DIC 者，采用肝素抗凝疗法；中毒症状严重者，可适当使用肾上腺皮质激素。对腺鼠疫淋巴结肿，可用湿热敷或红外线照射，未化脓切勿切开，以免引起全身播散。结膜炎可用 0.25% 氯霉素滴眼，一天数次。

4. 预防措施

（1）严格控制传染源：①管理病人：发现疑似或确诊病人，立即按紧急疫情上报，同时严密隔离病人，禁止探视及病人互相往来。病人排泄物应彻底消毒。接触者应检疫 9 天，对曾接受预防接种者，检疫期应延至 12 天。②消灭动物传染源：对自然疫源地进行疫情监测，控制鼠间鼠疫。③切断传播途径：彻底灭蚤，对猫、狗、家畜喷药；加强交通及国境检疫，对来自疫源地的车辆、飞机等均应进行严格的国境卫生检疫，实施灭鼠、灭蚤消毒，对乘客进行隔离留检。

（2）保护易感者：①预防接种：自鼠间开始流行时，对疫区及其周围的居民、进入疫区的工作人员，均应进行预防接种。②个人防护：进入疫区的医务人员，必须接种菌苗 2 周后方能进入疫区。工作时着防护服、戴口罩、帽子、手套、眼镜、穿胶鞋及隔离衣。接触病人后可服四环素、磺胺嘧啶或链霉素等药物预防。

（六）霍乱的预防与治疗

霍乱（cholera）是感染霍乱弧菌引起的急性肠道传染病，由不洁的海鲜食品等引起，病发高峰期在夏季，能在数小时内造成腹泻脱水甚至死亡。具有发病急、传播快、波及面广的特点。霍乱弧菌存在于水中，最常见的感染原因是食用被病人粪便污染过的水。

1. 流行病学　传染源：霍乱病人或带菌者是霍乱的传染源。传播途径：霍乱通过饮用未煮沸的水、进食生的或未煮熟的食物以及生熟食品共用同一砧板、餐具等引起交叉污染；接触霍

阅读笔记

乱病人、带菌者排泄物等进行传播。流行特征:霍乱在我国以夏秋为主要流行季节。通常情况下,在 4 月最早发病,最迟可到 12 月,高峰期为 7~9 月。地理分布上多为沿江沿海地区。

2. 临床表现　霍乱的临床表现可分为四个阶段——潜伏期、呕泻期、脱水期和恢复期。①潜伏期:霍乱潜伏期短的仅数小时,一般为 1~3 天。多数病人起病急骤,有头昏、乏力或轻度腹泻等症状,一般不太会引起注意。②呕泻期:以剧烈的腹泻开始,继而出现呕吐,大多数情况下,霍乱病人在此病程中,会因为剧烈的腹泻和呕吐而意识到问题的严重性,此时,应尽早去医院寻求治疗。霍乱最明显的症状为腹泻、呕吐和脱水,不同于一般痢疾和肠炎等。③脱水期:由于剧烈的呕吐与腹泻,病人体内会有大量水分和电解质丧失,出现脱水、电解质紊乱等状况,严重者还会出现循环衰竭。本期病程长短,主要决定于治疗及时和准确与否,所以持续时间为几小时或 2~3 天不等。④恢复期:经过治疗补液及辅助用药后,腹泻、呕吐停止,脱水症状也会逐渐消失,有的病人可能还会伴有轻微发热,若还有其他并发症状存在,辅以对应治疗。

3. 治疗处理

(1) 一般治疗:①按消化道传染病严密隔离:隔离至症状消失 6 天后,粪便弧菌连续 3 次阴性为止,方可解除隔离。病人用物及排泄物需严格消毒,用加倍量的 20% 含氯石灰乳剂或 2%~3% 甲酚皂、0.5% 氯胺、"84" 消毒液消毒,病区工作人员须严格遵守消毒隔离制度,以防交叉感染。②休息:重型病人绝对卧床休息至症状好转。③饮食:剧烈泻吐暂停饮食,待呕吐停止、腹泻缓解,可给流质饮食。病人可耐受的情况下缓慢增加饮食。④液体补充(霍乱基础治疗):轻型病人可口服补液,重型病人需静脉补液,待症状好转后改为口服补液。⑤标本采集:病人入院后立即采集呕吐物、粪便标本,送常规检查及细菌培养,注意标本采集后要立即送检。⑥密切观察病情变化:每 4 小时测生命体征 1 次,准确记录出入量,注明大小便次数、量和性状。

(2) 对症治疗:①频繁呕吐者可给予阿托品;②剧烈腹泻者可酌情使用肾上腺皮质激素;③肌肉痉挛时可静脉缓注 10% 葡萄糖酸钙、热敷、按摩;④周围循环衰竭者,在大量补液纠正酸中毒后血压仍不回升时,可用间羟胺或多巴胺药物;⑤尿毒症者应严格控制液体入量,禁止蛋白质饮食,加强口腔及皮肤护理,必要时协助医师做透析疗法。

(3) 抗菌治疗:此种方式仅作为液体疗法的辅助治疗。应用抗菌药物控制病原菌后能缩短病程,减少腹泻次数和迅速从粪便中清除病原菌。近年来已发现四环素的耐药菌株,但对多西环素仍敏感。

4. 预防措施

(1) 管理传染源:设置肠道门诊,及时发现、隔离病人,做到早诊断、早隔离、早治疗、早报告。对接触者需留观 5 天,待连续 3 次大便阴性方可解除隔离。

(2) 切断传播途径:加强卫生宣传,积极开展群众性的爱国卫生运动,管理好水源、饮食,处理好粪便,消灭苍蝇,养成良好的卫生习惯。

(3) 保护易感人群:积极锻炼身体,提高抗病能力,可进行霍乱疫苗预防接种。

三、常见中毒的处理

中毒具有来势猛、变化快、病情重的特点,因此要求接诊的社区医护人员分秒必争,快速作出诊断并提出正确治疗方案。其基本处理原则是,切断毒源,使中毒病人尽快脱离有毒环境。组织毒物的继续吸收,及早洗胃、导泄、清洗皮肤和吸氧,必要时采用透析病人血浆置换等方法;迅速消除威胁生命因素,凡是心搏和呼吸停止的应迅速实施心肺复苏,对休克、严重心律失常、中毒性肺水肿、呼吸衰竭、脑水肿等对症救治;尽早明确毒物接触史,接触史包含毒物的名称、理化性质与状态、接触时间和吸收量及方式。若不能立即明确,须及时留取洗胃液、呕吐物等可疑染毒物送检。当中毒的毒物不明时,以对症处理为先和早期器官支持为主。

（一）一氧化碳中毒的处理

一氧化碳（carbon monoxide，CO）俗称煤气，为无色、无臭、无味的气体，是含碳物质燃烧不全的产物。其中毒是指人体短期内吸入过量一氧化碳所造成的脑及全身组织缺氧性疾病，最终导致脑水肿和中毒性脑病。

1. 原因　生活用煤气外漏或冬季用煤气炉取暖时门窗紧闭，空气不流通导致一氧化碳积聚、一氧化碳中毒，使血红蛋白失去携氧能力，造成重要器官与组织缺氧，神经细胞水肿、变性、坏死等损害。

2. 临床表现　分为轻中重度中毒，轻度中毒，头痛、头晕、四肢乏力、恶心、呕吐、心悸、感觉迟钝、表情淡漠、嗜睡及意识模糊等症状；中度中毒，除上述症状加重外，出现浅昏迷、瞳孔对光反射迟钝；呼吸、脉搏增快；多汗、颜面潮红、口唇呈樱桃红色等一氧化碳中毒的特征性表现；重度中毒，病人迅速陷入深昏迷，各种反射消失，呼吸减弱、脉搏微弱、血压下降、四肢厥冷、大小便失禁甚至呼吸停止。

3. 急救处理　①迅速脱离现场：一氧化碳比空气轻，救护者应匍匐入室，立即打开门窗通风，并迅速将中毒者移至空气新鲜处，解开领口、裤带，注意保暖；②保持呼吸道通畅：及时清除分泌物，轻度中毒者一般经吸入新鲜空气后即可好转。昏迷者取平卧位头偏向一侧；③氧气疗法：中、重度中毒者，给予高流量持续吸氧及高压氧舱治疗；④转院治疗：严重一氧化碳中毒病人，应及时转诊上级医院治疗。转院途中应高流量给氧，遵医嘱给予20%甘露醇快速静脉滴注，配合头部物理降温。⑤观察病情：严密观察病人的体温、脉搏、呼吸、血压及心率变化。如有脑水肿、肺水肿、心力衰竭、休克等并发症应及时通知医师；心搏、呼吸骤停者立即行心肺复苏。

4. 预防措施　注意热水器或煤气正确的使用及保养方法，并注意是否呈完全燃烧状态。若产生红色火焰，则表示燃烧不完全，产生的一氧化碳较多；若产生蓝色火焰，则燃烧较完全，产生的一氧化碳则较少；使用热水器、煤气灶具前应先闻有无煤气味，确定是否漏气，切勿安装于密闭浴室或通风不良处；自动点火的煤气连续点火未燃烧时，应稍等片刻，让已流出的煤气放散后再点火；注意检查连接煤气灶具的橡皮管是否松脱、老化、破裂、虫咬，防止漏气；居室内用煤火炉，要安装烟道密闭完全的烟囱，用炭火盆取暖时要注意空气流通；不在门窗紧闭、开启空调的汽车内休息，空调车在未行驶时不可将车窗全部关闭。

（二）有机磷农药中毒的处理

有机磷农药中毒（organophosphorus pesticide），指有机磷类农药进入人体，与体内胆碱酯酶结合，抑制胆碱酯酶活性，导致乙酰胆碱积聚而引起的以毒蕈碱样作用、烟碱样作用和中枢神经系统症状为主要表现的全身性疾病，严重者可因呼吸衰竭而死亡。

1. 原因　分为职业性中毒，因在生产、运输、使用过程中不遵守操作规程或不注意个人防护所致，导致有机磷农药经皮肤或呼吸道途径吸收中毒；生活性中毒，多为误服、自服或食用被农药污染的瓜果、蔬菜所致，常以口服中毒途径为主。

2. 临床表现　急性中毒发病时间与毒物侵入途径密切相关，经皮肤接触吸收中毒者，症状常在2~6小时内出现；经呼吸道吸入或口服者，可在数分钟或数10分钟内出现。

（1）毒蕈碱样症状（M样症状）：表现为平滑肌痉挛和腺体分泌增加，如恶心、呕吐、腹痛、腹泻、多汗、流涎、支气管痉挛、呼吸道分泌物增多、呼吸困难，还可出现瞳孔缩小、心率减慢、血压下降等，严重者出现肺水肿。

（2）烟碱样症状（N样症状）：表现为全身骨骼肌痉挛性收缩所致的肌束颤动、牙关紧闭、抽搐、全身紧束感，而后发生肌力减退、呼吸肌麻痹，直至呼吸衰竭。

（3）中枢神经系统症状：头晕、头痛、乏力、共济失调、躁动不安、意识模糊、语言障碍、昏迷、呼吸抑制等。可嗅到大蒜样气味（敌百虫中毒除外）、全血胆碱酯酶活性测定是确诊有机磷农药中毒及观察疗效、判断预后的最重要指标。

阅读笔记

3. 中毒程度　分为轻中重度中毒,轻度中毒,以 M 样症状为主,可有恶心、呕吐、出汗、流涎、瞳孔缩小及头晕、头痛等症状,血胆碱酯酶活力为 50%~70%。中度中毒,除上述症状加重外,还伴有 N 样症状,出现肌纤维颤动、瞳孔明显缩小、轻度呼吸困难、大汗淋漓、意识清楚或轻度障碍,血胆碱酯酶活力为 30%~50%;重度中毒,除上述症状加重外,病人还出现肺水肿、呼吸肌麻痹、脑水肿、昏迷等,血胆碱酯酶活力为 30% 以下。

4. 急救处理　①脱离现场:迅速将病人脱离中毒现场,立即脱去被污染的衣服、鞋帽等。②清理污物:用大量生理盐水、清水或肥皂水(敌百虫中毒者禁用)清洗被污染的头发、皮肤、手、脚等处。③催吐、洗胃:口服中毒者应尽早催吐及洗胃,可用清水或 1∶5000 高锰酸钾溶液(对硫磷中毒者禁用)或 2% 碳酸氢钠溶液(敌百虫中毒时禁用)洗胃。直至洗出液清晰无农药气味为止。如无洗胃设备而病人又处于清醒状态时,可帮助中毒病人饮服大量温水,同时刺激咽后壁催吐,如此反复多次进行,直至呕吐出的水达到要求为止。此法简便快速易行有效。④保持呼吸道通畅:吸氧、应用人工呼吸器等;肺水肿者应用阿托品、脑水肿者应用脱水剂等。

5. 预防措施　加强农药的管理,宣传农药的知识。建立使用规章制度,专人保管。家中存放应妥善安置,教育家人(尤其是儿童)勿乱动;禁止用剧毒类农药灭虱、蚊、苍蝇,禁止向人体或衣物上喷洒。使用农药工作人员应穿长筒靴和长袖衣、戴帽子和口罩,用毕换去衣服,彻底清洗皮肤;哺乳期妇女不宜接触农药;禁用农药的包装袋放置粮食或衣物;禁食被农药毒死的牲畜及家禽;发现可疑病人应立即送往医院救治。

（三）安眠药中毒的处理

一次服用或静脉应用大量镇静安眠药物,可引起急性药物中毒,主要临床表现都以中枢神经系统抑制为主。

1. 病因　大多数安眠药物中毒是由于自服、误服或他杀所致。

2. 临床表现　根据中毒药物的名称、剂量、服药时间等情况的不同,病人出现不同程度的精神、意识状态改变。严重中毒者可致呼吸、循环、神经系统功能障碍,肌力改变甚至死亡。

3. 急救处理　①遵医嘱使用解毒、减少毒物吸收等药物:催吐,防止中毒药物的进一步吸收,有条件者可行洗胃;应用药用炭及导泻剂(如硫酸镁等);利尿和(或)碱化尿液,加速已吸收药物的清除;应用中枢兴奋药,根据情况酌情使用贝美格、尼可刹米等;②对症处理:保持呼吸道通畅,吸氧、吸痰,呼吸衰竭者行气管内插管,必要时协助行气管切开;保持循环系统稳定,立即静脉输液;心搏停止者立即行心肺复苏;③血液净化治疗:对重度安眠药物中毒病人急救处理后应立即转院,进行血液净化治疗。

（四）酒精中毒的处理

急性酒精(乙醇)中毒,指饮酒所致的急性神经精神和躯体障碍。通常是指一次性饮大量乙醇类物质后对中枢神经系统的兴奋、抑制的状态。

1. 病因　一次大量饮酒可产生醉酒状态,是常见的急性酒精中毒。长期大量饮酒可导致大脑皮层、小脑、脑桥和胼胝体变性,肝脏、心脏、内分泌腺损害,营养不良,酶和维生素缺乏等。

2. 临床表现　分为四期,兴奋期,血乙醇浓度 >0.5g/L,头昏、乏力、自控力丧失,自感欣快,语言增多,有时粗鲁无礼,易感情用事。颜面潮红或苍白;共济失调期,血乙醇浓度 >1.5g/L,表情动作不协调、步态笨拙、语无伦次、眼球震颤、躁动、复视等;昏迷期。血乙醇浓度 >2.5g/L,表现为昏睡、颜面苍白、体温降低、皮肤湿冷、口唇微绀。严重者深昏迷甚至可因呼吸衰竭而死亡。

3. 急救处理　一般处理:迅速催吐,然后用 1% 碳酸氢钠溶液洗胃;保持呼吸道通畅,建立静脉通道,高流量吸氧,保持血氧饱和度 95% 以上;对症处理:昏迷或昏睡者,肌内注射苯甲酸钠咖啡因;吸衰竭者,可肌内注射可拉明 0.375g 或洛贝林 9mg;脑水肿者,给予脱水剂,并限制入液量;必要时透析治疗,迅速降低血中酒精浓度。

4. 预防措施　宣传教育,开展反对酗酒的宣传教育,加强文娱体育活动;良好生活方式:

阅读笔记

饮酒时做到"饮酒而不醉"的良好习惯,切勿以酒当药,以解烦愁、寂寞、沮丧和工作压力等;饮食规律:饮酒时不应打乱饮食规律,切不可"以酒当饭",以免造成营养不良;科学除瘾,一旦成瘾,应迅速戒酒,对戒断综合征应细心照料,重者必须入院治疗。可应用抗饮酒药物,如戒酒硫和呋喃唑酮以中止饮酒,对酒产生厌恶感;健康生活,在酒精中毒性精神病病人戒酒及症状明显好转之后,应帮助他们解决人际关系问题等,并使他们取得社会性康复。

四、社区突发灾害的急救处理

我国属自然灾害多发国家,灾害多突然发生,造成破坏大、人员伤亡多,因此社区灾害救护工作具有突击性、复杂性、连续性等特点。社区救护护士应听从统一指挥,帮助居民尽快脱离危险区域。同时,注意与各个救援团体间的相互协调,严格遵守相关法规要求,并做好救护现场中的自身安全。此外,灾害的性质不同,受伤特点也不同。如台风、地震灾害多见的是头部、四肢伤、骨折和内脏损伤、挤压伤和烧伤。因此社区护理人员应根据不同创伤类型采取相应的急救护理措施。救治过程中应遵循的基本原则为:先排险后施救、先重伤后轻伤、先施救后运送、急救与呼救并重、转送与监护急救相结合。

(一) 挤压伤的急救护理

挤压伤(crush syndrome)指四肢或躯干的肌肉丰富部位受到重物长时间挤压,造成肌肉组织缺血坏死,严重时出现肌红蛋白尿、代谢性酸中毒、高钾血症和氮质血症等,并以急性肾衰竭为特点的临床综合征。

1. 原因　交通及生产事故、自然灾害、战伤和医源性因素等都可导致挤压伤。

2. 临床表现

(1) 局部表现:伤后肢体肿胀,受压部位有压痛,当外部压力解除后,看见局部有软组织压痕、挫伤和软组织肿胀,并迅速加重,一般持续4~5天。临床需要特别注意"5P"征象,即疼痛(pain)、感觉异常(paresthesia)、麻痹(paralysis)、无脉(pulselessness)、苍白(pallor)。

(2) 全身表现:应激性体温升高、食欲缺乏、乏力、尿少等;重者可有创伤性休克、器官功能不全(如急性呼吸窘迫综合征、急性肾衰竭、应激性溃疡),甚至多系统器官衰竭。

3. 急救处理

(1) 祛除挤压:尽快解除事故现场中压迫的重物,解除压迫后,立即采取伤肢制动,以减少组织分解毒素的吸收及减轻疼痛。

(2) 及时救治:进行生命体征的检查,以及检查有无开放性外伤,并应根据现场条件进行初步处理。同时,应寻求医疗帮助,并尽可能早地将病人转运至最近的医疗场所。

(3) 保护伤部:要让伤肢尽量暴露在凉爽空气中,或用冷水或冰块冷敷受伤部位,以降低组织代谢,减少毒素吸收。

(4) 处理伤口:对于被挤压的肢体有开放性伤口出血者,应进行止血,但禁忌加压包扎和使用止血带进行止血。

(5) 观察病情:严密观察有无呼吸困难、脉搏细数、血压下降的病情变化,积极防治休克,及时送院救治。对于挤压伤的病人,应例行检查是否有小便排出,及早发现肌红蛋白尿(尿液呈茶褐色、红棕色)。凡受挤压超过1小时的伤员,一律要饮用碱性饮料,既可利尿,又可碱化尿液,避免肌红蛋白在肾小管中沉积。

(6) 截肢处置:及时了解截肢适应证,给予相应处理。截肢适应证:一是适应于伤肢毁损严重,无血液循环或严重血运障碍,估计保留后无功能者。二是适应于全身中毒症状严重,经切开减张等处理,不见症状缓解,并危及生命者。三是适应于伤肢并发特异性感染,如气性坏疽等的伤者。

(7) 透析治疗:对挤压综合征病人,一旦有肾衰竭的证据,应及早进行透析治疗。透析可以

阅读笔记

明显降低由于急性肾衰竭的高钾血症等造成的死亡。

4. 预防措施　增强伤员对创伤的预防观念，加强灾害等安全教育；做好组织和宣教工作，普及创伤的防护知识，一旦有创伤发生，能进行有效自救、互救和他救。

（二）烫伤和烧伤的急救护理

烫伤和烧伤是生活中最常见的损伤，儿童、老年人、孕妇及偏瘫病人等是平时发生烫伤、烧伤的高危人群。

1. 原因　烧（烫）伤在生活中比较常见，伤者多由热力烫伤，如开水、热粥、热汤、热油、热蒸汽等。火焰、电力、化学烧伤也时有发生。

2. 临床表现　烧（烫）伤根据受伤严重的程度分为三度。Ⅰ度烧伤：局部红斑、疼痛，1 周内可以痊愈，不留瘢痕。浅Ⅱ度烧伤：局部剧烈疼痛，感觉过敏，有水疱，基底红肿。经过治疗并无感染时，2 周内可以痊愈，一般不留瘢痕。Ⅱ度烧伤：局部感觉迟钝，水疱可有可无，基底苍白，有猩红色斑点和水肿，干燥后可见网状栓塞血管。如治疗得当，1 个月左右可痊愈，常留有瘢痕。Ⅲ度烧伤：可损伤皮肤、肌肉、骨骼，局部呈蜡白、焦黄色或炭化，感觉消失。焦痂一般 2 个月左右脱落，形成鲜嫩的肉芽组织创面。因皮肤及其附件已全部烧毁，无上皮再生来源，故必须靠植皮才能愈合。只有很局限的小面积Ⅲ度烧伤，才有可能靠周围健康皮肤的上皮爬行而收缩愈合。严重烧（烫）伤者除局部创面外，还可以发生休克。

3. 急救处理

（1）迅速消除致病原因：被火焰烧伤者，迅速离开致伤现场，如衣服还在燃烧，可以令其就地卧倒翻滚，切勿呼喊、奔跑，以免助长燃烧引起呼吸道烧伤。被沸水、热蒸汽、热油等烫伤，应立即将烫伤的肢体浸于清洁的冷水中或用自来水冲洗，以便迅速局部降温，减少和防止组织损伤。被化学物质烧伤时，强酸烧伤者用大量清水或 3%~5% 碳酸氢钠冲洗创面。强碱烧伤者用大量清水或 1%~2% 醋酸冲洗创面；生石灰烧伤者应先去净石灰粉粒后，再用大量清水冲洗。

（2）保护创面：剪除已粘连在创面上的衣服，再用无菌敷料或清洁的被单覆盖，尽快送医院救治。烧（烫）伤的伤面不可涂抹任何药物，更不可在伤处涂抹酱油、香灰等物，以免造成伤口的污染。

（3）保持呼吸道通畅：注意有无呼吸道烧伤，清除口、鼻腔分泌物和异物，呼吸困难者尽快去除原因、吸氧，必要时建立人工气道。

（4）预防休克：较大面积的烧（烫）伤，常伴有体液的大量丢失，应尽早补充液体，可口服饮料或静脉补液，并及时转送医院救治。

4. 预防措施　普及防火、灭火及自救、互救常识，积极预防烧（烫）伤事件的发生。鼓励康复期伤员参与一定的家庭、社会活动，指导其保护皮肤，防止紫外线、红外线的过度照射，瘢痕组织应避免持续机械刺激。

（三）多发伤的急救处理

多发伤（multiple injuries），是指在同一伤因的打击下，人体同时或相继有两个或两个以上解剖部位的组织或器官受到严重创伤，其中之一即使单独存在也可能危及生命。一般来说，对生命不构成严重威胁的伤情，如单纯的四肢骨折不伴休克或单纯的椎体压缩性骨折等不属多发伤范畴。

1. 原因　多发伤以交通事故、高空坠落、爆炸等多见。据美国一项调查显示调查，汽车相撞事故中多发伤占 65%，爆炸事故中多发伤占 72%。值得注意的是，一些重大灾害事故如地震引起的房屋倒塌、恐怖袭击引起的大爆炸等所造成的重大伤亡中，多发伤所占比例也很高。如在"5·12 四川汶川特大地震"的救援中发现，多发伤高达 70% 以上。多发伤最常见的损伤部位是四肢和头部，其次为胸部及腹部。

2. 多发伤临床特点　应激反应严重：由于神经 - 内分泌反应，机体处于高代谢、高动力循

阅读笔记

环、高血糖、负氮平衡状态,内环境严重紊乱;休克发生率高:易发生低血容量性休克,尤其是胸腹联合伤。早期发生严重低氧血症:合并严重胸外伤者常见;感染发生率高:创伤应激激发SIRS(全身性炎症反应综合征),导致机体免疫功能特别是细胞免疫功能受到抑制,机体易感性增高伤口污染严重,肠道细菌移位,以及侵入性导管的使用,易产生耐药菌和真菌的感染;易发生多器官功能衰竭:衰竭的脏器数越多,死亡率越高。

3. 急救处理

(1) 现场急救:关键是气道开放、心肺复苏、包扎、止血、抗休克、骨折固定及安全转送到医院。

(2) 生命支持:在急诊抢救室对多发伤伤员进行生命支持,首先对伤员进行迅速全面的粗略检查,迅速判断伤员有无威胁生命的征象,注意伤员是否有呼吸道梗阻、休克、大出血等致命征象。心搏、呼吸骤停者,应立即进行心肺复苏,神志昏迷者,应保持呼吸道通畅,并观察记录神志、瞳孔、呼吸、脉搏和血压的变化。

(3) 再评估与处置:在伤员的致命征象窒息、休克及大出血得到初步控制后,就必须进行进一步检查与处理。重点查明腹膜后脏器损伤、继发颅内、胸腹内出血等。当伤员生命体征稳定或基本稳定后,应进一步处理各系统脏器的损伤。

(4) 转送原则:①优先运送伤情严重但救治及时可以存活的病员。②运送途中应不间断地实施维持生命的救护。③运送伤员要注意正确体位。④保持创面清洁,尽量减少感染机会。⑤注意骨折的固定和伤肢的血运情况。⑥严密观察病情变化,随时做好医疗记录,并保管好医疗档案。

4. 预防措施   平时注意工作和交通安全,发生意外情况时应尽快脱离危险环境;通过网络、书籍、刊物向社区人员进行教育,增强其安全意识;平时应熟悉常见创伤的急救方法。

(四) 误吸的急救处理

误吸(aspiration)是指来自胃、食管、口腔或鼻的物质从咽进入气管的过程。这些物质可以是固体,如食物或异物,也可以是液体,如血液、唾液或胃肠内容物。

1. 原因   呕吐或反流是胃内容物误吸的原因。异物吸入是儿童(1~3岁)和成人呼吸道梗阻的原因之一,儿童吸入的异物有食物(如坚果)和非食物物体(硬币、珠子),而成人吸入的异物主要为食物(肉、鱼刺)或胃内容物等。

2. 临床表现   误吸主要导致急性呼吸道梗阻、吸入性肺不张、吸入性肺炎。

3. 急救处理

(1) 气道通畅:迅速将病人头转向一侧,清理呼吸道内异物。施救者可从病人背后将双手交织于病人腹部前,突然用力将其腹部压向背部,使其腹内压增高,致膈肌上抬,增加肺内压,逼出异物。

(2) 合适体位:若气道不完全阻塞,可立即将病人处于头低脚高位,用力猛拍其背部,使病人将阻塞物咳出。

(3) 气管插管:上述处理无效,应立即行气管插管,吸出或取出阻塞物。

(4) 环甲膜穿刺或切开:若为完全性喉部阻塞,应立即用粗针头在颈部正中环状软骨与甲状软骨间的三角间隙,行环甲膜穿刺术或环甲膜切开术,以便暂时部分缓解病人呼吸困难。

4. 预防措施

(1) 科学进食:及时评估病人的病情、体力、吞咽、咳嗽反射、咀嚼功能、意识状态等,根据病情选择进食途径,可选择经口进食或插胃管鼻饲进食。

(2) 合理的饮食及卧位:提供给病人容易吞咽的食物,依据病人的咀嚼、吞咽功能和意识状态,食物选择应从全流食逐渐向半流食和普食过渡。进食时病人应端坐或半坐卧位,进食后采取右侧卧位。

阅读笔记

(3) 饮食指导:协助病人进食,掌握喂食技巧。每日量不宜太多,喂食期间指导病人细嚼慢咽,不催促病人,保证充足的时间咀嚼和吞咽食物。同时,观察食物是否被顺利咽下、病人是否出现呛咳。

(4) 拔管护理:气管插管拔管后2小时内不宜进食,拔管后根据病情留置胃管1~3天。拔胃管前饮水,观察吞咽功能恢复情况,有吞咽者才可拔除胃管,经口进食。

(5) 呼吸锻炼:鼓励病人咳嗽、排痰和做呼吸锻炼,以利于保护性生理反射的恢复,协助排痰,保持呼吸道通畅,预防误吸的发生和减轻因误吸造成的不良后果。加强监护、抢救意识,随时做好抢救准备。

最新研究成果

地震灾害救援卫生信息系统的研究
——信息技术在地震监测中的应用

自2003年SARS暴发流行后,我国开始并重视公共卫生事业的发展,并大力推进公共卫生信息平台的建立。公共卫生信息系统包括对疫情和突发事件的监测、突发公共卫生应急指挥、医疗救治信息、健康危险因素监测、重点控制疾病监测等方面。公共卫生信息平台中区域性卫生信息数据具有空间分布的特点,其数据处理是依托地理信息系统(GIS)来完成的。

GIS是20世纪60年代后期发展起来的介于信息科学、空间科学和地球科学之间的一个交叉学科,它是在计算机硬件与软件支持下,运用系统工程和信息科学的理论,科学管理和综合分析具有空间内涵的地理数据,以提供对规划、管理、决策和研究所需信息的空间信息系统。

我国的地震灾害分布也具有较为明显的地域性,一些学者还利用GIS对其进行了区划。我们可以将区域分布与公共卫生信息系统进行信息整合,从而得到地震多发地区传染病、流行病、地方病等的分布情况。同时还可纳入这些地区的地质、水文和气象等信息数据。这样,一旦有灾情发生,救援部队可通过该信息系统快速查询出该地区的地质、水文数据,自然疫源性疾病分布等卫生数据,从而有针对性地携带相应的药品、疫苗或卫生装备,并向救援官兵告知注意事项,提前做好防预准备,可大大降低不必要的健康损害。同时,还可以结合灾害类型、气象数据等,预先估计灾区环境情况,合理制订救援方案,确定水源选择目标等,更有力地保障救援工作的推进。

小结

随着经济的全球化,人民的经济、政治、文化等往来日益密切,而经济的快速发展也对人类生态环境的破坏日趋严重。因此,突发公共卫生事件发生率日益频繁。社区卫生服务机构作为突发公共卫生事件发现、报告的前沿阵地,是疾病预防和救治的重要力量。因此,应对突发公共卫生事件的医疗应急能力对于指导合理配置卫生资源、加强卫生行政、疾病预防控制、卫生监督机构建设和增强医疗急救水平具有十分重要的意义。

然而,就我国当前的应对措施和应对实力来看,还存在许多的不足,提高我国应对突发公共卫生事件的能力已时不我待。因此,建设一支实践经验丰富、技术过硬、训练有素的社区医务人员已经成为共识,同时对社区突发公共卫生事件的相关理论及实践的研究和探索对我国社区应对突发事件的发展具有深远的现实意义。

(刘喜文)

阅读笔记

思考题

1. 2012 年 8 月 13 日晚上 23 时,家住某市城南区的李某出现发热、腹痛、腹泻、恶心、呕吐等症状,被家人送往该社区服务中心进行就诊。检查发现:体温 39.5℃,腹部有压痛,大便为水样便,带有黏液。此后,不断有周围居民出现同样的症状。到 16 日夜间 12 时,同辖区内共有 59 户,117 人因相似的症状体征到医院或门诊观察治疗。

(1) 作为一名社区值班护士,在治疗护理的过程中应该采取的紧急应对措施有哪些?

(2) 根据此次事件的发生情况,如何向上级单位汇报?

2. 据统计,近十几年来,我国平均每年因自然灾害、事故灾难、社区突发公共卫生和社会安全事件造成的非正常死亡人数 >20 万人,伤残 >200 万人。社区公共卫生事件发生 25 462 起,造成 385 人死亡、6.3 万人发病。社会安全事件发生 478.8 万起,造成 7.2 万人死亡,直接经济损失约 444.8 亿元。全年仅自然灾难、事故灾难和社会安全事件造成的直接经济损失就超过了 4552 亿元。请回答:

(1) 突发公共卫生事件有哪些特点?

(2) 我国的突发事件管理存在着哪些问题?

(3) 如何降低突发公共卫生事件对社区居民生活的影响?

阅读笔记

第十章　农村社区卫生服务与护理

社区情景

在某省西北部的农村地区,据调查发现:该村地处偏远高寒山区,距离县城有 100 多公里,暂没有通公路,村民外出主要靠步行。该村属于少数民族居住地,全村共有人口 4 千多人,其中 25% 为苗族,46% 为土家族。由于该村青壮年大部分外出打工,留在家的主要是老人和儿童,其中 60 岁以上的老人占 20%。该村有学龄儿童 50 多人,大部分由爷爷和奶奶照顾。村里没有学校,孩子们每日需步行 2 小时左右到附近的学校就读。对该村在校就读学生的营养状况调查显示:营养不良问题比较严重,男女生的发生率都高达 11.69%~16.71%。此外,调查还发现,该村学生的心理问题比较突出,经常感到烦躁占 46.0%、孤独占 39.8%、闷闷不乐占 37.7%,经常无缘无故发脾气占 19.7%。

作为社区护士,你认为当前导致该村学生营养不良、心理问题的原因有哪些? 哪些社会环境因素可能会对学生的营养和心理状况造成影响? 应该采取哪些有效措施促进农村地区儿童和青少年的健康?

我国是以农业为主的国家,农村人口的卫生问题对我国卫生事业的全面发展有着重要影响。20 世纪 60~70 年代,具有中国特色的三级预防保健网对农村卫生事业的发展作出了积极贡献,农村传染病得到了有效预防和控制,缺医少药的状况得到改善,居民健康水平和平均期望寿命也有了很大提高。但随着农村居民生活环境、劳动环境和生活习惯的变化,慢性非传染性疾病患病率上升,受重大传染病和地方病的危害仍然很严重;与此同时,农村居民的需求呈现多元化发展,对健康越来越关注,对医疗卫生的需求不断增长。而我国农村整个医疗卫生服务体系的建设与城市相比仍然滞后,加上我国农村人口大量向城市转移、农村社区常住居民多为老年和儿童、农村高素质卫生服务人才缺乏等因素,我国农村卫生事业面临了新的挑战。

阅读笔记

第一节　概　述

一、农村及农村人口的概念

(一) 农村的定义

农村,相对于城市的称谓,指农业区,有集镇、村落,以农业产业(自然经济和第一产业)为主,包括各种农场(包括畜牧和水产养殖场)、林场(林业生产区)、园艺和蔬菜生产基地等。

在不同的国家、不同时期、不同地区,对农村的定义有所不同。例如:美国,1950 年以前规定,凡是人口在 2500 人以下的、没有组织成自治单位的居住地就算农村;1950 年以后规定,不论其是否组织成自治单位,凡人口在 2500 人以下或人口在每平方英里 1500 人以下的地区及城市郊区都算作农村。欧洲各国一般以居住地在 2000 人以下者为农村。

农村同城市相比有如下特点:①人口稀少,居民点分散在农业生产的环境之中,具有田园风光;②家族聚居的现象较为明显;③工业、商业、金融、文化、教育、卫生事业的发展水平较低。

(二) 农村人口

农村人口是指居住在农村的人口总和,包括广义的农业人口和与农村有关的非农业人口。因受地理位置、环境和经济状况等影响,我国农村人口分布不均衡。农村人口分布最集中的是江苏省,人口密度高达每平方公里 554 人。最稀疏的是西藏,人口密度每平方公里只有 1.6 人。改革开放以来,由于受社会经济体制和产业转型的影响,我国农村人口的结构也发生了变化。

1. 年龄结构　2010 年,我们农村老年人口约 8000 多万,占农村总人口数的 7.74%。预计到 2020 年,农村老年人口将达到 1.2 亿人,占农村总人口的 9.98%。由于农村外出人口以青壮年为主,留下了大量老年人口从事农业生产或养老。同时,许多父母双方均常年在外务工或父母中有一方阶段性外出务工,形成的农村留守儿童总体比例偏高。调查显示,农村留守儿童占农村儿童 28.52%,占全国儿童 21.88%。

2. 性别结构　据 2010 年第六次全国人口普查数据显示,我国农村人口中存在男女比例失调现象,男女性别比为 118.06∶100。

3. 素质结构　人口素质也称为人口质量,是指在一定的历史条件下人口的结构和组合状态所表现的各种社会功能和影响力。我国农村人口的文化教育程度普通偏低,有调查显示,在各教育层次中,受初中教育的人口数量最多,所占比重最大,达 61.08%;其次是受小学教育,占 20.85%;而大中专以上的人口所占的比重则很小,仅占 3.43%。身体素质是人口素质的重要方面,由于农村医疗保健事业滞后于社会经济发展,加之农村居民的经济收入较低,导致小病不去看,大病看不起,因病致贫,因病返贫的家庭占贫困家庭很大的比重。据第四次国家卫生服务调查结果显示:经医生诊断需住院而未住院的比例农村为 20%,其中医生诊断需住院而病人未住院的主要原因是"经济困难"的占 70.3%;疾病或损伤导致农村家庭贫困的比例为 37.8%。而且,由于农村居民的某些固有特征,其面临的健康风险或承受疾病的威胁更大,如农业、林业、采矿业,从业者多是农民,可能会接触到有毒的化学物质和危险的自然物质,受外伤的比例也会增加。

总之,我国农村人口结构存在的人口老龄化、留守儿童多、人口性别比例失调、素质结构不高等问题。构建我国新型农村卫生服务体系,提高农村人口的健康水平和生活质量,显得更为迫切,也面临着巨大的挑战。

(三) 农村社区

农村社区是指由从事农业生产的稀疏人口,按照不同的社会关系在一定的区域内构成

阅读笔记

的社会组织团体。这在很长的一段时期内是人类进行各种活动的一种主要形式。在经济快速发展的今天，在我国乃至世界仍有很大一部分人居住生活在农村社区。农村社区是以农业生产关系为纽带，由一定数量的人、固定的场所、必要的生产和生活设施、在共同的社区管理机构管理下，以社区居民的认同感联结在一起的社会实体。

二、我国农村卫生服务体系

我国农村卫生服务体系由县乡村三级卫生服务网、乡村医生队伍和农村合作医疗制度组成。农村三级卫生服务网络是适应我国社会经济发展实情和农村人群需求的产物，以农村人口为主要服务对象，承担着基本医疗、预防保健、健康教育等基本功能的具有中国特色的农村卫生服务体系。

2006 年 8 月颁布的《农村卫生服务体系建设与发展规划》中指出：农村卫生服务体系以公有制为主导、多种所有制形式共同发展和完善，由政府、集体、社会和个人举办的县、乡、村三级医疗卫生机构组成，以县级医疗卫生机构为龙头，乡(镇)卫生院为中心，村卫生室为基础。主要包括县医院、县中医院、民族医院、县疾病预防控制机构、县卫生执法监督机构、县妇幼保健机构、乡(镇)卫生院、村卫生室及其他卫生服务机构等。2010 年，《关于推进乡村卫生服务一体化管理的意见》中指出：在乡村一体化管理中，乡镇卫生院受县级卫生行政部门的委托，负责履行本辖区内卫生管理职责，在向农村居民提供公共卫生服务和常见病、多发病的诊疗等综合服务的同时，承担对村卫生室的管理和指导职能；村卫生室承担行政村的公共卫生服务及一般疾病的初级诊治工作。

1. 县医院　全县的医疗和业务技术指导中心，负责基本医疗及危重急症病人的抢救，接受乡和村两级卫生机构的转诊，并对其卫生技术人员组织进修培训、业务技术指导，并开展教学科研工作。

2. 县中医医院(民族医院)　农村中医药(民族医药)医疗、预防和保健中心，承担农村中医药(民族医药)预防保健和基本医疗等任务，接受乡和村两级卫生机构的转诊，承担中医药(民族医药)诊疗技术的挖掘整理和适宜技术推广、乡村中医药(民族医药)人员培训及业务指导等任务。

3. 县妇幼保健机构　包括县妇幼保健中心和生殖保健中心，承担妇幼保健、生殖保健和妇女儿童健康信息监测等任务，并负责乡和村两级的业务技术指导，受县级卫生行政部门委托，承担妇幼保健的综合协调与管理职责。

4. 县疾病预防控制机构　是全县疾病预防控制的技术管理与指导中心，承担疾病预防和控制、计划免疫、卫生检验、公共卫生健康危害因素监测、卫生信息服务和相关业务技术指导与咨询等，负责传染病和各类中毒等突发公共卫生事件的调查、报告和应急处理以及对乡村两级卫生人员的培训、监督指导等。

5. 县卫生执法监督机构　依法承担辖区内公共卫生、健康相关产品、医疗卫生机构和卫生服务人员的卫生监督执法任务，协助卫生行政部门对突发公共卫生事件进行应急处理。

6. 乡(镇)卫生院　是农村三级卫生服务网的中心，按功能分为一般卫生院和中心卫生院。①一般卫生院：提供预防、康复、保健、健康教育、基本医疗、中医、计划生育技术指导等综合服务，承担辖区内公共卫生管理和突发公共卫生事件的报告任务，负责对村级卫生组织的技术指导和村医的培训等；②中心卫生院：除具有一般卫生院的功能外，还是一定区域范围内的医疗服务和技术指导中心。

7. 村卫生室　是农村三级卫生服务网的最基层单位，承担传染病疫情报告、计划免疫、妇幼保健、健康教育、常见病和多发病的一般诊疗和转诊服务以及康复等工作。

8. 社会和个人举办的其他医疗卫生机构　是农村卫生服务网络的组成部分，除提供医疗

阅读笔记

服务外,也可以承担预防保健任务。

三、相关制度与政策

农村卫生制度主要包括农村卫生管理体制、农村卫生服务提供体制、农村健康保障制度等。农村卫生管理体制是从属于整个宏观经济管理体制的一种区域性行业管理体制,是在组织与开展农村卫生服务的各项活动中,确定卫生部门与其他部门之间、卫生部门内部各系统之间的关系以及卫生行政主管部门与医疗卫生单位之间的权限、职责和利益关系的一系列制度、管理方式方法的总称。农村卫生服务提供体制是指农村卫生服务提供者的组织体系,包括:体系内部各组成部分之间的相互关系及其为农村居民提供各种卫生服务活动,改善和促进居民健康所拥有的权利、义务等方面的规定。农村健康保障制度主要包括新型农村合作医疗和医疗救助。

为改善农村的健康状况,推进农村卫生体制的改革与发展,我国先后出台了一系列制度与政策,包括积极推进新型农村合作医疗制度,改革和完善农村卫生管理体制、运行机制和投入机制,加强农村卫生服务人员队伍建设等。

1. 关于进一步加强农村卫生工作的决定　2002 年 10 月,中共中央、国务院下发了《关于进一步加强农村卫生工作的决定》,其中明确提出:根据全面建设小康社会和社会主义现代化建设第三步战略目标的总体要求,到 2010 年,在全国农村基本建立起适应社会主义市场经济体制要求和农村经济社会发展水平的农村卫生服务体系和农村合作医疗制度。具体目标包括:建立基本设施齐全的农村卫生服务网络,建立具有较高专业素质的农村卫生服务队伍,建立精干高效的农村卫生管理体制,建立以大病统筹为主的新型合作医疗制度和医疗救助制度,使居民人人享有初级卫生保健,主要健康指标达到发展中国家的先进水平,沿海经济发达地区要率先实现上述目标。

2. 关于建立新型农村合作医疗制度的意见　2003 年 1 月,国务院办公厅转发了卫生计生委、财政部、农业部《关于建立新型农村合作医疗制度的意见》,意见总结了我国合作医疗制度几十年实践经验,从农村经济和社会发展的实际出发,在化解疾病带来的经济风险、保障农村居民健康方面,进行了一系列制度创新,这既是新型合作医疗的开始,也标志着我国政府在农村居民健康保障方面承担了更多的责任。

3. 乡村医生从业管理条例　2003 年 7 月,国务院颁发了《乡村医生从业管理条例》,本条例主要适用于尚未取得执业医师资格或者执业助理医师资格,经注册在村医疗卫生机构从事预防、保健和一般医疗服务的乡村医生。对乡村医生的执业注册、执业规则、培训与考核、法律责任做出了具体规定,为提高乡村医生的职业道德和业务素质,加强乡村医生从业管理,保护乡村医生的合法权益,保障村民获得初级卫生保健服务起到了较好的推动作用。

4. 关于实施农村医疗救助的意见　2003 年 11 月,民政部、原卫生部、财政部联合颁布了《关于实施农村医疗救助的意见》,就农村医疗救助的目标和原则、救助对象、救助办法、申请和审批程序、医疗救助服务、基金的筹集和管理、组织与实施等作出了规定,并出台了《农村医疗救助基金管理试行办法》等配套文件,力争到 2005 年,在全国范围内基本建立起规范、完善的农村医疗救助制度。2006 年 6 月,民政部、原卫生部、财政部再次联合颁布《关于进一步完善城乡医疗救助制度的意见》,进一步完善了医疗救助制度,以满足困难群众的基本医疗服务需求。同时,明确用 3 年左右时间,在全国基本建立起资金来源稳定,管理运行规范,救助效果明显,能够为困难群众提供方便、快捷服务的医疗救助制度。

5. 农村卫生服务体系建设与发展规划　2006 年 8 月,原卫生部、国家中医药管理局、财政部等联合颁布了《农村卫生服务体系建设与发展规划》,该《规划》以完善农村卫生机构功能和提高服务能力为核心,以乡(镇)卫生院建设为重点,明确了通过加大投入,改善农村卫生机构的基础设施条件,改革管理体制和运行机制,加强卫生技术人员的培养等具体措施。

6. 关于推进乡村卫生服务一体化管理的意见　2010 年 3 月,原卫生部颁布了《关于推进乡村卫生服务一体化管理的意见》。乡村卫生服务一体化管理是指在县级卫生行政部门统一规划和组织实施下,以乡镇为范围,对乡镇卫生院和村卫生室的行政、业务、药械、财务和绩效考核等方面予以规范的管理体制。乡镇卫生院受县级卫生行政部门的委托,负责履行本辖区内卫生管理职责,在向农村居民提供公共卫生服务和常见病、多发病的诊疗等综合服务的同时,承担对村卫生室的管理和指导职能;村卫生室承担行政村的公共卫生服务及一般疾病的初级诊治等工作。通过实行乡村卫生服务一体化管理,达到合理规划和配置乡村卫生资源,规范服务行为,提高服务能力,以促进新农合制度的巩固和完善,推动农村医疗卫生事业健康持续发展,从而满足广大农村居民的医疗卫生需求。

7. 关于开展提高农村儿童重大疾病医疗保障水平试点工作的意见　2010 年 6 月,原卫生部颁布了《关于开展提高农村儿童重大疾病医疗保障水平试点工作的意见》,优先选择几种危及儿童生命健康、医疗费用高、经积极治疗预后较好的重大疾病开展试点,通过新农合和医疗救助等各项医疗保障制度的紧密结合,探索有效的补偿和支付办法,提高对重大疾病的医疗保障水平。建议试点工作可先从解决 0~14 周岁(含 14 周岁)儿童所患急性白血病和先天性心脏病两类重大疾病入手,优先选择儿童急性淋巴细胞白血病、儿童急性早幼粒细胞白血病、儿童先天性房间隔缺损、儿童先天性室间隔缺损、儿童先天性动脉导管未闭、儿童先天性肺动脉瓣狭窄等 6 个病种进行试点。

8. 乡镇卫生院管理办法(试行)　2011 年 7 月,原卫生部、财政部、人力资源社会保障部等 5 部门联合颁布了《乡镇卫生院管理办法(试行)》,该办法坚持乡镇卫生院的公益性质,明确了乡镇卫生院的功能和服务范围,规范了乡镇卫生院的管理,以保障乡镇卫生院能更好地为农村居民的健康服务。同月,国务院办公厅还颁布了《关于进一步加强乡村医生队伍建设的指导意见》,按照保基本、强基层、建机制的要求,从实际出发,明确乡村医生职责,改善执业场所,实现村卫生室和乡村医生全覆盖;将村卫生室纳入基本药物制度和新型农村合作医疗(以下简称新农合)门诊统筹实施范围,完善乡村医生补偿、养老政策,健全培养培训制度,规范执业行为,强化管理指导,提高乡村医生服务水平,为农村居民提供安全有效、方便价廉的基本医疗卫生服务。

9. 关于巩固完善基本药物制度和基层运行新机制的意见　2013 年 2 月,国务院印发了《关于巩固完善基本药物制度和基层运行新机制的意见》,从完善基本药物采购和配送、加强基本药物使用和监管、深化人事和收入分配改革、完善稳定长效的多渠道补偿机制、进一步提升基层医疗卫生服务能力、稳定和优化乡村医生队伍、加强基层医疗卫生服务监管等方面提出了具体要求。《意见》提出,要提高基层医疗卫生机构人员待遇,体现多劳多得、优绩优酬,收入分配向工作一线、关键岗位、业务骨干、贡献突出等人员倾斜。同时,《意见》要求,要将 40% 左右的基本公共卫生服务任务交由村卫生室承担,考核后将相应的经费拨付给村卫生室,充分发挥新农合对村卫生室的补偿作用。但由于我国乡村医生队伍总体学历低、执业(助理)医师少,整体素质和服务能力与农村居民健康需求相比还存在较大差距。同年 10 月,国家卫生计生委、国家发展改革委、教育部等 5 部门印发了《全国乡村医生教育规划(2011—2020 年)》,规划提出:到 2020 年,各省(区、市)建立健全与全面建成小康社会目标要求相适应的乡村医生教育培训制度,建立一支以中职(中专)及以上学历、执业(助理)医师为主体、整体素质基本满足村级卫生服务需求的合格乡村医生队伍。

10. 关于开展乡村医生签约服务试点的指导意见　2013 年 4 月,为进一步规范乡村医生服务内容,转变服务模式,国家卫生计生委颁布了《关于开展乡村医生签约服务试点的指导意见》,拟在农村地区探索开展乡村医生签约服务试点工作。意见指出:乡镇卫生院组织骨干医

阅读笔记

生划片包村,对签约乡村医生进行业务指导和考核,乡村医生是签约服务的第一责任人,负责对签约农村居民提供服务。应加强宣传,使农村居民在充分了解和自愿前提下与乡村医生签订服务协议。意见同时指出:应完善乡村医生签约服务激励机制,鼓励多劳多得、优绩优酬,并从补偿渠道、补偿方式、补偿标准上做出了具体规定。

11. 关于进一步加强乡村医生队伍建设的实施意见　2015 年 1 月,为进一步加强乡村医生队伍建设,夯实农村医疗卫生服务网底,国务院颁发了《关于进一步加强乡村医生队伍建设的实施意见》,以明确乡村医生的功能任务,改善乡村医生工作条件和执业环境,改革乡村医生服务模式和激励机制,落实和完善乡村医生补偿、养老和培养培训政策,加强医疗卫生服务监管,稳定和优化乡村医生队伍,全面提升村级医疗卫生服务水平。《意见》提出:通过 10 年左右的努力,力争使乡村医生总体具备中专及以上学历,逐步具备执业助理医师及以上资格,乡村医生各方面合理待遇得到较好保障,基本建成一支素质较高、适应需要的乡村医生队伍,促进基层首诊、分级诊疗制度的建立,更好保障农村居民享受均等化的基本公共卫生服务和安全、有效、方便、价廉的基本医疗服务。

第二节　农村社区护理理论与应用

我国农村地域广大,由于受农村人口结构和风俗习惯等因素影响,农村社区具有自身的特点。对农村社区护理相关理论及其模式的探讨,有利于指导农村社区护理实践的开展。

一、农村护理理论产生背景与主要观点

在与农村社区及居民建立伙伴关系,实施社区护理服务过程中,Long 和 Weinert(1999;1989)发展的农村护理理论,提供了有意义的指导。虽然这个理论出自于西方国家,但有许多与我国国情相似之处,为我们开展农村社区护理提供理论依据。该理论从健康、环境、护理和人四个方面分别指出了农村人口的一些关键特征,而且这些特征将影响护理服务的开展。其中主要包括工作的信念与健康、隔离与距离、自立、缺乏自我和内部的或外来的与老前辈或新来者的称号等。

1. 工作的信念与健康(works beliefs and health)　农村居民常认为健康就是能够工作。一个伐木工人,只要他能够工作,就认为自己是健康的。在他寻求医疗的专业帮助之前,他首先会尝试家里的补救措施或者采纳邻居的建议。只有当这些补救措施或者建议都没有效果的情况下,他才会去咨询医生。医疗可以让他重返工作,这是他寻求医疗服务的主要期望。很多学者在结合农村的现状和存在的健康危机,在描述农村的卫生服务方向中指出,农村居民往往由于其工作和健康的信念而导致他们对健康促进和疾病预防服务不感兴趣。

2. 隔离与距离(isolation and distance)　农村居民接受并适应隔离和距离。距离已融入他们的日常生活中,即便是住在很远的偏僻山村,他们也不会觉得与外界隔离或者无法获得医疗服务。农村居民通常期待并享受着 1~3 个小时的购物行程。他们也毫不犹豫地愿意花上一天的时间,送生病的朋友去很远的地方看医生。尽管有着良好的自我适应能力,但距离已经成为一个障碍,它增加了农村居民不能及时获得医疗服务直到发生重病的可能性。而且,往往因错过最佳的治愈和康复时机而延误了治疗。

3. 自立(self-reliance)　为了生存,隔离和距离要求居民具备很强的自立态度。在农村,无论是个人还是整个社区,都很容易看到自立被赋予高度评价。例如,一个农村社区想在当地建一所医院,他们会自己想办法募集所需要的资金。在自立与健康照护之间,也表现出农村居民一个显著特征,他们喜欢选择熟悉自己的医生看病,而对外来正规医疗机构的医务人员却予以排斥。同时,他们往往选择独立去解决健康和照护问题,例如,一位农村老人长期在家照顾瘫

阅读笔记

痪在床的妻子,而不是选择把她送到专业照护机构或寻求帮助。他尽自己最大努力给妻子喂饭、洗澡甚至更换压疮的敷料,每日承担着繁重的照顾任务,直到自己因肺炎不得不住进医院。

4. 缺乏自我(lack of anonymity) 农村社区通常毫无隐私可言,居民彼此都非常熟悉。每个人的个人生活和专长都平等地被他人所观察和评价。缺乏自我,不仅反映在护士与病人之间的关系上,也反映在农村的其他社会关系中,如家人、朋友和邻居。农村社区的医务人员对整个社区非常熟悉,隐私权是有限的。在农村的杂货店、学校,可以随时看到医务人员在为居民解决健康问题。由于农村受到良好教育和具有领导能力的人往往去了大城市工作,因此,居民对医务人员角色的期望也通常包括了领导者角色。这种额外的知名度,扩大了医护人员的信誉、信任,同时也提高了医护人员与社区建立伙伴关系的有效性。

5. 内部的或外来的与老前辈或新来者的称号(insider/outsider and old-timer/newcomer designation) 农村居民与城市居民相比,很少移动。几代人通常住得很近,朋友们一起长大,而且一辈子仍然在一起。通过家族的血缘,很容易知道谁是直系的,谁是外来的。事实上,对于农村的新来者,往往需要 15~20 年的时间才加入老前辈之列。例如,一个农村妇女嫁到另一个农村地区,将被称为某某人的妻子,直到她的孙子出生。有研究者表明:这些区别通常对社区内部的人和老前辈带来更为有利的影响。但是,当需要考虑到保密和情感距离时,作为一个外来者,将更为有利。在农村,对医护人员的接纳和他们在社区的角色也受到内部的或外来的与老前辈或新来者思想的影响。

二、理论在农村社区护理中的运用

结合提到的农村护理理论的 5 个概念,使用护理程序分析农村居民如何在护理过程中建立与社区为伙伴的关系。

(一)评估

老前辈和社区内部的人是关键人物。在农村,护士在进行社区评估时,应特别注意与个人的接触。评估前或者在评估的初期,必须了解该社区的关键人物。如果是外来的或者新来的,最有效的方法是找一个熟悉该社区的人,把你介绍给社区的关键人物;同时,当你与社区其他人接触时,也可以通过他获得更多的支持。护士可与社区关键人物一起探讨评估的目的,他们对社区资源及需求的看法。同时,请他们提供一些重要线索。农村一般主张自立,对于外来的,他们认为是干扰的措施,将会予以抵制。因此,促使社区的老前辈和内部的人早期参与,形成一个网络,以帮助护理评估、计划及措施的实施,从而满足社区的需求。而且,由这些关键人物所形成的网络,可以明确并利用社区的资源、克服障碍,并能找到问题的解决办法。

特别要注意的是,农村社区对健康需求的看法直接决定着这些需求的实现。为确定农村社区可获得的资源,可靠而又全面的评估是非常重要的,但评估时能获得的资源通常非常有限。有些社区不管是否通过评估证实所获得的利益,他们对健康需求都非常关注。因此,如果这些社区高度重视健康风险,社区的看法是必须首先考虑的,此时应放弃你认为与其他社区相比这些风险并不重要的想法。相反,如果社区认为健康风险并不重要,而你只强调健康风险,没有获得社区的支持,一开始就注定会失败。只有通过增强社区的能力,"健康社区"行为的培养才能取得成效。通常,当护士帮助社区关注小的健康风险时,社区才会具备防范更大健康风险的意识。

(二)计划

由社区来为自己设计健康改善计划。社区的关键人物是宣传护理评估结果的非常重要的人选,社区护士必须与其达成一致,将从护理评估中获得有价值的信息传递给他们。在社区关键人物获得知情同意后,带动整个社区参与护理计划。让社区参与到护理计划中需要时间和

阅读笔记

精力,但这种"参与"是强化社区能力、关注自己需求的一个必要环节。这种能力是社区"健康"非常重要的组成部分。

作为社区护士,不管是组织整个社区参加的会议,还是组织社区部分关键人物参加的非正式会议,让社区参与每个步骤都是与社区建立伙伴关系的一部分。护理计划应该是可行的,应该适应于农村当地风俗文化。例如,健康促进活动需要融合到农村居民的日常生活活动中。农村居民也许不会到县城医院参加一个血脂的检查活动,但是,如果该检查活动安排在农村的小杂货店,时间安排在乡镇赶集当天上午,也许很多居民都会来参加。护理措施计划应包括:①明确的目标和实施步骤;②明确需要的资源,包括人、资金和材料;③明确所能获得的资源,包括资金的支持、志愿者时间等;④时间表;⑤评估过程。

(三) 实施

合适人选能使结果不同。在护理计划的实施过程中,寻求社区对此项目充满热情和活力的人来提供帮助,将对计划的实施有利。如果此人已参加过社区需求评估和护理计划的制订将更为理想。由于农村社区是一个没有隐私的地方,社区护士应充分利用好合适人选来协助实施社区卫生服务。一个项目实施是否成功与项目领导者或者是被视为该项目的领导者有关。这个人也许不是社区的正式领导,但他(她)能够影响到社区其他人参加项目活动。同时,社区护士还需要鼓励社区领导者的参与。要标记项目实施的里程碑,创造机会公开认同社区所获得的每一点进步,与媒体建立良好的关系,利用商店的标语、报纸上的文章、广播、电视访谈节目等进行宣传,都是保持社区居民能积极参与项目活动的有效措施。

(四) 评价

应关注过程和结果。农村社区的健康需求不是一夜发展的。它们通常具有复杂的、慢性的和隐蔽的问题。对社区健康干预效果的评价应包括对长期护理目标的预见性评价。除此之外,还要通过更多的短期效果来评估社区如何看待成功项目,一些结果可能成为关注这个问题或者相关问题的新举措。承认社区的资源是一个好的结果,社区有能力去关注自己的需求也是非常好的可能结果之一。最后,行为改变的定量测量和健康指标的变化趋势应该根据适当的时间框架予以关注。而且,评价的结果应该与社区共享。

第三节　我国农村社区卫生服务

农村社区卫生服务(rural community health service)是在政府领导、农村社区参与、县级和乡镇卫生机构指导下,以村卫生室为主体,以乡村医生为骨干,合理使用农村社区卫生资源和适宜技术,以农村居民的健康为中心、家庭为单位、社区为范围和需求为导向,以农村妇女、儿童、老年人、慢性病人和残疾人等为重点,以解决农村社区主要卫生问题、满足基本卫生服务需求为目的,融基本医疗和公共卫生服务为一体的,有效、经济、方便、综合和连续的农村基层卫生服务。健全农村社区卫生服务体系,完善服务功能,实行多种形式的农村居民医疗保障制度,可有效解决居民基本医疗和预防保健问题,控制危害严重的慢性病、传染病和地方病,使广大农村居民享受到与经济社会发展相适应的基本卫生保健服务。

一、我国农村社区卫生服务的发展历史

1965—1979 年是我国农村卫生保健的大发展阶段。1965 年,在"把医疗卫生工作的重点放到农村去"的号召下,全国农村短期速成培训了一大批"赤脚医生",向农村居民提供初级卫生保健服务。1969 年开始,合作医疗进入大发展阶段。到 1978 年,我国有"赤脚医生"400 多万人,卫生员 100 多万人,合作医疗覆盖率达到 90% 以上,农村居民健康状况得到大幅改善。但是,70 年代末,由于农村卫生组织在人、财、物等外部条件发生了很大的变化,农村卫生组织

阅读笔记

开始了自发变革,合作医疗纷纷解体,城乡卫生资源的配置差距逐渐扩大。

进入 20 世纪 90 年代后,政府为改善日趋薄弱的农村卫生服务体系,出台了若干卫生政策,例如开展农村初级卫生保健、促进和恢复合作医疗、实施乡村卫生组织一体化管理等。但由于体制、机制、政策导向等种种原因,农民因病返贫、因病致贫、看不上病、看不起病的情况日益严重。

1997 年 1 月印发的《中共中央、国务院关于卫生改革与发展的决定》作出了"改革城市卫生服务体系,积极发展社区卫生服务,逐步形成功能合理、方便群众的卫生服务网络"的重要决策。之后,北京、上海、天津等城市开始社区卫生服务的试点工作。1999 年 7 月,我国 10 个部委联合印发了《关于发展城市社区卫生服务的若干意见》,对社区卫生服务的概念及功能定位、基本原则、发展目标、健全社区卫生服务体系、加强政府领导、完善配套政策等方面都作出了明确规定。以社区卫生服务中心为主,社区卫生服务站为辅,医疗诊所、医务室为补充的社区卫生服务体系框架,正在大中型城市逐步形成。在农村,国务院也先后颁发了《乡村医生从业管理条例》《关于巩固完善基本药物制度和基层运行新机制的意见》,对进一步提升农村社区卫生服务能力、稳定和优化乡村医生队伍等方面起到了积极的推动作用。同时,原卫生部、中医药管理局、发展和改革委员会、财政部等部门也先后联合颁布了《农村卫生服务体系建设与发展规划》《关于推进乡村卫生服务一体化管理的意见》《关于进一步完善城乡医疗救助制度的意见》《关于开展提高农村儿童重大疾病医疗保障水平试点工作的意见》《乡镇卫生院管理办法(试行)》《关于开展乡村医生签约服务试点的指导意见》等,由此可见,政府加大了对基层卫生机构的投入,从改善农村卫生状况、促使乡镇卫生院改革运行机制、鼓励农村居民参加新型农村合作医疗、加强乡村医生队伍建设,提升服务能力等方面着手,使我国农村社区卫生服务取得了长足进步。

国家卫生计生委统计信息中心的"2015 年中国卫生事业发展情况统计公报"结果显示:至 2015 年底,全国 2850 个县(县级市)共设有县级医院 13 074 所、县级妇幼保健机构 1958 所、县级疾病预防控制中心 2171 所、县级卫生监督所 1883 所,四类县级卫生机构共有卫生人员 258.6 万人。全国 3.18 万个乡镇共设 36 817 个乡镇卫生院,床位 119.6 万张,卫生人员 127.8 万人(其中卫生技术人员 107.9 万人)。与上年比较,乡镇卫生院减少 85 个(乡镇撤并后卫生院合并),床位增加 2.9 万张,人员增加 3.1 万人。每千农业人口乡镇卫生院床位由 2014 年 1.34 张增加到 2015 年 1.38 张,每千农业人口乡镇卫生院人员由 1.43 人增加到 1.47 人。全国 58.1 万个行政村共设 640 536 个村卫生室。村卫生室人员达 144.8 万人,其中:执业(助理)医师 31.0 万人、注册护士 10.6 万人、乡村医生 96.3 万人。平均每村村卫生室人员 2.26 人。

在县、乡镇、村三个层面建立起一套较为完善的公共卫生服务网络体系。①县市一级层面:由卫生监督所、疾病预防控制中心、妇幼保健医院、120 急救中心、精神康复医院、爱国卫生办公室、健康教育所等部门负责农村公共卫生业务技术指导和日常管理教育工作。②镇乡层面:每个乡镇由政府举办一家卫生院,其主要职能是提供公共卫生和基本医疗服务;并在各乡镇卫生院内设置公共卫生科(防保科)具体负责当地的防疫、卫生监督、精神病防治、妇幼保健、爱国卫生等公共卫生日常工作。③村级层面:除常见病的初步诊治外,还负责村一级传染病疫情、预防接种、食物中毒等公共卫生突发事件的信息报告工作。

二、我国农村社区卫生服务的功能与特点

(一) 农村社区卫生服务的功能

农村社区卫生服务的功能可以概况为预防、基本医疗、保健、康复、健康教育和计划生育技术指导,即通常所说的"六位一体"。

1. 预防　是指在充分了解农村居民健康状况的基础上运用健康档案、健康普查、健康教

阅读笔记

育、常规治疗等手段,改变居民的行为,进行慢性病预防和早期治疗,负责辖区内免疫接种和传染病预防与控制工作,从而降低疾病的发病率,提高居民的健康水平;同时,开展社区卫生状况调查,进行社区诊断,向社区管理部门提出改进社区公共卫生的建议及规划,对社区爱国卫生工作予以技术指导。具体工作主要包括:健康促进、生长发育评估、免疫接种、婚育咨询、高危人群保护、职业病预防、定期体检、改善环境卫生等内容。

2. 基本医疗   是指从方便农村居民的角度出发,在充分掌握居民基本健康状况和需求的基础上,结合农村社区的生产和生活环境,了解可能的致病因素,处理常见的健康问题;运用适宜的中西医药及技术,开展一般常见病、多发病的诊疗和提供急救服务;针对常见病、多发病和已明确诊断疾病,灵活运用候诊、出诊、转诊、会诊、定期访视、部分住院等医疗手段,提供便捷、有效、适宜价格的医疗服务项目;负责社区内法定传染病的诊断、转诊及报告。

3. 保健   是指针对不同人群的生理特点,采取有针对性的防治及保健措施,开展慢性非传染性疾病、地方病与寄生虫病的健康指导、行为干预和筛查以及高危人群监测和规范管理工作;提供家庭出诊、家庭护理、家庭病床等家庭卫生保健服务。以65岁以上老年人、0~6岁儿童、孕产妇、慢性病病人和重性精神疾病病人等为重点服务对象,提供重点人群的保健服务,切实做到早发现、早预防、早治疗,促进农村居民的身心健康。

4. 康复   是指主要针对老年人、慢性病病人和残疾人的康复,包括失能老年人康复指导、残疾人社区康复、院外精神病人访视看护、提供精神卫生服务和心理卫生咨询等服务。也就是对已发病的农村居民,给予康复乃至终末期照顾,最大限度地改善病人的生活质量。

5. 健康教育   是指定期为农村居民讲授卫生知识和提供健康信息,对病人进行营养膳食指导等,促使其采取有益于健康的行为,去除不良的生活方式和行为,加强遵医行为,预防疾病,促进健康。对留守儿童、空巢老人等应提供上门健康咨询和指导服务。同时,利用各种媒介广泛开展健康教育,动员居民积极参与,提高其自我保健意识及自我救助能力,培养农村居民为健康尽义务的意识和社会互助意识。

6. 计划生育技术指导   是指通过开展计划生育咨询、宣传并提供适宜技术服务及生殖健康知识的传播,提高已婚育龄夫妇的优生优育和节育知识水平,提高人口质量。

7. 其他   根据农村社区卫生服务功能和居民的需求,提供其他适宜的基层卫生服务,如负责辖区内社区卫生服务信息资料的收集、整理、统计、分析与上报;协助社区管理部门不断拓展社区服务,繁荣社区文化,美化社区环境,共同营造健康向上、文明和谐的社区氛围等。

(二) 我国农村社区卫生服务的特点

1. 农村社区卫生服务的场所在农村社区(行政村或自然村),是以个人为中心、家庭为单位、社区为范畴的健康照顾。

2. 服务的目标必须以农村居民的"需求"为导向,而不是以"需要"为导向,使居民享受到最初接触的第一线服务,通过处理常见病与健康有关的问题,转诊等,使之得到及时、合理的医疗照顾。

3. 所提供的服务内容不仅仅是对疾病的基本医疗,而应是集预防、基本医疗、保健、康复、健康教育和计划生育技术指导"六位一体"的全方位服务,包括运用行为医学的知识了解农村居民对健康的信念与态度,培养其维护和增进健康的行为和生活方式。

4. 服务必须是农村居民在经济上能够承担,且能够方便地接受。

5. 服务应是持续性的,贯穿于人的全生命周期,将基本医疗与公共卫生结合在一起,是一种对特定范围的社区负起健康责任的照顾方式。

6. 社区医护人员不仅是治疗者,还是农村社区卫生服务的策划者、协调者、鼓励者和监督者。

三、我国农村社区卫生服务机构的制度与职责

(一) 我国农村社区卫生服务机构的工作制度

1. 贯彻执行党和国家卫生工作方针、政策,严格执行卫生法律法规和各项规章制度,遵守医德规范和廉洁行医的规定,恪尽职守,文明行医,礼貌待人。

2. 坚持岗位责任制度,做到因事设岗,因岗设人。

3. 根据规定收集、整理、统计和上报辖区有关信息,建立和管理健康档案,开展社区诊断,向乡(镇)政府以及有关单位提出改进社区公共卫生状况的建议。

4. 中心实行 24 小时值班,执行会诊、转诊制度,做好常见病、多发病和诊断明确的慢性病的基本诊疗、护理工作,提供家庭出诊、家庭护理、家庭病床等卫生服务。

5. 积极开展传染病、地方病、寄生虫病和慢性非传染性疾病的预防控制工作,做好妇女保健、儿童保健和老年保健,全面落实精神卫生指导、残疾康复指导、计划生育技术指导和咨询服务,配合处置辖区内的突发公共卫生事件,协助开展改水、改厕及除"四害"等爱国卫生运动。

6. 以健康为中心,建立健康教育网络,普及卫生保健知识,实施重点人群及重点场所健康教育,有计划有步骤地帮助居民形成有利于维护和增进健康的行为和生活方式。

7. 做好参加新农合居民的健康体检工作,对高血压、糖尿病等重点服务对象进行随访,开展有针对性的健康干预。

8. 建立并完善居民档案和社区档案。执行登记、统计制度,建立、健全各项登记记录,分档管理,按期汇总上报。

9. 严格执行医疗技术操作规程,遵守《中华人民共和国药品法》,遵守财务制度。

10. 加强乡(镇)卫生院的建设,组织职工加强业务学习,不断提高职工业务水平,为农村社区居民提供优质服务。

(二) 我国农村社区卫生服务机构的工作职责

农村社区卫生服务机构主要承担常见病的诊治和转诊、健康教育、责任区域的公共卫生信息收集与报告、建立健康档案、疾病防治控制和妇幼保健等工作。

1. 做好村委会参谋　以健康为中心,组织实施村(社区)健康教育,设置健康教育栏,定期更新内容,发放健康教育资料,及时上门宣教,普及卫生保健知识,实施重点人群及重点场所健康教育,帮助居民形成有利于维护和增进健康的行为方式。

2. 提供基本医疗服务　开展常见病、多发病的基本诊治,提供家庭出诊、家庭护理、家庭病床等卫生服务;落实双向转诊制度;严格执行国家规定的收费标准和医疗技术操作规程,做到合理检查、合理用药。

3. 做好健康管理　组织开展参加新农合居民的免费健康体检。充分利用健康检查、临床诊疗、无偿献血、婚前检查、重点人群服务等体检资料,结合上门服务,协助做好居民健康档案的建立和动态管理工作,并开展有针对性的健康干预活动。

4. 定期开展重点人群服务　为 60 岁以上老年人和特困残疾人、低保家庭、五保户等困难群体进行定期随访、跟踪服务和动态管理。

5. 公共卫生信息收集和报告　按规定要求收集和报告传染病疫情、集体中毒、职业危害及农村集体聚餐、饮用水污染、出生、死亡、出生缺陷和人口流动等信息。

6. 协助落实疾病防治措施　协助做好传染病病人的消毒隔离、治疗和其他防治工作,协助开展疾病监测和突发公共卫生事件应急处理工作,对区域内高血压、糖尿病、精神病等慢性非传染性疾病病人进行管理和跟踪服务,配合处置辖区内的突发公共卫生事件。

7. 协助卫生监督所做好农村集体聚餐、托幼机构、饮水和食品安全的卫生指导工作。

8. 对创建卫生村、改水、改厕及除"四害"等爱国卫生工作进行业务指导。

阅读笔记

四、国外农村社区卫生服务的发展与现状

(一) 美国的农村社区卫生服务

在美国,农村指的是"城市化地区"以外的区域,城市化地区则是指"持续扩大的有 50 000 或更多人口的地区"。步入 21 世纪,美国地域分割的观念虽然变得更模糊了,但农村仍是由一些特定的有着共同问题和潜在资源的地区组成。由于美国农村居民生活的性质发生着变化,对农村卫生保健的需求以及卫生保健实施体系的结构产生广泛的影响。在农村,由于使用农具和园艺工具所造成的创伤的概率较城市高,接触杀虫剂、除草剂引起慢性病较普遍,雪地车、越野车以及船等交通事故所造成的创伤比城市更普遍。同时,由于农村地区卫生基础设施落后且薄弱、社会经济困难以及地理障碍等因素,农村居民常被看作弱势人群。

美国农村社区卫生服务以全科医生为主体,社区卫生服务中心主要有三种类型:综合性社区卫生服务中心,其人员配备比较全面,能够提供医疗、预防、保健、健康教育等综合性服务;以社区护理和照顾为主的社区卫生服务中心,主要是为社区居民提供家庭护理和生活照顾,由社区护士上门为病人提供专业护理,由助理护士上门为病人提供生活照顾;第三种类型为专科社区卫生服务中心,其中最常见的是社区精神卫生服务中心。

美国的农村社区卫生服务特别关注建立医疗网络以及健康维护组织在农村的推广实施。1991 年,美国联邦政府实施了农村医疗外展服务项目和网络发展资助项目,前者通过机构合作和资源整合提高农村社区卫生服务提供能力,后者通过资源共享和风险共担建立正式合作伙伴关系,增强社区卫生服务机构的组织能力。农村医疗服务网络以健康维护组织为基础,健康保险购买合作社(HIPCs)与私人保险健康计划签约,管理病人注册过程。HIPCs 只对网络实行预付制度,社区卫生服务机构要想获得保险补偿,必须联合其他提供者建立服务网络。网络结构和发展方式依据参与者的目标、机构间的合作关系以及社区特点有所变化。在城市近郊和人口相对密集的地区,由于城市健康计划已经覆盖了附近的农村人口,医疗网络主要与以城市人口为基础的保险计划签约。在其他农村地区,保险计划就尝试用已有的服务网络建立服务提供系统。

(二) 英国的农村社区卫生服务

英国的农村人口稀疏,距城市中心有一定距离。英国农村卫生服务最大的问题就是各种服务的可及性。针对这一问题,主要解决办法是在农村设立诊疗分所和社区医院。诊疗分所的规模差异很大,在偏僻农村中的诊疗分所有些只有一间小房。虽然规模小,却提供诸如配药服务、意外救护、小手术和即时救护等。社区医院通常是由当地的全科医生经营,同时聘请外来会诊医生。大约有 10% 的社区医院向社区居民提供所有服务项目,包括急诊、外科手术、临终关怀以及妇幼保健。还有 10% 的社区医院开展长期护理服务。

目前,英国注重社区卫生服务的整合,强调全科医生、护士和其他人员适应团队工作角色转变,实施"更接近于家庭"的保健模式,同时在医院之间建立网络,开展远程医疗延伸服务,并适当保持居民在全科医生和专科医师保健中获得平衡。其次,社区卫生服务的整合强调适应当地的保健提供,如急诊急救服务、面向残疾人的服务设施提供、跨专业工作、专家病人计划、初级保健机构的一站式服务。通过加强初级保健,开发电子健康系统、建立电话健康热线和远程医疗网络,实施"保健路径"确定何时何地接受专科服务等,以提升农村社区卫生服务质量。此外,还通过实施农村交通计划,为偏远地区社区卫生服务机构配备车辆,建立运输网络系统,方便当地居民就诊。

阅读笔记

从社区卫生经费占整个卫生经费的比例、社区卫生人员的数量、社区卫生服务量等方面来看:第一,英国对社区保健及基层卫生服务投入的比例相当大,至少有 10% 的卫生经费用于社区卫生服务;第二,从服务人次看,社区卫生服务占 90%,医院服务占 10%,使常见病病人尽量

留在社区,有效地节约了卫生资源。此外,英国积极实施农村全科医生激励计划,保障全科医生在服务量不足的情况下获得最低薪水,解决了农村小型社区留住全科医生的难题。事实上,国际卫生界一致认为,英国卫生费用明显低于其他发达国家主要是重视社区卫生服务的结果。我国目前把发展农村社区卫生服务作为农村卫生工作改革的重点,英国社区卫生服务的功能和绩效正是我国社区卫生的发展目标。

(三) 澳大利亚的农村社区卫生服务

与其他发达国家一样,澳大利亚对"农村"进行定义是一件复杂的事情,根据人口数量、人口密度以及与主要城市中心的距离分为 4 类:大型农村中心、小型农村中心、边远中心城镇和其他边远地区。大型农村中心人口为 25 000~99 999 人;小型农村中心人口为 10 000~24 999 人;边远中心城镇人口在 5000 人以上。

澳大利亚农村社区卫生服务根据地域人口分布、民族等因素采取不同的模式。在人口较多的农村地区,政府鼓励有条件的初级保健机构组成"合伙型"或"合作型"诊所,促进全科团队服务,实施信息、技术等共享保健。在土著人居住区,政府鼓励建立满足当地需求的综合初级保健中心。对于偏远地区,由于人口太少而不支持在当地永久设立服务点,政府则注重"飞进飞出"等服务,如皇家飞行医生服务项目。澳大利亚的社区卫生服务以全科医生为主体,只有他们和急诊室有权推荐病人接受专科医生的服务。尽管有些农村地区授予执业护士处方权,但仍不允许独立工作或开处方。在农村初级卫生保健服务体系中人员分工细。从事社区卫生服务的人员由多学科的卫生专业人员组成,专业化程度高。

澳大利亚农村社区卫生服务内容广泛,充分满足社区和居民的健康需要。除全科医生提供的基本医疗服务外,还提供大量预防、保健、康复和健康教育等服务。不同地区,根据社区需要,还设立不同的社区专项服务,如乙醇与毒品服务、家庭照料服务、残疾康复服务、老年人日间照料服务、物理治疗服务、心理咨询服务等,以提高居民的健康水平、满足健康需要。目前,澳大利亚也强调社区卫生服务的整合,鼓励区域内全科医生诊所、农村医院以及其他医疗机构形成网络,建立统一的董事会,由专职管理人员开展服务协调工作,实施分级医疗、双向转诊以及专科延伸服务。在网络中,医疗照顾制度(medicare)明确全科医生作为守门人,促进了他们与社区、上级医院及有关中介组织的协调。与此同时,政府一方面采取措施提升全科医生的教育层次,鼓励专科医生和全科医生一起工作;另一方面通过保险资金向基层倾斜和公共卫生项目补贴,巩固了全科医生的经济地位,保障了全科医生执业稳定和服务能力提升。

(四) 国外农村社区卫生服务问题与研究重点

1. 农村卫生人力资源的培养、补充和稳定　农村偏远地区的卫生人力资源缺乏是一个全球性问题。在经济欠发达国家,农村偏远地区的卫生工作者因为经济收入、工作条件、居住生活条件、培训、子女培养、社会稳定性等多种因素的影响而很难安心在农村长期工作。而在经济发达的加拿大、澳大利亚、美国等国家情况要相对好一些。面临农村卫生队伍不稳、技术人员缺乏的现实,很多国家通过重视开展农村社区医生的技能培训,提高服务能力。如英国、澳大利亚、新西兰、加拿大等国通过各种继续医学教育培训项目支持农村社区医生的培训与提高。部分国家采取在农村办医学院校或由医学院从农村定向招收医学生为农村培养人才,或增加有农村卫生服务经历的人员来学校接受培训的办法;也有部分国家采取为医学生减免学费的办法引导医学生到农村服务,或者设立专项财政支持医生到农村服务,不过效果并不理想。很多国外专家学者通过研究表明:能否有效地保持农村卫生工作者的稳定与补充,关键是在卫生资源的地区分配、从业者今后的发展问题等方面作出科学安排。

2. 农村社区的医疗卫生服务利用　农村社区的医疗卫生服务利用率不高也一直是国际专家关注的焦点。通过对农村社区的医疗卫生服务影响因素的研究,发现农村病人对卫生服务机构的选择与其主观感受和判断有很大关系。研究指出,农村地区医疗机构的设备水平、经

阅读笔记

营状况、服务能力与范围等都会影响农村病人(特别是老年病人)的医疗保健,并提加强农村社区医疗机构与大型医疗中心、医学院校等的合作,是满足农村卫生服务需求的重要途径。为了满足农村社区卫生服务机构的需求,美国肯塔基大学就与该州的公共卫生管理部门建立了创新参与式的合作模式,以帮助农村社区卫生服务机构进行服务项目的效果评价,从而促进项目的推广实施,有效预防和控制疾病,提高农村居民的健康水平。

案例分析

以社区为基础的健康促进和疾病预防

以社区为基础的健康促进和疾病预防项目需要科学的证据来证明其效果。尽管农村社区卫生服务机构实施了很多这样的项目,但他们往往没有设备和能力去评价其结果。农村社区卫生服务机构也常被资金和人力的不足所束缚,他们很难找到相关的专家和信息资源。同时,由于农村地区开展的公共卫生服务项目有别于人口集中城市,项目的评价常因缺乏对照和当地小样本人群的不确定性而受到影响。为了帮助农村社区卫生服务机构解决这一问题,美国肯塔基大学就与该州的公共卫生管理部门建立了创新参与式的合作模式,以帮助肯塔基部分农村社区卫生服务机构开展项目评价。首先,由大学的专家对当地的社区卫生服务机构的人员进行技能培训。同时,在项目评价的实施过程中提供咨询和指导服务。社区和大学建立的这种合作,为农村地区开展健康促进和疾病预防项目提供了大量所需要的循证结果,也为其他农村地区开展人群的健康促进和疾病预防项目提供了示范。

3. 建立以网络整合为主的伙伴关系,注重服务协调和连续　目前,各国都重视农村初级保健体系建设,从社区保健转向以家庭为基础的保健或自我保健,从单一卫生保健转向与社会保健相结合的综合保健。通过明确农村区域内各医疗机构的功能定位,鼓励不同机构/医务人员进行协调和连接,形成多机构网络模式,结成伙伴关系。一是,通过发展电子病历系统、远程医疗等,为网络整合提供所需的技术支撑;二是促成多机构在信任和互惠基础上结成合作伙伴关系,明确各自职责,共享保健服务信息,拓展资源利用效率;三是共同开发共享的保健服务指南,为不同层级医务人员的协调互动,减少重复服务提供行为规范。

五、我国农村社区卫生服务存在的问题与对策

虽然我国的农村社区卫生服务工作取得了一定成效,但由于这是一项全新的工作,尚处在摸索阶段,对照建设社会主义新农村的要求和满足广大农村居民对医疗卫生的需求,还存有一定的差距,也还存在许多问题。

(一) 我国农村社区卫生服务存在的问题

1. 思想认识滞后、观念未更新　目前,我国农村社区医务人员的整体素质和服务能力不高,仍然是传统的服务观念,服务方式是"坐堂应诊",对病人疾患进行"发病"时的治疗,不能变被动服务为主动服务,这样的医疗服务方式不符合社区卫生要求的"综合、连续"特征,也不能适应农村居民日益增长的多样化医疗保健服务需求。同时,由于广大农村地区,特别是经济欠发达地区经济条件差,消费水平低,农村居民文化水平普遍较低,所以缺乏预防观念,良好的健康意识和行为还没有形成。因此,社区医务人员应转变服务模式,主动开展签约服务,在提供基本医疗和基本公共卫生服务的基础上,全面掌握签约农村居民的健康状况,并据此制订健康方案,指导农村居民进行相应的预防保健。

2. 社区卫生服务能力建设不足　社区卫生服务领域中绝大部分是公共产品,这决定了政

阅读笔记

府对社区卫生不可回避的财政支持责任。由于增加的公共卫生服务大部分是无偿的,而在经济欠发达地区政府的财力有限,不可能像经济发达地区一样投入诸多资金,所以农村发展社区卫生服务面临筹资的问题。卫生经费投入的严重不足,直接造成农村卫生服务设施建设落后、医疗设备不足。

3. 社区卫生服务综合功能发挥有限 社区卫生服务包括基本医疗和公共卫生服务。农村社区卫生服务机构往往为了自身的生存和发展,注重经济效益,多数偏向于重医疗而忽略了公共卫生服务,特别是在经济欠发达地区,政府公共卫生经费补偿机制难以到位的情况下更是如此,使社区卫生服务的职能没有得到落实,也不能完全体现社区卫生服务的内涵。

4. 农村卫生专业人才缺乏、留住人才难 近年来,农村社区卫生服务人员整体素质稳步提高,服务条件显著改善。但也要看到,人才队伍建设仍是农村社区卫生服务体系的薄弱环节,难以适应农村居民日益增长的医疗保健服务需求。特别是在经济欠发达地区,由于经济落后、交通不便、工资待遇低、福利保障不够稳定,人才流失严重。同时,农村培训网络不健全,培训内容的针对性、培训方式的适宜性与农村社区卫生服务人员岗位需求相比还存在较大差距。

5. 管理体制和运行机制不健全 首先,农村社区卫生服务机构设置不合理,村卫生室的设置多为一村一室,没有考虑到人口分布、交通条件等因素,从而导致有些地方医疗资源不足或医疗资源相对过剩。村卫生室与乡镇卫生院的双向转诊制度尚未建立,也导致村卫生室医疗力量不足、病源有限,而乡镇卫生院床位使用率低。目前,在经济欠发达农村地区,由于缺乏服务评价指标体系,缺乏规范服务操作指南,医务人员的服务质量缺乏统一标准,由此也带来了农村卫生服务的安全问题。

(二) 我国农村社区卫生服务发展的对策

1. 加大政府支持力度、完善补偿机制 政府要进一步加大对农村社区卫生服务机构的经费投入力度,完善稳定长效的多渠道补偿机制,包括农村社区卫生服务机构的专项补助经费,农村社区卫生机构运行的补助政策,保障基本公共卫生服务经费,发挥医保支付的补偿作用,扩大门诊统筹范围,合理扩大医保支付范围和提高支付标准。采取购买服务方式对农村社区卫生服务机构提供的基本医疗服务给予补偿。各地的实践证明,凡是乡镇政府重视的地方,农村社区卫生服务开展的速度就快,发展的势头就好。

2. 健全农村社区卫生服务功能 社区卫生服务机构的服务功能应从单一型医疗服务向疾病预防、健康促进、社区康复等服务转变。必须以人为本,以人的健康为中心。由"坐堂应诊"变为上门服务,了解居民的健康状况,对居民进行健康体检,为居民建立健康档案,对重点对象进行跟踪服务。

3. 提高农村社区卫生服务人员素质 人的素质高低直接决定了农村社区卫生服务水平的高低。当前,许多农村地区的社区卫生服务质量不高、居民不易接受的原因之一就在于缺乏全科医生和护士,因此,应对农村社区卫生服务人员进行系统的全科知识教育,开展有针对性、形式多样的培训。同时,要建立起一套完整的考核制度、全科医生和护士的职称序列和评聘制度,制定不同等级的农村社区卫生服务人员的上岗资格以及考核标准,重视基层人员的继续教育,建立长期的业务知识考核指标体系,调动社区卫生服务人员的积极性。另一方面,要深化卫生系统的人事制度改革,保障农村社区卫生服务人员的合理收入,改革激励机制,健全养老和退出政策,建立人才引进和优胜劣汰机制,科学合理的人才交流机制,通过优化重组、合理分流、双向流动等方式,逐步提高农村社区卫生服务人员的素质。

4. 加强农村卫生服务机构内涵建设 发展农村社区卫生服务,要在加强卫生服务机构内涵建设上下工夫。要建立健全包括良性互动的双向转诊制度、优胜劣汰的人事分配制度、严格规范的医疗服务制度等在内的农村社区卫生服务机构运行机制,坚持以公共卫生服务为主,并

阅读笔记

鼓励开展签约服务,开设家庭病床,提供居家养老护理等上门服务,使农村社区卫生服务真正走上质量效益型的内涵式发展道路。

第四节　农村社区护理

2002 年,原卫生部《关于农村卫生机构改革与管理意见》中指出:乡(镇)卫生院要坚持以人为本,有条件的地区要逐步推行农村社区卫生服务。现阶段,农村社区卫生服务已成为当今农村卫生工作发展的重要任务,农村社区护理作为其中的重要组成部分,也越来越引起人们的重视。

一、农村社区护理的概念

农村社区护理是指将公共卫生学及护理学的知识与技能结合,借助有组织的社会力量,以县、乡(镇)、村等从事农业的居民聚居地区为基础,以该地人群为服务对象,所提供的护理服务。Bigbee(1933)将农村社区护理定义为:在具有特定物理和社会文化背景、人口稀少的社区所开展的专业护理实践。它包括持续相互作用的农村环境、护士和护理实践。

随着社会的进步,农村经济不断发展,农村居民生活水平不断提高,人们对医学服务的需求不断提高。从"有病治病,无病防病"向"健康长寿,提高生命质量"的方向发展,渴望得到更多的预防保健服务。农村社区护理正是适应了农村居民健康需求的新型护理服务模式。

二、我国农村社区护理服务的内容

目前,我国已在农村社区卫生服务领域加大了投入,但护理服务的开展仍相对滞后。大部分农村地区的社区护理工作仍局限在测血压、肌内注射、静脉输液、抽血、换药、清洁消毒、协助各种检查和计划生育指导等治疗性的护理工作,而预防、保健、康复、健康教育等方面的护理服务内容很少。据调查发现,农村社区卫生服务机构的护理占日工作量的 58.2%,其中各种给药、治疗所花时间占护理时间的 40.1%,而健康宣教工作仅占护理工作量的 5.7%。在《城市社区卫生服务基本工作内容(试行)》规定的 13 项工作任务中,社区护理最主要的 3 项工作任务分别为:社区医疗、家庭护理和健康教育。因此,我国农村社区护理应关注下列服务内容的开展:

1. 社区的家庭护理　社区护士进入家庭为农村慢性病病人或日常生活能力障碍的老年人提供服务,主要包括评估服务对象或家庭存在的健康问题,按护理对象的特点即健康问题给予护理、技术指导、帮助,并提供心理支持。

2. 社区健康教育　社区护士首先要制订出健康教育计划,明确目的要求、内容与方法,根据不同的对象,采取不同的教育方法,同时注意教育效果,以不断提高社区健康教育的质量。

3. 社区保健服务　社区保健服务应关注社区重点人群开展,包括儿童保健、妇女保健、老年人保健等。儿童保健应推广科学育儿,提倡母乳喂养,普及儿童保健知识。妇女保健应开展农村妇女卫生知识宣传教育,普及优生优育知识,做好农村妇女孕期、产褥期、哺乳期保健服务。农村老年人保健需关注老年人的心理卫生,使老年人保持乐观的情绪,鼓励老年人参加免费健康体检,积极应用中医药方法为老年人提供养生保健、疾病防治等健康指导服务。还应指导老年病人正确使用药物。

4. 社区传染病预防及卫生监督协管服务　社区护士必须熟悉各种传染病的传播途径和方法,及时对农村社区居民进行有关的健康指导,对农村常见的传染病做到早发现、早治疗。社区护士还要着眼于环境的监测、报告,开展食品安全、饮用水卫生安全、非法行医和非法采供血等卫生监督协管服务。

阅读笔记

三、农村社区护理服务的影响因素

社区护士在开展农村社区护理服务过程中,应关注服务的可获得性、可及性和可接受性,这些因素在实施服务过程中相互影响,将对护理计划、实施、管理和评价等造成影响。

1. 服务的可获得性(availability) 可获得性是指已经具备了服务项目,并且有充足的人力资源来提供这些服务。通常,在农村医生和护士很少,特别是妇产科、儿科、心理治疗和社会服务的专业人员。从经济学上来讲,人口的稀少会限制农村医疗卫生服务的数量和种类。而且,对极少数人提供的特殊服务所需的成本也使得服务不可能获得。

2. 服务的可及性(accessibility) 可及性是指居民能够获得和支付所需服务的能力。在农村,服务的可及性常受到下列因素的影响:距离遥远、缺乏公共交通工具、没有电话、护理人力资源缺乏、医疗保障制度不健全、无法预测的气候因素和无法获得资助等。举例来说,如果一个高收入者住在一个医疗服务不健全的农村地区,突发心肌梗死,即便是他有医疗保险,也难获得及时的救治。同时,农村地区很难获得公共卫生服务项目的经费资助。而且,我国许多农村因受到传统观念和文化习俗等影响,居民在寻求某些卫生服务支持时,常因担心被他人歧视而放弃了去寻求所需的服务。社区护士必须认识到农村居民在特定服务过程中的歧视现象,如 HIV 检测、计划生育、物质滥用等。

3. 服务的可接受性(acceptability) 可接受性是指特定服务的目标人群对服务价值的认同与该服务的一致程度。由于农村社区地域很广,护理服务的可接受性常受到下列因素的影响:①农村居民通常自己处理个人健康问题,而不是寻求专业支持(如自己去药店买药、运动、休息、祷告等)。②对于发病原因和治疗方法的信仰(如郎中、草药等)。③缺乏对身体、精神等疾病的认识,也缺乏对治疗、护理这些疾病的专业服务的了解(如当他们患病时,通常采取忍着或者保持沉默,而不是去寻求专业的医疗护理服务;若寻求服务,也仅仅只是在急诊情况下,很少关注健康促进和疾病预防)。④在有很多熟人、彼此都相互了解的情况下,很难保持隐私和自我。⑤大部分农村社区护士都是在城市接受护理教育,并进行实践。她们往往对农村的方言、文化及风俗等不了解,这将使居民产生误解或不信任感。农村社区的护理实践可创造一个与居民相互了解和信任的环境,从而提高居民对医疗护理服务的认识和利用。

四、我国农村社区护理的特点

有关农村社区护理的特点受到国外学者的争议,有人认为农村社区护理实践与其他护理实践没有区别,因为护理的对象、健康问题和护理需求是一致的。但也有人认为,由于农村的隔离与距离、资源的缺乏以及需要护士具备更全面的技能以适应农村地区的社会和经济结构,因此农村社区护理具有其特点,见表 11-2。结合国外的农村护理实践和我国农村社区护理的现状,我国农村社区护理具有以下特点。

1. 提供全科护理服务 农村社区护理是非常具有挑战性的。护理服务内容包括妇女和儿童保健、老年人保健、精神护理、康复护理、健康教育与促进、传染病预防、常见慢性非传染性疾病的健康管理等。由于我国广大的农村地区,居民文化程度普遍较低,健康意识差,贫困人口相对集中,医疗资源较少,公共卫生服务网络滞后,居民获得健康知识和技能的能力和机会少等。因此,社区护士要深入到农村开展护理实践,这就要求具备较全面的知识和技能,提供全科护理服务。

2. 提供长期、连续的跟踪护理服务 为了照顾到农村的慢性病病人和弱势群体,如农村老年人,护士要定期带着简易检测仪器入户进行查体,根据老年人的营养及健康状况提出针对性指导意见。并且,因人而异逐步调整和改变不良的生活习惯,在饮食运动指导方面做到具体化、形象化、长期性。例如,因地制宜开展健身活动(如散步、适量田间劳动、庭院劳动、家务活

阅读笔记

动等),这是农村几乎不花钱的运动,但是要长期、连续地督促执行。

3. 护理工作具有独立性和自主性 医院护士经常是在医嘱下进行工作的,而社区护士,特别是农村社区护士,因社区护理的管理层次少、工作范围广,经常处于独当一面、单独执行任务的情况,许多工作从准备到操作、从实施到结束,都靠自己去把握。因此,农村社区护士要具有较强的"独立性"和"自主性"。

4. 护理服务应结合农村当地的文化 我国地域广阔,由于不同的人口和地理特征,居民通常有着不同的行为模式和风俗习惯,特别是少数民族聚集的农村地区。因此,在进行护理实践中,护士应注重农村当地的风俗文化,要善于和不同文化模式下的农村居民进行沟通,了解他们对健康的观念、求医方法、生活习惯及传统的治疗疾病方法,发现护理服务的异同性,以提供满意的护理服务。例如,护士在开展健康教育过程中,要尽量使用他们能够"听得懂"、"记得住"的本土语言。

同时,由于不同文化群体之间其态度、人生的价值和行为是不同的,因此,还应关注不同文化的态度和信仰对其健康的影响。例如,儿童腹泻是一个世界性问题,根据 WHO 最近统计,每年约 500 万 ~700 万儿童死于腹泻,腹泻与贫困、营养不良、感染有关。口服补液疗法可以说是一种简单、经济的手段,但这种治疗方法往往不被人所采用,尤其是广大农村地区,因为他们有自己的信仰和经验。另外,还应尊重不同地区农村居民的饮食、行为习惯。少数民族居民(如回族、维吾尔族等民族)信仰伊斯兰教,禁食猪肉、血液,每年 9 月戒斋,戒斋期间从黎明到日落要禁食禁水。

总之,农村社区护理具有以下特点:需要多种多样的临床经验、在更大范围内进行的护理实践、需要掌握全科护理技能、要提供灵活而具有创造性的护理服务、资源缺乏(物质、专业人才、设备和资金)、护理工作具有独立和自主性、护士的角色与其他学科角色重叠、护理工作节奏慢、缺乏自我、护理工作增加了与病人和同行之间非正式交往的机会、提供给社区居民从生到死的全过程护理、常遇到居民出现各种各样的情况和诊断、提供了社区参与和非正式教育的机会。

五、我国农村社区护士的工作职责

1. 严格执行 24 小时值班制度和院前急救工作制度,学习并掌握常见病、急性病的治疗原则和抢救常规,及时准确地完成各项护理工作,严格遵守无菌操作规程及查对、交接班等各项规章制度,防止差错事故的发生。

2. 协助医师对病人进行检查诊治,按医嘱对病人进行处置,如有疑问,必须询问清楚方可执行,配合医师做好各种诊疗工作。

3. 在医生带领下,参与辖区内社区卫生服务工作,负责收集、整理及统计分析责任区内人群护理信息,了解责任区人群健康状况及分布,注意发现社区人群的健康问题和影响因素,参与对影响人群健康不良因素的监测工作。

4. 参与对社区人群的健康教育与咨询、行为干预和筛查、建立健康档案、高危人群监测和规范管理工作。

5. 参与社区传染病预防与控制工作,参与传染病的知识培训,提供一般消毒、隔离技术等护理技术指导和咨询服务。

6. 参与完成社区儿童规划免疫和 0~6 岁儿童健康管理任务。

7. 参与社区康复、精神卫生、慢性病防治与管理、营养指导,重点对老年人、残疾人、婴幼儿、围生期妇女和慢性病人提供康复及护理服务。

8. 承担诊断明确的家庭病人的访视、护理工作,提供基础或专科护理服务,配合医师进行病情观察与治疗,为病人提供健康教育、护理指导与咨询服务。

阅读笔记

9. 参与计划生育技术服务的宣传教育与咨询。

10. 为临终病人提供临终关怀与护理服务。

六、我国农村社区护理发展的问题与对策

(一) 我国农村社区护理发展的问题

1. 农村社区护理人力资源不足

(1) 农村社区护士配备不足:据《2013 年中国卫生统计年鉴》统计,截至 2012 年底,全国共有注册护士 249.7 万人,而农村乡镇注册护士仅 24.7 万人,其中村卫生室注册护士 4.4 万人。城市每千人口注册护士数为 3.65,农村每千人口注册护士数只有 1.06。由于农村社区护士数量过少,慢性病的康复、健康生活方式的指导、家庭访视等内容无法开展或者开展内容较少。这样势必会影响农村社区护理质量。

(2) 农村社区护士学历偏低、职称结构不合理:《2013 年中国卫生统计年鉴》统计,乡镇护士中,中专学历者高达 60.9%,大专学历占 33.3%,本科学历者仅占 2.4%,无博士及硕士学历者;护士或护师为 77%,副高职称者仅占 0.2%,而无正高职称。远低于 WHO(世界卫生组织)推荐的卫生服务机构服务人员初、中、高级职称的比例(1:3:1)。说明相对于城市社区护士来说,农村护士的护理知识和技能比较缺乏。目前,多数农村社区护士护理教育起点低,没有接受过专业的技能培训,外出学习、进修机会少,知识结构更新慢,导致农村社区实施护理存在一定的局限性。

2. 农村护理经费投入过少　我国大部分卫生资源集中在城市,农村及偏远地区缺医少药的现象较为严重。同时,农村基层对护理工作的重要性缺乏认识,缺乏制订系统的护理相关政策,农村护理经费投入过少。就健康教育而言,有调查显示,健康教育经费按照服务人口计算,我国部分农村人均健康教育经费为 0.03 元,有些农村地区人均健康教育经费仅有 0.01 元。大部分乡村级没有健康教育工作经费,并且农村各社区卫生服务中心未建立健康教育网络,这给开展护理健康教育工作带来了很大的困难。这些不合理的卫生资源分配体系,阻碍了农村社区护理的发展。

3. 农村护理服务信息系统不健全　目前,我国卫生行政部门要求社区建立居民个人和家庭健康档案,逐步完善社区卫生服务信息系统。个人健康档案包括个人基本情况记录、健康问题描述、既往疾病记录、周期性健康检查记录等;家庭健康档案包括家庭基本资料、家系图、家庭主要健康问题目录及其描述、家庭生活周期健康维护记录等。为农村居民建立个人及家庭健康档案是转变服务模式、深入开展社区护理服务的一项基础性工作。通过信息系统的建立,不仅可以掌握辖区内人口的基本信息,还可以掌握社区不同人群的主要健康问题及其变化趋势,为开展社区护理实践提供指导。

但目前,国内投入应用的系统大多侧重于社区卫生服务机构人、财、物的管理和一些公共卫生服务信息的记录和上报,信息系统的规划和设计在一定程度上偏离了社区卫生服务的本质,"信息孤岛"、"死档"问题非常突出,现有系统距离真正基于全生命周期的动态、结构化电子健康档案,实现以个人为中心、以家庭为单位的主动式、全方位服务的社区护理服务系统还存在差距。

4. 农村社区护理组织管理不完善　目前,我国大中城市社区护理机构已经形成,但没有形成独立的社区护理管理体系,没有从根本上摆脱社区的从属地位。虽然国家卫生计生委颁发了有关发展社区护理的文件,但尚无具体的规章制度实施计划。大部分农村及偏远地区没有形成社区护理机构或社区护理机构很不完善,不利于农村社区护理的发展。

(二) 农村社区护理的发展对策

1. 提高认识,转变观念　强化农村社区护士扎根基层、热心护理工作的信念。作为卫生保

健事业第一线的农村社区护士,要充分认识到开展农村社区护理的重要性和必要性。其次,农村社区护士要从生物-心理-社会医学模式出发,将疾病护理、预防、保健、康复、健康教育等真正纳入到自身工作范畴,承担起照顾者、健康教育者等角色。

2. 合理配置农村社区护士　各级政府重视社区护理,增加社区卫生服务资金投入,尽快出台相关的农村社区护士编制政策,合理配置护士。改善农村社区卫生服务站内环境,增加农村社区护士待遇,吸引更多高学历的护理人才深入到农村社区,从而提高农村社区护士学历层次和增加农村社区护士数量,保证农村社区护理顺利开展。

3. 加强农村社区护士培训　应大力开展农村社区护士培训:①拓宽知识面:社区护理是以多学科知识为基础的,农村社区护士应具备较全面的护理技术和应付能力。同时,还应掌握心理、人际沟通、营养、预防、行为医学等相关知识和技能,并且要掌握农村社区特点,更好地适应农村社区环境。②提高沟通能力:良好的沟通能力与技巧是实施健康教育的关键环节。农村居民沟通能力差,应着重培养农村社区护士主动接近人、关心体贴人、使用体态语言与农村居民良好沟通的能力。用简单的沟通方式,让农村居民更好地理解健康及护理知识。③科学运用社区护理程序及方法:在实施护理措施时,选择适当的方式是确保护理效果的关键。就社区健康教育而言,有调查显示,北京农村居民主要希望通过电视、广播和健康大课堂方式来获取健康知识,也可以通过健康宣传手册、健康宣教栏、多媒体及动画教学获取。护理健康教育也是一个连续、周密的过程,必须通过评估,确立健康教育诊断、计划、实施、评价循环过程,保证护理健康教育及时、有效地实施。

4. 增加经费投入,健全护理服务网络　各级政府要进一步提高对农村社区护理工作重要性的认识,从政策上、经费上、组织上提供必要的保障,确保社区护理工作的正常开展。卫生行政部门要把社区护理服务项目列入目标规划和工作计划,将具体护理服务内容纳入农村社区卫生服务目标责任考核制度,层层签订责任书,落实工作责任,建立健全护理服务网络。形成由社区卫生服务中心牵头的县-乡-农-组4级护理服务网络,对服务区域内农村居民进行有组织、有指导、有联络的护理工作。

5. 完善社区护理内容,明确护理目标　参照国外先进的经验,农村社区要建立制度、规范管理,完善社区护理内容,明确护理目标,使农村社区护理真正起到对于重大传染病以及慢性非传染性疾病的预防作用。针对老年人、残疾人、慢性病病人等,通过开展签约服务,明确服务内容和条款,提供以健康管理为主要内容的个性化服务,提高服务质量和群众满意度。

6. 制定相关政策,完善管理机制　国家卫生计生委应督促各级政府和有关部门完善农村社区护理管理制度,尽快出台一些具体措施和相关政策。卫生教育系统应着眼市场需求,培养一定数量的专门社区护士,制定具体的农村社区护理管理制度,使农村社区护理逐步正规化,同时制定农村社区护士奖惩制度,提高农村护士的工作积极性。

7. 与新型农村合作医疗的推行相结合　新型农村合作医疗是有效解决广大农村群众因病致贫、因病返贫问题的社会保障制度。通过宣传新型合作医疗基本政策,鼓励农村居民自愿参加新型农村合作医疗,从而降低农村社区居民的患病率,提高疾病治愈率,使农村居民整体健康素质提高。同时,加快农村社区护理与新型农村合作医疗制度的衔接,为农村社区护理的发展提供更大的空间。

第五节　热点问题

一、农村家庭医生团队签约服务与团队建设

阅读笔记

为转变服务模式,促进基本公共卫生服务项目在农村的落实,以提高农村居民的健康水

平。2013年,国家卫生计生委发布了《关于开展乡村医生签约服务试点的指导意见》,在农村地区探索开展签约服务试点工作。签约服务是由乡村医生或由乡镇卫生院业务骨干(含全科医生),社区护士,公共卫生医生,以及其他社区卫生服务人员组成团队,与农村居民签订一定期限的服务协议,建立相对稳定的契约服务关系,提供约定的基本医疗与保健服务,并按规定收取服务费。服务费由医保基金、基本公共卫生服务经费和签约居民分担。目前,全国各地均以不同的形式组建了家庭医生服务团队。有关家庭医生团队服务模式中社区护士角色的功能现状调查显示:社区护士认为最需要但最缺乏的能力排在前五位的分别是团队协作、健康教育、人际沟通、解决问题、管理和领导;而社区护士在工作中发挥功能角色的主要影响因素排在前五位的分别是社区服务团队管理模式、政策与制度、团队任务分配、服务对象、团队协作。由此可见,如何提升社区护理的团队协作和管理能力,提高团队的运行效率和效能,对促进家庭医生团队签约服务模式的发展具有重要的意义。

(一)签约服务的具体内容

1. 基本医疗服务 全科医生团队要为签约农村居民提供一般常见病、多发病的诊疗服务。

2. 基本公共卫生服务 基本公共卫生服务实行包户负责制。要以签约对象需求为导向,以农村居民健康档案为基础,以65岁以上老年人、0~6岁儿童、孕产妇、慢性病病人和重性精神疾病病人等为重点服务对象,按照《国家基本公共卫生服务规范》和各地相关规定做好基本公共卫生服务。

3. 重点人群跟踪服务 对留守儿童、空巢老人以及有需求的重点人群,要提供上门健康咨询和指导服务。

4. 规范转诊 如遇有疑难、急重症或受条件限制,需要转上级医疗机构诊疗的病人,要及时提供转诊服务,并履行转诊手续。

5. 个性化服务 要结合农村当地的实际,开展以健康管理为主要内容的其他个性化服务。并根据农村居民的意见,及时调整服务方式,提高服务质量和群众满意度。

(二)签约服务的工作原则

1. 充分告知 通过广泛宣传,使辖区内的所有居民了解社区卫生服务机构的地点,家庭医生服务团队的联系方式和服务内容。

2. 全面覆盖 家庭医生式服务模式为辖区内所有居民提供,确保服务的公平与可及。

3. 突出重点 首先应以老年人、婴幼儿、孕产妇、慢性病病人、重性精神病病人、残疾人等重点人群为工作重点。优先签约、优先提供服务。

4. 自愿签约 在坚持居民自愿的前提下,与居民签订《社区卫生服务机构家庭医生式服务协议书》,按照约定内容开展服务。

5. 规范服务 严格按照《国家基本公共卫生服务规范(2011年版)》、各项专业技术服务规范、诊疗常规、护理常规的要求,结合自身服务能力,以及农村居民的需求及偏好,制定服务标准和规范,确保服务质量。

6. 强化考核 将签约服务工作实施情况、签约情况、提供的服务内容和质量等纳入监督、考核内容,考核结果与家庭医生团队的绩效挂钩,鼓励优绩优酬。原则上,农村居民以户为单位与家庭医生团队签约,每个团队负责600户家庭(约2000人),最多不超过800户(约2500人)服务协议一年一签。

(三)签约服务流程

1. 宣传 家庭医生服务团队通过多种渠道与辖区家庭取得联系,宣传和解释家庭医生式服务,充分告知并引导农村居民签订协议。

2. 签约 按照自愿原则,与愿意接受服务的农村居民签订服务协议书,并存放于家庭健康档案中,共同履行协议条款。居民可根据自身健康需求,在家庭医生建议下,选择具体所需

阅读笔记

的服务项目。

3. 服务　按照协议约定,团队成员落实各项服务承诺,并将各类服务详细内容记入居民健康档案。

4. 评价　团队成员为居民提供服务后,应及时评价,根据居民反馈意见,对服务内容和服务质量进行不断改进及提高。

(四) 家庭医生团队建设

1. 团队建设　团队建设是有意识在组织中努力创建或开展各种有效工作小组来完成组织所分配的工作任务,协调一致,以实现预期目标的持续不断的过程。团队建设需要从目标设定、任务分解、确定角色、明确职责及权限设置五个方面着手。团队建设应事先了解团队情况、与团队成员讨论并树立大家共同的目标、完善团队绩效考核、注重团队激励。然而,自我国基层医疗卫生机构组建家庭医生服务团队,虽在一定程度上探索了影响家庭医师团队建设与发展的要素,却并没有形成一个全面的、系统的框架来指导服务团队的建设。

2. 团队建设的理论基础　2006 年,Louise 首次提出了适用于卫生保健领域的综合性团队效能模型[integrated (health care) team effectiveness model,ITEM]。该模型在组织行为学理论基础上,以 IPO 经典团队效能、Cohen 和 Bailey 的团队效能模型为框架,从团队设计、过程以及输出等多个维度,为卫生保健领域团队建设提供了一个有效的框架(图 10-1)。目前,国内外研究学者已将该模型作为指导团队建设与实践的理论基础。

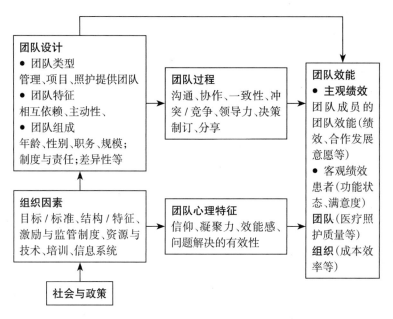

图 10-1　ITEM 综合性团队效能模型

3. ITEM 理论框架对我国家庭医生团队建设的启示　据 ITEM 理论框架可知,家庭医生服务团队建设主要应涵盖团队设计、团队过程与团队成员心理特征的相互影响以及团队产出几个重要环节,整个团队的建设是一个贯穿于整个团队管理的、持续的、完整的过程,其中团队设计是家庭医生服务团队建设的核心基础,管理者通过顶层设计,进而影响团队的输出结果。其次,我国家庭医生服务团队建设尚处于探索阶段,各地发展程度不一,相关政策制度仍需进一步调整和完善。

(1) 个人水平:个体是构成团队的细胞,人员的选择是团队建设与管理中非常重要的部分。在家庭医生服务团队的组建过程中,管理者不仅需要关注团队成员的年龄、学历背景、工作经验等外在特征变量,还需关注团队成员的态度、价值观等影响团队表现的内隐特征。

（2）团队水平：家庭医生服务团队的存在是为了更好的实现社区卫生服务机构功能，而以何种模式、多大的规模、以怎样的规范指导团队的职责与分工，来提高团队工作效率、服务质量，改善病人体验，加强社区参与，是组建科学、合理的家庭医生服务团队的关键。目前，我国大部分社区卫生服务中心是以家庭医生为责任主体，社区护士作为团队的主要辅助人员，以及配备或不配备起辅助性作用的其他人员（如防保／公共卫生人员、药师、社区志愿者等）组成家庭医师服务团队，而在团队建设研究中，团队绩效并非是随着团队规模的增大而增加的，如果团队成员过多，往往存在沟通障碍、信任降低等问题，使工作难以顺利开展。有关团队成员的职责与分工，家庭医生作为社区居民健康的守门人，工作侧重点在于对社区常见病、多发病进行诊断和治疗等，社区护士的工作侧重点在于为社区居民提供健康教育、建立居民健康档案、随访监测、参与基本医疗、协助社区居民慢性疾病的管理、消毒隔离等。总体来说，现阶段家庭医生团队签约服务工作内容主要包括基本医疗与公共卫生服务，创新性不够；其次，家庭医生、社区护士以及其他辅助人员应如何合理、细致对其工作内容进行分工，仍不明确。

（3）组织水平：家庭医生服务团队的建设与发展离不开基层医疗卫生机构的管理与支持。首先，应建立家庭服务团队工作室／站，以便于实时交流，实现从"我"到"我们"的工作理念的转换；健全家庭医生团队激励考核制度。提高团队成员的积极性和工作热情，提升团队服务效率；强化团队人才队伍建设。除注重医学知识和技能培训，还应强化社会人文知识的教育。应加大资金投入，提高工资待遇。必须加大资金投入与落实，吸引优秀人才扎根社区，以防现有人员的流失。此外，家庭医生服务团队深入家庭开展签约服务，在法律上还缺乏有力的保障，存在一定的法律风险，需要继续填补这方面的法律空白。

二、农村妇女保健的热点问题

妇女保健是针对女性生殖的特点，以预防为主，以保健为中心，以维护妇女身心健康为目标，以群体为对象，针对妇女一生中在不同阶段存在的健康问题，运用多种学科的知识和技术，为妇女提供良好的健康保护和健康促进服务。妇女保健作为社区卫生服务的重要组成部分，是保障妇女健康的重要手段。妇女的健康直接关系到子代的健康和人口的素质，应受到社会各方面的重视和支持。

（一）我国农村妇女保健存在的主要问题

1. 妇女保健设备落后　目前，农村妇女保健的设备仅是妇科检查、B超，缺乏宫颈刮片、宫颈活检、X线检查、TCT、HPV DNA检查设备和健康教育设备，缺乏心理、精神卫生等的检测设备。这一现状严重影响了妇女保健工作的开展。

2. 妇女保健队伍素质不高，结构不合理　农村妇幼保健人员大部分由农村妇女担任，虽有利于开展工作，但由于兼职较多，妇幼保健专业知识及业务能力不高，影响了妇幼保健工作的开展。

3. 农村妇女健康教育力量薄弱，健康教育体系不健全　目前，我国只有卫生系统的健康教育机构从事健康教育工作，健康教育机构只延伸到县，乡、镇不设健康教育机构，而且健康教育手段和形式单一。

4. 农村妇女健康教育知识缺乏　主要表现为自我保健意识淡薄、落后的生活习俗和不健康的生活方式。

5. 妇科病严重影响农村妇女健康　很多农村育龄妇女对生殖道感染疾病的认识不够。没有将妇科病当做一种应该及时检查及治疗的疾病预防，措施不力与治疗不及时的现象经常发生，妇科病的患病率居高不下。

（二）农村妇女保健的发展对策

1. 政府增加投入，完善妇女保健基本设备　要开展多种妇女保健服务，就要求政府加大对妇女保健的投入,改善妇女保健工作条件,添置必要的设备,如宫颈刮片、宫颈活检、X 线检查、TCT、HPV DNA 检查设备,基本的健康教育设备等,以适应农村妇女保健工作的需求,及时筛选出危害妇女健康的因素,给予健康干预,以促进农村妇女的健康。

2. 稳定社区妇女保健人员队伍,提高妇女保健人员素质 针对妇女保健队伍不稳定的现状,建议有关部门出台稳定妇女保健队伍的政策,对妇女保健队伍进行统一管理、统一考核,按绩效给予奖励,给予充足的保健基金,使其安心工作,并制定严格的准入制度和退出机制。要合理解决乡、村两级保健人员的待遇问题,稳定基层保健队伍。农村妇女保健由乡村女医生担任,并给予一定的经费保障。但要加强医学继续教育,使其掌握新知识、新理论,提高妇女保健服务能力。要创造条件,积极引进高素质的社区妇女保健人员,提高农村妇女保健工作质量。

3. 健全农村妇女保健网络 因地制宜开展形式多样的农村妇女健康教育。一是要建全县、乡(镇)、村妇女健康教育组织三级网络;二是抓住三下乡、计划生育指导、疾病普查普治、产前检查、医院门诊、病房等一切有利时机,对农村妇女进行健康教育;三是经常性健康教育与突击性健康教育相结合,以经常性健康教育为主;四是建议开展农村妇女健康教育,应充分发挥以广播电视为主的大众传播媒介的作用,内容应通俗易懂,贴近当地的风俗习惯和群众的经济水平。同时,还应重视人际传播在开展农村健康教育工作中的作用。

4. 加强对农村妇女卫生健康知识宣教 提高农村妇女整体卫生知识水平,必须加强对这些人群的健康教育,特别是有关碘缺乏病及预防措施、水源保护及个人卫生等方面卫生知识的教育。开展农村妇女健康教育时,应注意结合她们的生产、生活条件,帮助建立适当的卫生行为,如通过改水、改厕帮助她们改掉饭前便后不洗手、生食不洁瓜果等不良习惯。

5. 普及有关妇科疾病发病的高危因素知识 利用挂图、实物、宣传资料等向农村妇女介绍有关妇科疾病的医学常识及定期普查、早期发现、早期治疗的重要性。建议组织 30 岁以上妇女每隔 1~2 年进行妇科普查普治一次。

三、农村留守儿童的健康问题

(一) 留守儿童的概念

留守儿童的概念最早提出是指其父和(或)母在国外工作或学习,但自己却留在国内的子女。而今,在城乡人口流动限制被打破,农村剩余劳动力持续向城市转移的特殊历史时期,"留守儿童"又有了其新的定义,它是指父母双方或一方流动到其他地区,而子女留在户籍所在地,不能与父母双方在一起生活,而由其他监护人长期监护抚养或独立生活的儿童。根据《中国2010 年第六次人口普查资料》样本数据推算,全国有农村留守儿童 6102.55 万人,占农村儿童37.7%,占全国儿童 21.88%。性别比总体差别不大,男孩占 54.08%,女孩占 45.92%,性别比为117.77。留守儿童在各地之间的分布很不均衡。其主要集中在四川、河南、安徽、广东、湖南等劳务输出大省。由于与父母长期分离,亲情缺失,家庭教育弱化,留守儿童的生活质量、生理和心理健康状况、成长环境均劣于受父母监护的儿童。

(二) 留守儿童的主要健康问题

目前,留守儿童主要面临身体发育、心理行为发育等健康问题。

1. 身体发育

(1) 体格生长发育:研究发现非母亲照顾和隔代抚养是 5 岁以下儿童发生营养不良的重要危险因素,外出务工妇女的 1 岁以下子女,其生长迟缓率是从事其他职业妇女子女的 2.3 倍。其原因为:一方面,一部分留守儿童的母亲因产后要外出务工,其母乳喂养率普遍偏低,而这一阶段是儿童发育的关键时期;另一方面,多数留守儿童由祖父母或其他亲属照顾,而这些监护人的精力有限或文化水平偏低,缺乏科学育儿的知识,导致留守儿童的营养较非留守儿童差。

(2) 疾病状况:常见疾病(如贫血、肺炎、腹泻和佝偻病)和感染性疾病对儿童正常生长发育

阅读笔记

都会造成严重的影响。2008 年我国卫生服务调查数据显示,留守儿童的 2 周患病率为 14%,远高于父母均在家里的儿童(10.46%)。母亲外出打工的 6 个月以下儿童的 2 周患病率(呼吸系统疾病、腹泻)明显高于非打工母亲的儿童。此外,留守儿童的监护人由于工作繁忙或者年纪较高精力不足,往往不能敏锐地发现儿童身体不适的症状,因没有时间,经济困难等因素没有及时送往就医,从而增加了疾病对儿童的威胁。

留守儿童较非留守儿童更容易受到感染性疾病的威胁。其原因一方面是留守儿童接触传染源的机会增大。留守儿童的父母在外务工,容易接触传染源。在感染后,父母往往回到家中休养,由于不了解治疗和卫生隔离的重要性,容易传播给免疫力低下的留守儿童。另一方面,留守儿童的免疫接种率较低。由于缺乏父母的监督和照顾,留守儿童的预防接种率会较之非留守儿童低或者接种不及时。

(3) 意外伤害:留守儿童意外伤害的发生率高于非留守儿童。留守儿童由于缺乏照顾,人身安全常被忽视。监护责任得不到落实,监护人防范意识的缺乏加上儿童防护能力弱,农村留守儿童容易受到意外伤害。已有较多的研究表明:照顾者为祖父母以及照顾者文化程度低是儿童意外伤害的危险因素。

2. 心理行为发育 家庭是构成社会的细胞单位,是儿童最早接触的社会环境,在不同家庭环境下生长的儿童,其个性也会有很大的差异。国外一些研究学者通过纵向追踪调查发现,婴幼儿时期的抚养经历对成年以后的健康、心理以及生活均能产生一定的影响。

(1) 心理问题:留守儿童由于不能和父母在一起生活,在成长过程中缺乏父母的教育与关爱,在心理发展过程中,比较容易受不良社会环境因素的影响,心理发展受到阻碍,最终产生心理卫生问题。留守儿童的心理问题主要有自卑、孤独、任性、冷漠、同伴交往能力障碍等心理问题。

大部分留守儿童是在隔代监护或寄养的环境中成长的,无法享受到父母的关爱。由于父母不在身边,他们往往认为父母不喜欢自己或者觉得自己比别人差,从而难以建立自信心,久而久之就产生了自卑的心理;此外,留守儿童的孤独感也十分强烈,相关的研究证实:在缺乏父亲教养的家庭中生长的儿童,其孤独感比正常家庭的子女更强烈,而在父母均外出的家庭中生长,儿童的孤独感则更为突出。严重的孤独感最终可能会转变为相关的心理疾病。其次,隔代抚养的留守儿童通常容易出现任性的心理问题,(外)祖父母在抚养留守儿童的过程中,常常觉得儿童缺乏父母关爱很可怜,因此对儿童过分溺爱,这种过分以儿童为中心的不良抚养方式,最终会将其心理问题推向另一个极端——任性。很多隔代抚养的儿童表现为不懂礼貌、性格霸道、不达目的就会狂躁等;有相关研究表明留守儿童的社会交往能力较非留守儿童差,在与同伴交往过程中,留守儿童往往表现出冷漠和攻击性,对其友谊的建立与维持不利。

留守儿童的心理问题很多,为了改善留守儿童的心理健康状况,探讨留守儿童心理健康的影响因素有十分重要的意义。有研究发现:父母离开时儿童的年龄、父母与儿童联系的频率以及监护人的监护态度和留守儿童对监护人的喜爱程度都对留守儿童的心理健康有影响。研究者认为,父母离开时儿童年龄太小或者与儿童联系的频率太小都是儿童心理发育的不利因素,而监护人认真关爱留守儿童、与儿童关系融洽能够促进其心理健康。

(2) 行为问题:国内研究证实,缺少父母关爱和家庭环境因素的变化是导致留守儿童出现行为问题的重要原因。留守儿童的行为问题较非留守儿童多,有调查结果显示,留守儿童由于缺乏父母和社会的支持,更容易出现打架、违纪等不良行为,更有甚者被社会不良团伙所利用,进行偷盗、勒索等犯罪行为。留守儿童行为问题的形成,主要原因是监护人的职责不到位。多数留守儿童是由祖辈监护,由于年龄和精力的原因,他们认为的监护职责就是保障小儿的衣食住行,而很少甚至没有关注留守儿童的行为培养。长期下去,留守儿童就会由于缺乏教养而形成许多的行为问题。

阅读笔记

社会支持在儿童行为适应过程中起到重要作用。对于留守儿童,社会支持通过提高个体自我评价的水平和对不良环境的适应能力,同时缓解不良事件对个体的消极影响,最终对其行为适应产生帮助。

(三) 留守儿童健康问题的对策

在儿童人格形成过程中,亲子关系是一个极其重要的因素。这种关系直接影响到孩子的行为、心理健康、人格与智力发展。同时,该过程也是不可逆转的。因此,外出打工的父母要妥善安排留守儿童的生活,选择好合适的代理监护人。如果监护人确实没有教养儿童的能力,建议父母中的一方留下来照顾孩子,避免自己的孩子成为自我留守、隔代监护、上代寄养型的留守儿童。

留守儿童的问题是一个重要的社会问题,解决这个问题的责任主要在政府。留守儿童的身体发育、心理、品格问题都必须依赖政府制订更有利措施。首先,应开展农村留守流动儿童关爱服务体系试点,探索实践留守流动儿童关爱服务的有效模式。如构建社区留守儿童关爱网络,通过关爱网络,组织留守儿童与父母进行群体性或私密性的谈心,鼓励在外务工父母与子女交流,使其更加理解父母外出的动机和对自己的期望。社区可以为留守儿童建立信息卡,信息卡除了要登记留守儿童的个人信息、监护人的个人信息、联系方式外,最重要的是要留有其父母的联系方式,以便留守儿童有了问题及时与父母沟通。社区护士应对留守儿童及其监护人提供必要的指导和培训,包括安全常识、生理卫生知识等,以提高儿童的自我保护能力和意识。同时,应建立农村留守儿童健康安全保护预警与应急机制,确保一旦发生问题,社区医务人员迅速介入并妥善处理。

进一步加强家庭和学校干预。家庭是促进儿童生长发育、保障其身心健康的重要场所,社区护士应关注留守儿童,尤其是婴幼儿的家庭,以家庭为基础开展儿童生长发育监测,心理行为问题的预防与干预。对于学校,应该特别关注留守儿童的教育问题。首先应从感情上拉近与留守儿童的距离。采用多种方法,规范留守儿童日常行为,实现自律与他律的结合,这是留守儿童教育的关键。

四、农村老年人保健的热点问题

我国已进入老龄化社会,并且60岁以上人口大约有70%居住在农村。由于老年期的延长,因疾病、伤残、衰老而失去生活能力的老年人显著增加。随着老年人增多,各项费用将进一步上升,对社会经济将带来更大的负担,特别是在卫生资源相对匮乏的农村地区,情况更为严重。同时,我国现有的医疗保障制度和卫生服务体系与老年人的健康需求不相适应。

社区老年保健护理服务是以老年人为服务对象,以老年人的健康为中心、家庭为单位、社区为范围、需求为导向,以解决社区中老年人主要的健康问题、满足老年人基本卫生服务需求为目的,融预防、医疗、保健、康复和健康教育为一体的,有效、经济、方便、综合、连续的基层卫生服务。如何为农村老年人提供及时、方便、有效的保健服务,满足他们的健康需求,已成为一项艰巨的任务。

(一) 农村老年人的健康状况及社区护理的发展策略

1. 农村老年人的健康状况　我国农村地区老年人慢性病患病率呈逐年上升的势态,并成为危害其生活质量的主要健康问题。目前,与城市老年人一样,高血压也逐渐成为农村老人最常见的慢性病。此外,其他心脑血管疾病、白内障、呼吸系统疾病、消化系统疾病在农村老年人中患病率也较高,但其中脑卒中、支气管炎及哮喘病、痴呆和糖尿病等患病率低于城镇老年人。就慢性病发展趋势而言,疾病负担较重的脑血管病、心脏病、糖尿病等患病率在农村老年人中增长较快。同时,我国农村老年人躯体功能状况欠佳。2011年,中国老龄科学研究中心发布的《全国城乡失能老年人状况研究》报告中指出:全国城乡部分失能和完全失能老年人约为3300

万人,占总体老年人口的19%,农村老年人口规模是城市的1.69倍。同时,农村老年人心理问题较突出,特别是留守老人和空巢老人,主要表现为焦虑、孤独和抑郁。社会环境方面,农村老年人的经济状况及社会支持水平相对较低。由于经济状况是影响老年人社会健康最重要的因素,农村老年人在经济资源缺乏和医疗保健负担重的双重压力下,其社会健康状况不容乐观。家庭方面,多数农村老年人能与家人和睦相处,但受到年轻人进城务工的影响,农村空巢老人的比例逐年增加。目前,我国农村空巢老人占全国空巢老人的70%以上,他们的精神生活、物质生活以及医疗卫生条件都要比城市空巢老人匮乏。

2. 农村老年社区护理的发展策略

(1) 以需求为导向,有针对性地开展社区护理服务:老年人的照护往往需要专业性医疗护理和生活照料为一体的综合服务,而且需要长期、连续的跟踪护理服务,由于农村社区护理人力资源缺乏,且地域广阔、人口比较分散,这些都给社区护理工作带来了困难。社区护士应针对不同能力老年人提供个性化服务。对于能力相对较高、较稳定的人群,以落实预防为主的方针,关注慢性病预防或确保早发现、早控制,进行健康知识宣传,倡导老年人科学健康的生活方式,提高老年人生命质量。对于轻度失能的老年人群,应保持或延缓其能力衰退,并通过康复保健等措施,以促进加强其能力;对于中度和重度失能的老年人群,则应关注管理其严重的慢性病,扩大医疗康复服务能力和范围,强调医养结合,维持和改善失能老人机体状况;同时,应提高精神慰藉服务质量,确保老人有尊严的晚年生活。同时,社区护士可以培养和利用老年人及其家属等非专业人员来提供生活照料服务。社区护士需对这些非专业照护人员进行专业培训,以提高他们的照护技能。同时,对长期承担照顾任务的家属,也应为其提供心理和社会支持,以缓解家属的心理压力和照顾负担。

农村空巢老年人往往有抑郁、孤独等心理问题。因此,社区护士应鼓励他们积极参加集体活动,培养他们积极的应对方式,并建立有效的社会支持系统,调动子女和整个社区给予空巢老人更多的关心和支持,从而预防和缓解抑郁的发生。社区护士还可以通过组织健康体检,开展各种形式的心理健康知识讲座,传播心理卫生知识,以及时疏导老年人的心理问题,改善他们的心理健康状况。

(2) 因地制宜地加强健康教育:农村的健康教育具有农村的独特性,老年人由于文化层次较低,生活中比较多地受到传统习惯及观念的影响和束缚。同时,由于经济状况差,对疾病预防与保健等方面投入相对较少。针对这些特点,社区护士可以采用老年人喜闻乐见、通俗易懂的健康教育方式,如宣传板报、传单、画报、广播、讲座等。同时,要注意利用具有地域特色的资源,要与老年人的日常生活活动结合起来(如散步、适量田间劳动、庭院劳动、家务活动等)。由于老年人健忘,还要注意长期、连续的督促,以逐步提高老年人的保健意识,倡导健康的生活方式,增进老年人对常见疾病的认识,增强自我保健能力。

(3) 完善医疗保障制度,提高农村老年人的医疗保障水平:新型农村合作医疗是我国农村居民医疗保障的主要形式,但需要进一步完善农村弱势群体(特别是老年人)的医疗保障政策。目前,我国新型农村合作医疗制度还不完善,加上筹资水平的限制,难以满足老年人医疗及护理服务需求。作为一个特殊年龄的群体,农村老年人经济收入低且不稳定、健康状况差、慢性病患病率高、医疗及护理服务需求强烈,针对这些情况,有必要建立一套老年医疗及护理救助制度,政府通过提供资金、政策、动员社会资源,对因患病或日常生活能力障碍而没有经济能力获得治疗及护理的老人实施专项救助。

(二) 我国农村养老模式

1. 我国农村养老模式现状

(1) 家庭养老:家庭养老是以家庭为单位,由家庭成员(主要是年轻子女或孙子女)赡养家庭老年成员的养老方式。养老内容主要是经济上供养、生活上照料、精神上慰藉三个方面。中

阅读笔记

国农村家庭养老的特点:一是绝大多数老年人依托家庭养老;二是老年人绝大多数与子女居住一起,且三代同堂家庭居多;三是"分而不离"家庭多。农村老年人有一部分与成年子女分户居住,由子女提供老人的生活照顾。在农村,老年人对家庭养老的依赖性比较大,养儿防老的思想根深蒂固。我国农村老年人口在不断上升,经济水平却不高,土地是他们生活的主要来源,但随着年龄的增加、身体状况的衰弱,他们不得不放弃土地,依靠子女来赡养。

(2) 社会养老:社会养老就是非家庭成员或组织产生的养老方式,是农村家庭养老方式的补充。社会养老主要包括以下3种形式:①集体养老:在我国,社会对三无人员实行"吃、穿、住、医、葬"的五保制度,这种制度有的采取由村组织和社区邻里来照顾的分散供养,有的采取集中供养;②农村社会养老保险:这是一种完全累积型的个人账户制,每个老人的养老水平完全取决于个人账户积累的数额;③自我养老:自我养老是指那些农村老人,不靠子女和亲属,也不靠退休金或养老保障来养老,主要靠年轻时的积蓄、劳动能力或房屋的租金等其他收入来提供养老。

2. 我国农村养老模式的发展趋势　随着农村经济体制改革的深入,经济结构、产业结构、劳动力结构与人口结构都发生变化,传统的家庭养老面临着愈来愈严重的困难和挑战。土地是农村居民赖以生存、养老的主要生产资料,但近年来,土地收益不断减少,非农业收入在农村居民收入结构中的比例越来越高,土地对农村老年人的养老保障功能也正在逐渐下降。以上这些都决定了我国农村必须改变传统的家庭养老模式。

农村社区是老人家庭以外的"熟人社会",是家庭养老的自然延伸,由于其地理优势,使得老人的物质供养和精神慰藉方面具备"方便"优势,容易接受社区提供的各种养老服务。在经济落后的农村,短时期无法实现社会养老的情况下,重视和扶持农村社区养老,可缓解养老所面临的困境。为此,可以从三方面加强农村社区养老机制的建设:①加快建立农村的养老服务体系,农村养老服务必须包括老年医疗服务、老年生活照料服务、不能自理老人的长期护理服务等内容,养老服务机构则包括社区托老机构、敬老院、老年护理院、老年康复中心等。有条件的农村社区,可探索建设社区老年日间照料服务设施,向留守老年人及其他有需要的老年人提供日间照料、短期托养、配餐等服务,以满足老年人多样化的服务需求。②充分发挥政府、社区、家庭和个人的力量,尽可能为老年人提供养老支持。③关注农村老年人的心理问题,社区应加强居民娱乐设施建设,发展居民喜闻乐见的老年文化,多组织老人参与集体活动和各项娱乐活动,以充实老人的精神生活,努力让农村老人"老有所乐"。④完善农村社区养老保障体系。在多元化和多层次的养老保障制度发展模式下,家庭仍是一种有效的养老保障载体。由于我国农村贫困人口多,因此,应强化政府的责任,加大资金投入,建立养老保障基金运营机构,并实施规范化管理。对于贫困农村居民,除了政府给予补偿,还可以充分发挥社会力量,如开展"慈善养老"的公益活动,发挥社会慈善机构的积极作用。

小结

本章主要介绍农村人口、农村社区卫生服务、农村社区护理等基本概念,介绍了农村的健康状况及其问题、农村卫生服务体系、相关制度与政策、相关理论、农村社区护理服务的内容、农村护理研究热点问题等,通过学习基本知识、相关制度与政策,了解农村社区护理现状及存在的问题,以帮助社区护士更好地理解农村社区护理的特点,思考农村护理的工作内容和工作开展形式,开拓思维,结合我国各地农村社会、经济、文化、自然环境等实况开展创新性的护理实践和研究工作,以推进农村卫生事业的发展,提高我国广大农村居民的健康生活质量。

(冯　辉)

阅读笔记

思考题

1. 某社区护士在村卫生室工作,村卫生室距离城市有 100 多公里。该护士到村里一位 80 多岁的老人家里进行访视,老人患有老年痴呆症,主要由她 57 岁的女儿照顾,老人的丈夫也健在,其他家庭成员都已外出打工。最近,由于老人病情加重,医生给她调整了药物。当该护士进入老人家里时,老人的女儿非常激动,哭着告诉护士:"我不知道自己还能支撑多久？她需要太多的照顾,我不得不每日给她喂饭、穿衣、洗澡。她甚至连我是谁都不知道！很多时候,她都要打我。现在医生给她加了一些新药,我不知道该怎样办,她不愿意吃药,当我去喂她药时,她还打我！我请了一个亲戚来帮忙,可她没干一个星期就走了,现在家里只有我一个人,要照顾两个老人,没有人能帮助我,我觉得自己都快发疯了！"护士努力让老人的女儿平静下来,对她说:"我知道你现在感到很无助。咱们坐下来,看是否能想出对策来帮助你。"作为社区护士,请思考在这个案例中,你获得的关键信息是什么？你如何理解老人及其家庭所面临的问题？你打算采取什么措施来帮助老人及其女儿？

2. 在农村,距离常影响居民获得及时的护理服务,作为社区护士,请思考可以采取哪些措施来克服因距离而导致的家庭访视障碍？

3. 张某,女,48 岁,身高 158cm,体重 69kg,血压 140/90mmHg,饮食无节制,生活不规律,爱美的她想减肥,为此考虑过很多减肥计划,如不吃零食,坚持运动等,不过每个计划总是没开始几天就泡汤了,身材越来越胖。为此她十分苦恼,觉得自己没毅力,很失败,因此向签约的家庭医生团队成员寻求帮助。作为团队一员,请你结合张某的实际状况,简述护理干预的具体方法和策略？

4. 结合你所在地区农村社区的社会和经济结构,请思考在社区护理中可能存在的伦理问题？如何采取有效的服务策略来应对这些问题？

阅读笔记

第十一章　社区中医护理

社区情景

李某,男性,56岁,患2型糖尿病8年,坚持药物治疗,饮食虽有控制,但不严格,自诉每天能坚持一定时间的散步,但运动量不够,曾口服优降糖、达美康、二甲双胍,最近使用拜糖平、诺和龙,但血糖控制始终不理想,空腹血糖在8~9mmol/L。最近一年来尿常显混浊,时有泡沫,在医院检查示尿蛋白(++),血液检查示尿素氮增高,血肌酐偏高,血脂增高,诊断为糖尿病肾病。现感疲倦,腰酸腿软,头晕,常耳鸣如蝉叫,口干,喝水并不多,尿较多(尤其夜间),每晚排尿3~4次,比常人怕冷。体检:验舌偏胖偏红,边现紫色,有轻度齿痕,苔白稍有腻象,脉沉细。目前按中医辨证治疗,并调整口服降糖药,在家中休养。针对此病人情况,护士如何为病人提供中医护理?

本章内容的学习将会引导你找到以上及类似问题的答案。

中医药是我国人民在几千年生产生活实践和与疾病做斗争的过程中逐步形成并不断丰富发展的医学科学。新中国成立以来,党中央、国务院高度重视中医药工作,中医药事业取得了显著成就。中医历来重视护理,"三分治疗,七分护理"的理念突出强调了护理在治疗疾病和维护健康中的重要作用。近年来,随着我国医疗卫生体制改革和社区卫生服务的开展,中医护理已从医院逐步走向社区。中医具有"简、便、廉、验"的特点,简单易行、实用有效,适宜在社区开展。社区护士将中、西医护理有机结合,相互补充,运用中医护理理论指导社区人群的饮食、起居,实施中医特色专科护理,提供具有中医特色的康复和健康指导,从而维护和促进社区人群健康。

第一节　概　　述

阅读笔记

一、基本概念

中医护理学(nursing of traditional Chinese medicine)是以中医理论为指导,运用整体观念,

对疾病进行辨证护理,结合预防、保健、康复等措施,并运用独特的传统护理技术,对病人及老、弱、幼、残施以护理,以保护人民健康的一门应用学科。中医护理理论特色在于整体观念和辨证施护。

中国传统医学是我国优秀传统文化的一部分,是我国劳动人民在长期实践中形成和发展起来的防病、治病、养生与保健的经验总结。中西医并存,中西医并重,是我国特有的国情。国家卫生计生委印发《全国护理事业发展规划(2016—2020 年)》明确提出大力开展中医护理人才培养,促进中医护理技术创新和学科建设,推动中医护理发展。充分发挥中医护理在疾病治疗、慢病管理、养生保健、康复促进、健康养老等方面作用。

二、中医护理应用于社区卫生服务的优势

中医学是中国的传统医学,由几千年的医疗实践与古代哲学思想结合而形成。中医护理学作为学科来说独立时间较短,但中医护理自身的特色与优势明显。社区卫生服务是近些年出现的新事物,社区护理这些年来无论是从理论上,还是实践上都得到了很大的发展。在社区卫生服务的工作内容中,除了计划生育是与我国国策相符合的特有要求外,健康教育、预防、保健、康复等要求与中医护理的固有内涵十分吻合。中医护理"整体观"、"辩证观"理论、"治未病"、"药食同源"理论、养生保健,以及太极拳、八段锦等传统养生运动,针灸、按摩、拔罐、刮痧等特色技术,这些理论和技术与社区护理的服务目标及服务形式相吻合。在建设我国社区护理体系过程中融入中医药和中医护理的理论和技术,将会使有中国特色的社区护理体系更具有实践性与科学性。

(一) 中医理论与社区卫生服务特点的一致性

1. 预防为主　社区卫生服务是集预防、医疗、保健、康复、健康教育、计划生育为一体的基本卫生服务,强调预防,未病人群防病、已病人群防并发症,以整体上提高社区人群健康状况。中医历来重视"不治已病治未病",强调预防为主、防重于治的医学观点,具体体现在未病先防,既病防变,病后防复三个方面。《素问·四气调神大论》所谓"圣人不治已病治未病,不治已乱治未乱,此之谓也。夫病已成而后药之,乱已成而后治之,譬犹渴而穿井,斗而铸锥,不亦晚乎!",唐代医家孙思邈把疾病分为"未病"、"欲病"、"已病",并指出要"消未起之患,治未病之疾,医之于无事之前。"字里行间蕴涵着对"无事之前"的养生防病及欲病早调的观点。这种未雨绸缪、防微杜渐的预防思想在后世一直有深远的影响,是中医学重要的理论基础。中医的这种观点与社区卫生服务重预防的观点是相通的。

2. 医学的整体观　社区卫生服务遵循的是生物 - 心理 - 社会医学模式,中医学模式与生物 - 心理 - 社会医学模式在基本点上是一致的,这表现在两者都不把"人"视作为一个超然独立、与世无关的实体,而是看作社会环境中的一员。因此认识健康与疾病,不仅着眼于个体,更着眼于人与周围的相互联系,相互影响。其次,两者都注意到精神、心理因素在个体健康与疾病中所起的作用。《黄帝内经》认为人体是一个系统,是"天地人"这个大系统的组成部分;人体本身有各个小系统,如脏腑系统、经络系统、气血津液系统、神志系统、三阴三阳系统等,互相联系,互相作用,组成人体的整体。基于这种整体观念,就有中医的"天人相应"、"形神统一"等的理论。以糖尿病为例,中医在治疗此病的过程中,首先着眼于整体,重视人体某一部分的病变对其他各部分的影响,以预测病情的演变;西医在治疗糖尿病过程中针对糖尿病的并发症也是从整体出发去把握疾病,控制其他器官的病变。

3. 价廉和便捷　价廉和便捷可以说是社区卫生服务的两大主要特点。目前我国城市、农村社区卫生服务机构普遍覆盖,在条件允许的情况下,社区居民愿意选择到价格相对便宜的社区卫生服务机构就医。同时,随着我国老龄化速度加快,加之老年人所患疾病大多是慢性退行性疾病且行动不便,多采用常规治疗和常规药,居民更倾向于在离家距离近、就医方便的社区

阅读笔记

卫生服务机构就医。另一方面,价廉和便捷也是传统中医的特点,中医药产生于中国本土,价格相对便宜,而且中医药服务多以汤药、拔罐、艾灸、推拿按摩、中药食疗、针灸等为主,大多可以由病人自己在家操作,或者借助于一些简单的医疗器械也可以满足需要。中药相对毒副作用小,尤其是一些廉、验的中成药,在社区医护人员的指导下,适于家庭长期服用。在我国经济基础薄弱的背景下,中医护理在社区开展具有得天独厚的优势。还有一些简便的中医外治法,如中药外敷、针灸、推拿按摩、刮痧疗法、拔火罐等,便于由社区护士指导推广。另外,中药治病重食疗,社区护士掌握了专业的中医药膳理论,便于社区家庭及居民咨询。综合考虑我国医疗现状、养老的经济实力、人力资源、文化传统及服务需求等因素,融中医药与社区卫生服务为一体的中医社区卫生服务的"简、便、验、廉"等优势将发挥重要作用。

(二) 中医护理有着广泛的群众基础

中医以我国传统文化为背景,发展至今很多中医理念被人民所耳熟能详,具有良好的大众基础。其中中医传统养生运动,因其简便易行、易于掌握,大众接受度高,易于在社区中推广;中医的非药物疗法源远流长、内涵丰富,针灸、推拿、拔罐、按摩等也有着广泛的群众基础。这些中医护理技术可避免药物的毒副作用,且适应证广泛,疗效确切,经济实惠,符合社区卫生服务覆盖面广、公益性强的宗旨。社区老年人及慢性病病人较多,对于诸多老年病、慢性病,中医护理有着较明显的优势,比如在心脑血管疾病、慢性呼吸系统疾病、慢性胃肠病等方面中医积累了丰富的护理经验,有助于改善病人病情,提高生活质量,病人认可度较高。社区护理的重点和关键正是中医药的擅长领域,这使得中医护理在这些领域中可大有作为。

(三) 中医护理可降低社区卫生服务成本

目前,人民群众"看病贵、看病难"问题仍然存在,主要原因是医疗资源的可得性和可及性不能适应目前医疗卫生的需求。如何以最低的经济投入,取得最佳的医疗效果,是当前迫切需要解决的问题。为了解决这个问题,国家正在大力发展社区卫生服务,而低价高效的中医技术将对其起到如虎添翼的效果,既可节约群众的医疗支出,又能减少政府的卫生投入,节省医疗资源。中医特色技术往往针对性明确、疗效突出,可在一定程度上简化临床诊疗过程;同时,中医特色护理技术特别是一些非药物疗法,不依赖于大型诊疗设备,医疗成本低,病人负担较轻,因此大力推广具有疗效、成本优势的中医特色护理技术可以推动社区卫生服务快速发展,也是解决其资金问题的有效途径之一。

第二节　社区中医护理相关理论与应用

中医护理学与中医学有着共同的发展史和学术根源。中医护理理论主要是整体护理观及辨证施护。

一、整体护理观

中医认为人体和自然界都是一个有机整体,不仅要关注局部病变,同时应将相关脏腑的生理病理变化联系起来。中医整体护理观,是指在中医基本理论指导下,以病人为中心,以满足病人的身心需要、恢复健康为目的,运用现代护理的护理程序思维方法,实施系统、计划、全面的临床护理实践模式。中医整体护理观的内涵有:①人是一个有机整体,是以五脏为中心,以经络为纽带,把六腑、九窍、四肢、骨髓连为一体,构成人体的各个组成部分,在结构上不可分割,在功能上互相协调,在病理上互相影响。②人与自然环境、社会环境是一个整体。中医整体护理观既重视人体内在的生理病理特点,又重视自然与人体,邪气与正气的关系。中医整体护理观的特点与现代护理所提倡的"把人视为一个整体,从生理、心理、社会等方面来考虑人类现存的或潜在的健康问题"的观点是一致,中医整体护理观在开展社区卫生服务"六位一体"

阅读笔记

功能中有着实际指导意义。

"有诸于内,必形诸于外",中医护理的整体观念有助于护士对病人采取有效的护理措施。护士在观察病情时从整体观念出发,通过病人的外在变化来了解其内在的情况。如通过病人的表情、语言、生活起居、精神情志、局部病变、舌苔、脉象的改变,可以了解病人脏腑的虚实和气血的盛衰。另外,中医的整体观念重视人与自然、人与社会的协调,要求社区护士在改善社区环境、调整社区居民的精神心理状态等方面主动与各有关部门协调,达到人与自然、社会的和谐状态。

二、辨证施护

辨证施护是将望、闻、问、切所收集的症状和体征等资料,通过分析、综合,辨清疾病的原因、性质、部位及邪正关系,根据辨证的结果确定相应的护理方法。"辨证"是决定护理措施的前提和依据,"施护"是护理的具体方法,同时也是检验"辨证"是否正确的手段。辨证施护是中医护理的精华,是指导中医护理的基本理论。辨证施护注重人、病、证三者之间的关系,强调人体和疾病的共性与个性,按照因时、因地、因人制宜的原则制定出具体护理措施和方案。具体来说,辨证施护是针对不同个体、不同病情、不同环境,应用"同病异护"、"异病同护"、"三因制宜"及"治未病"等原则制定护理措施并予以实施。

1. 同病异护　一般情况下,相同的病证应采取相同的护理方法,但由于病因及病情发展阶段的不同,或者个体反应的差异,同一种疾病也可能出现不同证候,因此护理措施也有不同。如感冒有风寒感冒与风热感冒的不同,在护理上有辛温解表和辛凉解表的区别。风寒感冒是风寒之邪外袭、肺气失宣所致,治法以辛温解表为主,常用解表散寒药,服药后可喝些热粥或热汤,微微出汗,以助药力驱散风寒;风热感冒是风热之邪犯表、肺气失和所致,多见于夏秋季,治法以辛凉解表为主,常用清热解毒药。

2. 异病同护　一般情况下,异病异症应该用不同的护理方法。但有时几种不同的疾病,如具有同一证候,也可以用同一种护理方法,即"异病同护"。如脱肛、子宫脱垂是两种疾病,但它们同属中气下陷,故可用补中益气的方法来进行护理,如给予健脾益气之剂,避免负重,局部用五倍子、白矾煎水熏洗以促使脏器回缩,或针灸百会、关元等穴位以补益中气。

3. 三因制宜　指因时、因地、因人制宜的原则。由于疾病的发生发展由多方面因素决定,尤其因人体禀赋不同,对疾病影响更大。因此,在护理工作中要全面看问题,除了掌握一般护理原则外,还要根据具体情况进行具体分析,掌握每位病人、每种疾病的特性,灵活运用护理措施。因时制宜护理是根据不同季节气候特点来确定保健、养生、用药、护理的原则。因人制宜护理是根据病人的年龄、性别、体质、生活习惯、文化修养、精神状态的不同,采取不同的护理方法。因地制宜是指不同的地理环境与生活习惯可以直接影响到人体的生理与病理变化,因此运用地理环境与生活习惯的特点来确定护理措施、保健措施及用药。

学术争鸣

中医护理诊断与西医护理诊断的区别

中医护理诊断与西医护理诊断在 PES 式中的 E(原因)部分有所区别。这种区别是运用中医理论来分析考虑的,依据不同病因施护,体现"同病异护"和"异病同护"的特点。如西医护理诊断中有:营养失调　高于或低于机体需要量;中医护理诊断为:营养失调与阴(阳)虚体质、清(温)补饮食缺乏有关。这样的中医护理诊断符合中医对机体情况的判断思路,所采取的中医护理措施也具有针对性。

阅读笔记

第三节　中医社区卫生服务

一、我国中医社区卫生服务的发展

国家卫生计生委、国家中医药管理局一直大力推行中医药参与社区卫生服务。1997—2008 年间,国家及各部委出台了《关于在城市社区卫生服务中充分发挥中医药作用的意见》等 18 个中医药相关文件,文件涉及以下方面:①中西医并重,促进中西医结合;②政府将社区中医药服务工作纳入社区卫生服务发展规划并组织实施;③各级人民政府应安排一定的资金用于发展社区中医药服务;④建设一批社区中医药培训基地,培养一批中医全科医学人才,编制一批全科医学教育培训教材;⑤社区卫生服务机构要推广和应用适宜的中医药和民族医药技术。2009 年国务院通过了《扶持中医药事业发展意见》,明确指出要在社区卫生服务机构建立中医科,以促进中医药进社区服务。2010 年,国家中医药管理局在原全国农村中医工作先进县建设工作和全国中医药特色社区卫生服务示范区创建活动的基础上,开展全国基层中医药工作先进单位建设工作,并为此制定印发了《全国社区中医药工作先进单位建设标准的通知》,此文件也为社区卫生服务中心开展中医健康教育提出了指导性意见。2012 年,国家中医药管理局在印发的《关于实施基层中医药服务能力提升工程的意见》中提出,在十二五期间进一步提升中医药服务能力,开展各种形式和内容的中医服务,推广中医适宜技术,让看中医更方便、有效、便宜,通过中医预防保健不生病、少生病、延缓生病。

国家从宏观层面对中医药发展有了明确的定位和具体指导,省市级层面则根据区域特点,对中医药的发展对策进行了深化和细化。各基层医疗机构制定符合自身特色的中医药及适宜技术应用的政策,虽然各级政策的特点各不相同,但主旨一致——促进中医药事业的发展。2010 年,我国中医基本现状调查显示,社区卫生服务中心的中医预防保健服务体系初步形成,各项中医预防保健及服务已基本展开。我国基层卫生服务机构中半数以上的社区卫生服务中心、乡镇卫生院、社区卫生服务站、村卫生室能够提供中医药服务,社区人群接受中医服务的可及性和便利性得到初步改善。

二、我国中医社区卫生服务机构的设置

通过对社区卫生服务机构中医药科室的合理设置、中医药设施设备的必要配备,满足中医药科室提供中医药服务的功能需求,促进社区中医药卫生服务发展。

(一) 中医药科室设置

1. 社区卫生服务中心

(1) 中医科作为一级临床科室,根据需要设中医诊室、针灸室、推拿室、理疗室、康复室、养生保健室等作为中医科的临床科室。

(2) 设置中药房和煎药室,纳入药剂科统一管理。

(3) 有条件的可设置名老中医社区工作室、中医馆。

2. 社区卫生服务站

(1) 设置 1 个以上中医诊室,有条件的设置中医诊室、康复室、养生保健室等。

(2) 设置中药房和煎药室,或者由社区卫生服务中心(或上级单位)统一配送和代煎。

(二) 中医药人员配备

从事社区中医药服务工作的人员范围是:中医类别医师,包括聘任的和公立医院支援、巡诊的医师;接受过系统的中医药知识与技能培训、提供中医药服务的医师;从事中药饮片调剂的药剂人员;负责中医诊室和病床护理工作的护理人员。

阅读笔记

三、我国社区中医护理存在的问题与对策

目前,中医护理在社区卫生服务的发展过程中存在较多问题,如社区中医护理定位不准确,缺乏宏观调控和有效的管理体制,缺乏社区中医护理专业人才,护理制度有待完善,中医护理技术操作不规范等,这些都有待于改变和解决。

(一) 社区中医护理的定位问题

中医护理学与中医学之间部分内容相互重叠,学科间分工比较模糊,中医技术存在医护不分的问题,医者同时也是护理者。因此中医护理学的学科特色不显著,定位不准确,中医特色的护理技术操作有待规范。目前在社区卫生服务机构中,承担中医护理工作的人员大多是中医师。究其原因,针灸、按摩等学科特点使其不易从内容上区分医疗和护理范畴,而中医医护合一发展造成长期以来中医师、针灸师、按摩师对病人的诊疗、针灸、按摩由自己完成。在目前的临床执业环境下,护理人员可将重点放在拔罐术、熏洗术、药熨术、全身药浴等项目上,针灸学中的许多技能如点穴、毫针刺、耳针、梅花针叩、艾条灸、艾柱灸、穴位敷贴、各种保健按摩的技术操作可由护理人员独立完成。

(二) 社区中医护理管理有待加强

2010年,为推动中医医院中医护理工作扎实开展,国家中医药管理局印发了《中医医院中医护理工作指南(试行)》。但尚无针对社区中医护理工作的文件出台。目前,社区中医护理缺乏相应的质量控制和监督机制。虽然部分社区卫生服务站建立了院感控制网络及社区站消毒隔离制度,但对中医诊疗项目的院感控制管理未在全国范围内开展。建立和完善中医适宜技术操作规范和质控标准,对提高中医适宜技术推广效果,减少不良反应具有重要意义。

目前,社区中医护理在管理方面基本上沿用西医医院护理管理制度。当前的中医护理管理方面研究可考虑对中医护理所承担的及需要发展的项目进行分析,并从项目的角度决定护理的人力资源配备,同时根据当前社区中医护理的管理实际,研究一线护理人员及护理管理人员等的工作职责与内容,确立人力配备的合理比例,达到人力资源利用的最大效益化。另外,应根据中医护理的学科特点,建立与之配套的绩效评定机制、综合考核制度、人力培训制度等,最终建立适合社区中医护理发展的高效、合理的特色管理制度。

(三) 社区中医护理专业人才缺乏

由于高等中医护理教育起步较晚,中医护理实践和科研人才相对缺乏,中医护理理论创新和科研意识尚待加强,这在一定程度上限制了中医护理在理论、科研等方面的发展。从教育及学科建设来看,目前还未见专门的中医社区护理学科及教材。应组织编写《中医社区护理学》等专业教材,培养高素质的中医社区护理学师资队伍,建立一定数量的中医社区护理教学基地,从而有计划地培养中医社区护理人才。

在我国,对于专科护士的概念、定位、准入资质、分级及使用方面已有相对成熟的研究,如"糖尿病专科护士"、"造口专科护士"等。目前"中医专科护士"的培养尚未真正起步,虽有一些相关的文献报道,但其培养方式及内容多为普及中医护理知识的"中医通科护士"培训。"中医专科护士"应该是对中医某专科专病、营养食疗、情志护理、养生康复等方面的中医特色护理方法及技术具有很强的实践能力及深入研究能力的专家型护士。对该层次人才培养可参照其他专科护士的培养,建立培训基地,规范培训过程,建立评价体系,从而保证培训质量。"中医专科护士"不仅服务于临床,更可以服务于社区。

(四) 需大力发展我国农村社区中医护理服务

在我国农村社区开展中医护理,不仅符合农村卫生保健成本低、覆盖广的要求,而且能够极大地丰富社区卫生服务的内涵。《2009年中医基本现状调查报告》显示,农村基层中医医疗服务网点还不够健全。在农村,乡镇卫生院和村卫生室是农村居民中医服务最主要的提供者,

阅读笔记

但是目前尚有 33.5% 的乡镇卫生院和 42.5% 的村卫生室不能提供中医服务,影响了农村居民接受中医服务的可及性。虽然农村中医护理服务项目开展率低,但居民对中医护理服务有较高的需求。

现阶段,中医护理技术在农村社区的发展还存在中医护理人才缺乏、医护人员对中医护理知识的掌握与技能水平较低、社区中医护理健康教育体系尚不健全等问题,尤其是农村社区卫生服务机构专业护理人才严重匮乏是目前农村卫生事业面临的主要问题。社区护理人员总体年龄偏大,学历水平较低,其中具有中医护理操作能力的护理人员仅占小部分,这些阻碍社区中医护理在农村的广泛开展。因此,应采取大力推进农村基层中医医疗服务网点建设,培训社区中医护理人员,完善社区中医护理健康教育体系建设等措施推进社区中医护理的发展。

四、国外社区中医护理现况

中医药学是中华民族的宝贵财富。中医药很早就有国际交流。约从公元 5 世纪起,中医药就相继流传到印度、阿拉伯、日本、朝鲜、越南等国家和地区,中医药学传入欧洲的时间不晚于明代,大约在 18 世纪中期,中医药传入美国,中医药的传播对东方和西方医疗保健和医药学发展产生较为深远的影响。世界卫生组织对中医药等传统医学也给予关注和支持。2011 年世界卫生组织西太平洋地区委员会第 62 届会议通过了《西太平洋区域传统医学战略(2011—2020)》(简称《传统医学战略》),《传统医学战略》高度评价了传统医学在维护地区民众健康事业中发挥的重要作用,并制订了五大战略目标:视国情将传统医学纳入国家医疗体系,促进传统医学的安全和有效利用,扩大利用安全和有效的传统医学,促进传统医学资源的保护和可持续使用,加强传统医学知识和技能生成与共享方面的合作。新的十年战略更加强调在初级卫生保健体系中推广使用传统医学,鼓励各成员国开展交流与合作,促进传统医学的安全、质量和疗效。

目前中医药在世界上大多数国家或地区得到不同程度的应用,应用领域主要集中于中草药使用、针灸、推拿等。但中医护理进入国外社区卫生服务还有待时日。

第四节　社区中医护理工作内容

社区中医护理将护理服务延伸到社区、家庭,拓展了护理的服务领域。社区中医护理通过积极开展中医特色专科护理,加强中医护理在慢性病、老年病、养生康复中的作用,提供具有中医特色的康复和健康指导等工作,促进、维护社区人群健康。社区中医护理因人施护,与西医护理相结合,相辅相成,使社区护理服务内涵更丰富,更加多样化,更具层次性。目前,我国社区中医护理工作主要包括重点人群社区中医健康管理、中医健康教育、中医养生、中医康复、实施中医适宜技术等内容。

一、重点人群社区中医健康管理

社区中医护理为重点人群提供中医健康管理服务,具体体现在对社区常见病症、慢性病症,以及需要中医护理支持的病人提供中医特色的专病、专症护理服务,特别是对妇女、儿童、老年人等重点人群开展一般常见病的治疗与护理。在 2011 年由国家中医药管理局医政司发布的《基本公共卫生服务中医健康管理技术(试行)》中,对 0~6 岁儿童、孕产妇和老年人的中医健康指导以及高血压和 2 型糖尿病病人中医健康管理工作进行了规范。

(一) 0~6 岁儿童中医健康管理服务

在婴幼儿健康管理、学龄前儿童健康管理中进行中医保健指导。根据各地区实际情况,各地区可结合预防接种程序的时间要求,至少在 6 个月至 1 岁期间、1 岁至 3 岁期间、3 岁至 6 岁

阅读笔记

期间各进行一次中医健康指导。主要内容是:①运用中医四诊合参方法对儿童健康状态进行辨识,以望诊为主;②提供儿童饮食调养、起居活动方面的指导,传授足三里、涌泉等常用穴位按摩、腹部推拿、捏脊等适宜居民自行操作的中医技术;③对各年龄段儿童常见疾病或潜在因素有针对性地提供中医干预方案或给予转诊建议;④记录在健康档案中。

历史研究

──────── **四 诊 合 参** ────────

"四诊"指望、闻、问、切四种医学诊断手段;"合参"指综合分析四诊所获得的临床资料,去粗取精,去伪存真,推理判断,得出正确的疾病诊断。"四诊合参"是综合运用望、闻、问、切四种基本方法,对所获得的病人病情资料进行全面分析,为准确辨病辨证提供依据的中医诊断原则。

望、闻、问、切四诊是中医了解疾病的四种不同的诊断方法,各有其独特的作用,不能相互取代,应互相结合,取长补短。四诊之间是相互联系、不可分割的,因此在临床运用时,必须有机地结合起来,只有这样才能全面系统地了解病情,做出正确的判断。

(二) 孕产妇中医健康管理服务

积极运用中医药方法(如情志调摄、食疗药膳、产后康复等)开展孕期、产褥期、哺乳期保健服务,对每个孕产妇孕中、产后进行中医健康指导。各地区结合产前检查与产后访视的时间要求,至少各进行一次中医健康指导。主要内容有:①运用中医四诊合参方法对孕产妇健康状态进行辨识;②提供孕产妇饮食调养、起居活动等指导,传授常用穴位按揉等适宜居民自行操作的中医技术;③对孕产妇常见疾病或潜在因素有针对性地提供中医干预方案或给予转诊建议;④记录在健康档案中。

(三) 老年人中医健康管理服务

积极运用中医药方法为老年人提供养生保健、疾病防治等健康指导。根据实际情况,各地区可结合老年人健康管理的时间要求,每年至少提供一次中医健康指导,并记录在健康档案中;半年后至少进行一次有中医内容的随访。主要内容有:①老年人生活方式与健康状况评估;②运用中医四诊合参方法对老年人健康状态进行辨识;③老年人中医体质辨识(老年人中医基本体质特征见附录1);④告知老年人中医体质辨识的结果,并进行相应干预,如对已确诊的高血压和糖尿病病人分别纳入高血压和糖尿病病人中医健康管理范围;对存在中医偏颇体质的老年人进行有针对性的养生保健指导,对有常见病证的老年人进行体穴按摩、耳穴贴压、推拿、饮食等养生保健指导;告知日常的情志调摄、饮食调护、生活起居、运动保健等养生保健方法。

情志调摄、饮食调护、生活起居、运动保健等养生保健项目深受社区老年人欢迎。具体实施方法有:组织社区老年人参与太极拳、太极剑、八段锦等中医养生运动;指导老年人,尤其是留守、空巢老人情志调护的干预方法;将常见的中医护理养生保健知识制订成册分发给社区居民等。

(四) 高血压病人中医健康管理服务

积极应用中医药方法开展高血压病人健康管理服务,发挥中医药在改善临床症状,提高生活质量,防治高血压并发症中的特色作用。本病社区中医健康管理内容详见本章第五节。

(五) 2型糖尿病病人中医健康管理服务

积极应用中医药方法开展2型糖尿病病人中医健康管理服务,发挥中医药在改善临床症状,提高生活质量,防治糖尿病并发症中的特色和作用。本病社区中医健康管理内容详见本章第五节。

阅读笔记

二、社区中医健康教育

健康教育是实现社区护理预防保健目标的重要手段之一。中医健康教育是通过有组织、有计划的健康教育,采取集体和个体的形式,普及中医基本知识及养生保健方法及技术的工作。通过多种形式的健康教育活动,向社区居民普及中医基本知识与养生保健技术,增强居民的健康意识和自我保健能力,促使人们自觉采纳有益于健康的起居、饮食,增强体质,消除或减轻影响健康的危险因素,预防疾病,促进健康,提高生活质量。

2010年国家中医药管理局在印发的《全国社区中医药工作先进单位建设标准的通知》中提出:运用中医药理论知识,在饮食起居、情志调摄、食疗药膳、运动锻炼等方面对居民开展养生保健知识宣教等中医药健康教育。①提供中医药健康教育资料,每个机构每年提供不少于6种有中医药内容的文字资料,播放不少于3种有中医药内容的音像资料。②社区卫生服务中心宣传栏每年不少于4次中医药健康教育内容,社区卫生服务站宣传栏每年不少于2次中医药健康教育内容。③社区卫生服务中心每年开展不少于2次公众中医药健康咨询活动。④社区卫生服务中心每年举办不少于4次中医药健康知识讲座,社区卫生服务站每年举办不少于2次中医药健康知识讲座,引导社区居民学习和掌握中医药养生保健知识和中医药养生方法。

(一)服务对象

1. 社区居民,包括常住居民和流动人口。

2. 重点人群,如社区妇女、儿童、老年人、慢性病病人、残疾人,以及对养生保健有特殊需求的人群。

(二)基本原则

坚持科学、适用,突出中医特色;因人施教,重点突出;广泛参与,形式多样。

(三)主要内容与方法

1. 主要内容　中医健康教育的内容包括中医四季饮食、起居,体质调养,中医防病等养生保健知识。

2. 方法

(1) 开展社区中医健康教育知识讲座。以中医类别全科医师为骨干,依托全科医师团队,成立健康教育讲师队伍,在各责任社区向群众普及中医药知识。

(2) 开展社区中医健康咨询。全科医师团队在各责任社区进行义诊咨询,包括合理营养,各种慢性病的防治知识,家庭心理教育,以及暴饮暴食、偏食、酗酒对健康的影响等。

(3) 开展以家庭为单位的中医健康教育,内容可以包括食疗药膳,食补与药补,冬令进补,情志调摄与气功导引等。

(4) 结合"世界结核病日"、"全国肿瘤防治宣传周"、"世界无烟日"、"高血压日"、"糖尿病日"、"世界艾滋病日"等各种主题日活动开展相应的中医药健康教育活动。

(5) 提供针对不同人群、不同时期的涵盖养生保健、食疗药膳、情志调摄、运动功法和体质调养等内容的中医健康教育处方。

健康教育的形式有:①语言方法,如采取口头交谈、健康咨询、专题讲座、医患(或群众)座谈等方法宣传中医药保健知识;②文字方法,如标语、宣传单、宣传画、宣传册、医药报刊、墙报、专栏、健康教育处方、运动处方等;③图片与实物,如照片、中药标本、模型、示范等;④多媒体方法,如广播、幻灯片、互联网、电视、电影等音像手段;⑤营造中医药文化环境:在社区卫生服务机构显著位置悬挂古代名中医人物画像,塑立中医人物塑像,张贴古代健康养生诗词,中医食疗挂图和牌匾等。

阅读笔记

三、社区中医养生服务

养生是指通过各种手段和方法,达到及维护身体健康和延长寿命的行为过程。运用中医养生保健理论及方法指导社区居民开展养生保健,增强社区居民健康意识,达到未病先防、既病防变、病后调护、瘥后防复,提高社区居民健康水平的目的。自《黄帝内经》开始,历朝历代的中医著作中多有关于养生的论述。后汉医师华佗认为体育锻炼可助消化,疏通气血,增强体质,减少疾病。华佗根据中医原理,模仿虎、鹿、猿、熊、鸟五种动物的姿态动作,创编了世界上最早的养生运动"五禽戏"。历代的中医养生法时至今日仍值得借鉴和发扬,如顺四时,治未病;宜饮食,和五味;节房劳,保阴精;适劳逸,勿过劳;调情志,贵恬愉;避邪气,防传染;慎服药,重自调等。

(一)基本原则

定期体检,见微知著;重视先兆,截断逆转;安其未病,防其所传;掌握规律,先时而治;三因制宜,各司法度。

(二)服务对象

1. 全体社区居民,包括常住居民和流动人口。

2. 重点人群,如社区妇女、儿童、老年人、慢性病病人、残疾人,以及对养生保健有特殊需求的人群为重点。

(三)主要内容与方法

1. 主要内容

(1)针对当地气候条件、地理环境、风俗习惯,结合人群体质状况、生活方式、多发疾病谱等,制定适合本地区实际情况的中医预防与养生保健方案,为不同人群提供相应的中医养生保健服务。

(2)针对季节性易感疾病和传染性疾病的易感人群,开展中医药健康教育,并采取中医药干预措施,如在流感易发期,发放艾叶燃熏,板蓝根等中药煎水服用;在过敏性疾病易发期,采用中药熏鼻喷喉等方法延缓发作;在节假日前后进行脾胃调理等。

(3)在社区开展中医养生保健科普活动,传授养生保健和健康生活方式,推广普及扇舞运动、五禽戏、八段锦、太极拳等运动。

(4)开展中医"治未病"服务。体质是指人的先天禀赋和后天生活相融合而形成的身心整体素质。体质不仅表现为个体差异性,而且具有群类趋同性。社区居民体质不同,采取的护理手段不同。根据人群不同体质特点制定个体化调护方案,指导居民的起居调养、药膳食疗、情志调摄、动静养生和经络腧穴按摩保健等。

2. 方法　针灸养生、推拿按摩及经络养生;四时养生;食疗与药膳;冬病夏治、夏病冬治;五禽戏、八段锦、太极拳等。

学科前沿

"治未病"健康工程

"治未病"理念是中医的核心思想和价值观,其包含的"未病先防、既病防变、病后调护、瘥后防复"思想和社区卫生服务的目标是一致的。提供预防保健服务是中医"未病先防"理念的具体实施。国家中医药管理局自 2007 年启动"治未病"健康工程,先后确定 65 个地区为"治未病"预防保健服务试点地区,探索建立以区域为单位开展中医预防保健服务工作的机制与模式。试点地区的社区卫生服务机构作为区域中医预防保健网络的主体和网底,参与此项工作。社区卫生服务机构将中医预防保健技术与社区卫生服务功能有机结合,通过设立"治未病"服务门诊/工作室、健康小屋等形式全面开展中医预防保健服务工作。社区中医预防保健的主要工作内容是运用中医药知识,因地制宜制定中医预防与养生保健方案,因病制宜制定中医"治未病"个体化调护方案,开展社区中医健康教育知识讲座、中医健康咨询等,帮助社区居民进行自身预防保健,增强体质,同时引导社区居民树立正确的健康观,科学地调整健康状态,提高社区居民的整体健康水平。"治未病"工作室还可开展推拿、针灸、拔罐等技术,以简单、经济、便捷、有效为原则,且无不良反应。

四、社区中医康复服务

社区中医康复是指在中医药理论指导下,通过针灸、推拿、中药等中医药康复手段,组织康复对象及其家属和社区共同参与,帮助病、伤、残者逐步改善躯体、心理、精神和社会的功能,改善或恢复其独立生活、学习和工作的能力,以更好地适应环境,提高生活质量。中医康复技术如推拿、按摩、针灸、养生气功等成本较低,而且行之有效;在药物价格方面,中药价格相对西药便宜。结合现代康复手段并利用中医康复手段开展中风后遗症、伤残等病症的社区中医康复治疗具有现实意义。社区康复护理措施包括:自然疗法(矿泉疗法、空气浴、日光浴)、体育疗法(慢步走、太极拳、气功)、物理疗法(音乐疗法、磁疗法)、中药治疗、食疗指导、药熨疗法、推拿疗法以及化疗或放疗期的观察和护理。

（一）基本原则

1. 以中医辨证康复观和整体康复观为指导。

2. 遵循三因(因时、因地、因人)制宜的原则。

3. 群体康复与个体康复相结合,中医药与现代理疗手段相结合。

（二）服务对象

1. 先天发育障碍者,小儿生长发育障碍者等。

2. 中医康复有优势的病种,如中风、痹证、五硬(小儿脑瘫)、痿证(脊髓灰质炎)、痴呆(老年性痴呆)等造成的躯体、心理和社会功能障碍者。

3. 伤残诸症者,如肢残、骨折、伤筋等。

4. 恶性肿瘤及热病瘥后诸症者。

（三）主要工作内容

1. 针对不同的康复服务对象,制订个体化的中医康复干预方案。在社区卫生服务机构设立中医康复室,配备必要的中医康复设备,应用针灸、推拿、理疗等技术开展康复服务。对行动不便的人群提供上门康复服务,上门康复服务包括协助医师在家庭应用针灸、推拿、中药等技术方法开展康复服务;对病人及其家庭传授简单、安全、有效、易学的中医康复手段,进行康复训练指导;做好服务记录,并及时进行效果评估,调整康复方案。

2. 与残联协作,协助社区全科医师在社区康复站有计划地定期进行社区巡诊,开展中医康复咨询服务,为残疾人提供身体、心理、精神、社会行为等方面的健康和医疗康复帮助,指导康复训练。指导康复协调员利用社区简易康复设施或康复站内康复器械对病人进行康复训练。

3. 开展中医康复知识健康教育。利用各种卫生宣传日、残疾主题日、节假日,组织中医康复专家进入社区进行义诊和中医康复知识的宣传工作,给社区居民现场诊疗和讲解中医康复的各种知识,加大中医康复工作在社区的普及度。

五、实施社区中医适宜技术

中医适宜技术通常指安全有效、成本低廉、简便易学的中医药技术,又称中医药适宜技术。中医适宜技术作为我国的传统医学已有数千年的悠久历史,包括针法类、灸法类、手法类、中医外治疗法、中医内服法和中药炮制适宜技术六大类。社区中医适宜技术是指适合于社区常见病、多发病的诊治和广大基层群众预防疾病、增进健康的中医适宜技术,具有"简、便、验、廉"的特点。

中医护理操作技术大致可分为传统中医护理操作、传统与现代相结合的护理技术两大类。传统中医护理操作多来源于民间,具有简、便、验、廉等特点,被广泛应用。目前应用较多的疗法有:针刺疗法、灸法、拔罐疗法、刮痧疗法、中药外敷、成人的推法、拿法、小儿捏脊疗法、中药药熨法、中药熏洗法、蜡疗法、泥疗法、中药药浴或中药擦浴降温,多在中医院进行,因传统中医护理操作取材容易,对病人的损伤较少,病人接受度较好。传统与现代相结合的护理技术随着现代护理学对中医护理学的影响和渗透,在近年来逐渐产生。目前广泛应用于临床的中西医结合护理技术有:穴位注射、中药静脉注射、中药灌肠、中药口腔护理、埋线疗法、经穴磁疗、微波热疗、中药超声雾化吸入等。

《中医护理常规技术操作规程》是目前我国唯一的中医护理行业标准,自 20 世纪 80 年代颁布,共形成 4 个版本。1984 年原卫生部中医司组织湖南、北京、南京的护理专家编写了《中医护理常规和技术操作规程》,对中医护理提出了初步的规范和要求。此后分别于 1992 年与 1999 年进行两次修订。2003 年,国家中医药管理局医政司委托中华中医药学会组织专家对 1999 年版的《中医护理常规技术操作规程》再次进行全面修订,于 2006 年由国家中医药管理局正式发布。2006 版《中医护理常规技术操作规程》制订了 22 项常用中医护理操作流程,标志着中医护理工作向行业标准化管理迈出了新的一步,为全国中医护理工作规范化管理奠定了良好的基础。

第五节 常见慢性病社区中医健康管理

一、高血压病人的社区中医健康管理

原发性高血压(简称高血压)是常见慢性病,也是心脑血管疾病的主要危险因素,有效控制高血压病人的血压水平,可减少脑卒中、心脏病及肾脏病事件发生率。高血压属于中医"眩晕"、"头痛"等病证范畴。对于高血压病人,中医食疗、中医养生运动等有助于血压的控制,对严重高血压及有合并症的病人,中医药方法可起到减轻症状,协助降压,减轻或减缓靶器官损伤的作用,从而达到未病先防、已病防变的目的。

（一）高血压常见辨证分型

1. 阴虚阳亢证　主症:头部胀痛、烦躁易怒、腰膝酸软。次症:血红目赤,胁痛口苦,便秘溲黄,五心烦热,口干口渴,失眠梦遗。舌脉:舌红少苔,脉细数或弦细。

2. 气血两虚证　主症:头晕时作、少气乏力。次症:动则气短,头部空痛,自汗或盗汗,心悸失眠。舌脉:舌质淡,脉沉细无力。

3. 痰瘀互结证　主症:头重或痛。次症:头重如裹,胸脘痞闷,胸痛心悸,纳呆恶心,身重困倦,手足麻木。舌脉:苔腻脉滑。

4. 肾精不足证　主症:心烦不寐、耳鸣腰酸。次症:心悸健忘,失眠梦遗、口干口渴等症。舌脉:舌淡暗,脉细大无力。

5. 肾阳亏虚证　主症:背寒恶风,腰膝酸软。次症:头痛遇冷加重,手足发冷,夜尿频数。

阅读笔记

舌脉:舌淡,脉沉细。

6. 冲任失调证 主症:妇女月经来潮或更年期前后出现头痛、头晕。次证:心烦,失眠,胁痛。舌脉:舌淡暗,脉弦细。

以上凡具备一项主症和两项次症症状,即可诊断该证候成立。

（二）高血压中医健康管理服务流程

各地区结合高血压病病人健康管理的时间要求,每年至少进行一次中医健康指导和一次有中医内容的随访。主要内容有:①运用中医四诊合参方法对高血压病人进行证候辨识;②对高血压病人进行饮食调养、起居活动等指导,传授四季养生、穴位按摩、足浴等适宜居民自行操作的中医技术;③对不同证型的高血压病人有针对性地提供中医干预方案或给予转诊建议;④记录在健康档案中。高血压病人中医健康管理服务流程见图11-1。

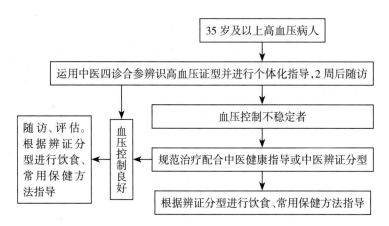

图 11-1 高血压病人中医健康管理服务流程

（三）高血压中医健康管理内容

1. 常用中医穴位疗法 中医穴位疗法治疗高血压具有操作简便、疗效确切、改善症状、安全等特点,目前较常用的方法有针灸法、穴位按摩法、穴位贴敷法、耳穴贴压疗法、耳尖放血疗法等,涉及全身取穴或局部取穴。对于高血压病人可辨证施穴。

耳穴贴压疗法是局部取穴法之一,操作简便,少见不良反应,可用于社区高血压病人。《灵枢·口问》记载"耳者,宗脉之所聚也"。耳廓上对应各脏腑、经络的穴位,通过对相应位置的按摩、刺激可传导相应经络感应,调节脏腑功能。耳穴疗法一般常选用生王不留行,选穴降压沟、降压点、肝、皮质下、高血压点等。操作方法为:将王不留行置于相应耳穴处,用胶布固定,每穴用拇指、示指对捏,以中等力量和速度按压 30~40 次,达到耳廓轻度发热、发痛。两耳穴交替贴压,3~5 天更换一次王不留行,14 天为一个疗程。

2. 中医足浴疗法 高血压病人可采用中医足浴疗法辅助控制血压。中医足浴疗法所用泡脚水选用温水(热水),通过温热刺激使腿及全身毛细血管扩张,循环阻力减少,可减轻高血压症状。泡脚尽量选用木质的足浴盆或足浴桶,足浴桶桶高应不小于 40cm,泡脚水水温保持 40℃。泡脚可每天进行 2 次,下午与晚间各 1 次,每次 30~40 分钟。病人双足浸泡,尽量让水没过足踝(使用足浴桶者可至膝以下)。

根据病人证型选用中药足浴配方:阴虚阳亢证者可选用磁石降压方,痰瘀互结证者可选用法夏三皮汤,肾精不足证者可选用杜仲木瓜汤,肾阳亏虚证者可选用杜仲木瓜汤,冲任失调证者可选用三藤汤。

3. 季节更替养生指导 中医理论认为"天人合一",即人与自然的统一性,季节更替时天气变化无常,如夏秋交替,冷热更迭,高血压病人易因气候突变而病情加重,出现头痛、头晕、耳

阅读笔记

鸣、目眩、心悸等症状。中医重在治未病,在气候多变的季节根据病人的个体特点在情志、饮食及运动方面加以调节,有利于病人病情的控制。

(1) 情志调摄:指导病人顺应四季变化规律,遵循四季养生法则,调摄情志,精神乐观,心境清净。诗词歌赋、琴棋书画、花鸟虫鱼,均可益人心智,怡神养性,有助于高血压病的调治。

(2) 平衡饮食:指导高血压病人在季节变换中少摄入酸性食品,多摄入补益脾胃的食物,如瘦肉、禽蛋、大枣、水果、干果等;多吃韭菜、菠菜、荠菜和葱等新鲜蔬菜,有效降低胆固醇,利于血压控制;多食甘温食物,如大枣、花生、玉米、豆浆等。

(3) 运动调治:高血压病人在季节变换中应遵循"动中有静、静中有动、动静结合、以静为主"的原则。坚持户外锻炼,以户外散步、慢跑、太极拳、气功锻炼等节律慢、运动量小的项目为宜,并以自己活动后不觉疲倦为度。

(4) 顺应季节:在季节变化中,通过顺应四时变化,调整阴阳,使人与自然相和谐,从而达到阴平阳秘,养生保健之功效。高血压病人在四季更替的过程中泰然自处,血压平稳少波动。春季肝气当令,万物生发,血压易偏高,应多做户外活动,注意戒怒;夏季炎热,暑湿为邪,注意饮食勿过油腻及生冷,勿使大汗伤津;秋季干燥,阴虚之人当注意勿使津伤阴亏;冬季寒冷,肾阳不足之人当注重保护阳气,宜足浴。

二、糖尿病病人的社区中医健康管理

糖尿病是由于体内胰岛素分泌绝对或相对不足引起的以糖代谢紊乱为主的一种全身性疾病,属中医学"消渴"范畴。中医药在防治糖尿病及其并发症方面有着悠久的历史和丰富的临床实践经验,形成了从整体认识疾病、综合防治和个体化治疗的优势,通过合理运用中成药、中药饮片,配合中医饮食调养、运动治疗等非药物防治技术,可改善临床症状,减轻西药副作用,提高生活质量,有效防治并发症。

(一) 糖尿病常见辨证分型

参照国家中医药管理局《中医病证诊断疗效标准》中证候分类标准,2 型糖尿病分为燥热伤肺型、肾阴亏虚型、胃燥津伤型、阴阳两虚型、阴虚阳浮型。

1. 燥热伤肺型　主要症状:烦渴多饮,口干咽燥,多食易饥,小便量多,大便干结。舌质红,苔薄黄,脉数。

2. 肾阴亏虚型　主要症状:尿频量多,混如脂膏,头晕目眩,耳鸣,视物模糊,口干唇燥,失眠心烦。舌红无苔,脉细数。

3. 胃燥津伤型　主要症状:消谷善饥,形体消瘦,口干欲饮,大便秘结。舌红,苔黄,脉滑有力。

4. 阴阳两虚型　主要症状:尿多尿混,面色黧黑,耳轮枯焦,腰膝酸软,消瘦显著,阳痿或月经不调,畏寒面浮。舌淡,苔白,脉沉细无力。

5. 阴虚阳浮型　主要症状:尿频量多,烦渴面红,头痛恶心,口有异味,形瘦,唇红口干,呼吸深快,或神昏迷蒙,四肢厥冷,舌质红绛,苔灰或焦黑,脉微数疾。

(二) 糖尿病中医健康管理服务流程

各地区结合糖尿病病人健康管理的时间要求,每年至少进行一次中医健康指导和一次有中医内容的随访。主要内容有:①运用中医四诊合参方法对糖尿病病人进行证候辨识;②对糖尿病病人进行饮食调养、起居活动等指导,传授四季养生、穴位按摩、足浴等适宜居民自行操作的中医技术;③对不同证型的糖尿病病人有针对性地提供中医干预方案或给予转诊建议;④记录在健康档案中。糖尿病病人中医健康管理服务流程见图11-2。

(三) 糖尿病中医健康管理内容

1. 辨证施膳　饮食控制影响糖尿病的治疗效果。中医在长期的医疗实践中总结了一定的

阅读笔记

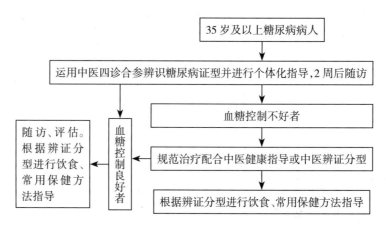

图 11-2　糖尿病病人中医健康管理服务流程

药膳验方,具体应用应在辨体质、辨病、辨证的基础上合理选用。

(1) 燥热伤肺型:施膳原则为清肺润燥,生津除烦,降低血糖。用膳宜忌:宜食黄瓜、冬瓜、丝瓜、芦笋、菠菜、小白菜、大白菜、青菜、芹菜、番茄、山药、豆浆、豆腐、豆芽菜、玉米须、猪瘦肉、牛肉、鸡肉、鸭肉、鱼肉、百合等食物及药食兼用之品。忌食食糖、糕点、土豆、蜂蜜、动物脂肪、酒、油炸食物及含糖高的水果。

(2) 肾阴亏虚型:施膳原则为补肾滋阴,生津止渴,润燥降糖。用膳宜忌:宜食黑芝麻、豆浆、魔芋、芦笋、海参、泥鳅、海带、猪胰、蚕蛹、银耳、枸杞子、地黄、玄参、绞股蓝等食物及药食两用之品;忌食品种同燥热伤肺型。

(3) 胃燥津伤型:施膳原则为清胃润燥,生津降糖。用膳宜忌:宜食苦瓜、丝瓜、黄瓜、西瓜皮(翠衣)、芦笋、白菜、芹菜、番茄、豆浆、豆腐、罗汉果、银耳、西洋参等食物及药食兼用之品。忌食品种同燥热伤肺型。

(4) 阴阳两虚型:施膳原则为滋阴清热,益气补肾。用膳宜忌:宜食洋葱、牛奶、泥鳅、玉竹、天花粉、黄鳝、豆浆、核桃仁、枸杞子、山药、黑芝麻、大蒜、地黄等食物及药食兼用之品;忌食品种同燥热伤肺型。

(5) 阴虚阳浮型:施膳原则为滋阴补肾,潜阳降糖。用膳宜忌:宜食芹菜、苦瓜、黄瓜、豆浆、山药、银耳、海带、枸杞子、西洋参、天冬、麦冬、白菊花等食物及药食两用之品。忌食品种同燥热伤肺型。

2. 中医传统养生运动　运动疗法是糖尿病治疗中的一项重要措施,适度、规律的运动有利于控制血糖,改善病人胰岛素敏感性。针对糖尿病运动调养的方法较多,其中八段锦的研究较为深入。八段锦历史悠久,源流清晰,是健身气功中流传最广、健身效果明显的功法之一。八段锦动作舒展大方,动静结合,简单易学,是低强度的有氧运动方式。目前多项研究显示八段锦作为一种运动干预方式,对 2 型糖尿病病人血糖、情绪、睡眠等各个方面有积极影响。

3. 情志调摄保健法　心理治疗,中医学又称之为意疗。在一定条件下,心理因素能改变生理活动,利用情绪对内脏功能气机的影响,通过精神因素去调动机体正气与疾病作斗争,达到扶正以祛邪,主明(心神活动正常)则下安(内脏安定)的目的。

糖尿病病人多阴虚阳亢,肝阳偏亢失于条达则性情易激易怒。指导糖尿病病人胸襟开阔、保持情志舒畅,气血流通,这样才能阴阳调和。糖尿病病人家属应多理解病人,建立和谐的家庭氛围,三餐定时,细心照顾,常沟通,多关爱,帮助病人减轻心理压力。

常用中医心理疗法有劝说开导法,移情易性法,暗示解惑法等。劝说开导法是运用言语对病人进行劝说开导,是意疗的基本方法。在一定条件下,言语刺激对心理、生理都会产生很大影响,因此,应正确地运用"言语",对病人采取启发诱导的方法,宣传糖尿病的有关知识,提高

阅读笔记

其战胜疾病的信心,使之主动配合医生进行躯体和饮食治疗。劝说开导要针对病人不同思想和人格特征,做到有的放矢,生动活泼,耐心细致。移情易性法是分散病人对疾病的注意力,使思想焦点从疾病移于他处,或改变其周围环境,免于与不良因素接触,或使其从某种情感纠葛中解放出来,转移于另外的人或物身上等。暗示解惑法是采用含蓄、间接的方式影响病人的心理状态,诱导病人无形中接受治疗性意见或产生某种信念或改变其情绪和行为,从而达到治疗的目的。暗示疗法一般多用语言,也可采用手势、表情、暗示性药物及其他暗号来进行。

4. 中医适宜技术保健　中医防治糖尿病重视综合调治,除了饮食、运动、药物外,还常用按摩、艾灸、针刺、足浴等多种特色疗法。

(1) 按摩:①按摩背腰部:手掌匀力推揉脊柱两侧,或用按摩棒敲打后颈到腰骶,重点按揉胰俞(第八胸椎棘突下旁开1.5寸)、胃俞(第十二胸椎棘突下旁开1.5寸)、肾俞(第二腰椎棘突下旁开1.5寸)和局部阿是穴(痛点),适合于2型糖尿病伴乏力、腰背酸痛者。②按摩腹部:两手手掌互擦至掌热,左手掌压右手掌紧贴神阙穴(肚脐),从右上腹部向左上腹部,从左上腹部向左下腹部,用力推揉,适合于2型糖尿病腹满、大便不畅者。③按摩肢体:以手指揉点按足三里(外膝眼向下4横指)、三阴交(内踝上3寸)2分钟,以酸胀为度。手擦涌泉穴(前脚掌心)以透热为度,适合于2型糖尿病头晕、乏力、眠差,或下肢麻痛者。

(2) 艾灸:①灸足三里:将艾条一端点燃,对准足三里(外膝眼向下4横指),约距0.5~1寸,进行熏灸,每侧10~15分钟。适用于2型糖尿病乏力、抵抗力降低、下肢无力者。②灸关元:将艾条一端点燃,对准关元穴(下腹部肚脐下3寸),约距0.5~1寸,进行熏灸,每次10~15分钟。适用于2型糖尿病畏寒肢冷,男子阳痿,或抵抗力降低者。

(3) 常用中医穴位疗法:针刺治疗糖尿病常用选穴方法:主穴为脾俞、膈俞、胰俞、足三里、三阴交;配穴为肺俞、胃俞、肝俞、中脘、关元、神门、然谷、阴陵泉等。针刺方法多以缓慢捻转,中度刺激平补平泻法,每日或隔日一次,每次留针15~20分钟,10次为一疗程,疗程间隔3~5日。

耳穴贴压治疗糖尿病常选用的穴位有:主穴为胰、胆、肝、肾、缘中、屏间、交感、下屏尖;配穴为三焦、渴点、饥点。根据主证及辨证分型,每次选穴5~6个。选定耳穴寻得敏感点后,将王不留行置于相应耳穴处,用胶布固定,用食、拇指捻压至酸沉麻痛,每日自行按压3次。每次贴一侧耳,两耳交替。

(4) 足浴:适用于糖尿病有周围神经病变及下肢血管病变者。推荐方药物组成为当归,赤芍,川芎,桂枝,红花,鸡血藤,希莶草,伸筋草。将上述中草药加水3 000ml煎熬,现配现用,水温38~42℃(注意水温不宜太热,以防烫伤),药剂以浸没两足内外踝关节上2寸为准,隔日1次,每次30分钟。10次为一个疗程,共5个疗程。

第六节　热点问题

目前,社区中医护理处于发展阶段,在社区中医护理实践不断开展的基础上,相关研究逐渐增多。数据显示,1995—2002年公开发表的中医护理论文主题多集中于临床病症、中医康复保健方面,多以实践体会和工作总结为主;2003—2014年主题为慢性病社区中医护理、中医饮食护理、中医养生运动等的中医护理论文增多,显示中医护理知识和技术在社区慢性病护理、养生、保健中的优势受到关注,而且随机对照试验研究有所增加,病例对照研究、调查性研究的比例都有提高。随着中医护理研究领域的拓展,研究对象不仅限于护理对象,还扩展到中医院校的护理学生、从事中医护理的临床护士、中医医院的护理管理者、医疗文件记录等,研究者逐渐从多角度探索中医护理研究领域涉及的各个对象。

阅读笔记

一、社区慢性病的中医护理

近年来,社区中医护理研究的热点疾病多为慢性病,如高血压,糖尿病,脑卒中,慢性呼吸道疾病等;干预方法多为具有传统中医护理特色的干预措施,如中医健康教育,辨证施护,情志护理,中医康复等;研究内容涉及生活质量、康复、抑郁、需求、认知、治未病方面。

中医养生学认为,对于人体顺应四时变化,调摄精神活动、起居、饮食、服药诸方面针对性的护理,对防治疾病有其重要意义。采用耳穴贴压、养生气功、中医食疗法可改善社区慢性病病人病情及生活质量;运用情志制胜的原理对中风病人进行情志及辨证施护,有助病人树立战胜疾病的信心,提高医疗效果;辨证施食、治疗药膳以及舌象与饮食的辨证施护等方面的探索也有报道。中医注重早期锻炼,五禽戏、易筋经、八段锦等传统养生气功至今仍在沿用,对社区慢性病病人康复有积极作用。中医传统养生气功种类较多,不同疾病的病人适合何种养生气功? 活动量如何掌握? 这些是研究热点之一。对慢性病病人还可通过开展健康教育提高病人的生活质量。如何将中医养生、保健知识教会社区慢性病病人? 健康教育的内容、方法如何合理安排? 健康教育的效果如何评估? 这些也是研究者探讨的热点。

慢性病管理信息化是社区卫生服务改革的必由之路。从现有的社区慢性病管理系统运行情况看,主要是运用数据库技术和网络技术,实现对病人的信息执行采集、处理、监测等功能,其采集的信息、分析和监测的数据大部分是以西医中各种医学量化的指标为依据,对信息、数据进行定量分析,从而得出诊断结果及推荐诊断方案等。中医技术在社区慢性疾病管理系统中的运用比较欠缺,以中医辨证疗法为指导的中医信息管理系统发展相对缓慢,这方面的研究值得深入。

二、中医循证护理

随着现代护理科学研究的不断深入,以科学证据为基础的循证护理已逐步进入了中医护理领域。循证护理,即"以实证为基础的护理",是一种提高护理活动科学性和有效性的方法。循证护理运用现有的、最好的科学依据来指导护士对病人提供最佳护理服务,使传统的中医经验主义护理面临挑战。研究者将循证护理的理念与模式应用于中医护理,形成中医循证护理,从护理问题出发,经过科学研究方法进行论证,提出临床实践的理论依据,运用于实际工作中,可弥补中医护理在实证与量化、标准化与客观化、微观化方面的不足。中医循证护理可促进中医护理从经验型走向科学型,用循证护理原则确认护理疗效。

循证医学认为,应将"最佳证据"、"临床经验"与"病人期望"三者相结合,制定病人的治疗措施,即要求医务人员不仅重视临床操作常规,更应注重优化工作流程和工作的科学性、合理性。循证护理对中医护理的指导意义在于以循证护理研究方法来发展中医护理,可以按照循证护理的方法学,对传统中医护理目前认为最好的护理方法进行收集、整理,科学地分析评价,形成中医循证护理的证据,而后运用在中医护理临床实践之中。传统中医护理在实践循证护理过程中,通过"扬弃",保留精华,去除糟粕,可以得到升华而进一步发展。引入循证护理对传统中医护理来说,不是否定传统中医护理的一切经验或取代传统中医护理,循证护理的概念本身就涵盖了个人临床经验在临床决策中的价值。所以,循证护理是发展中医护理的科学手段,是经验护理的发展和升华。

随着循证护理的引入,越来越多的护理实践期待新的研究证据。循证护理可提高护理实践的科学性,指导护理实践并促进护理理论的发展。中医护理技术操作是循证护理与中医护理的切入点之一。中医护理技术操作标准化建设滞后在一定程度上影响着中医护理技术在临床与社区卫生服务中的发展。为推动中医护理技术操作的规范化,国家中医药管理局医政司相继颁布了中医护理常规和技术操作规程,但各版本的中医护理常规和技术操作种类出入较

阅读笔记

大,操作细节存在不一致的问题。因此,以循证护理证据为基础的,制定严谨的中医护理技术操作指南可以为临床、社区护理人员提供充分的指导和服务,提高护理效率,提升整体护理质量。中医护理结合循证护理,可使中医护理实践发展更为完善,形成规范化、客观化、量化的工作方法和科学评价体系,用循证护理的理念和方法来发展中医护理,将成为中医护理学发展的趋势。

最新研究进展

中医循证护理实践

加拿大安大略省注册护士协会下设的最佳实践组织(Best Practice Spotlight Organization,BPSO)是全球权威的循证护理指南发展机构,其主要致力于护理临床实践指南的制订、实施、评价和传播。2015 年 4 月,北京中医药大学护理学院和加拿大安大略省注册护士协会签署合作协议,该学院成为中国首家最佳实践指南研究中心;同年 7 月,北京中医药大学东直门医院成为国内首家最佳实践指南应用中心。这两个中心致力于将循证思维和临床结合,用循证思维发现并解决问题,同时结合中医护理,推动护理临床实践指南的实施。两个中心已完成糖尿病足中西医结合指南的构建、卒中病人吞咽困难识别与管理的循证实践等研究,有力地推动了中医循证实践。

目前优势病种中医护理方案在全国范围内推行,推动了中医护理技术(包括中医护理知识与技能的临床应用)的发展。但部分优势病种中医护理方案内容有待改进,而且护士在实际应用过程中也遇到各种问题。北京中医药大学护理学院最佳实践指南研究中心、北京中医药大学东直门医院最佳实践指南应用中心正在探索利用循证理念,结合现有中医护理的最佳证据将方案内容充实,使其更科学严谨,有据可循,促进中医护理的标准化建设。

小结

本章首先介绍了中医护理学的概念,分析了中医护理应用于社区卫生服务的优势,阐述了中医护理整体护理观及辨证施护两种理论及其应用。然后介绍了我国中医社区卫生服务的发展、中医社区卫生服务机构的设置与职责、我国中医社区护理存在的问题与对策,以及社区中医护理工作内容,如重点人群社区中医健康管理、社区中医健康教育、社区中医养生服务、社区中医康复服务、实施中医适宜技术等,其中详细阐述了重点人群高血压、糖尿病病人的社区中医健康管理。最后对社区慢性病的中医护理、中医循证护理等研究热点进行了介绍,以启发学生社区中医护理研究思维。

(刘 宇)

思考题

1. 中医护理应用于社区卫生服务的优势有哪些? 为什么?

2. 如何有效推广中医社区适宜技术,以提高其在基层社区卫生服务机构的使用率和知晓率?

3. 北京市某区共有社区卫生服务中心 15 家,目前有 13 家社区卫生服务中心设置了中医科与中药房,能开展部分针灸、拔罐、按摩、刮痧等中医适宜技术,还有两家社区卫生服务中心尚未设立中医科和中药房。全区目前开诊的社区卫生服务站有 106 家,其中有 25 家(占社区

阅读笔记

卫生服务站总数的 23.6%)可以提供部分中医诊疗项目,其余社区卫生服务站只提供部分中成药品。全区社区卫生服务中心共有执业医师、执业助理医师 443 人,目前在社区卫生服务中心工作的中医技术人员实际在岗 93 人,其中未取得执业资格者 18 人,执业助理中医师 9 人,执业中医师 31 人;中级职称 31 人,高级职称 4 人;大专以上学历者 65 人。社区护士通过调研走访,了解到中医中药在基层很受老百姓欢迎,社区卫生服务站常有居民询问能否看中医。某镇社区卫生服务中心有一名老中医十多年来免费为居民针灸,每日前来就诊的病人有二三十人。该镇地方偏僻,属于半山区,老百姓生活比较贫困,因为该老中医免费为病人针灸,所以很多居民前来看病,社区卫生服务中心曾对此进行收费,但居民有意见,后来就取消了。

　　根据以上资料,你认为该区中医社区卫生服务开展情况如何? 存在哪些问题? 请对这些问题进行分析并提出对策。

阅读笔记

实践指导

实践 1　社区护理中的循证实践

【实践目的】

通过在社区卫生服务中心的实践,熟悉社区护理的业务流程和服务规范;运用护理程序的方法,开展社区护理实践,在实践中发现存在的问题,通过文献检索,系统收集相关循证证据,并在实践中解决问题。

1. 评估社区护理实践中存在且需要解决的问题。

2. 针对存在的问题进行系统的证据收集,对证据的真实性、可靠性、社区实践价值和适用性进行评价。

3. 结合社区护理实践,实际应用证据并进行效果评价。

【实践内容】

以产后家庭访视为例:

1. 熟悉产后家庭访视的方法、内容及要求。

2. 运用护理程序,评估母婴存在的健康问题。

3. 运用循证的思路和方法,针对母婴存在的健康问题,进行系统的证据收集。

4. 将收集的证据应用于社区实践,并评价其效果。

【实践方法】

1. 参加社区卫生服务中心的产后家庭访视。

2. 针对目前存在的母婴保健问题,开展 1 项循证实践研究:

(1) 如何促进成功的母乳喂养?

(2) 产后抑郁的预防、筛查及管理。

(3) 产后盆底肌锻炼的社区干预。

【案例分析】

产后抑郁的社区循证护理实践

遵循循证的研究思路,通过家庭访视对社区中产后抑郁案例进行系统地护理评估,明确存在的健康问题,进行证据的系统收集,明确目前产后抑郁在预防、识别及护理干预方面的研究进展及证据。

王护士,社区卫生中心防保科护士。在对产妇李女士进行产后家庭访视时,家人诉其近两天经常哭泣。进一步了解病史如下:

李女士,29 岁,产后第 9 天。第一胎第一产,孕 39.6 周经剖宫产娩出一女婴,手术过程顺利,女婴健康,产后第 6 天出院。出院后 3 天来日夜不能入睡,过分关注婴儿,担心婴儿受凉和挨饿,心情沮丧,烦躁,经常哭泣,不爱说话,食欲下降。主诉伤口疼痛、头痛。查体:伤口愈合良好。产后抑郁量表评分 14 分。精神科检查:产妇精神清,接触被动,声音较低,谈话时一直哽咽,问其原因,产妇回答:"先生工作很忙,不能陪我,婆婆虽然一直在,但并不关心我。"问及以后的生活安排,产妇表示:"孩子出生后压力很大,要照顾孩子,产假结束后还要上班,真不知如何应付。"王护士请精神科会诊,诊断产后抑郁。

(一)准确提出社区护理中存在且需要解决的问题

提出一个问题往往比解决一个问题更重要,如何将一个有意义的社区护理问题或社会问题转换成可以回答的问题,建议以"PICOS"模式进行转化。P 即研究对象(participant/people/patient),是研究问题的第一个要素;I 即干预措施(intervention)或 C(comparison),两者通常结合使用,是研究问题的第二个要素;O 即结局(outcome),是对相关特定结果的描述,为研究问题的第三个要素;S(study design)为研究设计,在循证实践中,随机对照试验常被视为评价干预措施的金标准,但在公共卫生研究领域中,有很多种非随机试验性设计也可以为评价干预措施的效果提供重要资料。

如针对本次实践,P 为产妇;I 为预防、识别、处理产后抑郁的措施;O 为产后抑郁的转归;S 为研究设计类型。

1. 如何预防产后抑郁的发生?

2. 如何识别产后抑郁的早期表现?

3. 对产后抑郁的处理策略有哪些?

(二)检索文献,寻找解决这些问题的最佳证据

根据拟定的问题,制定合适的检索策略,采用电子检索和手工检索的方式,进行全面、系统的检索和收集文献,获得临床证据。通常,检索来源主要包括三大方面:其一是综合性文献数据库资源,如 MEDLINE(医学多用 PubMed)、Embase、Cochrane 对照试验中心数据库等;其二是专业数据库,如卫生保健及护理学数据库(CINAHL)等;其三是其他数据库,如人工检索杂志、灰色文献,或与通信作者联系等。中文数据库多选择 CNKI 中国期刊全文数据库、万方数据库等。数据库选择的准确与否将直接影响检索效果的好坏,因此,检索前需要对所有的数据库的专业范围、收录文献类型、时间跨度、检索方法等基本情况进行了解。在确定文献来源需要确定检索的数据库后,可结合"PICOS"模式,找出最能代表主题概念的若干检索词。如针对"如何预防产后抑郁"这一问题,检索词可包括产妇、抑郁、预防、处理、识别、puerperant、depression、recognition、precaution、prevention、treatment 等,限定循证临床指南、系统评价或 meta 分析、随机双盲对照试验(randomized controlled trails,RCT)进行检索,值得注意的是,检索词应在文献检索过程中不断更新与积累,以获得最佳检索效果。

(三)严格纳入文献,了解评价证据的真实性、可靠性、临床价值和适用性

对于获得证据要严格的评价。评价证据可以根据不同的研究类型,采用不同的评价方法。从循证医学的角度,常从有效性、安全性、经济性、适用性、可靠性和有意义等方面对证据进行评价,继而选择目前最佳的护理证据。针对本节实践案例,产后抑郁预防、识别及处理的证据包括:

1. 产后抑郁的预防　关于产后抑郁的预防,目前的研究主要关注孕期干预、产后家庭访视及服用抗抑郁药物对预防产后抑郁的效果。

(1) 孕期干预：目前，很多研究都在探索孕期的干预是否能有效预防产后抑郁的发生，干预的主要方法包括由临床心理医生、精神科护士、产科医生或助产士提供多次产前会谈和心理教育，内容主要关注为高危孕妇提供多方面的支持和帮助。但系统评价结果表明，对高危孕妇的产前集体干预并未能有效预防产后抑郁的发生，并且，从孕期开始持续到产后的干预措施也未能起到很好地预防效果，这可能与对高危孕妇的定义不清晰、样本不同质、抑郁的筛查工具问题、样本量小及较高的退出率有关。因此，对于孕期干预是否能有效预防产后抑郁的发生尚需要更多研究支持，而孕期干预的对象、干预方法及干预内容也需要进一步研究。

(2) 产后家庭访视：研究也关注产后为产妇提供家庭访视是否能预防产后抑郁的发生。Cochrane 的一项系统评价表明，在明确产妇需求的基础上，护士提供个性化、灵活的、支持性的、每周一次的产后家庭访视可预防产后抑郁的发生。在产后访视中，护士与家庭建立信任的关系，提高父母的自尊和自信，提供与婴儿照护和成长有关的指导，如提供婴儿哭闹、睡眠行为改变时如何应对等，促进儿童的预防保健，鼓励利用社区资源。这种家庭访视可促进家庭角色模式的转变和适应，有利于促进产妇良好的心理调适，预防产后抑郁的发生。

此外，研究表明，由专业人员（如公共卫生护士或助产士）提供的强化产后访视和支持能预防产后抑郁的发生，但非专业人员的家庭访视对产后抑郁并没有预防效果。产后 2 周内产妇的心境是产后抑郁的显著预测因子，产后心情低落可能导致产后抑郁。因此，在产后早期，社区护士应该通过家庭访视对产妇进行评估，对产后心情低落的产妇提供预防性干预措施，并对经过危险因素评估筛选出的产妇进行干预要比对一般人群进行干预的效果好。

(3) 产后预防性用药：目前，研究主要关注抗抑郁药物及雌孕激素对产后抑郁的预防效果。一项 RCT 研究表明，对既往曾经发生过产后抑郁的产妇，在产后给予 17 周的舍曲林药物治疗可以显著减少产后抑郁的再次发生。但系统评价的结果显示，尚缺乏足够的证据支持抗抑郁药物对产后抑郁的预防作用，并且，药物的不良反应、对胎儿的影响及母亲对使用该药物的态度也缺乏研究。

在产后 48 小时给予合成孕激素可显著增加患产后抑郁的风险，对严重产后抑郁的产妇，雌激素治疗能够显著改善其抑郁评分。因此，在产后使用合成孕激素应该特别慎重。此外，天然黄体酮对产后抑郁的预防和治疗效果也缺乏评价。

(4) 产后抑郁的常规筛查：将产后抑郁的筛查作为一项常规服务提供给所有孕妇的效果尚缺乏研究支持，产后抑郁的常规筛查到底能在多大程度上提高产妇的健康也有待于进一步研究。此外，产前心理评估能提高医务人员对产妇心理风险的判断，但由于现有的研究样本量较小，产前的常规评估能否改善产后心理健康尚缺乏证据支持。

2. 产后抑郁的识别

(1) 抑郁症状的评估：目前，识别产后抑郁症状最为成熟的自陈测量工具是 Edinburgh 产后抑郁量表（EPDS），该量表包含 10 个条目，其有效性已被临床证实，该量表容易实施，几乎不需要成本，且容易整合到日常护理中，因此得到广泛的应用。Cox 研究发现，该筛查表对产后抑郁症状评估的敏感性为 86%，特异性为 78%，阳性预测值（即量表评分为抑郁，并被诊断为抑郁）为 78%。在与贝克抑郁量表的比较中发现，EPDS 对产后抑郁评估的敏感性为 95%，特异性为 93%，而贝克抑郁量表的敏感性仅为 68%，特异性仅为88%。此外，研究还发现，EPDS 优于医院焦虑抑郁量表。因此，可运用 EPDS 来及时识别产后妇女的抑郁症状，以便及早采取干预措施防止抑郁程度的加重。

产后抑郁大部分发生于产后的数周或数月（多为产后 4 周内），但仍有 25% 的产妇抑郁症状首次发生于产后 6~12 个月。因此，建议在产后 12 个月内，可在任何时间用 EPDS 进行抑郁症状的评估或重复测定。关于产后使用 EPDS 评估的理想的时间和次数尚缺乏研究支持。此外，重复测量是否会影响 EPDS 的信度和效度，也需要进一步研究探讨。

在使用 Edinburgh 产后抑郁量表时，研究发现，在没有亲属及第三者在场时，产妇独自完成 EPDS 评估更为准确。因此，在进行抑郁症状的评估时，护士可采取面对面或者电话采访的形式，鼓励产妇独自使用

EPDS 进行评估。若产妇存在语言理解困难,护士可通过解释协助其完成评估。

关于 EPDS 评估抑郁症状的分界值,在使用英语语言的国家里,EPDS 评分大于 12 分说明存在抑郁症状。但是,由于文化差异,在非英语语言的国家里,分界值可能因人群而异,如法国、瑞典较适宜的分界值为 11 分或 12 分,中国的产妇适宜分界值为 9 分或 10 分,而日本的产妇分界值为 8 分或 9 分,这可能与亚洲妇女不太愿意向来访者表达自己的内心的感受有关。因此,使用 EPDS 评估抑郁症状时,对不同文化背景的产妇,需要慎重判断和解释。

此外,EPDS 评估只能说明存在抑郁症状,但无法判断其抑郁程度,并且 EPDS 在运用时存在一定的假阳性和假阴性。因此,EPDS 不能作为产后抑郁的诊断工具,应该作为评估的一部分,产妇是否患产后抑郁尚需要结合临床判断。对于恰好在分界值下的产妇,医务人员需要密切观察产妇的表现,不能完全排除产后抑郁的可能。

(2) 自杀意念的评估:抑郁是自杀的重要危险因子。调查发现,4.3%~6.3% 的抑郁产妇有自杀意念。EPDS 中第 10 条是评价产妇有无自我伤害想法(0 从未有过,1 偶尔有,2 有时有,3 经常有),当产妇评分阳性(1~3 分)时,护士应该及时评估其有无自我伤害的意念或行为,并采取危机干预以预防产妇采取伤害行为。可通过以下问题进一步评估产妇的意念:

1) 你是否经常出现伤害自己的想法?

2) 这种感觉对你影响大吗?

3) 你以前有过类似的想法吗? 如果有,在什么情况下有? 你是如何应对的?

4) 你以前有过自杀或自我伤害的企图吗?

5) 你想过采取何种方式吗?

6) 目前你的家人能给你什么支持?

7) 你与丈夫谈过你的想法吗?

8) 你与丈夫或者其他家庭成员关系密切吗? 他们是否知道你现在的感受?

9) 你会依赖丈夫或家庭成员给你的情感支持吗?

10) (如果产妇没有丈夫或家庭成员)你有无其他可依靠的人吗?

11) 你有没有将感受告诉这个人?

12) 你感到需要帮助时会给这个人打电话吗? 他(她)会来吗?

3. 产后抑郁的处理

(1) 心理咨询与治疗:针对已经确诊的抑郁产妇,护士应每周提供支持性的互动和持续的评估,互动的内容包括人际心理治疗、认知行为治疗或非特异性心理咨询,其中,人际心理治疗和认知行为治疗是严格的结构式干预,干预人员需要经过专业培训。心理干预可有效减轻产后抑郁的症状。

一项 RCT 研究表明,人际心理治疗是产后抑郁的一种有效治疗方法,可减少产妇的抑郁症状,提高其社会适应性,尤其是对母乳喂养的产妇来说是一种很好的选择。另一项 RCT 研究表明,心理干预是一种有效的干预方法,认知行为治疗和心理咨询均可以减少产妇的抑郁症状,并且个体化干预的效果更好。

非特异性心理咨询对缓解产后抑郁症状的效果已得到研究支持。非特异性心理咨询可由护士或助产士提供,只需要经过简单培训,内容包括陪伴在产妇身旁、鼓励产妇倾诉、不加是非判断的态度、为产妇提供一个安全的环境、鼓励其探索内心的感受、寻求可能的解决办法。心理咨询一般持续 6~8 周,每周 1 次 0.5~1 小时的家庭访视。非特异性心理咨询可有效提高轻度、中度产后抑郁的康复率,但对于严重的产后抑郁及既往有过抑郁病史的产妇,效果不明显,因此对此类产妇应尽早提供转诊以接受更专业的帮助。

(2) 家庭成员支持:丈夫及家庭成员是产妇最有力的支持,也是早期发现产妇产后抑郁症状的最佳人选。研究发现,针对产妇丈夫的心理教育可提高其对抑郁产妇的支持,减少产妇的抑郁症状,同时也能改善自身的精神状况(研究发现,抑郁产妇的丈夫也可能存在抑郁症状)。系统评价也指出,不论是来自专业人员的支持,还是来自家庭成员的支持,均能减少产妇的抑郁症状。因此,护士应该对丈夫及家庭成员进行产后抑郁方面的教育,并鼓励丈夫及家庭成员参与到产后抑郁妇女的护理中来,家庭成员包括父母、孩子、兄弟姐妹、亲属等。

（3）同伴支持：来自相同背景的非专业人员的同伴支持可显著减少产妇的抑郁症状，并且通过电话进行的同伴支持也是有效的。一项多中心的 RCT 研究指出，由社区内具有相同经历的母亲，为产后 2 周内经 EPDS 评分为产后抑郁的高危产妇，通过电话提供的同伴支持能有效预防减轻产后抑郁的症状。因此，护士应促进建立同伴团体，对存在抑郁症状的产妇提供支持和帮助，但要考虑到产妇的偏好、对社区资源利用的可及性、参与团体活动的障碍等。

（4）产妇的自我照护：在加拿大，自我照顾被看作是健康促进的三大法宝之一，可以有效促进健康、预防疾病和恢复健康。自我照顾活动包括锻炼、睡眠、卫生、营养、遵从治疗、参加支持性组织等。研究表明，提高产妇的自我照护能力，鼓励产妇从事自我照护活动，可减轻其产后抑郁症状。例如，推着婴儿车散步可有效减少抑郁症状，提高舒适度。因此，护士应鼓励产妇进行自我照护活动，对产后抑郁妇女，自我照护活动可结合药物和心理干预来缓解抑郁症状。此外，产妇的自我照护活动还需要考虑文化因素。例如，在中国，生孩子被认为是一件大事，产后要"坐月子"，需要卧床休息一个月。在阿拉伯国家，产妇在产后要隔离 40 天进行休息、康复等。

（5）抗抑郁药物：仅有限的研究表明，氟西汀对产后抑郁的治疗效果与认知行为治疗接近，但目前关于不同抗抑郁药物对产后抑郁的治疗效果及不良反应的研究较少，尚需要进行大样本、长时间随访的研究支持。此外，母亲服药后药物是否会通过乳汁对婴儿发育产生影响、药物的合适剂量等，都需要进一步的研究支持。因此，社区护士应通过详细查阅信息，结合全科医生的诊疗方案，为产妇提供服药指导。

（6）其他措施：质性研究也为产后抑郁的干预提供了有价值的信息，如医务人员应该掌握产后抑郁的相关知识；应该进行社区和家庭健康教育，促进亲属掌握产后抑郁的症状和体征，以便及早识别产后抑郁；在产前开展的健康教育中，应该针对产后抑郁进行讨论，以提高产妇对产后抑郁的知晓率；对出现抑郁症状的产妇提供电话和网络支持；护士应该了解产妇的文化和价值观等。

此外，关于分娩时的陪伴和持续性照顾、产后促进母婴互动的干预对减轻产后抑郁的症状的效果尚缺乏研究支持。

4. 加强专业人员的教育与培训　为产妇提供护理的护士和其他医务人员均应该接受产后抑郁的相关教育，掌握 Edinburgh 产后抑郁量表的使用，学会识别产后抑郁的症状，掌握产后抑郁干预的知识和技巧，必要时提供转诊服务。护士在产后抑郁方面的能力提升可以为产妇及家庭提供有效的支持。

（四）充分考虑病人 / 家属意愿，联系实际应用证据

根据所获的最佳临床证据，并结合病人情况进行考虑，如最佳证据中报告的病人情况时都与社区病人相似？证据的干预方法、是否可以在社区实践中实行？同时还要考虑证据的时空性等，然后，与病人或家属进行讨论，充分考虑和尊重病人的意愿，最后，做出决策。

针对本例产妇的症状、EPDS 评分 >15 分及主诉，可诊断为产后抑郁症。根据对产后抑郁症相关证据的检索，对该产妇采取以下措施：

1. 由接受过专业培训的社区家庭医生团队成员，如全科医生、社区护士或社区妇幼专干等为产妇提供 2 周的人际心理治疗和认知行为治疗。

2. 社区护士在精神科医生的指导下，为产妇提供每周 1~2 次的家庭访视，进行非特异性心理咨询，鼓励产妇倾诉内心的感受，至少持续 6~8 周。在此过程中，对产妇进行持续的评估。

3. 社区护士对产妇的丈夫及婆婆进行相关的健康教育，让家人了解产后抑郁的表现及危害，鼓励其丈夫减少工作，多陪伴产妇，多承担起照顾孩子的责任，以利于产妇良好的休息。

4. 鼓励产妇自我照顾，每日安排好休息、活动与照顾孩子的时间，产褥期过后，可推着婴儿车到小区散步。鼓励其与小区内其他母亲进行育儿方面的交流，分享积极的感受。

5. 上述干预无效，或抑郁加重时，需转诊到上级医疗机构精神科接受治疗。

（五）效果评价

将目前最佳证据应用于社区护理实践后，需对解决具体问题的效果进行评价：如果成功，可用于进一

步社区护理实践;如果不成功,则需要具体分析原因,查找问题,再针对问题进行新的循证研究和实践,不断螺旋式前进,达到止于尽善的目的。

本案例中,产妇在医生、社区护士及其丈夫家人的共同支持下,6周后症状明显缓解,Edinburgh产后抑郁量表(EPDS,见附录2)评分为7分。与其交谈,表示现在丈夫很关心自己和孩子,婆婆对自己也很好,偶尔觉得照顾孩子很吃力,但是看到孩子对自己笑很开心。偶尔也会担心丈夫以后会很忙,没时间照顾家庭。目前,继续随访中,继续为产妇及亲属提供支持和帮助。

近年来,产后抑郁的发病率较高,给产妇、婴儿及家庭带来了严重不良影响,因此,应该采取措施预防产后抑郁的发生,在出现抑郁症状时,应尽早识别,并采取有效的处理措施。在产后早期,社区护士应进行家庭访视,在对产妇评估的基础上,提供给预防性措施,给予个性化、支持性的产后访视。Edinburgh产后抑郁量表可在产后12个月内使用,根据评分结合临床判断,及早识别产后抑郁症状,该量表的使用需要考虑不同的文化背景。此外,当量表中第10条阳性时,需要进一步评估产妇的自杀意念及行为。对已经出现抑郁症状的产妇,应由专业人员提供心理治疗,社区护士可提供非特异性心理咨询,为产妇提供同伴和社会支持,鼓励丈夫及家庭成员共同参与,并对家庭成员进行关于产后抑郁的健康教育,促进产妇的自我照顾活动。提供这些支持和教育的社区护士应当接受过相关教育与培训,确保为产妇提供的支持是持续的,并定期对产妇进行评估,以促进产妇的心理健康。

(冯　辉)

实践 2　社区健康护理实践

【实践目的】

通过社区健康护理实践,学生能够达到:
1. 系统地收集社区健康的相关资料。
2. 分析社区现存的和潜在的主要健康问题。
3. 根据发现的问题制定社区干预计划。

【实践内容】

主要通过应用"社区健康护理程序"或"社区卫生诊断"完成社区健康护理实践:

(一) 社区健康护理程序

社区健康护理程序包括社区健康护理评估、社区健康护理诊断、社区健康护理计划、社区健康护理实施、社区健康护理评价5个步骤。目前,我国社区工作处于不成熟时期,对社区健康护理程序的应用研究很少。

1. 社区健康护理评估

(1) 社区健康包括社区环境健康和社区人群健康。大体上分为社区地理环境、社区人群特征和社区社会系统3个方面(实践图2-1)。

(2) "格林模式"将社会环境与人群健康紧密联系在一起。它不仅解释了个体的行为改变,还考虑纳入周围环境,由个体健康扩展到群体健康。因此,我们也可以运用"格林模式"进行社区健康护理评估(实践图2-2)。

2. 社区健康护理诊断　通过评估、获取资料后,运用评判性思维方式对收集的资料进行系统分析,判断发展趋势,并作出相应的健康护理诊断。根据社区资源的可利用情况、社区居民的意愿、社区关心程度、问题的严重性、干预的有效性等综合考虑将社区健康护理诊断按优先解决顺序进行排列。社区工作中常利用的护理诊断可以参考NANDA公布的护理诊断名称,比如"社区处理治疗方案不当或无效"、"社区应对无效"、"社区有增强应对的愿望"。也可以参考奥马哈护理诊断系统,奥马哈护理诊断系统是专用于社

①社区地理环境 ｛ 社区基本情况 / 自然环境 / 气候 / 动植物分布 / 人为环境

②社区人群特征 ｛ 人口分布与构成(年龄;性别;婚姻等) / 人口流动情况 / 健康水平(社区人群的死亡率;各种疾病的发病率、疾病谱、疾病的地理时间分布;高危人群数量) / 健康行为(促进健康的行为;危害健康的行为)

③社区社会系统 ｛ 卫生保健系统 / 经济系统 / 交通与安全系统 / 通讯系统 / 社会服务与福利系统 / 娱乐系统 / 教育系统 / 政治系统 / 宗教信仰系统

实践图 2-1　社区健康三方面

区护理实践的分类系统。

3. 社区健康护理计划　根据社区资源,制定社区健康护理计划。首先制定社区健康护理目标(短期目标、长期目标),然后根据目标,针对性地制定社区健康护理计划(选择合适的社区护理措施、为社区护理措施排序、确定所需的资源及其来源、记录社区护理计划、评价和修改社区护理计划)。

"格林模式"评估阶段 ｛ 社会人口学诊断 / 流行病学诊断 / 行为与环境诊断 / 教育与组织诊断 / 政策与环境诊断

实践图 2-2　"格林模式"评估阶段

4. 社区健康护理实施　社区健康护理的实施以社区为基础,充分发挥社区政府、医疗机构、三级医疗防预保健网和群众组织的作用。其基本的策略有:政策支持、环境支持、公共信息、社区参与和发展个人行为改变技能的发展。对社区整体健康进行护理的主要方式是社区群体健康教育和社区健康管理。

5. 社区健康护理评价　社区健康护理评价是社区健康护理程序的最后一步。其评价内容包括:健康目标达标程度、护理活动的效果、护理活动的效率、护理活动的影响力。

(二) 社区卫生诊断

社区卫生诊断又称社区需求评估,是运用社会学、人类学和流行病学的研究方法对一定时期内,社区的主要健康问题及其影响因素、社区卫生服务的供给与利用以及社区综合资源环境进行客观、科学的确定和评价;发现和分析问题,提出优先干预项目,并针对性地制定社区卫生服务规划;从而充分利用现有卫生资源,动员社区参与,实施社区干预,逐步解决社区主要卫生问题。其步骤包括设计准备(组织设计、技术设计、制订方案、组建队伍、人员培训、社区动员、物质准备)、资料收集(现有资料收集、专项调查)、资料核实录入(定量资料统计、定性资料汇总)、分析社区健康数据、确定主要卫生问题和优先解决的项目、撰写社区卫生诊断报告、制定社区服务规划、实施规划、评价规划。具体内容详见(第二章 社区健康护理 第一节 概述中"社区卫生诊断的步骤")

【实践方法】

在应用"社区健康护理程序"进行实践的过程中,可以用到的社区健康护理评估方法包括,社区实地考察法(周游社区法)、档案分析法(主要是居民健康档案)、查阅文献法、分析二手资料法、问卷调查法、重要人物访谈法、参与式观察法、社区讨论;社区健康护理实施效果评价方法包括:统计指标评价法、满意度评价法、护理服务项目评价法、医疗文书评价法。学生可以根据不同目的、不同的对象选择不同的可行方法。

【案例分析】

案例一：

某社区应用社区健康护理程序进行社区健康护理实践

（一）社区健康护理评估

通过对社区卫生服务站内以及社区外环境的观察、分析社区卫生服务站的家庭健康档案资料，得出评估结果如下：

1. 社区地理环境

（1）社区基本情况：某社区位于北京某镇中心地带，社区占地面积 5.53km²。小区内环境优美，有公园 2 个，绿化覆盖面积 72 127 公顷。人们生活安居乐业。

（2）气候与自然环境：属于暖温带半湿润大陆性气候；年平均气温 14.1℃，年平均降水 475mm，年平均日照时间 1898 小时；社区属于平原地貌。

（3）人为环境：小区内楼房居民用水全部由自来水公司供应，采用集中烧煤、天然气供暖，自供暖；垃圾全部采用密封式方法处理；社区毗邻医院，有大型超市、购物中心、银行。

2. 社区人群特征

（1）人口分布与构成：2013 年底总人口 5138 人，男 2436 人，女 2702 人，男女比例 1∶1.10；<7 岁儿童 298 人，占 5.79%；>60 岁老年人 957 人，占 18.62%。符合老龄化社区标准。

（2）人口流动情况：常住人口为部分从城区拆迁人口、部分为外来留京工作人口。属于流动人口多，人员相对密集的地区。

（3）健康水平：2013 年出生率 12.13%，死亡率 4.27%，人口自然增长率 7.86%；人群平均期望寿命 77 岁，男 74 岁，女 79 岁；本社区患病人群前 3 位疾病分别为高血压、糖尿病、消化系统疾病，总人群患病率分别为 5.21%、2.60%、2.80%，老年人群的患病率分别为 28.00%、14.00%、13.20%；同时具有"不规律服药、不难受不吃药、不爱用药"三不习惯。

调查结果显示，高血压已成为该社区居民，特别是老年居民的主要疾病；本社区有机体、智障、盲人等残疾病人 5 人，该人群大部分已完全丧失劳动力。

（4）健康行为：该社区大多数居民均参加过由社区卫生服务站组织的关于"慢性病自我管理"的健康教育知识讲座，每位高血压病人每 2 个月接受一次健康讲座。但根据调查研究发现，以健康教育为主导的综合防治，虽然能够加强居民对高血压的认识，但并没有真正促使他们养成良好的生活方式，高血压的知晓率、治疗率与控制率未有显著改变，且服药依从性依然很差；与本地高发慢性病有关的前 3 位危险因素是社区居民缺少体育锻炼、烟酒嗜好、肥胖，在该社区的流行率分别为 78.20%、42.34%。缺少体育锻炼者中，男 2505 人，女 1512 人，患病率 13.78%；烟酒嗜好中：男 1631 人，女 543 人，合计 2174 人，患病率 21.34%；肥胖者中：男 199 人，女 596 人，合计 795 人，患病率 15.47%；调查发现，多数无症状的高血压病人对该病不予重视，且饮食口味偏咸。

3. 社区社会系统

（1）卫生保健系统：社区卫生服务站 1 家。

（2）交通与安全系统：小区居民生活及出行较为方便，设有大型公交车枢纽、轨道交通，有 10 条机动车及人行通路。

（3）娱乐系统：设有免费的露天健身场地和齐全的大众健身器材。

（二）社区健康护理诊断

根据评估内容，提出社区健康护理诊断：

1. 社区应对无效　高血压成为社区主要疾病　与居民缺少体育锻炼，对高血压疾病知晓率低、不重视、不治疗有关

2. 社区应对无效　社区卫生服务机构提供的服务与居民需求存在差距　与医疗服务机构相对不足

有关

3. 社区应对无效　人群健康意识差　与社区居民年龄较大。受教育程度低有关

(三) 社区健康护理计划

1. 针对"社区应对无效 高血压成为社区主要疾病 与居民缺少体育锻炼,对高血压疾病知晓率低、不重视、不治疗有关"这一社区健康护理诊断,制定相应的短期目标与长期目标:

(1) 短期目标:半年后 60% 的肥胖者体重有所减轻,并树立健身观念;八个月后烟酒嗜好者吸烟、饮酒量减少 50%。

(2) 长期目标:①一年后,95% 的社区居民掌握高血压的病因、诊断、治疗、预后等知识,并且可以把所学到的知识应用、渗透到生活习惯中;②一年后,90% 的高血压病人"不规律服药、不难受不吃药、不爱用药"的行为显著改善。③一辆,高血压健康管理率达 85%,管理人群血压控制率 50%。

2. 根据以上目标,制订社区健康护理计划

(1) 社区干预方案

1) 动员社区力量开展健康教育,采用讲座、发放宣传册等多种方式,大力宣传高血压预防的相关知识。

① 合理膳食:饮食上应遵循低盐、低脂、低热量的原则,并注意饮食结构的合理搭配;饮食不宜过饱、过快;从预防高血压的角度,还应注意适当控制食盐的摄入量,改变饮食"口重"的习惯。

② 适量运动:一般中老年人不提倡举重、角斗、百米赛这种无氧代谢运动,而以大肌群节律性运动为特征的有氧代谢运动(如步行、慢跑、游泳、骑车、登楼、登山、球类、健身操等)为好,各人随意选择。通常掌握"三、五、七"的运动是很安全的。"三"指每日步行 3km,时间在 30 分钟以上;"五"指每周要运动 5 次以上,只有规律性运动才能有效果;"七"指运动后心率加年龄约为 170,这样的运动量属中等度。

③ 戒烟限酒:吸烟可加速动脉粥样硬化,引起血压升高。研究提示,吸 2 支烟 10 分钟后,由于肾上腺素和去甲肾上腺素的分泌增加,而使心跳加快,收缩压和舒张压均升高。而且,烟叶中的尼古丁影响降压药的疗效,不利于高血压的治疗。过量饮酒与血压之间存在剂量 - 反应关系,随着饮酒量的增加,收缩压和舒张压也逐渐升高,长期饮酒和导致高血压的发病率增加。

④ 心理平衡:多项研究表明,所有保健措施中,心理平衡是最关键的一项。保持良好的快乐心境几乎可以拮抗其他所有的内外不利因素。神经免疫学研究指出,良好的心境使机体免疫功能处于最佳状态,对抵抗病毒、细菌及肿瘤都至关重要。

2) 按常规高血压病人管理制度,建立高血压病人管理的方案,并组织人员实施。

对原发性高血压病人,每年要提供至少 4 次面对面的随访。随访内容包括:①测量血压并评估是否存在危急情况,如出现收缩压 ≥ 180mmHg 和(或)舒张压 ≥ 110mmHg、意识改变、剧烈头痛或头晕、恶心呕吐、视力模糊、眼痛、心悸、胸闷、喘憋不能平卧及处于妊娠期或哺乳期同时血压高于正常等危急情况之一,或存在不能处理的其他疾病时,须在处理后紧急转诊。对于紧急转诊者,乡镇卫生院、村卫生室、社区卫生服务中心(站)应在 2 周内主动随访转诊情况。②若不需紧急转诊,询问上次随访到此次随访期间的症状。③测量体重、心率,计算体质指数(BMI)。④询问病人疾病情况和生活方式,包括心脑血管疾病、糖尿病、吸烟、饮酒、运动、摄盐情况等。⑤了解病人服药情况。

对血压控制满意(收缩压 <140mmHg 且舒张压 <90mmHg)、无药物不良反应、无新发并发症或原有并发症无加重的病人,预约进行下一次随访时间。对第一次出现血压控制不满意即收缩压≥140mmHg 和(或)舒张压≥90mmHg 或出现药物不良反应的病人,结合其服药依从性,必要时增加现用药物剂量、更换或增加不同类的降压药物,2 周内随访。对连续 2 次出现血压控制不满意或药物不良反应难以控制以及出现新的并发症或原有并发症加重的病人,建议其转诊到上级医院,2 周内主动随访转诊情况。对所有的病人进行有针对性的健康教育,与病人一起制定生活方式改进目标并在下一次随访时评估进展。告诉病人出现哪些异常时应立即就诊。

对原发性高血压病人,每年进行 1 次较全面的健康检查,可与随访相结合。内容包括体温、脉搏、呼吸、血压、身高、体重、腰围、皮肤、浅表淋巴结、心脏、肺部、腹部等常规体格检查,并对口腔、视力、听力和运动

功能等进行粗测判断。

3) 基于跨理论模型:为社区老年高血压病人制订和实施与其服药遵从行为改变阶段相匹配的访视,针对处于前意向阶段(个体在未来 6 个月内没有改变目标行为的意愿)的老年高血压病人,应用科学数据、生动的图片及短片,采用俗易懂的语言,为病人讲解高血压疾病知识、血压正确测量方法、私自调整药物剂量、擅自停药、调药等服药误区相关知识。由维持阶段(个体坚持改变目标行为超过 6 个月,行为改变已经相对稳定)老年高血压病人分享自身建立良好遵医服药行为的经验,以及应对行为转变过程中困难和挫折的方法,从而加强病人行为转变的信心。请医院心血管内科专家坐诊,现场解决病人对于自身服用的降压药物的种类、作用疗效、剂量调整等问题,消除病人对于服用降压药的疑虑;针对处于意向阶段(个体打算在 6 个月内改变自己的行为,但无明确的计划)的老年高血压病人,采用健康讲座的形式,由心血管专家讲解血压正常值范围及影响血压的因素、常见降压药物的种类、用药注意事项及不良反应、血压控制不佳带来的后果,增加病人对控制血压的风险意识;针对处于准备阶段(个体打算在 1 个月内进行行为改变并开始准备改变计划)、行动阶段(个体已经进行目标行为的改变,但该行为尚未超过 6 个月)、维持阶段(个体坚持改变目标行为超过 6 个月,行为改变已经相对稳定)的老年高血压病人,采用小组讨论和现场答疑的形式进行。首先将社区老年高血压病人分成小组,引导病友间相互讨论并发现自身服药行为存在的问题,同时给予病人切实可行的建议。同时发放药物备忘小药盒,提醒病人将其随身携带或放置在明显的地方。其次,由常年从事慢性病管理的专家现场为高血压病人答疑解惑,教会病人如何应对服药物过程中血压波动变化较大及药物副作用引起的不适感,并解答降压药物种类的选择、剂量调整等问题。

(2) 高血压病人个体健康教育和指导

1) 生活方式指导:对正常人群、高危个体、正常高值以及所有高血压病人,不论是否接受药物治疗者,均需针对危险因素进行改变不良行为、生活方式的指导。中国高血压防治指南指出,高血压发病的 3 个主要危险因素的措施是减重、限酒和低盐。因此,健康教育内容包括减重、限酒、低盐等 3 个方面,超重者应注意限制热量和脂类的摄入,并增加体育锻炼。饮酒可降低降压药物的药效,即增加降压药物的抗药性,所以高血压病人应戒酒。有饮酒习惯的高血压病人最好戒酒,特别是超重的高血压病人更应戒酒。食盐摄入量每日应低于 5g。其次,有合理膳食、戒烟、平衡心理、预防便秘、提高服药的依从性、规范监测血压等,并持之以恒,以达到预防和控制高血压及其他心血管疾病的发病危险。

2) 血压监测指导:指导的内容主要包括监测频率、血压控制目标、血压测量方法及注意事项。病人在家中应该监测以下几种情况的血压:①上午 6~10 点和下午 4~8 点:这两个时间段的血压是一天中最高的,测量这两个时段的血压可以了解血压的高峰。特别是每日清晨睡醒时,此时的血压水平可以反映服用的降压药物的降压作用能否持续到次日清晨。②服药后:短效制剂一般在服药后 2 小时测量,此时药效达到最大;中效药物一般在服药后的 2~4 小时测量,此时达到降压作用的高峰;长效药物一般在服药后 3~6 小时测量,此时药物的降压作用达到高峰。③血压不稳定或更换治疗方案时:此时应连续测 2~4 周,掌握自身血压规律,了解新方案的疗效。血压控制目标:长期将血压控制在目标水平以下,可以显著降低高血压病的各种并发症的发生。

高血压病病人的降压目标为:①普通病人血压降至 <140/90mmHg;②年轻病人、糖尿病病人及肾病病人血压降至 <130/80mmHg;③老年人收缩压降至 <150mmHg,如能耐受,还可以进一步降低。

3) 直立性低血压的预防和处理指导:首先要告诉病人直立性低血压的表现为乏力、头晕、心悸、出汗、恶心、呕吐等,在联合用药、服首剂药物或加量时特别注意。然后指导病人预防方法:避免长时间站立,尤其在服药后最初几个小时;改变姿势,特别从卧、坐位起立时动作宜缓慢;服药时间可选在平静休息时,服药后继续休息一段时间再下床活动;如在睡前服药,夜间起床排尿时应注意;避免用过热的水洗澡,更不宜大量饮酒。还应指导病人在直立性低血压发生时应取头低足高位平卧,可抬高下肢超过头部,屈曲股部肌肉和摇动脚趾,以促进下肢血液回流。

4) 进行实地健康指导:在高血压病人掌握了相关生活健康指导的基础上,到高血压病人家中,观察病人餐桌上的饭菜、食用油,进行实地指导并发放高血压食谱。发放高血压盐勺(6g 和 2g),指导病人每餐最多放入的勺次。

3. 针对"社区应对无效　社区卫生服务机构提供的服务与居民需求存在差距　与医疗服务机构相对不足有关"这一社区健康护理诊断,制订相应的短期目标与长期目标以及社区健康护理计划:(略)。

4. 针对"社区应对无效　人群健康意识差　与社区居民年龄较大。受教育程度低有关"这一社区健康护理诊断,制定相应的短期目标与长期目标以及社区健康护理计划:(略)。

案例二:

由于目前我国社区卫生服务站针对社区健康问题开展的工作主要是社区卫生诊断,下述为"社区卫生诊断"的实践实例。

石河子市某社区卫生服务站的社区卫生诊断

该社区位于石河子市,成立于 2009 年 4 月,辖区内居民距离最远约 2 公里。为掌握该社区居民健康状况及其有害健康的危险因素,查明社区人群主要健康和社区卫生问题,制定社区疾病控制和健康促进策略与措施,提高社区居民健康水平,对该社区进行社区卫生诊断。

1. 社区诊断资料来源

(1) 社区居民患病、营养、吸烟、食盐量等来源于社区居民家庭健康档案资料及社区卫生服务站门诊就诊登记。(石河子市已建立了"基于健康档案区域卫生信息平台")

(2) 居民出生、死亡情况来源于社区统计资料。

(3) 社会、经济、环境与人口资料来源于社区居委会。

(4) 社区居民卫生需求资料来源于专题调查资料。

2. 社区的基本情况　该社区均位于石河子市东南区,占地面积约 4 平方公里。设居委会 2 个,有社区卫生服务站 1 个,私人诊所 4 家,药店 3 家,三甲医院 1 个。社区内 96% 居民住进了楼房。社区卫生服务站是由石河子市政府和石河子大学医学院第一附属医院共同组建,建筑面积 400m²,全科医师 3 名、公卫医师 1 名、主管护师 3 名。

3. 社区人群一般情况及健康状况

(1) 社会人口学特征

1) 人口构成情况:33 小区总人口数 8000 人,常住人口数 7500 人,其中男性 3600 人,女性 3900 人。男女性别比为 0.92∶1。60 岁以上老人 1048 人,老年人口系数为 22.70%。2012 年人口构成统计见实践表 2-1;儿童、老年人、育龄妇女情况见实践表 2-2;目前社区居民核心家庭 2708 户,主干家庭 2703 户,联合家庭 5 户。居民婚姻构成情况见实践表 2-3。

实践表 2-1　该小区居民人口构成统计(2012 年)

年龄(岁)	人数(人)			占人口百分比(%)		
	合计	男	女	合计	男	女
0~4	267	129	138	3.56	1.7	1.86
5~9	388	168	220	5.1	2.24	2.86
10~14	329	156	173	4.39	2.08	2.31
15~19	320	148	172	4.27	1.97	2.3
20~24	510	249	261	6.8	3.3	3.5
25~29	588	289	299	7.8	3.8	4
30~34	523	269	254	6.97	3.58	3.39
35~39	533	269	264	7.1	3.6	3.5
45~49	1120	540	580	14.9	7.2	7.7

续表

年龄(岁)	人数(人)			占人口百分比(%)		
	合计	男	女	合计	男	女
50~54	561	270	291	7.48	3.61	3.87
55~59	658	326	332	8.77	4.35	4.42
60~65	655	296	359	8.7	4.0	4.7
≥65	1048	498	550	13.97	6.64	7.73
合计	7500	3607	3893	100	48.07	51.93

实践表 2-2 该小区儿童、老年人、育龄妇女统计(2012 年)

	全人群(人)	儿童(人)	育龄妇女(人)	老年人(人)
常住	7500	775	1658	1703

实践表 2-3 该小区居民婚姻构成(2012 年)

婚姻状况	合计		男		女	
	人数	%	人数	%	人数	%
未婚	2134	28.4	1040	14.1	1094	14.5
初婚	4710	62.8	2187	29.1	2523	33.6
离婚	253	3.4	121	1.6	132	1.7
再婚	134	1.8	76	1.0	58	0.8
丧偶	269	3.6	125	1,6	144	1.9
合计	7500	100.00	3549	47.3	3951	52.7

2) 人口死亡统计:2012 年死亡 7 人,死亡率0.9%。居民死因顺序为:冠心病、恶性肿瘤、呼吸系统疾病、重症感染。详见实践表 2-4。

实践表 2-4 该小区居民死因统计(2012 年)

顺位	死因	合计		男		女	
		人数	%	人数	%	人数	%
1	冠心病	2	0.02	1	0.01	1	0.01
2	恶性肿瘤	2	0.02	1	0.01	1	0.01
3	呼吸系统疾病	1	0.01	1	0.01	0	0
4	脑梗死	1	0.01	1	0.01	0	0
5	重症感染	1	0.01	1	0.01	0	0

3) 居民文化程度状况:本社区居民大专以上文化程度占 28.32%,详见实践表 2-5。

实践表 2-5　该小区居民文化构成(2012 年)

文化程度	合计		男		女	
	人数	%	人数	%	人数	%
文盲	568	7.57	238	3.17	330	4.4
小学	1052	14.03	367	4.89	685	9.13
初中	1400	18.66	512	6.8	888	11.84
高中中专	2356	31.41	1182	15.76	1174	15.65
大专以上	2124	28.32	1375	18.3	749	9.98
合计	7500	100.00	3674	48.98	3826	51.02

4) 居民民族情况:包括 15 个民族,其中汉族占 97.04%,维吾尔族占 1.68%,回族占 0.60%,详见实践表 2-6。

实践表 2-6　该小区居民民族构成(2012 年常住人口)

民族	合计		男		女	
	人数	%	人数	%	人数	%
汉族	7278	97.04	3568	47.57	3710	49.46
维吾尔族	126	1.68	58	0.77	68	0.90
回族	45	0.6	26	0.35	37	0.49
满族	12	0.16	4	0.05	8	0.10
壮族	8	0.35	4	0.05	4	0.05
其他	31	0.1	12	0.16	19	0.25
合计	7500	100	3672	48.96	3828	51.04

5) 社会经济和环境状况:本社区居民 2012 年人均年收入为 9000 元,月平均家庭总开支 750 元,其中月平均食物消费 550 元,用于医疗保健费用开支年平均 1600 元;安全用水普及率 100%。

6) 社区残疾人状况:本社区有残疾人 110 人,详见实践表 2-7。

实践表 2-7　该小区居民残疾人状况统计(2012 年)

顺位	残疾类型	合计		男		女	
		人数	%	人数	%	人数	%
1	肢体残	89	1.19	56	0.75	33	0.44
2	语言听力残	5	0.03	3	0.04	2	0.03
3	视力残	3	0.4	1	0.01	2	0.05
4	精神残	6	0.8	2	0.03	4	0.05
5	智力残	7	0.09	4	0.06	1	0.01

(2) 社区居民健康状况

1) 慢性病患病情况:2009 年对该小区居民建立家庭健康档案,目前共建 2708 户的健康档案,共 6393 人中检出高血压病人 168 人,检出率 6.00%,冠心病 85 人,检出率 3.00%,糖尿病病人 55 人,检出率 1.9%,居民前 8 种疾病谱详见实践表 2-8。

实践表 2-8 该小区社区居民慢性统计（2012 年）

顺位	疾病名称	合计		男		女	
		人数	%	人数	%	人数	%
1	高血压	420	5.6	90	3.2	78	2.8
2	冠心病	585	7.8	268	13.57	317	4.2
3	糖尿病	185	2.5	91	1.21	94	1.25
4	脑卒中	356	4.7	189	2.52	167	2.22
5	慢性阻塞性肺病	31	0.4	13	0.17	18	0.24
6	恶性肿瘤	126	1.68	48	0.64	78	1.04
7	结核	1	0.13	1	0.13	0	0
8	精神	6	0.08	2	0.03	4	0.05

2) 社区居民卫生需求：通过组织居民座谈和与社区工作人员、热心社区服务的老人的访谈，社区居民期望在本社区内就能得到方便、及时、周到、亲切、价廉、有效、安全的卫生医疗服务。本社区居民健康需求调查中，健康咨询需求占 90.00%，健康指导占 73.00%，饮食指导占 24.20%，健康检查需求占 19.20%。详见实践表 2-9。

实践表 2-9 该小区社区居民健康需求调查统计（2012 年）

	调查人数	需求人数	需求率（%）
1. 健康咨询	500	450	90.0
2. 饮食指导	500	121	24.2
3. 健康检查	500	99	19.2
4. 家庭病床	500	3	0.06
5. 上门服务	500	15	0.3
6. 健康指导	500	366	73.0

4. 社区主要卫生问题　通过对以上资料和数据分析表明，该社区的主要卫生问题是：

（1）本社区 60 岁以上老年人口系数为 22.70%，老年女性家属居多，无经济来源，属中等收入型社区。人口老龄化相应带来一系列的社会、经济与卫生问题。

（2）死因统计与门诊、住院和家庭病床等疾病资料统计结果一致显示，导致居民死亡的主要疾病为高血压、冠心病、糖尿病、恶性肿瘤、呼吸系统疾病、脑血管病等，这些疾病社区应重点预防与控制。

（3）中青年人群健康问题不容忽视。高血压、冠心病、高脂血症、糖尿病在中青年人群中发病率逐年增高。

（4）儿童重点防治的疾病是贫血、佝偻病和营养不良。孕产妇防治的疾病主要是贫血、高血压和糖尿病。

（5）影响居民健康的主要危险因素是吸烟、摄盐过高、肥胖、缺乏运动、中度饮酒等不良生活方式和行为。

（6）居民对健康知识及影响健康的危险因素知晓率尚需提高，应加强健康教育开展多层次多种形式的健康讲座将作为今后的工作重点。

5. 干预计划　以全人群为干预对象，即以老年人、慢性病病人、残疾人、妇女、儿童和高危人群为重点干预人群，针对社区主要卫生问题，以健康促进和健康教育为先导，采取综合干预措施，开展疾病三级预防。改善环境,提高居民自我保健意识,改变不良生活行为方式,预防和控制危害社区居民健康的主要传染病和非传染性慢性病,不断提高居民生命、生活质量,实现人人享有保健,实现居民健康在社区,促进社会主义和谐社会建设。

(1) 实施健康促进战略:居委会主任为负责人,建立健康促进组织,完善健康促进网络。社区卫生服务站与居委会积极配合,并对有关人员进行培训,了解居民健康需求。

(2) 以全人群为对象,利用大众媒介开展健康教育。

1) 居委会利用宣传栏、社区卫生服务站利用社区活动场所、社区服务场所开展健康教育宣传、讲座及发放健康处方。大、中型健康教育讲座每月开展一次。不定期开展小型健康教育讲座。

2) 社区卫生服务站无偿提供健康教育资料和健康教育处方。

3) 社区卫生服务站设立室内健康教育宣传栏,每季度更换内容。

(3) 开展社区居民良好生活行为和方式的健康教育。

1) 平衡膳食教育:参照国家营养膳食指导标准,结合该社区调查的分析结果,对食盐摄入过多、喜食油炸食品和脂肪摄入过多等危险因素,在社区进行平衡膳食指导,门诊和住院病人开据健康教育处方。

2) 控烟教育:利用多种载体和手段宣传吸烟有害健康的教育。提倡在公共场所设立禁烟标志,与街道、居委会开展评选无烟家庭活动,定期请有关专家讲座,特别是吸烟与呼吸道疾病的关系。

3) 加强运动教育:参照街道文明建设年度计划,发挥社区健身设施,与居委会配合,结合全民健身运动,指导不同人群开展有效的体育锻炼,有计划的指导残疾人、慢性病病人肢体、技能康复,对康复者进行评估、记录、备档。

4) 根据季节特点,进行针对性健康教育,预防肠道传染病、呼吸系统疾病等季节特征明显的疾病及小儿疾病。

(4) 开展临床预防,早期发现病人,利用就诊时进行一对一的病人健康教育。

1) 早期发现病人:门诊 35 岁以上首诊病人常规测量血压;病人就诊、社区义诊、体检以及疾病报告等各种渠道发现的高血压、糖尿病病人及时建立个人与家庭健康档案,纳入慢性病管理。

2) 门诊教育:全科门诊采取一对一形式健康教育,针对不同问题的就诊病人采取不同形式。向高血压病人发放健康教育处方,指导用药,对不良生活方式进行干预。

(5) 对老年人、慢性病人、残疾人等弱势人群的干预措施。

1) 加强对慢性病人的管理。每月对高血压病人、糖尿病病人随访一次。管理内容:一是了解病情动态,进行临床处理;二是进行咨询与健康指导。

2) 对 60 岁老年人进行有组织的健康照顾。利用社区场所和服务站,普及保健知识,免费测血压、指导用药和心理咨询。以居委会配合指导老年人,改善居住和生活环境,养成健康卫生习惯。

3) 根据居委会提供的贫困救助户情况,制定医疗救助优惠措施,建立档案,对其中的慢性病人加强管理。社区卫生服务站每年组织医务人员为辖区内城市居民最低生活保障对象等贫困人员及其他弱势群体免费体检一次(具体项目另行制定)。

4) 利用中心的健康教育资源,对散居儿童实施健康成长教育,有针对性地开展保健咨询活动。

5) 对孕产妇提供全过程健康保健指导,开展计划生育技术咨询。

6) 服务站设定专人负责社区人群的心理咨询工作,指导各类弱势人群建立积极健康心理,正确的生活习惯和原则。

(李新辉)

实践 3　家庭健康护理实践

【实践目的】

通过在社区卫生服务中心的实践,学会在育婴期或有慢性病病人的家庭中选择存在健康问题的家庭进行家庭访视,训练与家庭进行沟通和家庭访视的技巧,能应用护理程序的 5 个步骤进行家庭健康护理,达到以下具体目标:

1. 应用护理程序和家庭访视步骤深入家庭进行家庭健康护理。
2. 根据家庭实际情况绘制家庭结构图、家庭成员关系图及家庭社会支持度图。
3. 将家庭治疗技术灵活应用于家庭健康护理中。
4. 感受家庭健康护理过程中社区护士的真实体验。

【实践内容】

1. 利用居民计划免疫接种或慢性病病人诊疗等机会,通过观察和交谈寻找可能存在健康问题的家庭。
2. 通过家庭访视进行家庭健康护理评估。收集主观和客观资料,绘制家庭结构图、家庭成员关系图及家庭社会关系图等。
3. 整理和归纳资料,提出家庭健康问题(诊断),并按优选顺序排列。
4. 制定家庭健康护理计划,包括制定短期和长期护理目标及具体护理计划。
5. 应用家庭护理技巧,实施针对短期目标的家庭健康护理计划。
6. 应用评价工具等评价护理效果,验证短期目标达成的情况。

【实践方法】

每位学生由 1 名社区护士一对一实习带教。带领学生进入社区家庭进行现场实践。

1. 在社区档案或与居民接触的机会(儿童预防接种或诊疗)中发现可能需要家庭健康护理的家庭,然后与被访家庭预约访视时间。
2. 跟随社区护士入户家访进行家庭健康护理评估。在带教教师的指导下,进行观察,与家庭成员交谈,记录收集的信息,并进行相应的护理及指导。预约下次访视时间。
3. 整理访视收集的评估资料,同社区护士一起讨论并确立家庭存在的健康问题(诊断),制定家庭护理计划(包括制定短期目标、长期目标、针对短期目标的护理计划)。同时,列出需要进一步收集资料的项目。
4. 跟随社区护士再次入户至同一家庭进行第二次访视,实施针对短期目标的护理计划。同时,对上次家访所收集信息欠缺之处进行补充调查。根据第二次访视收集的评估资料,调整家庭健康问题,进行相应的指导和护理。
5. 跟随社区护士进行第三次家访,评价短期目标是否达成即护理计划的实施效果,并进行相应指导及护理。
6. 同社区护士一起讨论家庭健康护理的效果,并撰写实践报告。

【案例分析】

育婴期健康问题家庭的家庭健康护理

在社区的儿童预防接种室,护士发现一位 3 个月婴儿的母亲(孙某,30 岁),看起来疲惫不堪,婴儿总是哭闹,她表现出焦虑且很不耐烦。经交谈得知,这个婴儿是孙某的第一胎,而且是计划外怀孕。她本想婚后工作两年,还些房贷,家里有点积蓄后再考虑要孩子。可刚婚后 6 个月就怀孕了,在丈夫(李某,31 岁)和婆婆的坚持下,她无奈留下了这孩子。孩子出生后打乱了以往的家庭生活,虽然婆婆来帮忙,但孙某认为她帮不了什么,而且在育婴问题上与婆婆有分歧。作为丈夫的李某十分孝顺母亲,总是站在他母亲的立场说话,丈夫工作忙,又帮不了她,她心里很苦闷,感觉要崩溃了,觉得活着没意思……社区护士判定这个家庭存在健康问题,决定家庭访视,进一步深入收集资料,帮助该家庭走出困境。

（一）家庭健康护理评估

主要通过婴儿生长发育状况、家庭成员的健康状况、家庭结构和功能、家庭应对情况、家庭关系和社会关系的改变等方面评估家庭健康状况。

1. 家庭构成　孙某是某小型私企的会计。她父亲离婚后再次结婚,生下其姐妹 2 人,孙某在姥姥家长大,4 岁回到父母身边。由于父母经常吵架,母亲常常离家出走,幼小的她很小就担负起照顾妹妹的责任。孙某的父亲已去世,其母亲(55 岁)身体健康,并与正在读大学的妹妹生活在一起。李某在一家软件公司上班,经常出差。李某的父母是农民,都是 59 岁,身体健康状况尚可,一直与中学任教的弟弟一起生活。

2. 家庭成员健康状况　近日,孙某时常感到背痛(家访时见孙某哺乳姿势不正确),经常烦躁,而且常常因一点小事就与婆婆和丈夫发火,奶水也越来越少了,谈起家里的事她经常委屈地哭起来……婴儿经常不明原因地哭闹,尤其晚上更严重,头部有枕秃。李某身体健康,经常出差。婆婆有高血压,常年服药,近日血压波动较大,收缩压和舒张压分别在 160~110mmHg 和 140~90mmHg 之间,睡眠不好,有时便秘。

3. 家庭健康状况　①家庭类型与家庭发展阶段:该家庭属于三口之家的核心家庭,正处于第一子出生的扩张期家庭。②家庭内在结构与家庭功能:该家庭主要大事由李某作决策。家庭成员关系不十分融洽。夫妻间虽然感情基础很好,可以直接沟通,但是,由于李某十分孝顺母亲,当婆媳间出现矛盾时往往站在母亲一边,导致最近夫妻间感情出现问题。孙某与婆婆的家庭背景差距悬殊,孙某在城市长大,婆婆一直生活在农村,因此,无论在婴儿的喂养还是在尿布的使用等方面,两人都有各自不同的看法。当出现分歧时,婆婆觉得儿媳应当听自己的,而儿媳觉得婆婆太专横霸道了,并认为这是自己的家,她管得太多了。最近,婴儿经常哭闹,婆婆血压不稳定,但孙某不想让自己母亲来帮忙,不愿让母亲介入进来。婆婆对这件事有些不高兴,但她不与儿媳直接沟通,而只对儿子说心中的不快。该家庭经济状况一般,主要经济来源是李某,李某每月收入 5000 元左右,还房贷 1500 元;孙某休产假后,没有奖金,每月只领 2000 余元的基本工资,产假超过 3 个月工资减半;公婆是农民,每年靠出租土地的 2 万多元钱维系生活,婆婆的高血压需要长期服药,没有多余的钱援助儿子。③家庭应对:婴儿的出生应该是家庭中的喜事,但也因此打乱了家庭婚后刚刚建立的稳定生活,家庭成员未能进行良好的角色转换。孙某开始担当母亲角色,虽然在刚怀孕时觉得这个孩子来得有些突然,但婴儿出生后她越来越喜欢,几乎将全部的精力都投入到婴儿身上,几乎完全忽略做妻子和儿媳的角色;李某开始担当父亲角色,但因工作很忙且经常出差,很少能帮助家里做家务事,平时在家时很少看护婴儿。有时甚至觉得妻子过于关爱孩子,感觉自己被冷落了。婆婆专程来照护孙某和孩子,但在育婴问题上经常与孙某发生冲突,感到很郁闷,在家里不太说话。

4. 家庭结构图、家庭成员关系图、社会支持图　家庭结构图主要标志着家庭外部结构、家庭成员的性别、年龄、职业、健康状况等一般资料;家庭成员关系图显示家庭成员间的关系和关系程度,可从中看出家庭成员间关系是否处于健康发展中;社会支持度图则体现以护理对象为中心的家庭内、外的相互作用,可用其判断家庭目前的社会关系以及可利用的资源。

（二）家庭健康问题 / 护理诊断

在进行家庭健康护理诊断时应注意:①确定家庭健康问题的角度,如孩子的出生给家庭带来的变化,在此家庭发展阶段未完成的发展任务等;②判断需要护理及援助的项目,即从家庭应对和处理健康问题的状况判断所需援助的程度:是紧急援助,还是维持现状;③分析健康问题之间的关系、构建家庭健康护理计划。该家庭的家庭健康护理诊断 / 问题与相关因素是:

1. 孙某焦虑、失眠、心情低落　与婆媳间育婴冲突、夫妻感情不良、家庭成员间沟通不良等有关。

2. 孙某背部酸痛　与育婴疲劳和哺乳姿势不正确有关。

3. 婴儿维生素 D 缺乏病　与喂养知识缺乏有关。

4. 婆婆高血压、便秘　与家务和育婴压力、婆媳间矛盾等有关。

5. 妻子角色缺如　与妻子对丈夫忽视和夫妻间相互不理解有关。

6. 父亲角色缺如　与父亲接触婴儿少、对婴儿关心和照顾不够有关。

7. 家庭成员间沟通不良　与婆媳间出现矛盾不能直接沟通、缺乏互相理解有关。

8. 婆媳间育婴冲突　与文化和养育观念差异有关。

9. 夫妻感情脆弱　与夫妻相互体贴不够、李某不能妥善处理婆媳间关系有关。

10. 家庭不能有效利用外部资源　与家庭未有效利用社会资源等有关。

11. 家庭失能性应对能力失调　与家庭成员间不能互相配合、未有效利用外部资源完成扩张期家庭发展任务有关。

(三) 家庭健康护理计划

首先建立假设,然后确定护理目标,制定具体计划(短期计划和长期计划)。制订计划的 5 项原则:①互动性,即家庭的参与;②特殊性,即对有相同健康问题的家庭实施的护理援助方法不尽相同;③实际性,即设立切合实际的目标、考虑时间和资源限制以及家庭结构;④意愿性,即考虑家庭成员的想法、价值观念和健康观念;⑤合作性,即与其他医务工作者合作和充分有效地利用资源的情况。

1. 家庭健康护理的假设

(1) 假设 1:如果婆媳能在育婴问题上相互妥协,达成共识,共同配合完成照顾孩子的任务,婆媳的身心症状将会减轻。

(2) 假设 2:如果孙某能认识到背痛是由于哺乳或抱婴儿等使用了不正确姿势引起的,将主动学习与采取正确姿势,从而减轻背痛。

(3) 假设 3:如果家庭成员掌握一定的婴儿常见病(如维生素 D 缺乏病)相关知识,可以判断出婴儿是否缺乏维生素 D,将及时就医,合理喂养和治疗,减轻婴儿哭闹症状。

(4) 假设 4:如果婆媳矛盾减轻,同时家庭利用外部资源(如孙某母亲)帮助婆婆料理家务,婆婆可缓解压力,血压高和便秘情况会有所好转。

(5) 假设 5:如果丈夫认识到应理解妻子、给予其关心,并适度调节婆媳关系,可积极促进婆媳间关系,家庭成员间关系会变得融洽。

(6) 假设 6:如果李某认识到平日与婴儿的接触可以促进父子间感情联结,并主动多关心和照顾婴儿,可尽快适应父亲角色。

(7) 假设 7:如果孙某认识到在关爱孩子的同时,也不能忽视丈夫的感情需要,并主动与丈夫沟通、关心丈夫,将担负好妻子角色。

2. 短期目标

(1) 婴儿缺钙症状得到缓解。

(2) 孙某背痛减轻、情绪好转。

(3) 婆媳关系好转,合作完成照顾孩子的任务。

(4) 夫妻关系缓和,相互理解。

(5) 婆婆血压平稳、便秘减轻。

(6) 父子间感情联结建立。

3. 长期目标

(1) 家庭得到更多方援助,如孙某的母亲或家政公司等,使孙某感受到养育孩子不是负担而是一种快乐的事情。

(2) 孙某恢复健康,母乳喂养充足。

(3) 婆媳间关系融洽。

(4) 夫妻关系融洽,感情恢复到孩子出生前状态。

(5) 家庭成员密切配合、相互关注和体贴,共同完成家庭发展任务。

（四）实施

实施时的注意事项：①恰当运用沟通技巧，有意识地从家庭成员中获得有价值的资料；②认识家庭的多样性；③避免主观判断；④随时收集资料和修改计划；⑤充分利用其他医务工作者收集的资料。实现短期目标的具体措施是在第二次家庭访视时，对其家庭和家庭成员做以下护理：

1. 给予家庭成员精神支持，对育婴取得的成绩给予鼓励，认可他们的付出，以促进其家庭成长；护士避免将自己的育婴观强加于夫妇，从家庭整体来提高夫妇及其家庭成员育婴的积极性。

2. 帮助查明婴儿哭闹原因，给予健康指导，必要时指导其就医。在护理过程中应注意提高家庭成员育婴知识与技能水平，如指导促进乳汁增加方法、婴儿缺钙表现的观察等。

3. 针对婆媳育婴方法或育婴观念出现的冲突，护士在解决问题时，可采用"积极赋义"的方法从积极方面肯定他们的行为，都是为了家、为了孩子、为了对方好，从而缓解婆媳之间的冲突和矛盾。同时，社区护士与家庭成员共同分析育婴问题，给予有针对性的引导及育婴知识的答疑与宣教，最终促进家庭达成育婴共识。

4. 向孙某和婆婆举例说明休息和心情与乳汁分泌的关系，与家庭成员共同探讨既省力又能维持和提高家庭生活质量和减轻育婴负担的方法，指导婴儿母亲充分利用时间休息，并进行产后康复训练，消除背部疼痛，促进家庭育婴能力的提升。

5. 促进家庭成员间的有效沟通，与李某沟通使其认识到妻子育婴的辛苦，应多关心妻子；指导李某主动调节婆媳关系；指导李某多照顾孩子，采用家庭作业角色互换法，让爸爸体验育儿的不易，从而体谅妻子，并可促进父子间情感的联结，同时让妻子理解丈夫的辛苦；指导孙某不要将全部精力都花在婴儿身上，也要抽出一些时间关注丈夫的感情需要，多给丈夫以关心。在进行婆媳关系的援助时，社区护士站在中立立场，注意不要评论哪一方正确，承认现实，弄清其分歧的焦点问题，进而进行有针对性的家庭健康护理。可采用记秘密红账的方法，让双方记录对方好的行为，在下次访视时当面阅读记录的对方积极的、好的行为，从而缓解矛盾，感恩对方。

6. 帮助家庭寻找可利用资源，必要时介绍计时工帮助料理家务，或建议孙某母亲也经常来家里看看，给予一定的帮助，促进家庭社会资源的利用。

（五）评价

在第三次家庭访视时进行评价，评价内容与结果如下：

1. 对家庭成员援助的评价　①护理对象和亲属日常生活质量提高的程度：该家庭基本恢复正常家庭生活，孙某睡眠饮食情况有所改善，背痛稍有缓解，但乳汁分泌量尚未见明显改善；②护理对象和亲属对家庭健康问题的理解程度、自我保健的意识：该家庭成员已认识到家庭出现问题的原因，正在努力纠正其不足之处；③护理对象和亲属情绪稳定的程度：孙某和婆婆的情绪都有好转，心情也愉快了。

2. 促进家庭成员相互作用方面的评价　①家庭成员的相互理解与交流：在育婴问题上能接纳婆婆的一部分建议，婆婆也尝试接纳儿媳的部分做法。遇到分歧时，两人可以相互商量解决。夫妻间也达到相互理解。②家庭成员的亲密度和爱心：由于丈夫对妻子的关心，夫妻间亲密度增加。婆媳关系有所改善，但父子感情联结有待进一步加强。③家庭成员判断和决策问题的能力：在遇到育婴分歧时，家庭成员能互相商量。④家庭的角色分工：家庭成员间既有分工又有合作，各自完成自己的角色任务。

3. 促进家庭与社会关系方面的评价　如社会资源的有效利用情况等，由于家庭经济的原因，此时该家庭尚未有效利用社会资源。偶尔孙某母亲来帮帮忙，但由于时间有限，未解决问题。

4. 评价后对下一步计划的修订　加大对孙某的营养补充，必要时指导其遵医嘱服用促进乳汁分泌的药物；加强李某与婴儿间的父子感情联结；其他计划继续执行。

（赵秋利　杨丽）

实践 4　社区常见慢性病病人居家护理实践

【实践目的】

通过对社区慢性病病人居家护理实践,学生能够达到以下目的:

1. 正确实施居家护理的流程。
2. 正确分析居家护理病人存在的问题。
3. 正确实施居家病人的护理评估和制订护理计划。
4. 通过护理指导,增强病人自我管理的意识和能力。

【实践内容】

1. 应用交流技巧与病人及其亲属进行交流,对居家慢性病病人进行评估,确定健康问题。
2. 收集及评估居家慢性病病人护理需求,制订本次居家护理计划。
3. 根据病人的具体情况提供居家护理服务,包括为病人提供家庭环境适应性改变的指导、生活护理与指导、治疗性的护理、居家康复指导、心理护理与情感支持、为家属及照护者提供支持和应急救护指导。
4. 对实施效果进行评价。

【实践方法】

1. 在带教老师的指导下,开展小组讨论,拟定访视提纲,设立问卷,使学生掌握与病人及其亲属的沟通交流方式、随访的注意事项等。
2. 教师负责联系社区,并与社区服务中心护士确立居家护理的慢性病病人。
3. 将学生分组,由教师或社区服务中心护士带领对社区慢性病病人进行家庭访视。
4. 收集居家慢性病病人的基本资料,对访视的病人建立护理档案,并确定 3 次访视时间。掌握病人的病情,评估居家慢性病病人护理需求,确定病人存在的健康问题,制定详细的居家护理计划。
5. 对病人进行面对面的健康咨询和指导,每次 30~40 分钟。
6. 定期召开小组会议,根据个案健康状况的改变评价护理效果,必要时须重新评估,调整计划方案,为病人提供居家护理服务指导并对服务进行评价。
7. 写出居家护理实践报告。

【实践要求】

通过社区居家护理实践,完成实习的全部内容,并总结居家护理的体会。

【案例分析】

2 型糖尿病病人的居家护理实践

在访视病人中,周某,女性,59 岁,退休 2 年,中专毕业。诊断:2 型糖尿病。因口干、多饮、疲乏无力、夜尿多,确诊糖尿病 1 年。体格检查:体温 36℃,脉搏 88 次 / 分,呼吸 16 次 / 分,血压 16.0/9.5kPa。病人身高 160cm,体重 75kg。检查发现病人穿着一双硬皮皮鞋,鞋头紧,鞋内位于鞋头处有一硬线头外露。周某日常服用药物为:二甲双胍 0.5g,3 次 / 日;格列苯脲 5mg,1 次 / 日。交谈过程中,周某性格比较开朗,与家人邻居相处和睦,平时除买菜、做饭、照顾孙子等家务劳动外,较少进行运动锻炼。对糖尿病饮食所知道的仅限于"不能吃甜的,不能多吃"、"很希望了解该方面的事情。"周某丈夫身体较好,有子女 2 人,均参加工作,并已成家,家庭经济收入 4000~5000 元 / 月,享受河南省医疗保险,药物及住院费用报销比例为 70%。

（一）居家护理评估

居家护理评估主要包括病史、日常生活情况及心理社会史、家庭环境情况、社会经济情况等。在询问时常会涉及以下问题：

1. "您平时除了做家务外，锻炼身体吗？比如像散步、打太极拳、慢跑。"

2. "您平时喜欢吃什么饭？口味重吗？"

3. "您知道什么是糖尿病吗？"

4. "您上次查血糖是什么时间？"

5. "您平时吃什么药，有没有不舒服？按时服药了吗？"

6. "近来您的心情好吗？休息怎么样？"等。

周某因口干、多饮、疲乏无力、夜尿多，被确诊为 2 型糖尿病 1 年。其身高 160cm，但体重 75kg，超过标准体重(160-105)=55（kg）的 20%，属于肥胖。检查发现病人穿着一双硬皮皮鞋，周某对"糖尿病足"一无所知。在进一步地询问中，周某饮食仅是"比以前吃得少了些"、"不怎么吃甜的了"，平时休息较好，每日睡眠能保证在 8 小时以上，活动比较少，除了家务外，多是看电视或与邻居聊天。这说明周某对糖尿病饮食及运动知识了解甚少，而其本人有接受该方面知识的需求。另外，周某中专毕业，有一定的学习能力。周某性格开朗，非常喜爱自己的孙子，与家庭成员相处和睦，子女二人均参加工作，本人享受河南省医疗保险政策，经济负担较轻，家庭、社会支持情况较好。通过访视我们了解到，周某所在社区有常住居民约20 000 人，社区卫生服务中心是由原来厂矿医院转型而来，检查设备、治疗条件均比较好，目前郑州市政府正进一步准备扩建。

（二）居家护理的问题及顺序

通过对周某居家护理的评估，指导教师与学生将资料进行归纳、整理、分析，发现病人目前最主要的问题包括：①营养失调，与病人肥胖、高于机体需要量有关；②知识缺乏，与病人对糖尿病相关知识了解较少有关。知识缺乏是病人最需要解决的问题，同时，病人对糖尿病的相关知识有想了解的需求。

（三）居家护理计划

根据周某的情况及意愿，为其制定短期目标和长期目标。

1. 短期目标

(1) 了解糖尿病基本知识及自我保健知识。

(2) 了解饮食治疗目的、控制体重方法，帮助病人制订减肥计划。

(3) 了解运动的目的、方式及注意事项。

(4) 了解口服降糖药二甲双胍和格列苯脲的作用、不良反应、用药剂量、正确服用时间。

(5) 了解糖尿病足的护理方法。

(6) 学会自我监测血糖、尿糖。

(7) 学会书写糖尿病自我监测日记。

2. 长期目标

(1) 提高病人的疾病知识水平，加强自我管理能力，促进行为改变。

(2) 延缓并发症发生，提高生存质量。

（四）居家护理实施

在实施时首先指导周某阅读《糖尿病基本知识手册》，使其了解糖尿病主要分为四大类型，即 1 型糖尿病、2 型糖尿病、其他特殊类型糖尿病和妊娠糖尿病。临床上以 2 型糖尿病多见。根据糖尿病症状和空腹血糖情况可作出糖尿病的诊断。诊断标准为症状加随机血糖≥11.1mmol 或空腹血糖≥7.0mmol/L或者餐后 2 小时血糖≥11.1mmol/L。症状不典型者，需在另一天再次检测血糖。针对周某的具体情况，作好以下护理指导：

1. 非治疗性护理

(1) 饮食护理

1）计算每日所需总热量：根据标准体重及工作性质，计算每日所需总热量。成人休息时每日每千克理想体重给予热量 105~125.5kJ（25~30kcal），轻体力劳动 125.5~146kJ（30~35kcal），中度体力劳动 146~167kJ（35~40kcal），重体力劳动 167kJ（40kcal）以上。儿童、孕妇、乳母、营养不良及消耗性疾病者应酌情增加，肥胖者酌减，使体重下降至正常标准的 5% 左右。

2）食物的组成和分配：①碳水化合物约占食物总热量的 50%~60%；②蛋白质和脂肪：蛋白质占总热量的 12%~15%，成人每日每千克理想体重 0.8~1.2g，儿童、孕妇、乳母、营养不良者可增加至 1.5~2.0g，脂肪占总热量的 30%~35%；③每日三餐热量分布大概为 1/5、2/5、2/5 或 1/3、1/3、1/3，或分成四餐为 1/7、2/7、2/7、2/7，可按病人生活习惯、病情及配合治疗的需要来调整。

3）饮食注意事项：①饮食中的主食和副食数量应基本固定，要严格按照医生制订的食谱，避免随意增减。选用任何新品种食物时，要先了解其主要营养成分，经医生同意后可适量调换。②严格限制食用各种食糖及糖果、点心、小食品、冷饮、水果及各种酒类，个别轻型病人如需增加水果时，应先取得医生的同意。体重过重者，要忌吃油炸、油煎食物。植物油中含不饱和脂肪酸多，有降低血清胆固醇的作用，如花生油、豆油、菜籽油等。动物油因其含饱和脂肪酸多，可使血清胆固醇升高。因此，炒菜宜用植物油，忌吃动物油。饮食要少盐，且要少吃含胆固醇多的食物，如动物内脏、蟹黄、虾子、鱼子等，以免促进和加重心、脑、肾血管并发症的产生。③纤维素有助于肠内大肠埃希菌合成多种维生素，可加速食物通过肠道，延迟和抑制糖类食物在肠道的吸收，使餐后血糖下降，同时增加肠蠕动，有利于粪便通畅。纤维素体积大，进食后使人有饱食感，有利于减肥。含纤维素食物包括豆类、蔬菜、粗谷物、含糖分低的水果。每日饮食中食用纤维含量以不少于 40g 为宜。④每周应定期测量一次体重，如果体重改变超过 2kg，应报告医生。

（2）运动护理

1）运动的适应证与禁忌证：①适应证：2 型糖尿病肥胖者和血糖 11.1~16.7mmol/L（200~300mg/dl）以下者以及 1 型糖尿病稳定期病人；②禁忌证：并发急性感染，活动性肺结核病人，严重急性慢性并发症病人，如心、肾、脑并发症，酮症酸中毒，重症糖尿病。

2）运动锻炼的方式：最好做有氧运动，如步行、慢跑、做广播操、太极拳、球类活动等，首选步行。

3）运动原则：根据年龄、性别、体力、病情及有无并发症、胰岛素治疗及饮食治疗等情况决定，循序渐进、逐步增加运动量，持之以恒，切忌随意中断。运动应使病人达到的心率：（220- 年龄）×（60%~75%）（即相同年龄正常人的最大心率的 60%~75%）。应逐渐增加活动量及活动时间，以不感到疲劳为度。

4）运动注意事项：①运动应避免恶劣天气，不在炎热的阳光下或严冬凛冽的寒风中运动。②运动时间最好在饭后 1 小时以后。③未注射胰岛素或口服降糖药物的 2 型糖尿病人，在运动前不需要补充食物，有利于减轻体重、提高对胰岛素的敏感性、改善糖和脂代谢紊乱。如使用胰岛素者，当运动量比平时多时，病人必须在运动前进食。④随身携带糖果，在运动中出现低血糖症状时及时食用，并停止运动，一般在休息 10 分钟左右低血糖即可缓解，若不能缓解，应立即送医院治疗。

（3）皮肤护理：鼓励病人勤洗澡、勤换衣服，保持皮肤清洁，以防皮肤化脓感染，并施以皮肤按摩促进局部血液循环。

（4）呼吸道、口鼻腔护理：指导病人保持口腔清洁卫生，做到睡前、早起后刷牙，饭后要漱口；保持呼吸道通畅，避免与呼吸道感染者接触。

（5）泌尿道护理：病人因尿糖的刺激，阴部皮肤常有瘙痒，尤其女性病人，每次小便后，最好用温水清洗外阴，以防止或减少瘙痒和湿疹发生。

2. 治疗性护理

（1）口服降糖药：磺脲类药物（如格列苯脲）应餐前 30 分钟服，其不良反应主要是低血糖反应，还有胃肠道反应、皮肤瘙痒、胆汁淤滞性黄疸、肝功能损害、再生障碍性贫血、溶血性贫血、血小板减少、白细胞减少等。双胍类药物应餐前或餐中服，其不良反应是腹部不适、口中金属味、恶心、畏食、腹泻等，偶有过敏反应。

（2）胰岛素治疗的并发症：①低血糖反应：如心慌、头晕、出汗、脸色苍白、饥饿、全身软弱无力、视力模糊、反应迟钝等,及时检测血糖,根据病情可进食糖果、含糖饮料或静脉注射 50% 葡萄糖 20~30ml。②胰岛素过敏:主要表现为注射局部瘙痒、荨麻疹等,全身皮疹少见,严重过敏反应(如胰岛病、过敏性休克)罕见。对过敏反应者,立即更换胰岛素制剂种类,使用抗组胺药、糖皮质激素等脱敏药物,严重者需停止或中断胰岛素治疗。③掌握胰岛素的注射时间:普通胰岛素于饭前 30 分钟皮下注射,鱼精蛋白锌胰岛素在早餐前 1 小时皮下注射。长效、短效胰岛素混合使用时,应先抽吸短效胰岛素,再抽吸长效胰岛素,然后混匀。④预防注射部位皮下脂肪萎缩或增生:注射部位应交替进行以免形成局部硬结,影响药物吸收及疗效,避免 2 周内在同一部位注射 2 次。注射胰岛素时应严格无菌操作,防止发生感染。

3. 糖尿病足的护理　糖尿病足是由于糖尿病血管、神经病变引起下肢异常改变的总称,是糖尿病最常见的并发症之一,严重者可导致截肢,不仅影响病人的生活质量,而且给社会和家庭增加负担。做好糖尿病足的预防和护理可以明显减少糖尿病足的发生率,减缓病变的进展,避免截肢。

(1) 糖尿病足的预防要点:①评估发生糖尿病足的危险因素;②了解病人自理程度及依从性;③了解病人对糖尿病足预防方法和知识的掌握程度;④询问病人足部感觉,检查足部有无畸形、皮肤颜色、温度、足背动脉搏动、皮肤的完整性及局部受压情况。

(2) 对糖尿病病人健康教育的指导要点:①告知病人糖尿病足的危险性、早期临床表现及预防的重要性,指导病人定期做好足部检查;②教会病人促进肢体血液循环的方法;③告知病人足部检查的方法,引导其主动参与糖尿病足的自我防护;④指导病人足部日常护理方法,温水洗脚不泡脚,保持皮肤清洁、湿润,洗脚后采取平剪方法修剪趾甲,有视力障碍者,请他人帮助修剪,按摩足部促进血液循环;⑤指导病人选择鞋尖宽大、鞋面透气性好、系带、平跟厚底鞋,穿鞋前检查鞋内干净无杂物,穿新鞋后检查足部受到挤压或摩擦处皮肤并逐步增加穿用时间;⑥指导病人选择浅色、袜腰松、吸水性好、透气性好、松软暖和的袜子,不宜穿有破损或有补丁的袜子;⑦指导病人不要赤脚或赤脚穿凉鞋、拖鞋、硬皮鞋行走;⑧不用化学药自行消除鸡眼或胼胝;⑨尽可能不使用热水袋、电热毯或烤灯,谨防烫伤,同时应注意预防冻伤。

4. 血糖监测　指导病人掌握定期监测血糖的重要性及测定技术,了解糖尿病血糖控制良好的标准,如空腹血糖应 <7.0mmol/L,餐后 2 小时血糖 <10mmol/L。目前,检测血糖方法常用的有抽静脉血检测血糖和快速血糖测定仪检测血糖两种。抽取静脉血检测血糖只能在医院实验室进行,一般不能即时检得结果,不适合经常性血糖监测和自我血糖监测。进行自我血糖监测的糖尿病病人,有时也需要定期去医院抽血查血糖,目的在于了解血糖仪是否准确。血糖仪可随身携带,但应注意的是,血糖仪测定的血糖为毛细血管血,数值一般比静脉抽血测定的血糖值略高约 10%。但有些病人采血时因为怕痛,采血较浅,结果是血流出的少,靠挤压采血部位将血挤出,这时会有体液流出,导致血糖的测量值偏低。无论是自用血糖仪还是医院实验室检查,每次测出的血糖值都可能有一定差距。一般来说,只要误差不超过 ±10%,都属于正常范围。由于操作不当也会造成一定的误差,这是可以避免的。

(1) 正确的血糖测量方法:①用温水或中性肥皂洗净双手,反复揉搓准备采血的手指,直至血运丰富。用 75% 乙醇消毒指腹,待干。②用采血笔紧挨指腹,按动弹簧开关,针刺指腹。无名指指腹两侧取血最好,因其血管丰富而神经末梢分布较少,不仅不痛而且出血充分。③打开血糖仪开关,取一条试纸插入机内(手指不可触及试纸测试区),取出试纸后随手将盖筒盖紧。④如果是吸血的血糖仪,将血吸到试纸专用区域后等待结果;如果是滴血的血糖仪,将一滴饱满的血滴抹到试纸测试区域,不要追加滴血,否则会导致测试结果不准确。

(2) 用血糖仪测血糖应注意:①乙醇消毒不要有残留乙醇,否则测量值偏低;②手指取血的正确方法是从手指根部朝指尖方向挤血,切不可掐指尖取血,这是因为血液分为血清和血浆,掐血会导致血清多,使测量值偏低;③天气冷的时候,取血前请将手部在热水中泡 10 分钟,使手指血和静脉血一致,否则由于血液循环障碍,使测量不准确。

(3) 血糖仪数值误差的原因与对策:①血糖仪代码与试纸条代码不一致:测试前应核对、调整血糖仪显示的代码与试纸条包装盒上的代码相一致。②试纸条过期:使用前均应注意检查试纸条包装盒上的有效期,不要使用过期的试纸条,以免影响检测结果。③试纸保存不当:不少检测误差是由试纸条的变质引起的。有些血糖仪测试血糖的原理是血糖试纸条上的酶(氧化酶或己糖激酶)与血液中的葡萄糖发生反应并显示颜色,血糖仪分辨后显示读数。试纸条会受到测试环境的温度、湿度、化学物质等的影响。因此,试纸条的保存很重要,要避免潮湿,放在干燥、阴凉、避光的地方,用后密闭保存。应将试纸条储存在原装盒内,不要在其他容器中盛放。手指等不要触摸试纸条的测试区。另外,也要注意试纸的有效期。④操作方法不正确:操作不当会导致检测失败或测定值不准确。各种血糖仪的操作程序大同小异,病人检测时一定要先详细阅读使用说明,正确掌握血糖仪的操作方法。常见的不正确操作有:测试时试纸条没有完全插到测试孔的底部;有些仪器是先滴血,然后再将试纸条插进血糖仪,如果滴血后等待时间超过2分钟才将试纸条插进测试孔,会导致测试结果不准确,此时应使用新试纸条重新测试;检测时试纸条发生移动等情况也会影响检测结果,因此应将血糖仪放在平稳、安全之处使用。⑤取血部位消毒后残留乙醇:目前多应用乙醇或消毒液做皮肤消毒,要将消毒液擦干或待乙醇挥发后再取血操作。消毒液未干混入血液或乙醇与试纸条上的化学物质发生反应都可导致血糖值不准确。⑥采血方法不当:采血量不足会导致检测失败或测得的结果偏低,需更换试纸条重新测定。如果血滴过大,溢出测定区,也会影响测定结果。另外,采血时因肢端末梢循环不好、血流不畅或过度挤压等也会使测定结果受到影响。⑦血糖仪不清洁:测试血糖时,常会受到环境中灰尘、纤维、杂物等污染,特别是检测时不小心使血液污染了仪器的测试区,都会影响测试结果,因此血糖仪要定期检查、清洁、校准。对测试区的清洁一定要小心,擦拭时不要使用乙醇或其他有机溶剂,以免损坏仪器,可使用棉签或软布蘸清水擦拭。⑧长时间不进行血糖仪校准:一般情况下,血糖仪应每年进行一次校对。需做血糖仪校准的情况还有:第一次使用新购买的血糖仪;每次使用新的一瓶试纸条时;怀疑血糖仪或试纸条出现问题时;当测试结果未能反映出您感觉的身体状况时(例如感觉到有低血糖症状,而测得的血糖结果却偏高);血糖仪摔跌后。⑨电池电力不足:血糖仪使用一段时间后,如果测试时显示屏上显示"低电量"字样或符号,考虑为电池电量不足,应及时更换新电池。

5. 其他 及时评估病人心理变化,如抑郁、焦虑、恐惧、悲哀等,请病情控制良好的病人进行现身说教,帮助病人树立治疗信心,鼓励其亲属给病人提供精神支持和生活照顾;指导病人定期复诊,每2~3个月复检糖化血红蛋白水平或每3周复检血清果糖胺,以了解病情控制情况,及时调整用药剂量;每年定期全身检查,以便尽早防治慢性并发症;指导病人外出时随身携带识别卡,以便发生紧急情况时及时处理。

(五) 居家护理评价

通过3次访视,对周某的居家护理结果进行评价:

1. 能说出糖尿病相关知识要点。
2. 解释饮食、运动对血糖控制的重要性。
3. 正确完成血糖自我监测。
4. 认真记录糖尿病自我监测日记。
5. 能遵医嘱正确服用口服降糖药。
6. 正确选择合适的鞋袜,预防糖尿病足的发生。

(王 健)

实践5 社区健康教育与健康促进实践

【实践目的】

通过在城市社区卫生服务中心和农村乡(镇)卫生院或村卫生室开展健康教育与健康促进实践,一方面了解当地居民存在的主要健康问题和健康教育需求,并对主要健康问题和健康教育需求进行分析,结合当地的实际情况,根据各自具体情况采用多形式、多途径的健康教育及健康促进方式,动员人人参与,提高全社会居民的健康意识和自我保健能力。另一方面提高学生对社区居民健康问题和影响因素的分析、判断、综合归纳能力以及科学研究能力,并能掌握主要的健康教育和健康促进方法。通过本实践需要达到以下目的：

1. 了解当地居民存在或潜在的健康问题和健康教育需求，提高当地居民的健康意识和自我保健能力。

2. 能对社区居民的健康问题和健康教育需求进行分析、判断、归纳总结。

3. 能根据当地居民的健康问题和健康教育需求制定健康教育和健康促进计划／方案。

4. 能实施社区健康教育和健康促进计划／方案。

5. 开展相关护理研究的意识和能力得到增强。

【实践内容】

指导学生应用护理程序的方法开展社区健康教育和健康促进实践活动，具体实践内容如下：

1. **健康评估**　到城市社区卫生服务中心或农村乡镇卫生院／村卫生室现场调研，对社区居民的健康状况及健康教育需求等进行评估，并设定判断健康教育效果的指标和标准，收集相关数据。

2. **健康诊断**　对社区居民健康状况和健康影响因素的评估结果进行分析判断，按对社区居民健康水平影响大小进行排序，罗列出社区居民的健康问题，并分析归纳社区居民的健康教育需求。

3. **制定健康教育计划**　根据当地社区居民的健康问题和影响因素，结合居民的特点和健康教育需求，制定有针对性的健康教育和健康促进计划。

4. **实施计划**　按照健康教育和健康促进实施计划，采用多形式、多途径的健康教育与健康促进方式和方法，对社区居民进行健康教育，指导社区居民建立良好的健康意识和行为，帮助他们纠正不利于健康的影响因素。

5. **效果评价**　分阶段收集健康教育与健康促进计划实施后的相关数据，与健康教育计划实施前进行比较，判断实施效果。

【实践方法】

（一）农村社区健康教育和健康促进实践案例分析

1. 将学生分为若干小组，以小组为单位（2~4 人／组）对提供的农村社区居民健康教育案例进行分析。

2. 结合所给案例资料中的各方面信息，对农村社区居民健康相关信息进行评估分析。

3. 根据评估所得资料，列出社区居民的健康问题并确定需优先解决的主要健康问题。

4. 针对农村社区居民存在的主要健康问题，制定一份健康教育与健康促进计划。

5. 结合所给案例中农村当地的实际情况，对各项观察指标在健康教育和健康促进计划实施前后可能出现的变化进行分析讨论，并提出改进计划。

6. 小组撰写社区健康教育和健康促进实践总结并进行汇报。

（二）城市社区居民健康教育和健康促进实践

1. 选择具有一定带教能力的社区卫生服务中心，包括基本设施和带教师资。

2. 以小组为单位（2~4 人／组），每个小组分别负责一个辖区（一定数量）的社区居民的健康教育和健康促进，小组成员与承担教学实践任务的社区卫生服务中心工作人员一起共同完成分管社区居民的健康教育和健康促进活动。

3. 小组成员对所负责辖区的社区居民的健康状况、健康影响因素和健康教育需求进行评估和分析。

4. 根据评估所得信息进行分析讨论，罗列出社区居民的健康问题并确定需优先解决的主要健康问题。

5. 针对分管社区居民存在的主要健康问题，制定相应的健康教育与健康促进计划／方案。

6. 根据社区居民的具体情况，采取多形式、多途径的健康教育和健康促进方式，按制订的健康教育和健康促进计划实施。

7. 分阶段对实施健康教育和健康促进计划后的效果进行评价，分别收集各阶段中观察指标相关数据。

8. 比较社区健康教育和健康促进计划实施前后的效果，结合社区居民在计划实施中的具体情况进行分析讨论，修订健康教育和健康促进计划，进一步实施修订后的社区健康教育和健康促进计划。

9. 每个小组撰写城市社区居民健康教育和健康促进实践报告并进行汇报。

【案例分析】

案例一：

农村社区居民健康教育和健康促进实践活动

我国农村社区具有人口多、居住分散、文化水平低、卫生知识缺乏、自我保健意识差、健康教育资源贫乏等特点。随着农村经济的发展和新型农村合作医疗的推行，农村居民健康观念不断更新，对相关疾病知识及自我护理、保健知识有强烈的需求。通过农村社区健康教育与健康促进实践活动的开展，明确农村居民健康现状及存在的主要健康问题，了解居民的健康教育需求，并采用多形式的健康教育方式，提高广大农村居民的健康意识和自我护理能力。

某镇卫生院的护士在建立健康档案的过程中发现其辖区农村居民的高血压患病率为25%，同全国平均水平16%相比，患病率高出9%。通过与前来就诊的居民交谈及到有高血压病人的家庭进行访视得知：该地区多数居民喜欢吃咸食，对高血压疾病相关知识了解不够，缺乏自我保健意识和自我护理能力。

(一) 背景

本案例中，社区护士在建立居民健康档案过程中发现当地居民高血压的患病率高于全国平均水平。为此，进一步对当地居民健康知识知晓情况与慢性病相关健康行为与生活方式等进行了调查。调查发现，该地区多数居民喜欢吃咸食，对高血压疾病相关知识知晓率偏低。而且，农村大部分劳动力外出打工，老年人或体弱多病者留守农村，要忙着带孙子和干农活，无暇顾及血压变化，即使由于血压增高出现头昏、头痛等不舒适的感觉，也因就医条件限制，使有高血压的农村居民采取忽略、拖延的方式对待；有些人因缺乏疾病知识，出现症状后就医不及时，导致血压升高、头晕、头痛、记忆减退甚至出现脑卒中、猝死。调查还显示：居民对健康教育方式的需求依次为医疗咨询、定期开展健康教育知识讲座、免费发放健康处方。

(二) 健康教育与健康促进计划的制订

1. 目标

(1) 总目标：以社区为基础，充分发挥政府、医疗机构和社区组织的作用，针对高血压主要危险因素和重点人群，开展健康教育与健康促进活动，提高人群自我保健意识和能力，提高高血压病人的治疗率和控制率，降低高血压的患病率、并发症发生率及死亡率，提高社区整体健康水平。

(2) 具体目标：计划执行1年后，社区内达到以下目标：

1) 居民家庭高血压健康教育覆盖率达到80%。

2) 高血压病人及高危人群的建档率达80%以上。

3) 高血压病人及高危人群的高血压相关知识知晓率达到70%。

4) 高血压病人的规范治疗率达50%以上。

5) 50%以上的高血压病人及其家属掌握血压测量方法。

6) 35岁以上社区居民参加体育锻炼的比例达60%。

7) 高血压控制率达到30%。

2. 干预策略　采取社区干预和社区重点人群干预相结合的综合策略。

(1) 政策开发

1) 乡(镇)政府把倡导健康生活方式、控制慢性非传染性疾病列入社区发展规划。

2) 乡(镇)卫生院或村卫生室把执行社区高血压控制计划列入绩效考核项目。

3) 把乡(镇)卫生院或村卫生室纳入高血压门诊的医保定点单位。

(2) 建立支持环境

1) 通过新闻媒体宣传高血压社区健康教育与健康促进的意义，引发社会关注。

2) 在农村社区食品店设置低盐、低脂肪食品专柜。

3) 在农村社区居民休息活动区增设体育锻炼设施。

4) 在居民休息活动场所设立健康教育宣传板报,普及高血压的病因、危害及防治等知识。

5) 在公共场所设立禁烟标志。

（3）提高个人技能

1) 举办高血压健康教育系列讲座。

2) 给予饮食指导,减少食盐(特别是腌制食品)的摄入。

3) 举办家庭健康膳食技能培训。

4) 向高血压病人免费提供健康教育处方。

5) 提供运动指导,控制或减轻体重。运动量可以掌握在使心率达到最大心率的75%~85%;运动持续时间为30分钟左右,45~60分钟为最佳;每周运动3~5次;多做有氧运动,如步行、散步、慢跑、爬山、游泳。

6) 指导高血压病人及其亲属进行正确的血压测量并养成定期自测血压的习惯。

（4）加强社区行动

1) 利用社区现有的乡(镇)卫生院或村卫生室开办社区健康教育学校。

2) 动员乡(镇)或村、企业或事业单位参与举办高血压知识有奖竞赛。

（5）改善卫生服务

1) 建立完善居民健康档案、高血压高危人群健康档案、高血压病人健康档案。

2) 对高血压病人根据病情定期随访。

3) 每6个月对高危人群进行一次高血压筛检。

4) 乡(镇)卫生院或村卫生室对35岁以上的人群来门诊首诊时,应测量血压。

3. 活动进度安排

（1）第一阶段:完成计划设计、组织网络建设。

（2）第二阶段:进行社会动员、人员培训和基线调查。

（3）第三阶段:实施各项干预活动。

（4）第四阶段:进行终期评估和总结。

4. 评价

（1）过程评价:档案资料自查和专家现场考察相结合,评价指标包括:①目标人群健康档案建档率;②卫生服务满意率;③目标人群健康教育活动参与率等。

（2）效果评价:采用单组干预前后对照设计,分别在本计划实施前后以同样方法进行抽样调查,比较基线调查和结果调查各项指标的变化,评价指标包括:①目标人群高血压知识知晓率;②目标人群高血压相关行为生活方式改变率;③社区高血压控制率等。

5. 领导机构、执行机构、协作单位与参加人员

（1）领导机构:社区人群健康教育和健康促进是一项促进全社会人群健康的运动,对改善和增进社会人群健康,促进社会和谐发展具有非常重要的作用,需要并且也应该得到国家的重视和支持。在健康教育和健康促进活动中,作为领导机构的各级政府部门,要给予积极的支持,制定相应的政策和法规,并划拨一定数量的财政经费给予专项支持,保证和促进社区人群健康教育和健康促进的有效开展。

（2）执行机构:乡镇卫生院/村卫生室等农村社区卫生服务机构承担着开展农村社区人群健康教育和健康促进活动的重要职责,执行健康教育和健康促进项目开展实施过程中,应根据所负责片区居民的健康状况和相关影响因素,充分发挥社区潜能,调动各种积极因素,促进健康教育和健康促进的有效实施,提高社区人群的保健意识、保健能力和整体健康水平。

（3）协作单位:企事业单位、各类组织和社会团体等都肩负着促进社区人群健康的职责,应积极协助基层卫生服务机构开展社区人群的健康教育活动,从人力、物力和财力上给予支持,使社区健康教育和健康促进活动项目能够持续开展。另外,各三甲、二甲医院也应对基层社区卫生服务机构开展社区健康教育活动给予帮助,从专业技术层面提供支持和指导。

（4）参与人员：参与农村社区健康教育和健康促进活动的人员主要包括政府相应职能部门的领导、乡镇卫生院／卫生室的领导和工作人员、乡镇政府、村委会领导，也包括企事业单位和社会各界的志愿者等。参与人员分工协作，各司其职，按社区健康教育和健康促进项目计划有效实施，逐步实现各个目标，最终达到促进社区人群健康意识和保健能力以及健康水平的目的。

6. 经费预算　经费预算是根据健康教育和健康促进项目开展的内容、需要的材料和设备、涉及的人力、场地设备的租赁等，在调研的基础上对各类费用分别进行初步估计和合计。健康教育项目经费预算内容常常包括：健康知识宣传资料（包括文字、语音、影响、图片等）的制作、设备购置或租赁、交通通信、场地租赁、专家咨询和讲座、劳务费等。

（三）健康教育计划的执行与评价

1. 计划的执行　健康教育计划的执行，就是按照计划设计的要求有序和有效地组织实施。执行过程包括以下重点内容：制定日程表、建立执行组织、培训工作人员、配备材料设备、控制实施质量等。

（1）制定实施日程表：日程表包括工作内容、要求、实施起止时间、地点、负责人、参加对象、经费预算等。

（2）建立计划执行组织：为了确保计划的顺利实施、达到预期的目标，应成立领导机构和执行机构，一些重大项目还可以聘请顾问。因社区健康教育与健康促进是一项解决重大民生问题的活动，需要乡镇政府、乡镇卫生院／卫生室、村委会、各类社会团体等联动合作，其中政府起主导地位，政府机构应给予高度重视，由乡（镇）政府和村委会的相关行政一把手或主管领导担任机构负责人。执行机构应职责明确，责任落实到人，且保持工作的连贯性和人员的相对稳定。另外，应注意定期协调与及时沟通。

（3）培训工作人员：培训的目的是为了使参与执行的人员全面了解计划执行的目的、意义，掌握计划活动的内容、方法和要求，学习相关的专业知识和技术，提高对健康教育和健康促进工作重要性的认识，激发工作热情。根据培训对象制订具体的培训计划，包括培训对象、目标、内容、方法、负责人、地点、时间、考核等，培训考核结束后进行评价和总结。

（4）健康教育所需材料及设备的配备：健康教育所需材料主要指与项目相关的印刷品，如宣传手册、传单、海报及展板、纪念品等。设备主要有办公设备、音响设备、教学设备、医疗仪器及其他设备等，如果是常用设备则自行购买，如不是常用设备且经费有限，则可进行租借。设置专门的材料和设备保管室，专人负责对材料和设备进行管理，建立台账，对材料的发放、设备的领用和使用情况做好记录。

（5）健康教育讲座的组织与实施

1）举办讲座的准备与流程

A. 讲座前人、材、物的准备：①确定健康教育讲座的对象、主讲老师和组织协调人员，讲师形象准备，首次讲课老师需进行内部试讲，协调人员进行培训。②确定健康教育题目和内容，准备讲稿、材料与设备等，制订实施方案。③确定健康教育讲座的地点与场地布置以及讲座的具体时间，准备好白板和白板笔（有条件可准备电脑、投影设备、激光笔）、音响、话筒等讲座相关设备。

B. 讲座时所涉及的环节与流程：签到、演讲、摄影、录音、资料或纪念品发放、现场评价。

C. 讲座结束后：讲座负责人对本次健康教育讲座的相关资料进行整理，对讲座的安排和效果进行总结和评价，分析不足并提出改进措施，不断提高举办健康教育讲座的能力和效果。

2）讲座场地的选择与布置

A. 场地的选择：举办健康教育讲座场地的选择应考虑如下因素：①交通方便；②场地大小与预计参加人数一致；③场地安全性好，平坦宽敞，地面干燥、平整、无障碍，最好楼层不要太高，以便老、弱、病、残人员上下楼；④音箱、话筒、白板和白板笔（有条件可准备电脑、投影设备、激光笔）、电源、照明等相关设施是否齐全；⑤场地周围环境能控制，特别是噪声和闲杂人等。

B. 桌椅的摆放：根据参加健康教育讲座人数的多少来确定。参加人数多少不一样，桌椅的摆放形式不一样，讲座的效果也不一样。下面是常用的三种桌椅摆放方法（实践图 5-1~ 实践图 5-3）：

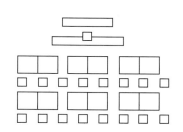

实践图 5-1 传统摆放法

说明:这种方式空间利用最好,方便观察、讲授,但不利于展开讨论,适用于听众较多的大型健康讲座

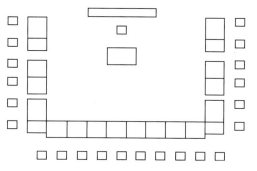

实践图 5-2 U 字形摆放法

说明:听众互相面对面,讲师走动方便,容易拉近讲师与听众的距离,便于互相交流

3) 讲稿的准备

A. 第一步:明确讲座的目的,确定讲座的主题。

B. 第二步:根据确定的讲座主题,分析明确主题内容的关键词,围绕主题关键词广泛查阅文献资料(不少于 10 种)。

C. 第三步:按照主题关键词先写出健康教育讲座内容的提纲,然后再具体细化写出讲稿,注意其条理清楚、符合逻辑。

D. 第四步:检查其通俗性,讲稿写完后送给健康教育讲座对象(听众)代表阅读,看他能否读懂。如条件具备,可制作多媒体幻灯片。

E. 第五步:自我试讲,确定讲稿长度是否与讲座时间一致,确定各内容的时间分配。

F. 第六步:根据自我检查和听众代表建议对讲稿进行修改完善。

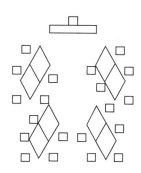

实践图 5-3 鱼骨形摆放法

说明:听众围桌而坐成一组,这样便于讲课,更便于分组讨论,分组比赛,技能培训,适合人员较少的健康教育

4) 举办讲座的宣传和听众的组织:可采取张贴海报、发放传单、志愿者宣传、甚至媒体播报等方式对举办健康教育讲座进行宣传,乡(镇)政府和村委会在宣传过程中发挥主导作用,加强对农村社区居民的引导;乡(镇)卫生院、村卫生室以及其他卫生机构等协助;还可以动员各类协会组织、学术团体、志愿者等社会力量来组织目标人群参与。也可以用免费测量血压、血糖、体重指数、发放小礼品等方式吸引听众。

(6) 质量控制:质量控制由健康教育讲座负责人安排专人进行,质量控制的内容包括对整个健康教育和健康促进讲座方案实施进度、活动内容和效果进行监测,其中健康教育讲座各环节和流程所涉及的关键点应认真核查落实;及时了解流程进度,做好提醒和督促,对不能按计划实施的应及时修改调整;严格按照"讲座组织协调人员培训计划"培训参与人员,并进行考核。质量控制的目的是为了保证健康教育讲座能按计划进行,并保证健康教育和健康促进讲座的质量和效果。

质量控制的方法包括查阅各种记录或音像资料、现场考察、财务审计、问卷调查等。

2. 资料整理与评价

(1) 资料整理:健康教育和健康促进活动是社区卫生服务机构为辖区居民提供保健服务的重要内容之一,也是卫生管理部门对社区卫生服务机构的重点考核内容。在健康教育和健康促进讲座结束后,应及时进行相关资料的整理,资料包括健康教育和健康促进讲座的实施方案、执行过程记录、总结及评价、财务预算、讲稿、参与人员培训计划和培训记录、听众签到表、调查问卷、设备和场地的租赁发票、礼品发放记录等(包括文字、图片、声像等资料),根据类别分类归纳整理后存档,一般需要在活动结束后一个月内完成。为进行效果评价发放的调查问卷,调查员当场检查填写完全后收回,将数据录入计算机用于统计分析。

(2) 效果评价:任何活动的评价都包括执行过程评价和效果评价两个方面。过程评价的内容涉及健康教育讲座从准备到实施结束的全过程,包括讲座前准备、讲座中进行的各环节以及讲座结束后的收集整理等,过程评价的好坏直接影响效果的好坏。效果评价又分近、中、远期评价,近期效果重点表现在目标人群的参与度,健康知识知晓率、健康保健态度、信念的变化上;中期效果主要表现在目标人群行为的改变上;远期效果主要表现在目标人群的健康状况,如发病率、患病率、死亡率、平均寿命等指标变化,从而评价健康教育和健康促进的效果。同时还需对经费使用情况进行监测,保证尽可能以最少的投入获得最大的效益。一般健康教育和健康促进项目完成后,乡(镇)卫生院或村卫生室等应对健康教育和健康促进活动作中、远期效果评价。

案例二:

城市社区居民健康教育和健康促进实践活动

随着城镇化建设进程的加速、流动人口的增加、社会老龄化、空巢家庭不断增多、寿命的延长等因素影响,我国城市社区逐渐出现了老年人口增加、慢性病人增多、小区居民构成复杂、居民生活习惯及工作差异大、人口流动性强等特点。社区居民健康观念不断更新,健康需求日益增加,对相关疾病知识及自我护理、保健知识有迫切的需求。虽然城市社区卫生资源相对于农村地区好,但因诸多因素使城市社区卫生服务难以满足社区居民不断增长的健康保健需求。因此,仍需开展城市社区居民的健康教育与健康促进活动,明确城市居民健康现状及存在的主要健康问题,了解居民具体的健康教育需求,并采用多途径有效的健康教育方式,提高城市社区居民的健康意识和自我保健能力,促进社区人群的健康水平。

某城市社区卫生服务中心的护士从社区居民的健康档案中发现,社区居民老年人口占 35%,其中 67% 的老年人患有高血压、糖尿病、冠心病、恶性肿瘤等慢性病。在建档、上门访视和就诊过程中,通过与居民交谈了解到:该社区多数居民喜欢吃咸食,对高血压、糖尿病、冠心病等慢性疾病相关知识了解不多,积极保健意识和自我保健能力不足,50% 的慢性病病人未坚持规律服药、定期体检和门诊随访复查。

(一) 背景

本案例社区护士在为社区居民提供卫生保健服务过程中发现社区居民老年人口比例较大,患慢性病的居民较多,而居民对慢性病的预防保健知识不足。为此,社区护士进一步对社区居民的日常行为及生活方式等进行了调查,发现该社区居民多数喜欢吃咸食,对高血压、糖尿病、冠心病等慢性病的相关知识知晓率不足 48%,50% 的慢性病病人未坚持规律治疗,更没有坚持定期门诊随访和体检。只有 20% 的人家里备有血压计,有 10% 的人定期测量血压。他们认为平时没有任何不适,不需要检查,有些居民因出现头晕、头痛、记忆减退等症状未引起重视,认为是感冒随便买些药吃,继而延误病情导致脑卒中甚至猝死。调查还显示:居民对健康教育方式的需求依次为专家咨询、定期开展义诊服务、健康教育知识讲座、免费发放健康处方等。

(二) 健康教育与健康促进计划的制订

1. 目标

(1) 总目标:以社区为基础,充分发挥政府、医疗机构和社区组织的作用,针对慢性病主要危险因素和重点人群,开展健康教育与健康促进活动,增强人群自我保健意识和慢性病防治能力,提高慢性病病人的治疗率和控制率,降低慢性病患病率、并发症发生率及死亡率,提高社区整体健康水平。

(2) 具体目标:计划执行 1 年后,社区内达到以下目标:

1) 居民家庭慢性病健康教育覆盖率达到 90%。

2) 慢性病病人及高危人群的建档率达 80% 以上。

3) 慢性病病人及高危人群的慢性病相关知识知晓率达到 80%。

4) 高血压、糖尿病病人的规范治疗率达 50% 以上。

5) 50% 以上的高血压、糖尿病病人及其家属掌握正确的血压、血糖测量方法。

6) 35 岁以上社区居民参加体育锻炼的比例达 60%。

7）慢性病服药治疗率达 70% 以上。

8）高血压、糖尿病控制率达到 50%。

2. 干预策略　采取社区整体人群和重点人群干预相结合的综合干预。

（1）政策开发

1）市、区政府和社区居委会把倡导健康生活方式、控制慢性非传染性疾病列入社区发展规划和年度工作计划。

2）社区卫生服务中心把执行社区慢性病控制计划列入绩效考核项目。

3）把社区卫生服务中心纳入高血压、糖尿病等慢性病门诊的医保定点单位。

（2）建立支持环境

1）通过传统的新闻媒体和新媒体方式宣传慢性病社区健康教育与健康促进及其意义，引发社会关注。

2）在社区内的超市、干杂店、食品店等设置低盐、低脂肪食品专柜，并配备相应的健康宣教资料如小册子、画报等。

3）在城市社区居民休闲活动场所增设体育锻炼设施，配以相应运动方法和作用的简要说明。

4）在居民娱乐活动场所设立健康教育宣传板报，普及慢性病的病因及危害等知识。

5）在社区公共场所设立禁烟标志。

（3）提高个人技能

1）举办高血压、糖尿病、冠心病等健康教育系列讲座。

2）提供专家咨询，给予饮食指导，减少食盐（特别是腌制食品）的摄入。

3）举办家庭健康膳食技能培训。

4）向慢性病病人免费提供相应的健康教育处方。

5）针对个体差异提供运动指导，控制或减轻体重。

6）指导高血压、糖尿病病人及其亲属掌握正确的血压、血糖测量方法，养成定期自测习惯。

（4）加强社区行动

1）利用现有的社区卫生服务中心开办社区健康教育学校。

2）动员市区政府和社区居委会、企业或事业单位参与举办慢性病知识有奖竞赛。

3）节假日期间，社区内组织以健康教育和健康促进为目的的各类文艺活动。

（5）改善卫生服务

1）建立完善居民健康档案、慢性病高危人群健康档案、慢性病病人健康档案。

2）对慢性病病人根据病情定期随访。

3）对高危人群每 6 个月进行一次慢性病筛检。

4）35 岁以上人群来社区卫生服务中心首诊时，应测量记录血压、血糖、血脂情况。

3. 活动进度安排（同农村社区健康教育与健康促进实践）。

4. 评价

（1）过程评价：同农村社区健康教育与健康促进实践的过程评价。

（2）效果评价：采用干预前后自身对照设计比较实施健康教育前后各项指标的变化，评价指标包括：①目标人群慢性病知识知晓率；②目标人群慢性病相关行为生活方式改变率；③社区慢性病控制率等。另外，结合健康教育计划设定的目标来进行效果评价。

5. 领导机构、执行机构、协作单位与参加人员

（1）领导机构：在城市社区健康教育和健康促进活动中，省、市及区政府作为领导机构应给予重视和支持，制定相应的政策和法规，划拨一定数量的财政经费，保证城市社区健康教育和健康促进的有效开展。

（2）执行机构：城市社区卫生服务中心和社区卫生服务站承担着开展城市社区人群健康教育和健康促进活动的重要职责，在健康教育和健康促进实施过程中，应根据所负责辖区内居民的健康状况和相关影响因素，充分发挥社区潜能，调动各种积极因素，保证健康教育和健康促进活动持续有效地开展，提高社区人

群的自我保健能力和整体健康水平。

（3）协作单位：辖区内的企事业单位、各类组织和社会团体等都有义务促进社区和社区居民的整体健康，应积极协助社区卫生服务中心/服务站开展社区人群的健康教育活动，从人力、物力和财力上给予支持，使社区健康教育和健康促进活动项目能够持续开展。另外，三甲、二甲医院需为社区卫生服务中心提供帮助，从专业技术层面提供支持和保障。

（4）参与人员：参与城市社区健康教育和健康促进活动的人员主要包括各级政府相应职能部门的领导、社区卫生服务中心/服务站的领导和工作人员、三级和二级甲医院的专家、社区居委会和乡镇村委会领导，也包括辖区内企事业单位领导和职工以及社会各领域的志愿者。参与人员按健康教育计划分工协作，各司其职，逐一实现健康教育目标，最终达到促进城市社区人群整体健康和自我保健能力的目的。

6. 经费预算　同农村社区健康教育和健康促进实践的经费预算。

（三）健康教育计划的执行与评价

城市社区健康教育计划的执行机构是城市社区卫生服务中心和社区卫生服务站而非乡镇卫生院/卫生室，行政支持部门为省、市和区政府而非乡镇政府和村委会，参与协作机构为辖区居委会及社区各内企事业单位等，其具体的健康教育计划执行与评价内容同农村社区健康教育和健康促进实践。

（李　芸　刘素珍）

附　录

附录1　老年人中医基本体质特征

1. 平和质

总体特征:阴阳气血调和,以体态适中、面色润泽、精力充沛等为主要特征。

形体特征:体形匀称,无明显驼背。

常见表现:面色、肤色润泽,头发较密,目光有神,不易疲劳,精力充沛,耐受寒热,睡眠良好,胃纳佳,二便正常,舌色淡红、苔薄白,脉和缓有力。

心理特征:性格随和开朗。

发病倾向:平素患病较少。

对外界环境适应能力:对自然环境和社会环境适应能力较强。

2. 气虚质

总体特征:元气不足,以疲乏、气短、自汗等表现为主要特征。

形体特征:形体偏胖,肌肉松软不实。

常见表现:平素语音低弱,气短懒言,容易疲乏,精神不振,易出汗,易头晕,活动量减少,舌淡红,舌边有齿痕,脉弱。

心理特征:性格偏内向,喜安静。

发病倾向:易患感冒、内脏下垂等病;病后康复缓慢。

对外界环境适应能力:不耐受风、寒、暑、湿邪。

3. 阳虚质

总体特征:阳气不足,以畏寒怕冷、手足不温等表现为主要特征。

形体特征:肌肉松软不实。

常见表现:平素畏冷,以胃脘、背部、腰膝多见,手足不温,喜热饮食,精神不振,舌淡胖嫩,脉沉迟。

心理特征:性格内向,多沉静。

发病倾向:易患痹证、咳喘、泄泻等病;感邪易从寒化。

对外界环境适应能力:耐夏不耐冬;易感风、寒、湿邪。

4. 阴虚质

总体特征:阴液亏少,以口燥咽干、手足心热等表现为主要特征。

形体特征:体形偏瘦。

常见表现:眼睛干涩,口燥咽干,鼻微干,皮肤干燥、脱屑,偏好冷饮,大便干燥,舌红少津,脉细数。

心理特征:性格外向,易急躁。

发病倾向:易患便秘、燥证、消渴等病;感邪易从热化。

对外界环境适应能力:耐冬不耐夏;不耐受暑、热、燥邪。

5. 痰湿质

总体特征:痰湿凝聚,以形体肥胖、腹部肥满、口黏苔腻等表现为主要特征。

形体特征:体形肥胖,腹部肥满松软。

常见表现:面部皮肤油脂较多,多汗且黏,胸闷,痰多,口黏腻或甜,喜食肥甘甜黏,苔腻,脉滑。

心理特征:性格温和、稳重,善于忍耐。

发病倾向:易患鼾症、中风、胸痹等病。

对外界环境适应能力:对梅雨季节及湿重环境适应能力差。

6. 湿热质

总体特征:湿热内蕴,以面垢油光、口苦、苔黄腻等表现为主要特征。

形体特征:形体中等或偏瘦。

常见表现:面垢油光,口苦口中异味,身重困倦,大便黏滞不畅,小便短黄,

男性易阴囊潮湿,女性易带下发黄,舌质偏红,苔黄腻,脉滑数。

心理特征:性格多变,易烦恼。

发病倾向:易患皮肤湿疹、疮疖、口疮、黄疸等病。

对外界环境适应能力:对夏末秋初湿热气候,湿重或气温偏高环境较难适应。

7. 血瘀质

总体特征:血行不畅,以肤色晦黯、舌质紫黯等表现为主要特征。

形体特征:胖瘦均见。

常见表现:肤色、目眶晦黯,色素沉着,容易出现瘀斑,肢体麻木,好卧,口唇黯淡,舌黯或有瘀点,舌下络脉紫黯或增粗,脉涩。

心理特征:性格偏浮躁,易健忘。

发病倾向:易患胸痹、癥瘕及痛证、血证等。

对外界环境适应能力:不耐受寒邪。

8. 气郁质

总体特征:气机郁滞,以神情抑郁、紧张焦虑等表现为主要特征。

形体特征:形体瘦者为多。

常见表现:神情抑郁,紧张焦虑,烦闷不乐,有孤独感,容易受到惊吓,舌淡红,苔薄白,脉弦。

心理特征:性格不稳定,敏感多虑。

发病倾向:易患不寐、郁证等。

对外界环境适应能力:对精神刺激适应能力较差;不适应阴雨天气。

9. 特禀质

总体特征:过敏体质者,禀赋不耐、异气外侵,以过敏反应等为主要特征;先天失常者为另一类特禀质,以禀赋异常为主要特征。

形体特征:过敏体质者一般无特殊;先天失常者或有畸形,或有生理缺陷。

常见表现:过敏体质者常见哮喘、风团、咽痒、鼻塞、喷嚏等;先天失常者患遗传性疾病者,有垂直遗传、

先天性、家族性特征。

心理特征:随禀质不同情况各异。

发病倾向:过敏体质者易患哮喘、荨麻疹、过敏性鼻炎及药物过敏等;遗传疾病如血友病等。

对外界环境适应能力:适应能力差,如过敏体质者对季节变化、异气外侵适应能力差,易引发宿疾。

附录 2　Edinburgh 产后抑郁量表

序号	题目	从不	偶尔	经常	总是
1	我开心,也能看到事物有趣的一面				
2	我对未来保持乐观的态度				
3	当事情出错时,我毫无必要地责备自己				
4	我无缘无故地焦虑或担心				
5	我无缘无故地感到恐惧或惊慌				
6	事情发展到我无法应付的地步				
7	我因心情不好而影响睡眠				
8	我感到悲伤或悲惨				
9	我因心情不好而哭泣				
10	我有伤害自己的想法				

说明:Edinburgh 产后抑郁量表为自评量表,共 10 个条目,分别涉及心境、乐趣、自责、焦虑、恐惧、失眠、应付能力、悲伤、哭泣和自伤等。其测量要求是:不只是受试者今天的感觉,而是过去七天的感受。根据症状出现的频率每个条目的描述分为 4 级:从未、偶尔、经常和总是。按其所显示的症状严重程度从无到极重,分别赋值,0~3 分即:0 分(从不)、1 分(偶尔)、2 分(经常)、3 分(总是),得分范围0~30 分。被调查者 ≥ 9 分作为筛查产后抑郁症状的临界值,其分数越高,抑郁程度越重。

中英文名词对照索引

X

Y

参考文献

1. 王虎峰. 医疗保障. 北京:中国人民大学出版社,2011.

2. 程玉兰. 美国疾病预防控制中心"健康社区项目"简介. 中国健康教育,2011,27(1):69-72.

3. 董燕敏,陈博文. 社区卫生诊断技术手册(试用). 北京:北京大学医学出版社,2008.

4. 孙秀云,郭爱民. 社区卫生诊断开展现状及其在社区卫生工作中的作用探讨. 中国初级卫生保健,2012,26(1):32-35.

5. 刘民,常艺,沈励,等. 社区卫生诊断的设计与实施. 中国全科医学,2011,14(1):18-22.

6. 李姗. 社区老年慢性病护理干预现状与进展. 中国实用护理杂志,2013,29(z2):27-28.

7. 吴志限. 我国社区儿童伤害的预防护理现状与展望. 全科护理,2013,11(17):1618-1619.

8. 张丽娣,李乐之. 慢性病感知控制研究现状及展望. 中华护理杂志,2014,49(1):91-94.

9. 逮芳. 慢性病管理研究论文的文献计量学分析. 护理研究,2015(21):2676-2678.

10. 洪红. 社区儿童保健服务现状探讨. 中国妇幼健康研究,2012,23(3):357-358,370.

11. 刘琴,张先庚,赵清霞,等. 社区新生儿常见病的辨证施护. 中医临床研究,2010,02(21):104-105,107.

12. 张巍,刘媛,刘贤英,等. 围绝经期妇女健康及社区妇女保健现状. 中国妇幼保健,2012,27(31):5008-5011.

13. 石国凤,张帆,周秀芳,等. "治未病"中医情志护理干预对围绝经期病人焦虑和抑郁的影响. 贵阳中医学院学报,2011,33(5):32-34.

14. 谭少华,郭剑锋,江毅,等. 人居环境对健康的主动式干预:城市规划学科新趋势. 城市规划学刊,2010(4):66-70.

15. 李伟,王红妹,范翠萍,等. Anderson 社区护理模式及其应用. 中国全科医学,2004,7(11):797-797.

16. 张安玉. 社区健康促进的理论策略和工作模式. 中国慢性病预防与控制,2006,14(2):65-67.

17. 廖淑华,郭惠丽. 基于健康档案数据仓库的数据挖掘技术. 吉林师范大学学报(自然科学版).2011,8(3):111-115.

18. 葛怀玉,李雪凌. 居民健康档案建立与管理的问题与对策. 中国农村卫生事业管理,2014(9):1087-1088.

19. 方雪照. 社区居民电子健康档案存在的问题与对策——以上海市普陀区桃浦镇社区卫生服务中心为例. 中国档案,2015(7):32-33.

20. 项贤美,季文英. 建立社区居民健康档案存在的问题与对策. 中国农村卫生事业管理,2009,29(11):818-819.

21. 陈丽. 落实基本公共卫生服务均等化策略研究. 华中科技大学,2012.

22. 窦强,刘鸿齐,晋晓强,等. 基于全程管理的"互联网+"慢性病管理模式. 中华医学图书情报杂志,2016,25(7):22-26.

23. 刘戈,曹晶,贺倩,等. 健康信息技术在慢病管理中的应用现状. 中国护理管理,2015,15(3):301-303.

24. 孟群,尹新,陈禹. 互联网+慢病管理的研究与实践. 中国卫生信息管理杂志,2016,13(2):119-123.

25. 何国平,赵秋利.社区护理理论与实践.北京:人民卫生出版社,2012.

26. 中国营养学会膳食指南修订专家委员会妇幼人群指南修订专家工作组.6月龄内婴儿母乳喂养指南.临床儿科杂志,2016,34(4):287-291.

27. 中国营养学会膳食指南修订专家委员会妇幼人群指南修订专家工作组.7~24月龄婴幼儿喂养指南.临床儿科杂志,2016,34(5):381-387.

28. 崔焱.儿科护理学.第5版.北京:人民卫生出版社,2012.

29. 郑修霞.妇产科护理学.第5版.北京:人民卫生出版社,2012.

30. 李春玉.社区护理学.第3版.北京:人民卫生出版社,2012.

31. 李惠.皮亚杰认知发展理论对学前教育的启示.社会研究,2012,14:63-64.

32. 王妤.皮亚杰儿童心理发展阶段理论在儿科护患沟通中的作用.暨南大学学报(医学版),2004,25(2):246-247.

33. 古桂雄,戴耀华.儿童保健学.北京:清华大学出版社,2011.

34. 毛萌,李廷玉.儿童保健学.北京:人民卫生出版社,2014.

35. 熊庆,吴康敏.妇女保健学.北京:人民卫生出版社,2007.

36. 王卫平.儿科学.北京:人民卫生出版社,2013.

37. 谢幸,苟文丽.妇产科学.北京:人民卫生出版社,2013.

38. 李茗.围绝经期综合征激素替代治疗研究进展.河北联合大学学报(医学版)2013,15(6):779-781.

39. 何瑜玢.儿童孤独症的研究进展.中国妇幼保健,2016,31(6):1343-1346.

40. 李密密,唐青峰,张国琴.我国产后抑郁评估量表的应用现状.中国心理卫生杂志,2016,30(6):418-423.

41. 潘齐飞.城市低保家庭已婚育龄妇女常见生殖道感染状况分析.中国妇幼保健,2012,27(32):5062-5063.

42. 何小红,伍园园,陈进,等.广东省未婚青少年流动人口性健康行为干预研究.中国性科学,2013,22(1):82-84.

43. 郭利娜,余小鸣,高素红.流动青少年性行为及避孕措施选择的因素分析.北京大学学报(医学版),2012,44(37)375-378.

44. 李亚伦,王琪琳,杨开选,等.川北高山地区妇女生殖健康现况调查.现代预防医学,2010,37(6):1036-1038.

45. 徐晓阳,王洋,钟朝晖,等.重庆市农村青少年生殖健康知识现状调查.中国全科医学,2011,14(36):4182-4184.

46. 张燕燕.儿童健康管理现状与展望.中国儿童保健杂志,2012,2(5):424-426.

47. 吴国连,白丽霞,王海霞,等.太原市城区839例0~6儿童发育测查结果及其影响因素分析.中国儿童保健杂志,2016,24(4):396-398.

48. 张丽丽,金春华,李瑞莉,等《中国儿童发育量表》北京地区常模(0~4岁部分)修订与信度分析.中国儿童保健杂志,2015,23(6):573-576.

49. 李瑞莉,金春华,张丽丽,等.《中国儿童发育量表》(4~6岁部分)信度与效度研究.中国儿童保健杂志,2015,23(9):934-936.

50. 张军,杨国俊,李友炳,等.郑州地区农村学龄前留守儿童发育迟缓现状及影响因素分析.中国妇幼保健,2015,30(30):5172-5175.

51. 孙力菁,姜艳蕊,杨友,等.上海地区学龄前儿童心理卫生状况及相关影响因素的研究.中国儿童保健杂志,2014,22(2):248-251.

52. 姚树桥,杨彦春.医学心理学.北京:人民卫生出版社,2013.

53. 李竹,Robert J.Berry,李松,等.中国妇女妊娠前后单纯服用叶酸对神经管畸形的预防效果.中华医学杂志,2000,80(7):493-498.

54. 陈雪萍.以社区为基础的老年人长期照护体系构建.医学与哲学,2014,35(9A):11-14.

55. 毕丹丹,韩布新.积极效应研究的几个方法学问题.心理科学进展,2014,22(7):1103-1111.

56. 中华医学会消化病学分会胃肠动力学组,中华医学会外科学分会结直肠肛门外科学组.中国慢性便秘诊治指南.胃肠病学,2013,18(10):605-612.

57. 邱贵兴,裴福兴,胡侦明,等.中国骨质疏松性骨折诊疗指南(骨质疏松性骨折诊断及治疗原则).中华关节外科杂志(电子版),2015,9(6):96-99.

58. 陈雪萍,应碧荷,陈一莉,等.校企合作提升"医养"结合型养老机构护士能力的实践.中华护理教育,2016,13(3):205-208.

59. 秦江梅,林春梅,张幸,等.我国全科医生及乡村医生签约服务进展及初步效果.中国卫生经济,2016,35(3):60-62.

60. 王丽,常利杰,吴浩,等.医护绑定式团队中社区护士对慢性病管理的作用.中华护理杂志,2015,50(6):743-747.

61. 曹丛,郭秀君.我国社区慢性病管理模式的研究进展.解放军护理杂志,2016,33(8):54-57.

62. 李会敏,张红杰,姜晔,等.社区老年2型糖尿病病人自我管理干预模式研究.中华老年医学杂志,2014,33(6):619-621.

63. 谢晖,梁鸽,翟春晓,等.老年慢性病病人对长期照护志愿者的需求及影响因素分析.中华护理杂志,2015,50(7):781-784.

64. 王荣英,贺振银,赵稳稳,等.慢性病管理研究进展.中国全科医学,2016,19(17):1989-1993.

65. 袁莎莎,王芳,李陈晨,等.基于ICCC框架的社区卫生服务机构慢性病管理研究.中国卫生政策研究,2015,8(6):39-45.

66. 孔淑贞,蒋文慧.慢性病自我管理理论模式及其应用研究进展.护理研究,27(6):1537-1539.

67. 国家卫生和计划生育委员会.2015中国卫生和计划生育统计年鉴.中国协和医科大学出版社,2015.

68. 史宝欣.社会学基础.北京:人民卫生出版社,2006.

69. 史宝欣.多元文化与护理.北京:高等教育出版社,2010.

70. 史宝欣.临终护理.北京:人民卫生出版社,2010.

71. 史宝欣.生命的尊严与临终护理.重庆:重庆版社,2007.

72. 史宝欣.老人关怀与家庭护理.重庆:重庆出版社,2007.

73. WHO.社区康复指南,2010.

74. 葛均波,徐永健.内科学.北京:人民卫生出版社,2013.

75. 刘哲宁.精神卫生服务.北京:人民卫生出版社,2015.

76. 梁珊珊,刘艳.发达国家社区精神卫生服务有效模式的特征及其启示.中国初级卫生保健,2014,28(5):3-7.

77. 张少觐.上海市社区精神卫生服务与投入研究.上海:华东师范大学,2006.

78. 何夏君,崔虹,丁寒琴,等.社区精神障碍病人实施个案管理的方法与效果.护理管理杂志,2012,12(12):887-889.

79. 骆焕荣,王文军,陈艺军,等.社区严重精神障碍病人的技术管理与指导模式探讨.中国初级卫生保健,2015,39(7):41-44.

80. 徐裕,刘祖松,黄翠萍,等.首发精神分裂症病人社区个案管理的卫生经济学研究.中国慢性病预防与控制,2016,24(6):430-434.

81. 李丽红,朱华,王凯,等.深圳市社区精神卫生工作人力资源现况分析.中国社会医学杂志,2013,30(6):417-419.

82. 张坚学.认识领悟疗法.北京:人民卫生出版社,2012.

83. 焦建英,胡志,何成森,等.突发公共卫生事件心理危机干预研究进展.医学行为与医学心理透视,2014,27(3):78-81.

84. 王毅铮,葛强,高宏生,等.地震灾害救援卫生信息系统的研究.灾害医学研究与实践,2016,11(1):60-62.

85. 国家中医药管理局医政司.基本公共卫生服务中医健康管理技术(试行).2011.

86. 国家中医药管理局.社区中医药服务工作指南(试行).2009.

87. 张玫,韩丽沙.中医护理学.北京:北京医科大学出版社,2002.

88. 何国平.社区护理技能学.长沙:中南大学出版社,2010.

89. Canadian Institution for health information. Health indicators 2007.Ottawa: Canadian Institution for health information,2007.

90. Virga PH,Jin B,Thomas J,et al.Electronic health information technology as a tool for improving quality of care and health outcomes for HIV/AIDS patients.International Journal Of Medical Informatics,2012,81(10):e39-e45.

91. Onq SW,Jassal SV,Porter E,et al.Using an electronic self-management tool to support patients with Chronic Kidney Disease (CKD):A CKD clinic self-care model.Semin Dial,2013,26(2):195-202.

92. Lóp̀ez L,Grant RW.Closing the gap:eliminating health care disparities among Latinos with diabetes using health information technology tools and patient navigators.Journal of Diabetes Science Technology,2012,6(1):169-176.

93. National Collaborating Centre for Women's and Children's Health. Feverish illness in children: assessment and initial management in children younger than 5 years. London:the Royal College of Obstetricians and Gynaecologists,2013.

94. National Health and Medical Research Council. Infant Feeding Guidelines Information for health workers. Commonwealth of Australia. 2012.

95. WHO. Maternal,newborn,child and adolescent health. http://www.who.int/maternal_child_adolescent/topics/

96. Smith-Nielsen J,Tharner A,Steele H,et al. Postpartum depression and infant-mother attachment security at one year: The

impact of co-morbid maternal personality disorders. Infant Behav Dev. 2016,8(44):148-158.

97. Jaspers L,Daan NM,Dijk GM,et al. Health in middle-aged and elderly women: A conceptual framework for healthy menopause. Maturitas.2015,81(1):93-98.

98. F Kolahdooz,N Mathe,LA Katunga,et al. Smoking and dietary inadequacy among Inuvialuit women of child bearing age in the Northwest Territories,Canada. Nutrition Journal,2013,12(1):1-8.

99. Delgado C. Pregnancy 101: A Call for Reproductive and Prenatal Health Education in College. Maternal & Child Health Journal,2013,17(2):240-247.

100. Wichstrom L,Berg-Nielsen TS,Angold A,et al. Prevalence of Psychiatric disorders in preschoolers. J Child Psychol Psychiatry Allied Discipl,2012,53(3):695-705.

101. Lawn S,Schoo A. Supporting self-management of chronic health conditions: common approaches. Patient Education and Counseling 2010;80:205-211.

102. WHO,World Organization of Family Doctors.WHO service organization pyramid for an optimal mix of services for mental health. Integrating mental health into primary care: a global perspective. Geneva: WTO,2008: 16.

103. Karen Saucier Lundy,Sharyn Janes. Community Health Nursing.Jones & Bartlett Publishers.2014-12-02.